中医临床真实世界研究

主　审　孙塑伦
主　编　刘建平　高　颖
副主编　费宇彤　陈　薇　张　颖

全国百佳图书出版单位
中国中医药出版社
·北京·

图书在版编目（CIP）数据

中医临床真实世界研究 / 刘建平，高颖主编 . —北京：
中国中医药出版社，2021.10（2024.12重印）

ISBN 978 - 7 - 5132 - 7175 - 2

Ⅰ . ①中…　Ⅱ . ①刘… ②高…　Ⅲ . ①中医临床—研
究　Ⅳ . ① R24

中国版本图书馆 CIP 数据核字（2021）第 188864 号

中国中医药出版社出版

北京经济技术开发区科创十三街 31 号院二区 8 号楼

邮政编码　100176

传真　010–64405721

北京盛通印刷股份有限公司印刷

各地新华书店经销

开本 787×1092　1/16　印张 31.75　字数 673 千字

2021 年 10 月第 1 版　2024 年 12 月第 4 次印刷

书号　ISBN 978 - 7 - 5132 - 7175 - 2

定价　128.00 元

网址　www.cptcm.com

服 务 热 线　010–64405510

购 书 热 线　010–89535836

维 权 打 假　010–64405753

微信服务号　zgzyycbs

微商城网址　https://kdt.im/LIdUGr

官 方 微 博　http://e.weibo.com/cptcm

天猫旗舰店网址　https://zgzyycbs.tmall.com

如有印装质量问题请与本社出版部联系（010–64405510）

《中医临床真实世界研究》编委会

陈　薇（北京中医药大学循证医学中心）

陈晓云（上海中医药大学附属龙华医院）

金雪晶（北京中医药大学循证医学中心）

郝玉芳（北京中医药大学护理学院）

荣红国（北京中医药大学循证医学中心）

费宇彤（北京中医药大学循证医学中心）

夏如玉（北京中医药大学循证医学中心）

柴倩云（北京中医药大学循证医学中心）

高　颖（北京中医药大学东直门医院）

曹卉娟（北京中医药大学循证医学中心）

曹克刚（北京中医药大学东直门医院）

梁　宁（中国中医科学院中医临床基础医学研究所）

韩　梅（北京中医药大学循证医学中心）

訾明杰（中国中医科学院西苑医院）

廖　星（中国中医科学院中医临床基础医学研究所）

薛　雪（湖北中医药大学第一临床学院）

秘　书　柴倩云（北京中医药大学循证医学中心）

陈 序

　　我国中医药学有悠久的历史，深入研讨中医药救民疾苦之功效与作用机制，以达到临证既精守医理，知常达变，又能博采古训与新知，分别病证之轻重与缓急主次，分别容实际合理的针药及种种中外治法。提高疗效，弘扬传统，科学分析，服务民生，是一件大有益于人民健康的好事。

　　纵观当前中医药临床实践与研究之发展，中医药之疗效及作用机制研究亟待以当今医药学界通认之要求加以证明与发展，但既往人们所尊崇之研究方法，重于理论上之严谨性以控制偏倚，弱于推广时之反映实际状态之需求。严谨太过，则置结果于真实世界之中却无所用之地；宽松太过，则结果本身之实际应用效价又常令人有所质疑。

　　本书研究立意在于在真实世界医疗或预防时，取材于真实世界之数，以科学之道择选与规范，使之成为真实世界之证据，避免偏移，以供临证实践者之参考。

　　北京中医药大学循证医学中心主任刘建平教授，为我国中医药循证医学研究之首开风气者，躬耕二十余载，成果丰硕。今组织相关学者完成《中医临床真实世界研究》一书。该书上下两篇。上篇论述各类研究方法，做了深入的探讨；下篇择论中医药之优势，切入实际，其用也广矣。全书虽涉及新兴之领域，但言之有据、言之有度，学界有争议之处，又能条陈清晰进行探讨，不作妄言之论，达到读之可明法理、思之知有深趣，实为一本实用而有深度的循证医学新作。谨此为序。

中国科学院院士

陈可冀　谨识

2021 年立夏于北京

王 序

　　21 世纪科技文明的进化提倡多元化的学科理念、多模式的思维，重研究系统过程、大尺度细粒的分析。数据的收集整理分析利用评价中医药辨证论治个体化的方案与共识疗效，发掘名家医案的精粹运用于现实是传承创新的方法学。信息守恒定律的提出，以大科学、高概念、大数据导向的临床医学、药学的方法学研究非常重要。我建议东学西学的整合，人文与科学的整合，循证与叙事医学的整合，疏分归纳与还原分析的整合。

　　真实世界研究（real world study，RWS）是基于医疗实践的场景收集与研究对象健康有关的数据（真实世界数据）或基于这些数据衍生的汇总数据，通过分析，获得药物或非药物干预措施的使用情况及潜在获益－风险的临床证据的研究过程。其目的是力求使临床研究的结果更具有实用性，能够影响临床实践，改变医疗决策。真实世界研究模式为中医药研究提供了重要的方法学支撑，伴随近年来建立的各类中医药科研平台，真实世界研究在循证医学的大背景下，逐步在中医药多种病证临床研究中应用，主要涉及上市后中成药评价、中西医结合治疗方案优化、中医证候分布与演变规律、基于临床数据的有效方药发现、名家经验传承研究等内容。

　　辨证论治是中医诊疗的精髓，观其脉证、知犯何逆、随证而治是辨证论治的总则。由于医生诊疗思路的个性化与患者疾病状态的个体化，难以完全采用经典的随机对照试验对辨证论治的效果进行准确的评价。而真实世界研究强调了真实诊疗环境下开展数据收集分析而获得证据，更加契合中医整体观指导下的个体化辨治的临床特点。《中医临床真实世界研究》一书是编者团队在对循证医学与中医药应用问题深度分析后而构建的编写思路，书稿从真实世界研究的概念厘清，到研究类型的介绍分析，全面解析了真实世界研究的内涵与应用价值，规范了其研究设计与评价的方法，为更客观准确地利用真实诊疗环境下的临床数据开展研究提供了方法学支撑。

　　真实世界中医药临床研究可以用于中医药各类治疗方法或者综合疗法的疗效和安全性评价，并产生初步证据，可以对真实世界各种治疗方案组合进行比较，开展患者依从性的评价，疗程的探讨和随访结局的确定，特殊患病人群的治疗方法研究，上市中成药实际应用适用人群或证候群、药物不良反应的评价及中医古籍经典名方现代应用的评价研究等。在此基础上，应该重视对古今病案的研究，探索适合古籍医案和现实医疗环境中病例数据分析的方法，将真实世界研究更好地应用于中医药临床研究中。很欣慰地看到由北京中医药大学刘建平团队联合多学科专家学者，编写了《中医临床真实世界研究》专著，将进一步推动循证医学在中医药的应用。

　　感谢编撰团队对我的信任与鼓励邀我写序，虽在病中，谨志数语，乐观厥成。

中央文史研究馆馆员

中国工程院院士

王永炎

2021 年 5 月

自 序

　　医学的进步在于不断地研究和创新，面对越来越复杂的卫生健康需求，医学研究的范式也在不断更新。但无论如何变化，临床研究仍然是转化研究的关键环节，研究成果能否转化为临床应用取决于研究证据水平及其临床相关性。进入 21 世纪，循证研究促进了临床研究的证据基础和决策导向，强调证据的多元化（证据体），强调证据针对重要的临床问题（疾病的关键结局）。因此，临床导向的研究应当多元化，从经典的效力研究到以患者获益为中心的效果研究，后者更加强调基于现实世界开展临床研究，即近年来倡导的"真实世界研究"。可见，真实世界研究的模式提供了证据多元化的基础，增加了证据应用的外推性，使证据的转化效率得以提高。基于以上特点，真实世界研究受到了临床医学界的推崇，也得到国家相关管理部门的重视，为针对药物的二次开发和医疗器械的研制制定了新的路径和规范。

　　中医药具有独特的理论体系和诊疗方法，以及延续千年的实践基础，使之在临床的诊疗实践中具备典型的复杂干预特点。过去 20 年来，国内外学者努力探寻适合中医诊疗特点的疗效评价方法，取得了显著的进步，例如对中医复杂干预构成要素的解析，对中医临床实践特点的分析，包括个体化诊疗实践、整体观、动态调整、身心复合干预等。但也正是因为这些中医临床实践的特点，按照新药研发的路径和方法难以评价中医诊疗实践的综合疗效。为此，早在 2007 年科技部"973"中医理论专项中就专门立项开展中医辨证论治疗效评价的方法学研究，产出了定量与定性研究相结合的评价模式和基本方法。近年来，随着循证医学在中医药领域的应用和深入研究，以及疗效评价方法领域的国际进展，在临床研究行业领域又提出了"真实世界研究"的概念和方法。其本质是采用观察性研究为主的方法，在基于临床诊疗实践的场景下开展研究，甚至可以利用现有的诊疗数据（真实世界数据）开展影响决策的真实世界研究，并将来源于真实世界研究的证据加以实施运用，提高诊疗效果，促进有限医疗资源的使用效率。由于中医药自身的特点及在中医医疗机构开展随机对照试验的难度，真实世界研究为中医疗效评价带来了新的思路和方法。

近些年来，虽然中医药领域对真实世界研究抱有极大的兴趣和热情，但是开展的真实世界研究仍缺乏系统性的方法学指导，甚至存在概念的误解和方法学上的误用。因此，很有必要针对真实世界数据、真实世界研究、真实世界证据进行系统性的介绍，并结合在中医药领域国内外初步应用的案例，对方法学要点进行解读。为此，北京中医药大学循证医学中心团队牵头，组织国内中西医领域方法学专家组成编写团队，进行《中医临床真实世界研究》专著的编写，经过1年的筹划、组织、构思、论证、分工和编写，终于在2021年4月完成本书的组稿工作。全书分为上、下两篇，分别对真实世界研究的概念、原理、方法、开展的条件和基础，以及中医药领域实际应用的分析，进行了全面、系统的介绍。该书充分结合中医药的临床诊疗实际，有思路、有方法、有案例，汇集了国内相关政府机构既往发布的真实世界研究相关条例和管理规范，信息量大，实用性好，内容新颖，对指导开展中医药真实世界研究提供了重要的指引和参考。

本书的读者对象主要是中医和中西医结合领域开展真实世界研究的学者、医生、研究生、药师、护理人员等。本书可为读者提供真实世界研究的方法学指导，可以作为临床科研方法培训的参考教材，也可以作为研究生和住院医师规范化培训的参考书目。寄希望于读者在研究实践的过程当中提出问题，欢迎广大读者与编者们进行沟通交流，以便本书今后不断完善和提高。

北京中医药大学循证医学中心

教育部长江学者

刘建平

2021 年 5 月 21 日

编写说明

近年来，真实世界研究理念逐渐兴起，已成为临床研究的热点。在中医与西医结合的临床研究中，由于中医学具有整体观和辨证施治的特点，使得"金标准"随机对照试验难以反映中医的临床实践。真实世界研究为中医临床疗效评价提供了新思路，但系统性开展使用真实世界证据进行临床评价和监管决策的工作尚处于起步阶段。本书对真实世界研究的相关概念、方法、适用性等进行了较为系统的介绍，并举例说明其在中医临床研究中的初步应用，以期为对此领域感兴趣的读者提供指导和参考。

本书分为上篇、下篇。上篇共有 18 章，分别介绍了真实世界研究的基本情况、循证证据，以及基于随机原理、队列研究、病例对照研究、目标值单组试验、个案报告、横断面研究、定性研究、电子医疗系统、医保数据库等进行的真实世界研究设计和报告，并提供了真实世界证据质量评价、真实世界研究的系统综述、真实世界数据的分析及可视化、组织管理和质量控制以及伦理学的相关内容。下篇共有 11 章，分别介绍了真实世界研究在中医证候研究以及中医脑病、心血管疾病、肝病、肾病防治中的应用，真实世界研究在中医护理、非药物疗法、中药注射剂安全性评价、中药新药研发、名老中医经验传承中的应用，并创新性地撰写了临床试验的远程化和智能化内容。为便于读者查阅，书末还附有近年颁布的真实世界相关政策性文件。

本书编写分工如下：第一章真实世界研究概述由刘建平撰写；第二章真实世界研究的循证证据由刘建平、陈薇撰写；第三章基于随机原理的真实世界研究设计与报告由费宇彤撰写；第四章基于队列（登记研究）的真实世界研究设计与报告由王梅撰写；第五章基于病例对照研究的真实世界研究设计与报告由陈薇撰写；第六章基于目标值的单组试验设计与报告由韩梅撰写；第七章基于个案的真实世界研究与报告由杨红撰写；第八章基于横断面研究的真实世界研究设计由刘兆兰撰写；第九章基于真实世界数据开展的卫生经济学评价由金雪晶撰写；第十章基于真实世界研究的系统综述与数据合成方法由李国春、孙瑾撰写；第十一章定性研究方法在真实世界研究中的应用由李迅撰写；第十二章真实世界证据的方法学质量评价由费宇彤、柴倩云撰写；第十三章基于既有电子医疗数据的真实世界研究设计由夏如玉撰写；第十四章基于医保数据库资料的真实世界研究设计由荣红国撰写；第十五章真实世界的数据分析方法由张颖、邢景丽撰写；第十六章真实世界数据的可视化呈现由李多多、张颖撰写；第十七章真实世界研究的伦理学问题由訾明杰、陈晓云撰写；第十八章中医真实世界研究的组织管理和质量控制由曹克刚、任北大撰写；第十九章真实世界研究在中医证候研究中的应用由王俊文撰写；第二十章真实世界研究在中医脑病防治研究中的应用由高颖、张弛、李婷婷撰写；第二十一章真实世界研究在中医心血管疾病防治中的应用由孔德昭撰写；第二十二章真实世界研究在中医肝病防治中的应用由梁宁撰写；第二十三章真实世界研究在中医肾病防治中的应用由薛雪撰写；第二十四章真实世界研究在中医护理领域中的应用由郝玉芳、苏春香撰写；第二十五章真实世界研究在中医非药物疗法临床研究中的应用由曹卉娟撰写；第二十六章真实世界研究在中药注射剂安全性评价中的应用由廖星撰写；第二十七章基于真实世界研究的中药新药、医院制剂的研发与评价由高蕊撰写；第二十八章名老中医经验传承的真实世界临床研究由于河撰写；第二十九章远程智能临床试验由李高扬撰写。

本书撰写过程中，各位编委在教学、科研、医疗等繁重工作之余，克服困难，利用过年过节及日常休息时间查阅大量国内外文献和著述，积极投入编写和校对工作。感谢主审孙塑伦老师和中国中医药出版社的大力支持！感谢撰写过程中协助编委搜集整理资料的同学们。期盼各位读者在阅读和使用过程中对本书的不足提出宝贵意见，以便将来再版时不断完善。

《中医临床真实世界研究》编委会

2021 年 9 月

目 录

上 篇

第一章 真实世界研究概述

一、真实世界研究提出的背景

真实世界研究是指基于医疗实践的场景所开展的贴近于现实情况的临床研究，其目的是力求使临床研究的结果更具有实用性，能够影响临床实践，改变医疗决策。提出真实世界研究的背景在于既往研究者们一直追求理想世界的研究，即所开展的临床研究是在严格控制的场景下进行，对试验条件有严格的要求和控制，最为经典的是随机双盲安慰剂对照试验，要求试验对象具有高度的同质性，由此，其纳入与排除标准十分严格，所选择的对象范围较窄，不具有患病群体的代表性，因此，其研究结果的外推性（临床流行病学所指的外部真实性）就受到限制。比如，很多临床试验在挑选研究对象时不考虑儿童、孕妇、老年人、合并肝肾功能损害的患者，因此，其结论的代表性就不强。而临床实践当中这些被排除的试验对象也需要进行恰当的治疗，也需要循证医学的证据。此外，已经发表的大量临床研究并不能转化到临床实践，出现研究与实践脱节的现象，临床研究的价值难以体现。因此，也应当基于临床的现实情境开展临床研究，使研究结果具有更广泛的代表性。

过去 20 多年的医药卫生体制改革中，主要面临的问题是控制过高的医疗费用，主要的推手是开展循证的临床实践，规范临床诊疗，减少不合理的用药和检查，弥合科研与实践的脱节，促进有效证据的转化利用。美国医学研究院（Institute of Medicine, IOM）向国会医改法案提出了"比较效果研究"（comparative effectiveness research, CER）的动议，对临床常用医疗措施进行比较研究，评价各种措施各自的利弊和优势，从而为临床实践指南的制定提供依据。

政府医疗卫生管理决策机构近些年来开始重视真实世界研究。美国食品药品监督管理局（Food and Drug Administration, FDA）负责食品、药品、医疗器械的登记注册，

2016 年 7 月 FDA 发布了"使用真实世界证据支持医疗器械和装备的审批"草案，并于 2017 年 8 月正式发布"Use of real-world evidence to support regulatory decision-making for medical devices"，为企业的研发提供了新的指导原则。该指导原则界定了"真实世界证据"（real world evidence）是指利用真实世界数据分析所获得的有关医疗产品的使用、潜在的获益和风险的临床证据。中国的国家药品监督管理局（NMPA）于 2020 年 1 月 3 日发布了《真实世界证据支持药物研发与审评的指导原则（试行）》；此后 NMPA 药审中心于 2020 年 8 月 31 日发布了《真实世界研究支持儿童药物研发与审评的技术指导原则》；NMPA 随后又组织制定了《真实世界数据用于医疗器械临床评价技术指导原则（试行）》，并于 2020 年 11 月 24 日正式发布实施。《真实世界数据用于医疗器械临床评价技术指导原则（试行）》包括五个部分，就真实世界数据用于医疗器械临床评价提出总领性、原则性、前瞻性要求，主要内容包括真实世界数据与证据、真实世界研究的优势和局限性、常见真实世界数据来源、质量评价、真实世界研究设计常见类型及统计分析方法，可考虑将真实世界证据用于医疗器械临床评价的常见情形。这些指导原则的相继出台，是在国务院《关于改革药品医疗器械审评审批制度的意见》（国发〔2015〕44 号）以及中共中央办公厅、国务院办公厅《关于深化审评审批制度改革鼓励药品医疗器械创新的意见》的大背景之下，提出鼓励研究和创制新药而提出。随着一系列改革措施推进落实，药物研发快速发展，新药加速上市，同时对药物研发工作的质量和效率提出了更高的要求。随机对照临床试验（randomized controlled trial, RCT）一般被认为是评价药物安全性和有效性的"金标准"，但其研究结论外推于临床实际应用时可能会面临挑战，或者存在传统的药物临床试验可能难以实施或需高昂的时间成本等问题。近年来，如何利用真实世界证据评价药物的有效性和安全性，成为国内外药物研发和监管决策中日益关注的热点问题。

真实世界研究也受到中医药领域的极大关注。自 2015 年以来，相关学术机构及中医药相关协会多次举办真实世界研究方法的培训班。中华中医药学会于 2017 年 5 月立项团体标准《中医药真实世界临床研究技术规范》，2019 年 3 月立项《中医真实世界临床研究数据采集操作规范》（2020 年 3 月发布）；中国中药协会于 2020 年 12 月发布了《中成药真实世界研究技术指导原则》。国家中医临床研究基地的部分重点病种也开始尝试建立疾病中医药治疗的注册系统收集数据，开展真实世界临床研究。

二、真实世界研究的概念

真实世界研究（real world study, RWS），也称现实世界研究，是指针对预设的临床问题或决策需求，在真实世界环境下收集与研究对象健康有关的数据（真实世界数据，real word data，RWD）或基于这些数据衍生的汇总数据，通过统计分析，获得药物（医疗保健干预措施）的使用情况及潜在获益 – 风险的临床证据（真实世界证据，real word evidence，RWD）的研究过程。

真实世界研究所产生的真实世界证据既可用于支持药物研发与监管决策，也可用于科学目的（如不以注册为目的的临床决策等）。国家药监局颁布的《真实世界证据支持药物研发与审评的指导原则（试行）》主要用于支持药物监管决策、以临床人群为研究对象的真实世界研究，个别情形下也会涉及更广泛的自然人群，如疫苗等健康人群的预防用药。

真实世界研究的类型大致分为非干预性（观察性）研究和干预性研究。前者包括不施予任何干预措施的回顾性和前瞻性观察性研究，患者的诊疗、疾病的管理、信息的收集等完全依赖于日常医疗实践。而干预性研究与观察性研究最大的区别是研究者通过主动施予某些干预措施，来观察与评价这些措施的有效性和安全性，如实用性临床试验（Pragmatic Clinical Trial，PCT）等。由于真实世界研究的多样性、设计的复杂性、分析方法的高要求和对结果解释的不确定性，对药物的安全性和有效性的评价以及监管决策提出了更高的要求。

需要特别强调的是，虽然真实世界研究是以观察性研究设计为主，但是并不排斥随机对照试验，如上述实用型随机对照试验也属于真实世界研究的范畴。然而，应用比较广泛的观察性研究设计包括前瞻性队列研究（含疾病队列的注册研究）以及嵌合在队列研究当中的病例对照研究（即巢式病例对照研究）等，也包括基于医疗数据的复杂网络分析、聚类分析、数学预测模型建立等数据库挖掘的方法，种类多样。由此可见，真实世界研究不止是一种研究设计，根据研究的目的不同和可获取的资源，可以选择不同的设计方案，来开展临床研究。

一般而言，真实世界研究分为三个阶段，第一阶段为真实世界数据的获取，研究者可以依赖已有的数据，比如电子医疗记录、医疗保险数据库、专病注册登记系统、生物样本库等，当然，也可以按照传统的临床试验那样通过填写病例报告表（CRF）来获取资料；第二阶段为梳理临床问题，最好是影响医疗决策的问题，采用合适的设计方案，如实用型随机对照试验、队列研究、巢式病例对照研究、建立疾病风险预测模型等，开展研究和数据分析；第三阶段为形成真实世界证据，其典型的特征是能够推断因果、能够显示剂量 – 效应关系、能够进行风险预测。

三、真实世界研究与理想世界研究的区别

如前所述，真实世界研究提出的背景是理想世界研究的外推性受限，研究成果的转化应用不足。因此，从研究的理念、研究目的、研究场景、设计、对象选择、干预措施（暴露因素）、对照措施以及评价的结局指标等方面存在一定差异。以药物上市研究为例，理想世界倾向于探索性研究，力求评价药物的特异性疗效，通常也称为效力（efficacy）研究；而真实世界研究更贴近于临床，力求评价患者应用干预措施后的实际获益，也称为效果（effectiveness）研究。这两种研究范式的主要区别见表1–1。

表 1-1　理想世界与真实世界研究特征的区别

项目	理想世界	真实世界
对象（P）	高度选择，严格的纳/排标准	代表性，宽松的纳/排标准
干预/暴露（I/E）	单一、标准化	复杂干预、多重暴露
对照（C）	安慰剂	临床常用治疗
结局（O）	疾病特异性指标	患者相关的结局
设计（D）	小样本、双盲	大样本、开放

　　有时，研究设计的界限（理想世界与真实世界）并不像表中那样清楚，也可以根据研究者试图回答的不同临床问题，采用多组设计，比如既有安慰剂对照，也有阳性药对照，那么，在研究对象的选择、干预措施的选择和对照措施的设定，以及评价的结局指标方面可能会偏向于效力研究或者效果研究。这时需要特别论证研究的目的，尤其是区分主要目的和次要目的，设计精密，从而通过一个临床试验试图回答不同的临床问题。但一般不鼓励在一个临床研究当中回答多个问题，这将使研究设计更加复杂化，操作的难度也会增大，研究的可行性会受到挑战。

四、中医药开展真实世界研究的必要性和领域

　　中医临床实践是迄今为止保留最为完整和系统的传统医学体系，历史悠久，理论体系完备，临床应用广泛，深受广大患者欢迎。中医药在发展和传承过程中，一方面与现代西医进行结合，产生了中西医结合医学，另一方面中医药国际化进程加速了中医尤其是针灸的国际化传播和应用。中医临床实践的特点与西医有较大的不同，主要体现在整体观和辨证论治上，中医医疗实践将患病的人作为整体看待和治疗，是个体化医疗最早的体系，在西医领域近 10 年倡导的精准医学顺应了中医发展的模式。由于中医的独特性和复杂性，其疗效的评价难以用单一的研究设计类型加以评价。加之中医的人文关怀和综合性干预手段，进而提出了中医疗效评价的多元化需求。因此，在评价的方法学领域，人们已经充分地认识到需要贴近临床的评价方法，而真实世界研究的方法为中医疗效评价提供了路径和手段。可以这样认为，中医的疗效评价正在向两个方向发展，一是开发新药和新技术的方向发展；二是保持传统诊疗体系的基于实践的综合干预评价，后者就需要兼顾科学严谨性的同时也需要具备反映客观现实的灵活性。

　　中医临床的治疗领域主要涉及以患者为中心的症状缓解。临床上寻求中医治疗的患者往往存在强烈的主观选择，或者是既往对西医治疗不够满意转而寻求中医治疗。此外，在随机对照试验中，部分患者会拒绝参与随机对照试验，或者研究对象存在有违伦理的情况，如具备手术指征、母乳喂养、更年期雌激素替代疗法、晚期癌症患者，或者常规的干预性研究（如随机对照试验）被排除在外的病患，如孕妇、儿童、老人、有合并症的患者。这些现实问题促使人们探索基于临床的研究方法，而真实世界的研究方法能够充分体现这些特点，并具有较好的可行性和患者对治疗的良好依从性。在中医药的

临床评价领域，真实世界研究也可以用于中成药上市后评价，探索其临床应用的优势人群和适应病证，同时为中药药物不良反应提供长期使用的安全性证据；同时，结合社会学定性研究方法，允许人们探索中医实践的获益，充分体现患者为中心的临床评价，而不仅限于理想场景下的特异性疗效评价。此外，真实世界研究也可以用于中西医结合优势互补的范式和方案优化，为临床疗效提高建立证据基础。最后，可以为研发新的治疗手段和方法提供前期临床研究的基础。

五、真实世界研究面临的挑战

近年来真实世界研究已经成为临床研究的热点领域，尤其是在大数据时代人们希望通过分析大量临床数据指导医疗决策。然而，应当清楚地认识到，真实世界研究证据不能完全替代金标准证据的随机对照试验，但可以作为随机对照试验证据的补充和在缺乏随机证据时的替代。其次，"真实世界"不一定是合理的、规范的；数据量大不等于"大数据"（后者需要具备准确、完整、透明、代表性、可获取）；医疗数据存在标准化不够，不同系统难以兼容和集成；目前尚缺乏数据分析技术和专业化人员参与；研究组间基线不齐，混杂因素难以消除；决策证据仍然需要多元化（证据体）等。未来需要多学科、跨学科的人员合作，充分利用信息技术和大数据挖掘，产出能够影响医疗卫生决策的真实世界证据。

第二章 真实世界研究的循证证据

第一节 真实世界研究设计类型

真实世界研究（real world study, RWS），也称为现实世界研究，是指针对预设的临床问题或决策需求，在真实世界环境下收集与研究对象健康有关的数据（真实世界数据, real world data, RWD）或基于这些数据衍生的汇总数据，通过统计分析，获得药物（医疗保健干预措施）的使用情况及潜在获益－风险的临床证据（真实世界证据, real world evidence, RWE）的研究过程。

真实世界研究有时会被简单地理解为观察性研究，这种认识并不全面。从本质上讲，研究问题决定研究设计，而研究设计决定数据获取方式和过程。尽管真实世界数据来自真实条件下的数据，这不代表真实世界研究设计局限于观察性研究。没有任何一种设计一定优于其他设计，每种设计都有优势和不足。没有任何一种研究设计能回答所有的研究问题，相同的研究问题可以采用不同的设计来解决。研究设计的选择首先要基于研究问题，即针对该问题选择哪种研究设计能最准确和精确地回答该科学问题。此外，研究数据的可得性、难度、质量、研究资源的多少、研究者的经验和研究合作网络也会影响研究设计。真实世界常见研究类型如图 2-1 所示。

一、临床试验

"经典"临床试验被定义为，在一项研究中，一名或多名研究对象被前瞻性地分配接受一项或多项干预措施（可能包括安慰剂或其他对照干预措施），以评估这些干预措施对健康相关的生物医学或行为结果的影响。"经典"临床试验通常是针对特定人群，且在与常规临床／家庭环境不同的特殊环境中进行的。这些试验多采取一系列质量控制措施，目的是控制变异性和确保数据的质量，例如制定严格的纳入排除标准，使用与普通医疗记录分开的病例报告表，以及使用密集的监测和专门的研究人员，以确保遵守研究程序和准确收集数据等。

根据美国食品药品监督管理局（Food and Drug Administration, FDA）的 RWE 计划，来自经典临床试验的证据将不被视为 RWE。然而，各种混合或实用的试验设计和观察性研究可以产生 RWE。在某些情况下，一些临床试验可能会采用混合设计方法。例如，临床试验的某些要素可以使用从医疗索赔、电子健康数据 (electronic health records, EHR）或实验室和药房数据库中提取到的 RWD 进行分析。混合设计的试验可以使用

RWD 来获得某个临床结果（如住院、死亡），而其他因素则更传统（例如，专门的纳入排除标准，由专门的研究人员监测和收集其他研究终点）。这些混合试验设计也会产生 RWE。因此，临床试验设计中可以包括一些更接近常规临床实践的元素，这些元素有时被称为"实用（pragmatic）"元素。这些实用的临床试验通常依赖于 RWD，并且有可能产生 RWE。

在真实世界条件下开展干预性研究的常见方式是对临床已使用的不同干预措施进行随机分组，在尽量贴近临床实际情况下对患者进行干预和随访，并针对患者、临床医生或医疗卫生决策者有重要价值的结局进行评价，常被称为实用性或实效性随机对照试验（pragmatic randomized controlled trial, pRCT）。在 pRCT 的设计中，尽管使用了随机手段，但患者在研究中所处的环境、干预实施和随访过程、数据和结局的收集方式在尽可能贴近真实条件下进行，与真实世界研究的核心实质较好地契合。因此，其仍然属于真实世界研究的范畴。当然，真实世界条件下的干预性研究并非仅有 pRCT；非随机的实效性试验、自适应设计等其他设计也是真实世界研究的可用选择。

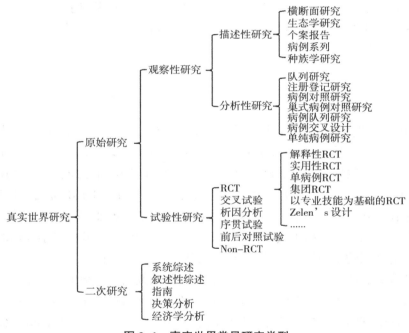

图 2-1 真实世界常见研究类型

二、观察性研究

观察性研究设计是真实世界研究中广泛使用的设计类型之一。在真实条件下收集相关数据（如患者登记、医院电子病历数据、医保数据和流行病学调查等），建立数据库，并针对具体研究问题，运用观察性设计，开展数据分析，是观察性真实世界研究的自然过程。根据原始数据是否基于特定研究目的，观察性 RWS 可分为两类：第一类是基于具体的研究假设收集数据开展研究，如患者登记研究，第二类是在已有的数据库基础上（如医院电子病历数据、医保理赔数据库、民政部门和公共卫生部门的出生／死亡登记、公共卫生调查和公共健康监测数据等）设定研究假设，然后利用数据库已有数据开展研究。

真实世界研究中的观察性设计包括：横断面研究、队列研究（前瞻性、回顾性或双向设计）、病例－对照研究及其衍生设计（如巢式病例－对照、病例－队列研究）等常用的设计类型。此外，一些新的设计（如间断性时间序列）也被用于观察性真实世界研究。

需要注意的是，由于观察性研究所采集的数据接近真实世界，可能会存在各种偏倚、数据质量难以保证、已知或已测和未知或不可测量的混杂因素较难识别等情况，使得研究结论具有很大的不确定性。因此，当用观察性研究评估医疗产品的有效性时，需要谨慎地评估其结果，尤其是当观察到的疗效相对较小时。因为在这种情况下，疗效在很大程度上或全部可能是由于混杂因素造成的。再加上观察性研究往往利用现有的而不是前瞻性收集的数据，更加增加了调查结果的不确定性，并限制了结果的可用性。已有一些例子表明，观察性研究中确定的效应并不能在随机试验中复制，或效应大小在方向或幅度上存在不同。

第二节　真实世界研究与真实世界证据

真实世界证据（RWE）目前还没有公认的定义。2016 年 12 月，美国国会通过了《21 世纪治疗法案》（*21st Century Cures Act*）。在该法案中，"真实世界证据"被明确定义为："从随机对照试验以外的其他来源获取的关于用药方式、药物潜在获益或者安全性方面的数据。"之后，美国食品药品监督管理局（Food and Drug Administration，FDA）专家在《新英格兰医学杂志》上发表题为"真实世界证据——它是什么以及它能告诉我们什么"的文章，指出真实世界证据与经典临床试验等其他科学证据的区别不在于是否有提前计划的干预措施以及是否采用随机，而在于数据的来源，包括产生数据的总体以及获取数据的方法，并对"真实世界证据"的数据来源给出了具体的说明，指出真实世界数据是"指来自经典临床试验以外的其他类型的医疗保健信息，包括电子健康档案、医疗保险理赔与账单、药品与疾病的登记单，以及从个人医疗器械与保健活动中收集来的数据"。根据 FDA 的定义，这些"真实世界数据"的来源与"真实世界证据"的来源是完全一致的。但是，不能把真实世界数据直接等同于"真实世界证据"。对于两者间的关系，FDA 的界定为："真实世界证据是通过汇集和分析真实世界数据内容而得到的。"也就是说，首先是通过"真实世界研究"以获得"真实世界数据"，然后再通过对"真实世界数据"的分析来提炼出真实世界证据。真实世界研究是从真实世界数据（RWD）获得真实世界证据（RWE）的桥梁。三者的关系如图 2-2 所示。

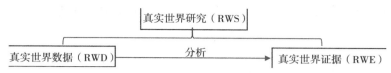

图 2-2　真实世界研究、真实世界数据和真实世界证据三者之间的关系

目前，对于真实世界证据的认识存在以下几个误区：

一、真实世界证据是与经典临床试验证据相对立的

FDA 专家发表在《新英格兰医学杂志》上的文章指出，"真实世界证据"与临床试验证据的根本区别在于获取数据的来源不一样：前者源于实际医疗场地或家庭、社区等真实场景，而后者则来自严格受控的科研环境。为了避免对这个概念的误读，美国 FDA 专家特别强调，"两者间的区别不应该建立在是否存在有计划地干预试验以及是否采用了随机化试验设计这两种情况之上"。也就是说，"真实世界证据"仍然可以涉及干预试验和随机化试验设计。随机化设计可以用来平衡不同试验组之间潜在的风险，以降低试验偏倚，这在真实世界研究中有同样重要的作用。

比如 2016 年开展的阿司匹林心血管获益研究（ADAPTABLE），该研究为以患者为中心的试验，评价了两种阿司匹林剂量的临床获益和长期有效性。这项实用性 RCT 比较了两种常用的阿司匹林剂量，81mg 和 325mg，随机将有心肌梗死或已知动脉粥样硬化心血管疾病史的 20,000 名患者分为两种剂量之一。试验使用电子算法从国家以基于患者的临床研究网络（National Patient-Centered Clinical Research Network, PCornet）健康系统合作伙伴中识别潜在参与者，使用 EHRs 和索赔数据获得主要终点，如死亡、非致命心肌梗死或非致命中风的住院治疗，以及次要终点，如冠状动脉血管重建手术、严重出血的住院治疗和其他患者报告结局。该研究属于采用随机化设计进行干预性试验的"真实世界研究"。

有时，在"真实世界研究"中，干预性研究和观察性研究还可以共存于同一个试验。例如，1954 年的脊髓灰质炎疫苗 Salk 现场试验，该试验将 75 万名患者随机分配接受疫苗或安慰剂，另外，研究还包含了 100 万接受了疫苗的患者作为非随机的"观察组"。

由此可见，RWS 不能简单地视为仅仅只有非干预性研究一种类型，而是涉及干预性研究和观察性研究两种类型。多数情况下 RWS 是观察性研究，但在某些情况下是干预性研究，有时甚至是干预性和观察性研究同时存在于一个试验中。相反，经典临床试验只有单一的基于随机对照设计的干预性研究。真实世界证据与经典临床试验证据并不是相对立的关系，也不会取代经典的临床试验证据在药物评审中的地位，而是提供一种新的补充证据。在《21 世纪治疗法案》中，明确规定了"真实世界证据"在药物评审中的两个用途：①用来支持已获批的药物进行扩大其适应证的批准。②用来支持或满足已获批的临床试验的相关需求。因此，FDA 并没有要把"真实世界证据"定为评估药

物和医疗器械的单一标准的意思，而是视之为临床试验证据之外的补充证据。两者的关系见图 2-3。

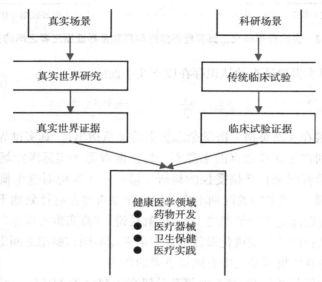

图 2-3　真实世界证据与临床试验证据的关系

二、真实世界证据属于低级别研究证据

很多人认为，真实世界缺少严格的方法学控制，研究中存在不可预测或无法控制的混杂因素，研究结果存在较大偏倚，由此认为真实世界证据的可信度弱于 RCT 研究产生的证据。实际上，这种理解是片面的，RWE 与 RCT 证据是相互补充的关系，两者在"证据等级"中处于平等地位。

研究问题决定研究设计。没有任何一种研究设计可以解决所有研究问题，因此也就不存在任何一种研究设计绝对优于其他设计。针对同一个研究问题，可选用不同的研究设计来回答。决策者和研究者需要判断的是，这些不同设计的优缺点，及其可能获得的证据是否能充分回答研究问题本身。也就是说，最佳证据的判断首先要区分临床研究问题，针对不同研究问题，最佳证据来源可有不同。

例如，对于药物疗效的评价，既可以选择真实世界研究，也可以选择经典临床试验，但是两者的目的存在显著差异。RWS 评价的是药物在真实条件下的实际结果，RCT 评价的是药物本身是否存在生物学作用（治疗效能）。若研究问题是评价该高血压药物本身是否能起到降压作用（治疗效能），RCT 显然是最佳证据。但若研究问题关注该药物在临床上对复杂患者（如合并糖尿病、CKD、COPD）的实际效果，RWS 则是最好的研究设计。在 RWS 中，基于数据库的队列设计和实效性试验都是可以选择的方式，但是，由于实效性随机对照试验能更好解决选择性偏倚的问题，因此证据说服力更强。

第三节 中医真实世界研究证据分级

中医作为古老的传统医学体系当中唯一保存完整并延续传承至今的医疗体系，具有非常悠久的历史和长期人用的经验。从《黄帝内经》奠定中医理论体系，到明清时期瘟病学的产生，中医积累了大量的古籍文献医案医著，至今仍然作为中医学教育和传承的主要知识体系。近现代对中医的临床研究采用了现代西医学领域的方法学，这在很大程度上促进了中医的现代化和创新药物研发的进程。然而，把传统中医医疗体系作为整体医学的研究却缺乏方法学的指导和范式。目前，真实世界研究的理念和方法为中医的疗效和安全性评价及证据积累带来了机遇和方法。

众所周知，循证医学对于医疗干预措施的证据分级主要是依据其原始研究类型，基本沿用的是五级分类，包括随机对照试验、非随机对照试验或队列研究、病例对照研究、病例系列、个案报告及专家经验。然而，针对真实世界研究的证据分级尚没有一个成熟、公认的体系。为此，有必要针对传统医学（中医学）真实世界研究的证据进行分级的建议，以便为中医药疗效评价的研究选择和转化为真实世界证据时提供参考。

由于随机对照试验本身在循证医学证据分级体系里面作为原始研究的证据是"金标准"的证据，也就是一级证据，没有明显的争议。而真实世界研究虽然也包括一部分临床试验，但是观察性研究占大多数。观察性研究在流行病学领域是一个比较宽泛的概念和设计分类，包括分析性研究和描述性研究，这两种研究分别包括不同的设计类型（见图 2-1）。目前，国际上尚没有针对观察性研究的证据分级体系，为此，我们提出观察性真实世界研究的证据分级建议如下（表 2-1）。

表 2-1　中医药真实世界研究中观察性研究证据分级的建议

分级	亚类	设计类型
I	I a	前瞻性同群组队列研究
	I b	前瞻性不同群组队列研究
	I c	双向性队列研究
II	II a	回顾性队列研究、注册登记研究
	II b	巢式病例对照研究、病例队列研究
III		病例对照研究、病例交叉设计、生态学研究
IV		横断面调查、病例系列研究（含单臂试验）
V		单纯病例研究、个案报告、经验总结、种族学研究

上述建议的真实世界中医药临床研究可以用于中医药各类疗法及其联合应用的综合疗法的疗效和安全性评价，产生疗效或安全性的初步证据，描述真实世界各种治疗方案组合的范式，患者依从性的评价，适当的疗程和最佳随访结局的确定，特殊患病人群的治疗研究、药物暴露与结局关联性分析等；也适合于上市中成药实际应用病证、适用人群、合理用药方案、药物不良反应的评价；还可以用于中医古籍经典名方现代应用的评价研究。未来对于名老中医经验传承和用药规律的探索也不失为选择应用的方法。

第三章 基于随机原理的真实世界研究设计与报告

第一节 基于随机原理的真实世界研究设计类型及要点

随机对照试验（randomized controlled trial，RCT）一般被认为是评价药物安全性和有效性的"金标准"，并为药物临床研究普遍采用。但随着中医临床研究的不断深入，RCT 的局限性也日益凸显，例如严苛的纳入排除标准使得试验人群不能充分代表目标人群，所采用的标准干预与临床实践不完全一致，有限的样本量和较短的随访时间导致对罕见不良事件探测不足；对于某些缺乏有效治疗措施的罕见病和危及生命的重大疾病，经典 RCT 难以实施等。因此，真实世界研究逐渐受到研究者的关注。

真实世界研究有时会被简单地理解为观察性研究，这种认识并不全面。从本质上讲，研究问题决定了研究设计，研究设计决定数据获取方式和过程。尽管真实世界数据来自真实条件下的数据，这不代表真实世界研究设计局限于观察性研究。真实世界研究的实验性设计可以在真实医疗环境下引入随机、分配干预措施，具体干预措施的实施在实际医疗环境中尽量贴近临床常规执行。尽管观察性研究是真实世界研究的主要设计类型，但其固有的问题诸如混杂等各种偏倚的影响，给干预与结局的因果推断带来了困扰。融合了随机化和真实世界数据优势的随机对照试验可以较好地控制偏倚，其研究结果可为干预措施效果评价提供优质的真实世界证据。

本节将介绍几种真实医疗环境下基于随机原理的研究设计，如实用性随机对照试验、随机交叉临床试验、单病例随机对照试验、随机征求许可设计（Zelen's design）、基于患者意愿的随机对照试验、技能型随机对照试验等。

一、实用性随机对照试验（pragmatic randomized controlled trial，pRCT）

pRCT 是指在真实或接近真实医疗环境下，采用随机对照的设计比较临床实践中不同干预措施的治疗结果（包括实际效果研究、比较效果研究、安全性或／和成本效益等研究）。实用性试验是相对于解释性试验而言，一般来说，每个研究都需根据其研究目的制定或选择更倾向于解释性或实用性的研究方案。如何从不同维度区分解释性和实用性试验可采用 PRECIS-2 工具。

（一）pRCT 的常见设计类型

1. 个体实用性随机对照试验（individual pRCT，ipRCT）　即以个体为随机分组单位的随机对照试验，此时以个体为观测、试验的单元，一般未做特殊声明的 pRCT 均指此类。

2. 群组随机对照试验（cluster RCT，cRCT）　以群组为随机分组单位的随机对照试验，此时以群组为干预的单元。群组可以是家庭、诊所、医院、学校或居民小区等。此类型设计的试验，在数据分析时除考虑群组效应外，也将以个体为单位进行效果的评价和分析。

3. 阶梯楔形随机对照试验（stepped wedge RCT，swRCT）　一种特殊的群组随机对照试验，常用于评价医疗卫生服务、卫生政策性的干预。在阶梯楔形试验中，群组在不同的开始时间（阶梯式的）被随机分配接受干预，采取各个群组"试验式分阶段引入（experimentally staged introduction）"的方法，最终所有群组均会接受干预。这类试验通常以一个基线数据采集的阶段开始，一个或多个群组被随机分配到从对照转到试验干预的安排，此时其余群组仍保留在对照，再逐阶段随机安排各个群组从对照转到试验干预的处理，试验继续进行直至最后阶段所有群组均接受试验干预。

4. 基于患者偏好的随机对照试验（partially randomized patient preference trial，PRPP）　该模式首先询问患者对所接受的干预措施有无明显的偏好，当入组患者有明显偏好时，可按照患者的意愿分组而不采用随机；当患者无明显偏好时则采用完全随机的方法分组。这样既能鼓励更多患者参与临床研究，从而较好地反映真实治疗环境中一般患者的治疗效果，同时也能将"意愿"这一由于盲法缺失而导致信息偏倚的因素考虑到疗效评价中，提高了研究的外部真实性。中医药非药物疗法很难做到有效的盲法和安慰剂对照，随机对照试验在标准化干预与治疗的同时忽略了研究对象对干预措施的选择意愿，以及其在结局指标的统计阶段可能产生的偏倚及影响。PRPP 模式理论上恰好可以弥补这个不足，在考虑患者意愿进行分组治疗的同时对干预措施的治疗效果有更为全面的了解。

5. 技能型随机对照试验（expertise-based RCT）　是指采用医生专业技能为重要分组依据的试验设计，即在对受试者进行随机分组时，充分考虑到干预实施者之间的经验和技能的差异，并将其作为分组的重要因素。从伦理学角度，技能型随机对照试验充分考虑到了患者本身的利益。因为技能型随机对照试验的设计对参加研究的医生有比较严格的要求，他们必须熟练掌握一种试验所要检验的针灸干预方法。技能型随机对照试验更能适应针灸治疗强调医生个人技能的特点，针灸方案更为贴近临床现实；但其重复难度较大且结果外推需要慎重，这就需要预先制定参与研究的针灸医生更换的原则与方法。

（二）pRCT 的设计要点

在 pRCT 的设计中，首先需要明确的是，pRCT 是属于 RCT 的一种，因此必须经过随机分组，做到随机序列的隐藏。相对于用安慰剂作为对照的解释性 RCT（eRCT）强调评价干预措施的特异性疗效（efficacy），pRCT 目的是评价干预措施的综合性治疗效果（effectiveness）。综合性治疗效果是某一干预措施在临床真实世界中应用时观察到的治疗效果，这种效果可能受到各种混杂因素的影响，但能够较真实地反映该干预应用于临床实践后的真实效果。特异性疗效是从干预措施综合性治疗效果中除去安慰剂对照组所显示出的效应以后，剩余的干预措施的净疗效。虽然 pRCT 不设安慰剂对照，但我们仍旧推荐使用结局信息采集者、结局评价者、统计分析人员盲法。

pRCT 有精确式、宏观式两种类别。精确式 pRCT 是具体详细的治疗方案与临床潜在最佳治疗比较；是当安慰剂无法实现时，想要评价"一方一药"或"标准化裁"的总体疗效的设计方法，例如，逍遥散标准化加减对比百忧解。宏观式 pRCT 是笼统的治疗方案，甚至不涉及具体方案与潜在最佳治疗相比较，因此更有利于探索某个体化干预的总体疗效，或综合干预的总体疗效，例如，伤寒派对比温病派对比抗病毒治疗流感，比较的是流派间的总体疗效；完全个体化针灸对比常规治疗对抗抑郁症，比较的是真实世界中针刺的总体疗效；"中药辨证论治 + 化疗对比化疗"对肿瘤复发转移的影响，比较的是真实世界中中药辅助化疗的总体疗效。

pRCT 的设计要点需要根据实际的研究目的，从患者合格性标准、干预措施、对照措施、结局指标、研究背景因素等方面考虑。对精确式 pRCT 和宏观式 pRCT 的特点进行对比总结，详见表 3-1。

表 3-1　精确式 pRCT 与宏观式 pRCT 的特点比较

精确式 pRCT*	宏观式 pRCT
评价总体疗效（effectiveness）	
随机分组、随机隐藏	
阳性药、标准治疗、常规治疗、空白对照、叠加治疗	
不设安慰剂对照，不对患者施盲	
强调结局信息采集者、结局评价者和统计分析人员盲法	
评价"标准化裁"的总体疗效	探索个体化干预或综合干预的总体疗效
纳入患者特征针对性强	纳入患者宽泛
标准化加减治疗	日常治疗，复杂性干预
干预实施者熟练掌握标准化方案	干预实施者熟练掌握常规治疗
通常随访期较短	通常随访期较长
注意标准化加减的同时尽量贴近临床	完全符合临床
要求同质性好的受试人群	要求有差异的代表性受试人群
要求的样本量相对较小	考虑亚组分析，要求的样本量相对较大
患者为中心的结局 + 客观（精细）结局	患者为中心的结局为主
常规或试验环境	常规医疗环境

*：pRCT，实用性随机对照试验。

二、随机交叉临床试验

交叉试验又称交叉设计（cross-over design），是临床研究的一级设计方案和主要研究方法之一，用于评价两种干预措施的疗效。交叉试验根据分组方法分为随机和非随机两种。随机交叉试验是经过随机化分组，对两组受试对象使用两种不同的干预措施，治疗后经过洗脱期，将两组干预措施互换，使每个受试对象都先后接受到两种干预措施，对比两种干预措施结果的设计方法。

交叉试验实施过程中需要有足够长的洗脱期将第一阶段干预措施的残留效应消除，而在洗脱期内，两组受试者都不能接受任何可能会对所观察的结局产生影响的处理措施。

（一）随机交叉试验的设计要点

1. 组别的设置　平行随机对照试验可以有多个组，而交叉试验一般只有两个组。平行随机对照试验将纳入受试者随机分组以保证组间基线可比；交叉试验则是令每一个受试者都先后接受两种干预措施，干预措施更迭时设置洗脱期来洗掉前面干预措施的残留效应，并等待患者病情恢复到尽可能接近试验最初（基线）时的状态，以保证前后两轮治疗前的受试者预后因素的均衡可比。

2. 样本量　平行随机对照试验的样本量较大，达到预定样本量所需时间比较长，但患者通常只接受一次干预措施。交叉试验的样本量相对较小，由于患者先后两次入组，分别完成两次完整治疗，故交叉试验样本量的计算与平行随机对照试验不同，一般为同种情况下随机对照试验样本量的一半。由于在交叉试验中每一位受试者都先后接受两种治疗措施，交叉试验的统计方法一般应用配对检验，如 χ^2 检验、配对 t 检验、交叉试验的方差分析或秩和检验进行比较，在统计结局指标之前还需要用适当的方法来检验是否存在洗脱期的顺序效应。

3. 脱落和失访的损失　入组受试者的脱落和失访现象对于平行试验和交叉试验的影响都很大，但相比之下，交叉试验的质量和结果受脱落和失访的影响更大，这不仅是因为受试者在两阶段的试验中脱落的风险会增加，也因为每脱落或失访一例受试者，就会使两组在做配对比较时缺少一对数据。

（二）随机交叉试验方法在中医药临床试验中的实施要点

1. 适应人群的选择　由于交叉试验的特殊性，慢性病程、反复出现的病症是其得以实施的基本要求。在这种病症条件下，患者的心理状态也需要在适应证的考虑范围内。在我国，患者对临床试验尚在理解阶段，这使得临床试验的实施很有难度。因此，在选择适应证时，对于那些对干预措施有所排斥的患者需要慎重考虑。

2. 干预措施的可变性及其影响　某些干预措施的治疗效果受实施者经验和技能的影响比较大。交叉试验如果有较长的洗脱期或试验周期，干预措施实施者的经验和技能会随着时间的推移而发生变化。比如低资历针灸医生针刺技术在试验开始两年后可能会有所进步，中医医生辨证论治的水平或治疗特点可能会随着试验的进行而发生改变。这样的变化对于研究中医个体化诊疗的临床研究而言，可能造成一定的干预措施稳定性的偏倚。此外，干预措施的实施者可能在漫长的试验过程中由于某些原因离开，干预实施者的更迭也可能会影响干预措施组内的一致性、稳定性，以及组间的疗效差异。因此，设计中医药交叉试验时，除了考虑到患者的稳定性，干预实施者的稳定性也应考虑在内。

3. 对照组中盲法的设置难点　盲法是临床科研设计的一项重要原则，在中医药临床研究中也有着非常重要的作用。虽然交叉试验可以采用安慰剂对照，但是在真实世界研究中并没有此种要求。在此不再赘述。

4. 交叉试验的结局　交叉试验将两种干预措施交叉比对，通过结果的比较来评价两种干预措施的疗效，该方法实际上更适合于评价短期疗效。试验第一阶段干预措施的长期疗效因为第二阶段的进行而导致无法观察，第二阶段的远期疗效虽然可以通过长时间的随访获得，但是因为均为交叉后的数据，无论是从样本量不足的角度，还是从可能存在顺序效应、剩余作用的角度，都仅适合作为参考。

5. 病例脱落的原因分析　较高的脱落率是临床交叉试验实施过程中最常见的问题，并且脱落对于交叉试验的影响较其他类型试验的影响更大。导致脱落的原因有很多，一般来讲，交叉试验较长的试验周期会导致一部分受试者无法完成整个试验，一旦受试者在接受干预或洗脱期间由于某种原因拒绝了接下来的治疗或无法再取得联系，那么就意味着这个病例脱落了。由于交叉试验设计为每一个受试者接受两次干预措施，受试者在接受第二阶段干预时脱落，则其在第一周期所接受干预的结果在统计分析时就无法再配对使用。再加上交叉试验样本量小，故单个病例的脱落对整个试验的影响要大于平行随机对照试验。

交叉试验的脱落病例中，有一部分患者是由于第一阶段干预措施的不良反应，如感觉针刺疼痛，而拒绝第二阶段的针刺或其他治疗；还有一部分患者是由于第一阶段的治疗效果不明显而拒绝第二次入组。虽然交叉试验中患者第二次入组时所接受的干预措施一定与第一次不同，这一点在知情同意的时候也已经讲明，但是患者及其家属难免仍会以第一阶段的疗效预期第二阶段的效果。另外，有一些病例在洗脱期后由于某些原因未再出现适应证状，从而无法再进行第二阶段的治疗，为了使患者状态回复到第一阶段干预前的初始状态，临床研究者不得不选择延长洗脱期，从而增加了受试者脱落的风险。此外，在洗脱期期间，受试者还可能会出现一些干预措施禁忌证而无法再进入第二阶段试验。

6. 基线可比性　交叉试验是同一个体先后接受两种干预措施的处理，因此消除了个体差异对疗效的影响。但若要保证两组基线可比，顺序效应和剩余作用对疗效的影响仍然需要考虑在内。顺序效应即是受试者接受两种干预措施的先后顺序不同产生的效应，剩余作用即是受试者在进行第二阶段干预措施处理时，前一个处理作用仍在产生影响，这两种效应可以通过检验方法检验是否存在。

7. 洗脱期的设置　交叉试验中洗脱期的长短是根据干预措施确定的，一般药物试验中至少为五个药物半衰期长度。在中医药临床试验当中，药物半衰期或针刺效应半衰期尚不明确，所以在交叉试验设计之时可采取专家共识的形式实现洗脱期长短的设置。

三、单病例随机对照试验

经典的单病例随机对照试验（randomized controlled trial individual patient single case experiment, N-of-1 trial）是以单个病例自身轮换应用不同治疗措施的治疗效果作为对照，评价某种药物与安慰剂或另一种药物比较的疗效，对单个病例进行双盲、随机、多次交叉的试验。真实世界研究中的单病例随机对照试验可以不采用安慰剂对照，但是可能带来很大的偏倚风险和局限。如由于只有 1 位受试者且又没有盲法，研究结果受这一位受试者的主观影响将会很难克服。因此，本章仅在此对这种试验方法进行简单介绍。如若使用，需要慎重考虑其偏倚风险和局限。

单病例随机对照试验是在同一个体身上的 3 次或更多次的交叉对照研究，观察患者对治疗以及干预措施的反应，对结果做出统计分析并应用于指导个体病例的最佳治疗。受试者自身既作为试验者，也作为对照者。评价干预措施的疗效，试验所选取的观察指标应由受试者和研究者进行协商制定（常为研究者和受试者所关心的症状、体征及理化指标等）。受试者在进行多轮的交叉试验中，可具体观察到自身对不同干预措施的反应，并结合研究人员对评价指标的统计分析，得到最适合受试者自身的干预方案，并可直接指导临床应用，故其试验本身的样本量为 1。

单病例随机对照试验在临床应用中的适用情况：①慢性疾病，在一段时间内症状稳定。②对罕见疾病试验性的治疗，或之前很少甚至无相关研究内容的。③门诊患者的治疗试验。④药物评价，使个例患者也有机会进入药物治疗试验，拓宽了药物使用的范围，特别是对早期新药的评价。⑤启发假设。在异质人群中发现对某药物治疗有效的特殊人群亚组。⑥选择药物调整剂量。从多种药物中，选择对个例患者"最"有效的药物或选择某种药物的"最"适剂量。⑦对某些疾病干预措施的疗效及安全性尚存疑虑的。⑧干预措施具有起效较快、半衰期较短，停止干预措施后，其影响可很快消失等特点。

上述特点使得单病例随机对照试验能够较好体现出中医个体化治疗的特点。例如：用于寻找个体最佳的中医药干预或干预剂量和评价辨证论治的有效性等。但是，其在中医药临床疗效评价应用中存在一些特殊调整，例如，中医药研究过程中的盲法实施（真实世界研究不采用盲法，但仍增加信息偏倚风险），中医药干预措施洗脱期的确定，观察指标的选择及确定、个体化治疗结论外推性等问题。

四、随机征求许可设计（Zelen's design）

Zelen's 设计是由 Marvin Zelen 在 1979 年提出的一种研究设计类型，其最大的特点是先随机分配研究对象，再寻求患者的知情同意，也有人称之为"预先随机设计"或"随机征求许可设计"。在 Zelen's 设计中，符合要求的研究对象先经过随机化的过程分到不同的试验组（常规方案组和新疗法组）。随机化过程后，根据目前伦理学的要求分别对研究对象进行知情同意。与平行设计的随机对照研究不同的是，常规方案组的知情同意是患者是否愿意参加研究，新疗法组的知情同意是征询其是否接受新的治疗方案。也就是对于被随机分配到常规方案组的研究对象来说，该研究和进入一个观察性研究是类似的，他们代表了一般情况下患者接受标准化常规治疗的效果。而对于新疗法组的研究对象，虽然被随机分到了新疗法组，但是依然可以根据自己的意愿选择新的治疗方案或常规治疗方案。因此，Zelen's 设计在进行知情同意时难度将比传统的 RCT 设计要低很多，也就是 Zelen's 设计更能吸引受试者参加试验。Zelen's 设计可以分为单组同意设计和双组同意设计，其中双组同意设计又分为完全双组同意设计、不完全双组同意设计。Zelen's 设计尤其适用于人群筛检项目、受试者对处理措施又有明显偏好等情况，而其局限性也表现在稀释效应、样本增量因子和伦理学争议等方面，而且由于 Zelen's 设计是先随机再知情同意，无法使用盲法。

Zelen's 设计会根据知情同意后受试者的选择结果给与患者期望的干预措施，这就导致一部分受试者实际接受干预措施并非是原本随机分配的措施，尤其在完全双组知情同意的设计中，试验组和对照组都会有换组的情况发生，这就产生换组率。但受试者换组后，对干预措施进行 ITT 分析时可能会引起稀释效应。换组的比例可能比随机对照研究更高。因此，在进行样本量估计的时候应该适当的扩大样本量以保证统计检验效能。Zelen's 设计中允许新疗法组中有部分受试者选择传统的治疗方案，模拟了真实情况，更近似于临床实际。

第二节　基于随机原理的真实世界研究报告规范

目前，基于随机原理的真实世界研究报告规范尚未形成，但有研究者认为，针对随机对照试验的报告规范——临床试验报告规范（Consolidated Standards of Reporting Trials，CONSORT）声明及其扩展版，可适用于真实世界研究，并可在 Equator 网站 https://www.equator-network.org/ 上获取。

CONSORT 声明是用于指导报告平行随机对照试验的统一标准，可帮助研究者提高临床试验报告的清晰度、完整性和透明度。CONSORT 自 1996 年发表以来，得到越来越多学者和杂志社编辑的支持，随后发表了修订版，并针对不同特点的随机对照试验相继发表了扩展版。CONSORT 声明由清单和流程图组成，即由 25 个条目清单和一个描述整个试验过程的流程图组成。25 个条目从属于 6 部分内容：文题和摘要、引言、方法、结果、讨论、其他。

CONSORT 声明主要的扩展版包括：实用性随机对照试验报告规范（Improving the reporting of pragmatic trials: An extension of the CONSORT statement）、整群随机对照试验报告规范（CONSORT statement: extension to cluster randomized trials）、草药随机对照试验报告规范（Reporting Randomized Controlled Trials of Herbal Interventions:An Elaborated CONSORT Statement）、更好地报告随机试验中的危害（Better Reporting of Harms in Randomized Trials:An Extension of the CONSORT Statement）、CONSORT 2010 声明：扩展到随机交叉试验（CONSORT 2010 statement:extension to randomized crossover trials）、阶梯楔型随机试验的报告：对 CONSORT 2010 声明进行了解释和阐

述（reporting of stepped wedge cluster randomized trials:extension of the CONSORT 2010 statement with explanation and elaboration）、中医单病例随机对照试验扩展：建议、解释和阐述［CONSORT extension for reporting N-of-1 trials for traditional Chinese medicine（CENT for TCM）:Recommendations, explanation and elaboration］。

一、实用性随机对照试验报告规范

实用性随机对照试验报告规范（Improving the reporting of pragmatic trials:An extension of the CONSORT statement）是在 CONSORT 版本上的一个扩展，虽然未对原有条目数量进行扩展，但对其中 8 个条目进行了有针对性的特殊说明，详见表 3-2。条目 2 背景：描述干预旨在解决的健康或健康服务问题，以及通常针对该问题的其他干预措施。条目 3 参与者：应明确制定资格标准，以显示其包括典型参与者和/或（如适用时）典型提供者（如护士）、机构（如医院）、社区或地方（如城镇）和护理环境（如不同的医疗融资系统）的程度。条目 4 干预措施：描述为实现干预而添加到（或从）通常设置中移除的额外资源。说明是否努力使干预标准化，或者干预及其实施是否允许在参与者、从业人员或研究地点之间有所不同描述比较其与干预措施的相似细节。条目 6 结局：解释为什么选择的结果以及相关的随访时间对那些将使用试验结果的人来说很重要。条目 7 样本量：如果使用目标决策者受众认为重要的最小差异（最小重要差异）进行计算，那么报告这个差异是在哪里获得的。条目 11 盲法：如果没有做或者不可能做盲法，请解释原因。条目 13 患者纳入流程：应报告拟参加试验的参与者或单位的人数、符合条件的人数以及不参加试验的理由。条目 21 适用性（外推性）：描述决定试验结果的设置的关键要素。讨论在传统临床、卫生服务组织、人员配置或资源可能与试验不同的其他环境中可能存在的差异。

表 3-2　CONSORT 针对实用性试验的报告条目清单

评价项目	序号	CONSORT 评价标准	针对实用性 RCT 的扩展标准
题目和摘要	1	说明将受试者分配入各个组的方法（如"随机分组""随机""随机分配"等）	
前言			
背景	2	对研究背景的科学性进行描述，并对研究的理论依据进行解释	对试验中干预措施所针对的医疗问题进行说明，并介绍可以解决这个问题的其他干预
方法			
受试者	3	制定受试者的纳入和排除标准，介绍资料收集的机构和地点	制定明确的标准使最终纳入的受试者足够有代表性。必要时，标准还需对干预措施实施者（如护士）、机构（如医院）、地区（如社区、城镇）和医疗环境（如不同的医疗保障系统）进行规定

评价项目	序号	CONSORT 评价标准	针对实用性 RCT 的扩展标准
干预措施	4	精确描述每一组的干预措施的细节、措施实施的方式和时间	描述为了实施该项干预措施，额外增加（或减少）的基础设置资源。阐明本研究是否努力使干预标准化，或者干预是否允许在不同的受试者、医生或研究机构里实施 描述对照措施与干预措施间的相似细节
目的	5	特定的研究目的和假设	
结果	6	明确定义主要结局指标和次要结局指标的测量方法；描述在必要的情况下，采用的任何可以用来提高测量质量的方法（如多次观察、人员培训等）	向将会用到试验结果的人解释选择结局指标、设置相关随访时间的原因
样本量	7	说明如何确定样本量；必要时需解释任何中期分析和中止规则	若计算样本量时使用了最小差值法，且决策者认为这个差值（重要的临界值）很重要，则需要报告这个界值是在何处获得的
随机序列生成	8	说明产生随机分配序列的方法，包括任何限定条件（如区组随机、分层随机等）	
随机序列隐藏	9	描述实施随机分配序列的方法（如编号容器或中心电话），确保随机序列在干预措施被分配完毕之前，可以很好地隐藏	
随机化实施	10	说明产生分配序列、登记受试者和分配受试者入组的执行者	
盲法	11	就分组情况对受试者、干预措施实施者和结局评价者采用盲法	若没有实施盲法，或者不可能实施盲法，解释原因
统计方法	12	比较组间主要结局指标的统计方法；附加统计方法，如亚组分析和校正分析	
结果			
受试者流程	13	受试者每个试验阶段的流程（强烈推荐采用图表显示）。尤其应当报告每组随机分配的受试者例数、接受预期治疗的例数、完成研究方案的例数，以及进行主要结局指标的分析的例数。报告与研究方案计划例数的差别并描述原因	应报告拟参加试验的受试者的人数、符合条件的人数以及不参加试验的理由
招募	14	规定招募和随访的日期	
基线数据	15	报告每组的基线人口统计学数据和临床特征	
数据分析	16	报告每个分析中，每组受试者的人数（分母），以及分析是否采用"意向分析法"；最好以绝对数呈现结果（如表示为10/20，而不是50%）	
结果和评估	17	每个组的主要和次要结局指标结果，可以概括呈现为估计值的效应大小及其精密度（如95%CI）	

续表

评价项目	序号	CONSORT 评价标准	针对实用性 RCT 的扩展标准
辅助分析	18	采用包括亚组分析和校正分析的其他附加分析方法来处理和探索试验结果的多样性和重复性，需说明哪些分析是预先规定的，哪些分析是探索性的	
不良事件	19	每个组的所有严重不良事件和不良反应均需报告	
讨论			
解释	20	对结果进行解释时，需考虑研究假设，潜在偏倚或不精确性的来源，以及与分析方法和结果重复相关的危险因素	
外推性	21	试验结果的外推性（外部真实性）	描述整个试验设置中决定试验结果的关键因素。讨论在现实环境中，如传统临床、卫生服务组织、人员配置、资源等方面与临床试验环境可能存在的差异
整体证据	22	在现有证据下对试验结果的全面解释	

二、随机交叉试验的报告规范

基于 CONSORT 2010 声明扩展出的随机交叉试验的报告规范于 2019 年正式发表在 BMJ 上。该规范适用于最简单和最常见的随机交叉试验形式，即所有参与者接受两种序列的两种干预（称为 2×2 或 AB/BA 设计），其中大部分建议也适用于更复杂的设计（超过两次干预、周期或序列）。该规范同样也是在原有 CONSORT 2010 声明的 25 个条目上给出了针对随机交叉试验的报告说明。主要涉及 10 个条目，详见表 3-3。

表 3-3　CONSORT 声明扩展的随机交叉试验报告条目清单

主题	题目编号	描述
标题	1a	标题中需要显示随机交叉试验
摘要	1b	强调交叉设计并报告表 2 提纲中的内容
试验设计	3a	说明使用交叉设计的原因原理，描述设计特征，包括分配比率，特别是周期数和持续时间，洗脱期持续时间，以及对结转效应的考虑
方案变更	3b	描述试验开始后在方法上的重要变更（如资格标准），并说明原因
干预	5	干预措施需要描述足够多的细节，能够使其重复，包括如何以及何时实施
样本量	7a	说明如何确定样本量，需要考虑参与者内部的可变性
实施	10	谁产生随机分配序列，谁登记参与者，谁分配参与者参与干预序列；本条"序列"包括干预之前，因为参与者被随机分配到一系列干预而不是一个干预中
统计方法	12a	描述用于比较各组主要和次要结果的统计方法，哪些适用于交叉设计（即基于参与者内部的比较）

续表

主题	题目编号	描述
参与者流程图	13a	描述随机分配的参与者的数量，谁接受了预期的治疗，并对主要结果进行了分析，分别针对每个序列和周期（强烈建议使用流程图）
失访与排除	13b	描述每个阶段每个周期脱落失访或排除患者数量及原因
基线数据	15	给出按阶段和周期显示基线人口统计学和临床特征的表格
数据分析	16	报告每个分析中包含的参与者数量（分母），以及说明该分析是否由最初分配的组进行
结局和估计	17a	对于每个主要和次要结果，包括估计效应大小及其精度（如95%置信区间）在内的结果应基于参与者比较。此外，建议报告每个时期的每个干预的结果
危害	19	以一种考虑设计因素的方式描述所有重要的危害或非预期的影响（有关具体指南，请参见 CONSORT 危害）
局限性	20	讨论试验的局限性，考虑潜在偏倚的来源、不精确性，如果其具有相关性，则考虑多样性分析，还需考虑潜在的截转效应

三、中医单病例随机对照试验的报告规范

N-of-1 试验是评估传统药物疗效和安全性的理想和适当的方法。基于 CONSORT 2010 声明扩展的 N-of-1 报告规范（CENT）已于 2015 年发表。CENT 2015 详细阐述了 CONSORT 2010 中的 14 个条目，共 25 个条目（44 个子条目），并推荐了图表来帮助作者记录试验进展。2019 年中国学者发布了适用于中医药领域单病例随机对照试验的报告规范（CENT for TCM），为中医研究者报告 N-of-1 试验提供了参考。

CENT for TCM 包括 6 个领域的 25 个项目，其中 8 个项目在 CENT 2015 清单的项目上进行了扩展和详细阐述。该清单从中医的特点出发，对项目进行了充分的说明。有关中医辨证论治的核心概念、中医特色和不同干预类型的相关条目有：题目、摘要、关键词部分，需要体现中医药字样。参与者部分，需要给出西医疾病诊断和中医辨证，诊断标准和辨证依据应提供详细的解释。干预措施，需要详细描述每一阶段的干预和对照措施，对于不同的干预类型如针灸、中药汤药等，需遵照现有 STICTA 和 CONSORT-CHM formulas 规范。盲法：谁（如参与者、护理提供者或评估结果者）在分配干预措施后被设盲，如果干预措施不能被设盲，请说明原因。其他具体条目及说明见表 3-4。

表 3-4　CENT 针对 TCM 的详细扩展清单

项目	序号	原有条目	扩展内容
标题、摘要和关键字			
	1a	标题直接定义为"中医药的单病例随机对照试验"；若为系列研究，标题需定义为"中医药的单病例随机对照试验的系列研究"	在题目中陈述出中医诊断、证候和干预措施

项目	序号	原有条目	扩展内容
	1b	（摘要部分）结构化概括试验设计、方法、结果和结论（具体见 CENT 指导原则摘要）	在摘要部分需对研究背景、试验设计、统计方法、结果和结论进行说明，特别是中医证候和干预方法需要具体阐述
	1c	确定合适的关键词，包括"中医药"和"单病例随机对照试验（系列）"等	使用关键词"中医药"和"单病例随机对照试验（系列）"可以很容易定义出中医药单病例随机对照试验
前言			
背景	2a1	描述科学的研究背景，并对研究对象的基本原理进行解释	对 N-of-1 设计的合理性进行陈述，说明为什么 N-of-1 适合，且中医理论如何指导；研究目的中需描述中医的何种干预措施对哪种证型可能有效
	2a2	表述使用单病例随机对照试验（N-of-1）的必要性和原因，并进行解释	
	2b	具体的研究目的和假设	
方法			
试验设计	3a	对试验设计，计划的周期数，每个周期的持续时间（必要时包括入组和退出）进行描述。对于 N-of-1 系列来说：需说明试验是否实现了受试者的个体化设计，并说明如何实现，对系列设计进行解释	详细描述试验设计细节和过程，有助于对试验进行评价和复制。由于目前没有通用的方法来计算中药的起效时间和半衰期，建议进行预试验来确定治疗时间和洗脱期。试验周期可以根据临床经验和药代动力学、药效学研究，或应引用相应的文献来确定
	3b	在试验开始后研究方法出现了重大改变（如合格标准变化），说明原因	
受试者	4a	诊断标准需要包括西医对疾病的诊断和中医的辨证论治诊断；对于 N-of-1 系列，受试者的纳入和排除标准也应包括两种诊断标准。诊断标准和中医证型的区别在可以找到详细解释的时候，需要列出参考依据	描述中医辨证论治的基本原理及诊断方法，并附上参考依据
	4b	报告收集数据的机构和位置	详细描述数据是在何处收集，比如社区医院、医院门诊。还应报告谁来诊断，谁负责招募
	4c	本试验是否属于一项临床试验研究，如果是，是否获得了伦理制度机构的批准	根据《赫尔辛基宣言》，每个临床试验在招募受试者之前，都应先获得伦理批准，并报告伦理编号
干预措施	5	干预措施包括每个试验周期的治疗措施和对照措施，需详细描述不同类型的干预，包括中药（CHM）方剂和针刺疗法。关于 CHM 方剂报告的具体指导，见 CONSORT-CHM Formulas 2017，针刺疗法见 STRICTA 2010	需要详细描述的部分包括：每种中药的名称、特性、给药途径和剂量，中药配方的药物成分和剂量，安慰剂与干预措施的相似性，针灸师的数量和经验；干预措施的具体指导见 CONSORT-CHM Formulas 2017 和 STRICTA 2010

续表

项目	序号	原有条目	扩展内容
结果	6a1	主要 / 次要结局指标的测量，包括中医症状结局	定义结局指标（包括主要 / 次要结局），描述如何评价客观结果，说明是否可以进行培训来提高主观结果的可靠性
	6a2	描述结果测量工具及其性能（信度和效度）	
	6b	在试验开始后，对试验结果的任何更改，均需说明原因	
样本量	7a	说明样本量是如何确定的	样本量是指单个 N-of-1 的周期数和 N-of-1 系列的受试者人数，特定受试者的"样本量"是指干预措施的交叉（重复）次数。对于单个患者来讲，交叉次数越多，评估治疗效果的精度就越高。样本量的大小可以通过科学的计算确定
	7b	在适用的情况下，对任何中期分析和中止规则进行解释	对受试者提出的任何中期分析和中止规则进行解释
随机化			
随机序列产生	8a	治疗周期的顺序是否符合随机化，是否有生成分配序列的方法	
	8b	适用时，说明随机化类型和任何限定条件（如随机配对、随机区组）	
	8c	完整的、预期的周期序列	
随机隐藏分配	9	实施随机分配序列的方法（如编号容器），描述在分配干预措施之前，隐藏该序列的任何步骤	
随机化实施	10	说明产生分配序列、登记受试者和分配受试者入组的执行者	
盲法	11a	明确干预措施分配完毕后，谁（如受试者、干预措施实施者、结局指标评价者）将被盲。若干预措施无法实施盲法，说明原因	
	11b	描述干预措施之间，包括与安慰剂之间的相似性（特定干预措施的指导原则见序号 5）	干预措施与安慰剂的相似性必须详细描述
统计方法	12a	通过主要结局指标和次要结局指标，用于总结数据来比较干预措施之间差异的方法	最恰当的统计方法需要详细描述（如残留效应、顺序效应、个体内相关系数）
	12b	N-of-1 系列的统计方法：采用个体试验数据的定量综合方法，包括亚组分析（评估异质性）、贝叶斯分析、校正分析（多个试验的指导原则，请参阅 PRISMA，贝叶斯分析指导原则见 ROBUST）	
	12c	解释残留效应、顺序效应、个体内相关系数的统计方法	

续表

项目	序号	原有条目	扩展内容
结果			
受试者流程（强烈推荐采用图表显示）	13a1	每个周期完成的序列和例数，与预期不符的原因	详细记录符合纳入排除标准完成登记、分配干预措施、完成随访和纳入主要结局指标分析的例数，并说明原因
	13a2	N-of-1系列：分别报告纳入研究、完成干预措施分配、进入主要结局指标分析的例数	
	13b	系列：记录受试者治疗后脱落或退出的例数和原因。适用时，记录脱落或退出是在哪个时期发生的	
招募	14a	规定招募和随访的日期和区间	
	14b	如有任何周期和/或试验提前中止，记录并报告原因	
基线数据	15	使用一张表格记录每组的基线人口统计学数据和临床特征	受试者的基线数据包括疾病的发展阶段。N-of-1系列可以通过一个表格报告
分析例数	16	对于每一个干预措施来说，纳入统计的例数是试验周期的个数。对N-of-1系列来说，若采用定量综合法，则纳入统计的例数为合成数据的试验的个数	阐明实施干预措施的周期的数量
结果评估	17a1	每个周期的主要和次要结局指标均需报告；推荐采用附图的形式报告试验数据	在试验中观察和分析的结果不止一个，因此提前设定主要结局指标对于结果的解释的公正性十分重要。当写试验相关论文时，摘要中只需要报告主要结局指标。另外，试验中出现的计划外的结果需要在论文中解释
	17a2	以估计效应值+精确度（如95%CI）的形式报告主要和次要结局指标　N-of-1系列：如果进行定量综合，需对每个主要和次要结局指标的估计值和精确度进行分组评估	
	17b	二分类变量的结局指标，建议同时报告绝对效应值和相对效应值	
辅助分析	18	结果分析中用到的其他分析，如残留效应、顺序效应、个体内相关系数等　N-of-1系列：亚组分析和敏感性分析	组间效应量比较分析（风险比、相对危险度、比值比、中位生存时间和平均生存时间的差异）
危害	19	每个干预可能造成的危害和非预期效应均需报告（可参照CONSORT for harms）	需要强调的是，中医类干预措施的危害或非预期不良效应通常在短期内很难发现，因此需要长期观察和综合报道
讨论			
局限性	20	试验的局限性，来源于潜在的偏倚、不精确性，以及相关分析的多样性	讨论试验的局限性将有助于对未来的研究给出指导

续表

项目	序号	原有条目	扩展内容
外推性	21	试验结果是否适用于其他患者，并说明原因	N-of-1 的试验结果不仅可为个体提供最佳治疗方案，还可扩展到类似病情的患者。然而，由于缺乏统一的中医辨证论治标准，其外推性难以评估。研究者的分析和思考对读者和未来的研究都是很有价值的启发和参考，因此在讨论部分考虑外推时，应说明原因
解释	22	对结果进行合理的解释，平衡利弊，考虑其他的相关证据	
其他信息			
试验注册	23	试验注册号和注册机构的名称	临床试验注册可以防止发表偏倚，并减少事后分析带来的混乱，属于需要报告的基本要素
试验方案	24	若有，需说明从何处可以获得完整的试验方案	
资金支持	25	说明资金或其他支持（如药物供应）的来源，资助者在试验中扮演的角色	

第三节　基于随机原理的真实世界研究案例分析

以中国研究《手针或电针加载 5- 羟色胺再摄取抑制（SSRIs）治疗抑郁症患者随机对照试验》（*Manual or electroacupuncture as an add-on therapy to SSRIs for depression: A randomized controlled trial*，AcuDep）为例，并对比英国临床研究《针灸和咨询在初级保健中治疗抑郁症：一项随机对照试验》（*Acupuncture and counselling for Depression in Primary Care: A Randomized Controlled trial*，ACDep），进行精确式 pRCT 和宏观式 pRCT 对比（表 3-5）。

表 3-5　基于随机原理的真实世界案例对比分析

项目	AcuDep	ACDep	差异总结
合格性标准	纳入患者年龄 18 ~ 60 岁，首次发病，汉密顿抑郁量表（HAMD）> 17 分（中、重度）；排除双相抑郁，4 周内参与其他试验，服用抗抑郁药物，怀孕或哺乳期，其他严重疾病，其他脑部疾病，有自杀倾向	纳入患者年龄 > 18 岁，在诊所中咨询过抑郁症的患者，在过去 5 年里一直在经历抑郁症，BDI-II ≥ 20 分（中、重度）；排除有针刺或正在接受咨询、绝症、明显的学习障碍、血友病、肝炎、艾滋病病毒，在过去 12 个月里有怀孕或近亲丧亡或生育的经历，神智混乱者	AcuDep 试验纳入患者范围更为狭窄，而 ACDep 则更为宽泛。其中 HAMD 需要精神科医生评价而 BDI 是患者自评量表

续表

项目	AcuDep［zhao］	ACDep［Hugh］	差异总结
干预/对照措施	采用 SSRIs（85% 为帕罗西汀）10mg，手针针刺：7 个固定穴位（辨证自由选 2 穴）+ 固定针刺方法和顺序，电针：选 4 个与手针针刺相同的穴位（百会、印堂、双侧风池），给予电刺激；治疗时间均为每次 30 分钟，每周一次，共 6 周	采用常规治疗：必要时到诊所就诊。针刺治疗：使用常见的中医理论框架进行个体化治疗，每次针刺 3～26 针，试验共用到了 246 不同的穴位，深度范围 0.05cm 到 2.5 cm，96% 达到得气；手法：68% 补法、43% 泻法、55% 平补平泻；每次治疗 15～45 分钟；患者接受了 12 次治疗，平均完成 10.3 次；可联合使用艾灸、电针、耳籽、火罐、穴位按摩、热灯等。咨询：根据手册方案，使用人本主义方法	AcuDep 试验干预措施相对而言更加标准化、固定化，而 ACDep 则更自由灵活
结局指标	主要结局采用 HAMD6 周应答率（医评），次要结局为 HAMD 其他时点应答率（医评）、HAMD 缓解率（医评）、抑郁自评量表 SDS（患者自评）、临床总体印象量表 CGI（医评）、WHO–QoL 简表（患者自评）、HAMD 早期起效情况（医评）、抗抑郁药副反应量表 SERS（患者自评）、SSRIs 剂量调节和不良事件	主要结局为 PHQ–9 量表 3 个月总分（患者自评），次要结局为 PHQ–9 量表其他时点评分（患者自评）、贝克抑郁量表 BDI–II 总分（患者自评）、EQ–5D（患者自评）、药物剂量和不良事件	AcuDep 试验结局指标由医评和患者自评相结合；ACDep 的结局指标几乎均为患者自评，体现以患者为中心的评价，并易化实施难度，更贴近英国真实世界诊疗条件
试验条件	在 5 家三级医院和 1 家二级医院进行，HAMD 有专业医生进行评价，9 名针灸医生至少具有 5 年临床经验并接受 2 周得标准化培训，平均临床经验 9.73±8.16 年	汇集了 27 家初级保健诊所，所有量表均由患者自评，参与试验的共 23 名英国针灸委员会（British Acupuncture Council members）成员，至少有 3 年执业经验	AcuDep 的整个试验过程在相对高级别医院完成，而 ACDep 试验的环境更为贴近英国针灸治疗的日常环境

综上，不同形式的实用性随机对照试验其在患者合格性标准、干预 / 对照措施、结局指标选择与评价、试验条件几方面在范围、灵活性、关注点和日常化方面均存在差别。但究其研究方案设计，还主要取决于想解决什么样的临床问题。具体见表 3-6。

表 3-6 不同形式的实用性随机对照试验设计所解决的临床问题

形式	试验设计	解决临床问题
精确式 pRCT	AcuDep 试验（477 例）161∶160∶156 半标准化手针方案 +SSRIs 对比 半标准化电针方案 +SSRIs 对比 SSRIs 三级医院为主，含二级医院（6 家）治疗中、重度抑郁症	中国三级医院为主（含二级）的针灸医生采用如此半标准化的手针与电针治疗方案与 SSRIs 联合使用，与单用 SSRIs 相比，对于中、重度抑郁症的总体疗效与安全性如何 半标准化手针、电针治疗方案与 SSRIs 联用的总体疗效 推出一套手针、电针治疗方案 为选择性使用、合理处方手针、电针提供依据 促进针灸医生临床实践水平

续表

形式	试验设计	解决临床问题
宏观式 pRCT	ACDep 试验（775 例）302：302：151 个体化针刺 + 常规（必要时就诊）对比心理咨询 + 常规对比常规 初级医疗诊所（27 家）治疗中、重度抑郁症	在允许必要时就诊服药的基础上，英国初级医疗保健机构（诊所）针灸医生的个体化针刺治疗、个性化心理咨询与无叠加治疗相比，对于中重度抑郁症的总体疗效与安全性如何 完全个体化针刺治疗、个性化心理咨询的总体疗效 非常宏观的英国针刺水平 针刺治疗抑郁症推进医保（影响政策）

第四章　基于队列（登记研究）的真实世界研究设计与报告

第一节　队列研究在真实世界研究的设计要点

一、队列研究概述

1. 队列研究的定义

队列研究（cohort study）又称定群研究，是将特定人群按其是否暴露于某可疑因素或暴露的不同水平分组，追踪观察和比较各组的结局发生率的差异，从而评价暴露因素与结局有无因果关联及关联强度大小的一种观察性研究方法，也是真实世界研究中的重要方法。其基本原理见图 4-1。

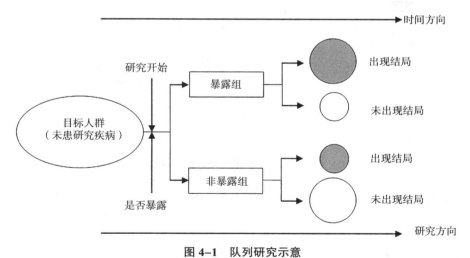

图 4-1　队列研究示意

其中，队列（cohort）是指具有某共同暴露或共同特征的一组人群。队列可分为固定队列和动态队列。固定队列（fixed cohort）是指研究对象从研究开始到结束人员均固定，未出现人员退出和加入的现象。动态队列（dynamic cohort）是指队列确定后，原队列成员可不断退出，新成员可随时加入。在真实世界研究中，如果在一个较长研究周期内连续收集样本，通常为动态队列。

2. 队列研究的特点

（1）属于观察法：队列研究中的暴露不是研究者施加的，不是随访分配的，而是在观察期内已经客观存在的，这一点与试验性研究有本质区别。

（2）设立对照组：队列研究通常设立对照组以利于比较。队列研究的对照，通常是非暴露人群，有时也可以是不同暴露水平的人群。对照组最好与暴露组来源于同一人群，但视研究目的及条件，也可来自不同的人群。

（3）由"因"到果：在研究过程中先确知其因（暴露因素），再纵向前瞻观察而究其果（如，发病或死亡）。无论是在前瞻性队列研究中，还是在回顾性和双向性队列研究中皆如此。

（4）能明确暴露与结局的因果联系：由于研究者能切实知道研究对象的暴露状况及随后结局的发生，且结局是发生在有确切数目的暴露人群中，所以能够据此准确地计算出结局的发生率，估计暴露人群发生结局的危险度，因而能判断其因果关系。

3. 队列研究的设计类型　根据研究对象进入队列时间及终止观察的时间不同，分为前瞻性队列研究、历史性队列研究和双向性队列研究三种，具体见图 4-2。

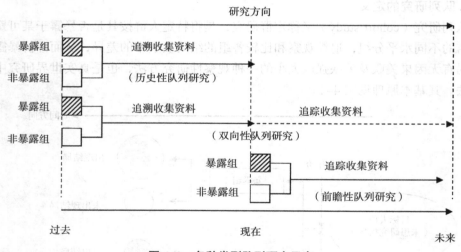

图 4-2　各种类型队列研究示意

（1）前瞻性队列研究：前瞻性队列研究（prospective cohort study）是指从现在的暴露开始，随访观察将来是否出现预期的结局。时间上是从现在到将来。

（2）历史性队列研究：历史性队列研究（historical cohort study）观察的是从过去某个时间点的暴露开始，到现在是否出现结局。时间上是从过去到现在。

（3）双向性队列研究：双向性队列研究（ambispective cohort study）也称混合性队列研究，即在历史性队列研究基础上，继续进行前瞻性队列研究。时间上是从过去到现在，再到将来。

二、队列研究的设计与实施要点

1. 确定研究因素 队列研究的设计要考虑暴露因素如何选择、定义和测量。暴露因素的选择通常是在描述性研究或病例对照研究的基础上，结合研究目的，参阅文献或请教专家后确定的。暴露因素的定义要明确、具体，尽可能定量。除暴露水平外，还要考虑暴露时间，以估计累积暴露剂量。暴露因素的测量应采用敏感、特异、简单可靠的方法。同时，还应收集其他相关因素，包括各种可疑的混杂因素及研究对象的人口学特征等，以利于对研究结果作深入分析。在中医药疗效评价的真实世界研究中，暴露通常可指接受的治疗方案。

2. 确定研究结局 研究结局也称结果变量（outcome variable），指随访观察中预期出现的结果事件。结局要根据研究目的来确定，除主要结局外，还可收集多个可能与暴露有关的结局。结局可以是发病、死亡，也可以是健康状况和生活质量变化；既可以是最终结局（如发病或死亡），也可以是中间结局（如蛋白质或血清学变化）。在中医药疗效评价的真实世界研究中，结局通常指接受治疗的结局，比如有效 / 无效，死亡 / 生存等。结局的测量应制订明确统一的标准，尽可能参照国际或国内公认的标准，并在研究的全过程中严格遵守。

3. 确定研究现场和研究人群 研究现场应具有代表性，要有足够数量符合要求的研究对象，他们均应有发生研究结局的可能；当地卫生行政部门重视，群众理解和支持，医疗卫生条件较好，交通便利。研究对象包括暴露人群与对照人群。

（1）暴露人群的选择有 4 种类型：①职业人群：用于研究某种可疑的职业因素与疾病或健康的关系。此外，由于职业人群有关暴露和疾病的历史资料比较真实、可靠、全面，因此也常作为历史性队列研究的首选对象。②特殊暴露人群：用于研究某些罕见暴露因素。例如遭受核泄漏或核爆炸的受害者。③一般人群：用于研究生活行为习惯或环境因素。例如研究吸烟、饮酒、膳食、环境污染等。④有组织的人群：该人群应答率高，便于随访和收集资料。如医师、教师、公务员、社会团体会员等。

（2）对照人群的选择：选择对照人群的基本要求是对照人群尽可能与暴露人群具有可比性。即除未暴露于研究因素外，其他各因素或人群特征（年龄、性别、民族、职业、文化程度等）应尽可能与暴露组相同或相似。对照有 4 种常见类型：①内对照：内对照（internal control）即先选择一个研究人群，将其中暴露于所研究因素的对象作为暴露组，其余非暴露者为对照组。应尽量选用内对照，因为可比性较好。②外对照：外对照（external control）也称特设对照，指在暴露人群以外的其他人群中选择对照。例如选择制鞋厂工人为研究苯致病作用的暴露人群时，可选择不接触苯的纱厂工人作为外对照人群。③总人口对照：总人口对照（total population control）利用暴露人群所在整个地区现有的发病或死亡统计资料，即以该地全人口为对照。可认为是外对照的一种特殊类型。④多重对照：多重对照（multiple control）即用上述两种或多种形式选择对照，以减少一种对照可能带来的偏倚，增强结论的可靠性。

4. 确定样本量 影响样本量的因素包括：①对照人群预期结局的发生率 p_0。②暴露组与对照组人群发生率之差 d，暴露组人群发病率 p_1 不能获得，可由式 $p_1 = PR \times p_0$ 求得；$d = p_1 - p_0$，d 值越大，所需样本量越小。③显著性水准 α 及检验把握度（$1-\beta$），通常 α 取 0.05 或 0.01，β 取 0.10。同时，还要考虑失访率，一般按 10% ～ 20% 估计失访率，故在原估计样本量的基础上增加 10% ～ 20% 作为实际样本量。通常非暴露组的样本含量不应少于暴露组的样本含量。当暴露组与对照组样本量相等时，样本含量的计算公式为：

$$n = \left[z_\alpha \times \sqrt{2\overline{p}(1-\overline{p})} + z_\beta \times \sqrt{p_1(1-p_1) + p_0(1-p_0)} \right]^2 \Big/ (p_1 - p_0)^2 \qquad （式 4-1）$$

式中 p_0 和 p_1 分别代表对照组和暴露组的预期结局发生率，$-p$ 为两个发生率的平均值，z_α 和 z_β 分为 α 和 β 的标准正态分布的分位数，n 代表每组所需例数。

5. 确定资料收集方式和随访

（1）基线资料：队列研究开始时必须详细收集每个研究对象的基线情况，一般包括待研究因素的暴露状况，疾病与健康情况，人口学资料（如年龄、性别、职业、文化程度、婚姻等），家庭环境，个人行为生活习惯和疾病史等。获取基线资料的方式一般有以下 4 种：①查阅医院、工厂、单位及个人的疾病记录或健康档案。②询问研究对象或知情人。③对研究对象进行体格和实验室检查。④环境调查及检测。

（2）随访：所有的研究对象，均应采用相同方法同等地进行随访，并追踪至观察终止期。随访内容一般与基线相同，但重点是结局变量与混杂因素。随访方法有面对面询问，电话访问，自填问卷，定期体检，环境与疾病监测等。随访时间间隔与次数视研究结局的性质、研究的人力、物力等条件而定，一般慢性病的随访间隔期为 1 ～ 2 年。

（3）结局资料：研究对象出现了结局事件，即达到了该研究对象的观察终点，将不再随访。若研究对象迁出或拒绝继续参加，不能作为到达终点对待，而应在资料分析时按失访处理，并详细记录。观察的终止时间是指整个研究工作可以得出结论而停止随访的时间，也就是整个研究工作的截止时间。

三、资料的分析

通常队列研究的资料分析包括以下三部分：①计算不同组别的预期事件发生率及其差别的显著性检验。②计算暴露因素与结局的关联强度，即影响因素的分析。③剂量反应关系分析。

1. 常用测量指标

（1）累积事件发生率：当样本量大，观察期间内研究对象比较稳定，资料比较整齐时，可以直接计算累积发病率，其数值范围为 0 ～ 1，但需要说明累积时间的长短。

$$累积事件发生率 = \frac{观察期内结局事件发生数}{观察开始时人数} \times 100\% \qquad （式 4-2）$$

（2）事件发生密度：指一定时期内的平均事件发生水平。当研究人群波动较大，存在失访，样本量较小时，不宜计算累积发病率，此时需以观察人时为分母计算发病率，用人时为单位计算出来的率带有瞬时频率性质称为发病密度，其值变化范围是 0 ～ ∞。

$$结局事件发生密度 = \frac{观察期内结局事件发生数}{观察期内人时数} \qquad （式4-3）$$

"人时"是观察期内人数和暴露时间的综合指标，是研究人群所有个体暴露与研究因素的时间的总和，时间可以是日、月、年，通常用人年。

（3）率的显著性检验：若观察样本量较大，样本率的频数分布近似正态分布，可采用 u 检验。如果率比较低，样本率的频数分布不符合正态分布，可用二项分布或 Poission 分布检验。此外，还可以用 χ^2 检验，比较暴露组与对照组的累积事件发生率或事件发生密度差异是否有统计学意义。

2. 关联强度指标

（1）率比（rate ratio, RR）：或相对危险度（relative risk, RR）或相对获益度（relative benefit, RB），是暴露组的结局事件发生病率（I_e）与非暴露组的结局事件发生率（I_o）的比值，反映了暴露与结局间的关联强度。RR 越偏离 1 说明暴露因素与结局间的关联强度越强，$RR=1$ 表示暴露因素与结局无关联。

$$RR = \frac{I_e}{I_o} \qquad （式4-4）$$

率比 RR 的 95% 可信区间

$$RR95\%CI = RR^{(1\pm1.96/\sqrt{\chi^2})} \qquad （式4-5）$$

（2）率差（rate difference, RD）：是暴露组结局事件发生率（I_e）与对照组的发生率（I_o）之差的绝对值，它反映了结局事件发生应特异地归因于暴露因素的程度。

$$RD = I_e - I_o = I_0(RR-1) \qquad （式4-6）$$

RD 是暴露人群比非暴露人群增加的结局事件发生数量，若暴露去除，就可减少相应数量的结局发生。

（3）关联强度的统计推断：队列研究可采用回归分析进行关联强度的因果推断，通常用 Logistic 回归计算 OR 值、Poisson 回归计算 RR 值，当用时间效应的时候可以采用 Cox 回归计算 HR 值。队列研究优先推荐修正 Poisson 回归计算 RR 值，当结局事件发生率很低的时候，Logistic 回归的 OR 可作为 RR 的近似估计。具体统计分析方法可以参考本书第十五章真实世界数据的分析方法和第十六章真实世界数据的可视化呈现的内容。

3. 剂量反应关系 队列研究在长期随访过程中，可获得暴露不同程度的等级资料，这类资料可以用来说明暴露和结局的剂量反应关系，能检验暴露作用效果趋势的一致性，以增加判断因果关系的依据。如中医药或针灸疗法在整个观察期内，研究对象可按接受治疗时间、次数、累积剂量等，将暴露程度分为较高、高、中、低、无等多个暴露等级，再分析每个等级的 RR、RD 等，计算方法同前。

四、队列研究的方法学质量评价和报告规范（STROBE）

1. 队列研究方法学质量评价 队列研究方法学质量评价采用 Cochrane 协作组织推

荐的纽卡斯尔－渥太华量表（The Newcastle Ottawa Scale, NOS），队列研究部分包括 3 个维度共 8 个条目，最高可积 9 分，分值越高，方法学质量越高，评价标准详见表 4–1。

表 4–1　队列研究的 NOS 评价标准

栏目	条目	评价标准
研究对象选择	1. 暴露组的代表性	①真正代表人群中暴露组的特征* ②一定程度上代表了人群中暴露组的特征* ③选择某类人群（如护士、志愿者） ④未描述暴露组情况
	2. 非暴露组的代表性	①与暴露组来自同一人群* ②来自不同的人群 ③未描述暴露组的来源情况
	3. 暴露因素确定	①固定的档案记录（如外科手术记录）* ②采用结构式访谈* ③研究对象自己写的报告 ④未描述
	4. 肯定研究起始时尚无要观察的结局指标	①肯定* ②不肯定
组间可比性	1. 设计和统计分析时考虑暴露组和未暴露组的可比性	①研究控制了最重要的混杂因素*，即＿＿②研究控制了任何其他的混杂因素*，即
结果测量	1. 结局指标的评价	①盲法独立评价* ②有档案记录* ③自己报告 ④未描述
	2. 随访时间足够长	①是（评价前规定恰当的随访时间）*②否
	3. 暴露组和未暴露组随访的完整性	①随访完整* ②有少量研究对象失访但不至于引入偏倚（规定失访率或描述）*③有失访（规定失访率），未描述④未描述

* 达到此标准，则此条目积 1 分。

2. 队列研究国际报告规范　队列研究的国际报告规范依据 WHO 推荐的加强观察性流行病学研究报告的质量（Strengthening the reporting of observational studies in epidemiology，STROBE），总共 22 个条目，可在 http://www.strobe-statement.org 上免费下载 ".doc" 及 ".pdf" 版本，详见表 4–2。

表 4–2　加强观察性流行病学研究报告的质量（Strengthening the reporting of observational studies in epidemiology，STROBE）——队列研究

条目	序号	建议
题目和摘要	1	（a）在标题或摘要中用表明研究为 "队列研究" （b）摘要应当是全文的一个内容丰富、结构化的摘要
前言		
背景 / 原理	2	解释研究的科学背景和基本原理

续表

条目	序号	建议
目的	3	阐明具体研究目的，包括任何预先设定的假设
方法部分		
研究设计	4	尽早陈述研究设计的关键内容
研究设置	5	描述研究机构、研究地点及相关资料，包括招募的时间范围、暴露、随访和数据收集等
参与者	6	（a）描述纳入标准，参与者的来源。描述随访方法
		（b）对于配对设计，应说明配对标准，以及暴露组和对照组的人数
变量	7	明确定义结局、暴露、预测因子，可能的混杂因素及效应修饰因素，如果相关，给出诊断标准
数据来源/测量	8*	对每个有意义的变量，给出数据来源和详细的测量方法。如果有一个以上的组，描述各组之间测量方法的可比性
偏倚	9	描述解决潜在偏倚的办法
样本大小	10	描述样本量的确定方法
定量变量	11	解释定量变量是如何分析的。如果可以，描述分组的方法和原因
统计学方法	12	（a）描述所用的所有统计方法，包括控制混杂因素的方法
		（b）描述所有亚组和交互作用的分析方法
		（c）解释缺失数据是如何处理的
		（d）如果可以，解释如何处理失访
		（e）描述敏感性分析
结果部分		
参与者	13*	（a）报告研究各阶段参与者的人数，如可能合格的人数、参与合格性检查的人数、证实合格的人数、纳入研究的人数、完成随访的人数及完成分析的人数
		（b）解释在各阶段参与者退出研究的原因
		（c）考虑使用流程图
描述性数据	14*	（a）描述研究参与者的特征（如人口统计学、临床和社会特征）以及暴露和潜在混杂因素的相关信息
		（b）描述就每一个待测变量而言缺失数据的参与者人数
		（c）概述随访时间（如平均随访时间和总随访时间）
结局数据	15*	报告结局事件数或概述结局随时间变化情况
主要结果	16	（a）报告未校正的估计值，如果可以，给出混杂因素校正后的估计值及其精确度（如95%CI）。阐明校正的混杂因素，以及校正这些因素的原因
		（b）如对连续变量进行分组，要报告每组观察值的范围
		（c）对有意义的危险因素，最好把相对危险转化为针对有意义的时间范围的绝对危险度
其他分析	17	报告所做的其他分析，如亚组分析、交互作用分析、敏感性分析

续表

条目	序号	建议
讨论		
关键结果	18	根据研究目的概括关键结果
局限性	19	讨论研究的局限性，考虑潜在偏倚或不准确的来源。讨论任何潜在偏倚的方向和大小
解释	20	结合研究目标，研究局限性，多重分析，相似研究的结果和其他相关证据，谨慎给出一个总体的结果解释
可推广性	21	讨论研究结果的普适性（外推有效性）
其他信息		
资金来源	22	提供研究资金的来源和资助机构在研究中的作用，如果可以，提供资助机构在本文基于的初始研究中的作用

* 报告暴露组和对照组的资料。

第二节　登记研究在真实世界研究设计的要点

一、登记研究概述

1. 登记研究定义　登记研究（registry study）是为了达到一种或多种预定的科学、临床或政策目的，利用观察性研究方法收集统一的数据来评估某一特定疾病、状况或暴露人群的结局，其结论可为确定某一治疗措施的临床疗效、安全性以及成本效益提供科学依据，是实现真实世界研究的重要手段。"registry"中文翻译为"注册"或"登记"，因此有学者也称之为"注册研究"或"注册登记研究"。

登记研究适用范围广，常见的两种为病例登记和产品登记。病例登记的观察对象纳入基于疾病诊断，被诊断为某种疾病的人群即考虑纳入研究。因此，病例登记有助于深入了解疾病的自然史和临床信息，在此基础上还可以开展疗效比较研究，评价相同指征的不同治疗方案的效果与安全性，进而与随机对照试验在评价疗效时互为补充。产品登记的观察对象是使用某种医疗相关产品的人群，其观察侧重点在于收集某一产品的上市后的详细信息，尤其是评价其不同适应证的效果，同时在不良反应监测方面有较大优势，相比常规的被动不良反应监测能获得更准确的信息。

与传统队列研究类似，病例登记研究也需要观察随访患者一段时间，但其研究手段更为灵活，随访范围和内容可随研究额外进行调整，如一项登记登记研究可为多个研究目的收集数据，且有多种数据收集的方式。从设计严谨和实施成功的登记研究中得出的结论，可以为临床实践、患者结局、安全性和成本效益提供一个真实的视角，为循证决策和实践提供依据。

2. 登记研究适用性　登记研究的目的通常包括以下几种情况：描述疾病的自然史；评估临床效益和／或成本效益；评价治疗效果和安全性；公共卫生监测和疾病的控制。

以上每一个目的都可以创建一个登记研究，但很多时候一个登记研究创建的目的往往不止一个。登记研究在以下几种情况尤为适用：

（1）疾病自然史研究，在无任何干预的情况下，观察临床实践和患者的经历；

（2）依从性测量，了解患者和医生的行为和做法，以及他们如何影响疾病的结局；当治疗的依从性低时，登记研究尤为重要；

（3）医生技能的评价，当医生的培训和技术对治疗效果有较大影响时，如中医辨证治疗时的有效性和安全性评价研究；

（4）更广泛患病群体的研究，如慢性病的研究，不像随机对照试验，登记研究有较宽泛的入选标准和较少的排除标准，使得研究有更好的外推性；

（5）远期效果的评价，登记研究通常比大部分临床试验随访的时间更长，方便观察治疗方案的延迟或长远效果和危害；

（6）罕见事件或疾病的监测；

（7）基于医学伦理学要求无法进行随机分组的研究，如已知某暴露因素有潜在危害的研究；

（8）不必要进行随机化的研究，比如某些疗法由于成本较高，或其他限制只能在特定场所开展的研究（如质子射线治疗）；

（9）无法实施盲法的研究，如外科手术、针灸、推拿等；

（10）治疗技术更新较快的研究；

（11）复杂的治疗方案和组合型治疗的研究，如中医药疗法；

（12）医疗服务可及性及其障碍的研究；

（13）标准化医疗方案的评估。

二、登记研究的设计、实施和评估要点

美国医疗保健研究与质量局（Agency for Healthcare Research and Quality，AHRQ）于 2007 年首先发布了《评估患者结局的登记研究指南》，随后在 2010 和 2014 年又正式出版了《评估患者结局的登记研究指南（第 2 版和第 3 版）》，针对如何设计、实施和评估登记研究进行了详细说明。下面以《评估患者结局的登记研究指南（第 2 版）》为主要依据，进行简要介绍。

1. 研究前需要确定的问题　在一项研究开始前，是否采用登记研究，应先明确以下系列问题，见表 4-3。

表 4-3　登记研究的相关问题

条目	相关问题
研究问题	感兴趣的临床和 / 或公共卫生问题是哪些
资源	研究可获得的经费、场地、医生和患者的资源有哪些
暴露和结局	所感兴趣的临床问题该如何转化为可测量的暴露和结局
数据来源	如何获得数据源

续表

条目	相关问题
研究设计	什么类型的研究设计可以回答感兴趣的研究问题或达到研究目的
研究人群	研究需要什么类型的病例，是否需要设立对照组，应如何筛选病例参与研究
抽样	考虑到目标人群和研究设计，应如何对研究人群进行抽样
研究规模和期限	需要多长时间，收集多大的样本量
内部效度和外部效度	潜在的偏倚有哪些，结果外推应考虑哪些问题

2. 组织策划

（1）设计与评估：登记研究通常适用于传统的队列研究、病例对照研究、病例–队列研究、横断面研究，也可以基于登记研究设计随机对照试验。同时依据研究目的和研究设计，定义研究范围和目标人群，制订管理和监督方案，确定研究的起始时间，规划经费来源及使用等。另外，成功实施一个新的登记研究的关键是经费支持，登记研究的规模越大、持续时间越长所需的经费越多，除此之外数据收集的方式也影响费用。

（2）组建团队：登记研究的设计和实施需要不同专业和技能的人才共同参与，才能对登记的数据做出最合理的解释，通常团队组成包括以下成员：项目管理者、临床专家、流行病学和生物统计学者、数据收集和数据库管理者、伦理和隐私保护者、质控人员等。

3. 明确研究问题　明确登记研究所要解决的临床问题可以指导对研究对象、暴露和结局的定义，同时指导研究设计、数据收集和分析方法。通常在登记研究中所指的"暴露"包括治疗方案和过程、医疗卫生服务质量、疾病和病情。暴露的评估不仅要考虑到暴露本身的因素，还要考虑到影响暴露因素或改变暴露的因素，如暴露剂量、暴露期限、暴露途径和耐受性等。结局是所关注研究问题的主要终点，通常是对健康、疾病或不良反应的测量，也可以包括对生活质量、卫生服务和成本效益的评价。混杂因素与暴露和结局都有关系，如影响结局的独立因素（并发症、年龄等），也有一些已知或未知的潜在因素，这些因素可以导致原本没有真正关联的变量在统计学上显示有意义的关联，如一项哮喘药物的研究，应收集既往都有抗药性病史的病例，否则结果会出现偏倚。表4-4列举了研究问题和暴露因素与结局关系及数据来源的例子。

表 4-4　研究问题和主要暴露及结局的示例

研究问题	主要暴露因素（数据来源）	主要结局（数据来源）
成人初次肾移植的排异反应，预期何时发生，不同的免疫抑制方案有何差异	所有使用的免疫抑制剂，包括用法和持续时间（医生）	器官排斥（医生）
某病患者接受了某种特色疗法，是否比常规治疗的患者生活自理能力好	特色治疗方法（医生）	日常生活自理能力（患者）
因减肥而接受胃旁路手术的患者，术后第二年是否更节省医疗资源	手术（医生）	住院和门诊病例数，发放的药物量，医疗相关费用（管理数据人员、医生）
孕妇服用某种药物是否更容易发生不良的妊娠结局	妊娠期母亲用药情况（医生和患者）	妊娠结局（医生和患者）

4. 登记数据库的建立

（1）收集数据元素：一旦研究目的明确，就需要确定收集哪些是与研究目的相关的数据，病例登记研究通常收集以下几个种类的数据元素：

①病例识别码：数据元素的收集中需要设置患者唯一的识别码，有利于患者的长期随访，如利用病例的社保账号或身份证号码，还可以链接病例的一些基本信息。也可以设置新的识别码用于创建登记库。②病例选择标准：病例纳入标准决定登记研究中包含什么样的人群，这些标准可能非常宽泛也可能非常严格，主要取决于研究目的。纳入标准常包括人口学资料、疾病诊断、治疗和实验室检测结果。医疗机构或数据来源、保险类型、诊疗医生等也可纳入。③治疗方案：治疗方案和实验室结果对于描述疾病自然史至关重要。治疗方案数据包括各种治疗方案的信息，如主要治疗手段：药品的名称或编码、使用的医疗器械或手术方案、中医药治疗等。药物治疗时收集药物剂量、疗法、处方规定的用药时间，如每天三次，连续四周等信息。中医疗法需收集中医病名和中医证候、中医辨证、治则治法等具体信息。对于经验性的治疗方案，医生的基本信息，包括医生的年龄、执业年限、教育背景、所掌握的技术理论等也需要收集。④实验室检测结果：实验室数据包括：血液检查、组织检查、导管插入术和放射影像学检查结果等。关于基因信息检测的生物学样本也可为研究提供信息。⑤混杂因素：混杂因素在真实世界研究中普遍存在，且直接影响研究结局，如并发症、疾病的病程和严重程度等特征，可能使暴露和结局的因果解释产生混杂。因此在研究设计阶段要充分考虑到可能的混杂因素，并予以收集，如协同治疗方案、医保覆盖率、诊治机构等信息。⑥结局指标：在评估患者预后或者临床疗效评价时，除了理化检查指标，患者自报结局（patient-reported outcome，PRO），强调以患者为中心的结局，从患者的角度为临床研究和实践提供结局评价的指标。在一些情况下，明确反映最终结果的替代指标，如生物标志物或临床中期结局（如糖尿病的糖化血红蛋白水平）也可以使用。⑦其他信息：在随访过程中，一些潜在的重要信息也需要收集，如医疗状态的改变、患者特征的改变、医疗服务机构特性的改变、经济状况的改变、居住环境的改变、暴露因素的改变（如增加或终止药物、诊疗环境、行为、治疗过程等）、个人状态和行为的改变等。

（2）数据标准化：在不同的登记研究中，可能会对一些基础概念采取不同的定义。目前国际一些权威组织着手将数据元素进行分类和定义，ICD-11 中"传统医学"首次作为独立的章节纳入国际疾病的分类中，这对于中医、针灸数据元素的收集提供了很大便利。

对于国际登记项目的开展，在选择数据元素时要考虑到参与人员的国际性，特别是需要收集比较不同国家的数据信息，不同国家卫生保健服务系统、运行模式以及医疗资源等方面的因素。例如，我国在穴位信息采集时习惯用穴位名进行记录，而在欧美一些国家中则习惯记录国际编码。一般采用当地的标准进行设置，然后再将各国收集的数据单独进行转换，形成统一的格式进行分析比较。

（3）构建登记数据平台：构建登记数据的录入平台，首先应确定登记研究的主要数据来源及次要数据来源，以研究问题为主要研究目的收集的数据是主要数据，除此之外收集的数据是次要数据。登记研究的主要数据要按照研究计划或者方案创建一个新的数据库，采用一定的程序或者格式收集，通常能够满足数据的管理与质控的功能。次要数据可来自现有的电子病历、机构或组织性数据库等，如在医院信息系统（hospital information systems，HIS）、临床研究电子采集系统（electronic data capture system，EDC）或大数据技术支持下的其他数据系统等。通过与已有数据系统的对接，获取与本研究相关的数据。在保障合法性的基础上，采用技术手段，保证链接数据可行，严格控制次要数据来源数据质量，降低数据链接风险，保护患者隐私。

5. 登记研究的规模　登记研究的规模可以根据可获得数据的情况，从资金、研究者的角度，临床医生和患者的时间和精力方面等，设置样本量的上限和下限。需要注意的是，对于一个大型登记库的数据，可以产生多个研究，具体每项研究需要的样本量要根据研究设计对应的样本量公式来估算，因此原始的登记研究的规模应当考虑满足各种研究目的的需求。比如，以描述为目的的登记研究，或为医生或诊疗机构提供质量标准的研究，可能不需要通过效能计算来确定样本量大小。

对于比较效果研究，可以依据研究目的和研究设计参照相应的样本量估算公式来计算，同样需要提供临床上重要效应指标的预期发生率。登记研究在样本量估算时还需考虑以下因素：①样本个体是否可以认为是"独立"的。②是否进行多重比较及其统计验证。③预期失访或依从性低，为达到预期的随访或暴露人年数，是否需要更大的样本量。

在某些情况下，纳入研究对象可能有些共同的分组特征，比如同一医生诊治、接受同样的治疗或在同一家机构治疗，在某种程度上他们不是独立的，在计算样本量时需要考虑内相关（intraclass correlation, ICC），此时对于多水平分组的研究需要多层或多级分析。

6. 预试验　登记数据库搭建成功之后，需要开展预试验，以考察登记研究方案的可行性，评估登记数据库是否能实现预期研究目的。预试验可初步确认数据收集所需要的时间、总的工作量、人员安排、资金成本，估计数据的缺失率和影响数据有效性、完整性的因素，以及研究参与人员对研究的接受度和患者的依从性等。预试验可以帮助研究者发现数据收集过程中的问题，如数据元素的顺序、格式、名词定义等，并提供改善的机会。但是对于已经公认的 PRO 量表不建议调整，除非重新进行信效度检验。

7. 招募　根据登记研究的目的，可以在三个层面上进行招募，分别是医疗机构（医院、私人诊所和药房等）、医师和患者。医疗机构的招募通常需考虑以下几点关键因素：所在的医疗机构开展病例登记研究是否能够保证研究质量；是否有足够的资金、数据或者其他利益是否能够实现参与者的需求；除去医院愿意公开的部分数据，其他有关研究的数据是保密的；根据研究的需求，尽量有不同级别的医院能够参与研究；参与机构的负担最小化；为参与单位带来机构认证或者其他方面的利益。对于医师的招募和医疗机构参与登记研究的出发点相似，主要包括对于研究的兴趣或者通过研究可获得的某些利益。医生在决定是否参加登记研究时会考虑研究带来的利益、方案是否可行、研究是否有意义、研究是否与现有的工作冲突等，并且平衡研究是否有信息安全方面的风险。患者的招募通过为他们提供医疗服务的医师来招募或通过宣传招募。由于登记研究不会改变医师为患者提供的常规治疗，而且患者可以将登记视为一次与医生交流的机会，因此通过医师招募病例是最高效的方法。在招募的过程中，要考虑到选择性偏倚，选取代表性的医疗机构、医生和患者，可通过连续登记或者随机抽样等纳入策略减小偏倚。

8. 数据管理和质量控制　登记研究数据管理和质量控制同其他研究设计相似。数据管理包括纸质和电子病例的设计、数据库设计、系统实现、数据获取、数据集成到数据审阅、核查到数据库的最终确定。准确性、真实性、一致性及完整性是临床数据质量控制的基本原则。研究管理人员应在登记开始前制定相应的数据管理手册，并对参与人员进行相关的培训和考核工作。在管理手册和培训的过程中应明确数据的收集方式、所有的数据元素和定义的清单，缺失值、无效录入、错误录入、逻辑不一致数据的处理方式。

9. 统计分析计划　制定一份描述分析原则和适用的统计学方法的统计分析计划（Statistical Analysis Plan，SAP）以达成研究方案的预期目的是非常重要的。一项登记研究可能需要一份最初的"主要 SAP"，后面还会需要一些"补充 SAP"，"补充 SAP"是在"主要 SAP"建立之后新出现的问题或随着登记研究的进展而推断制定的。鉴于大部分登记研究提倡宽松的纳入标准，导致可能存在患者、治疗方法和治疗效果特征方面的广泛差异，因此在登记研究的统计分析中，混杂因素的识别和控制尤为重要。

10. 伦理及隐私保护　登记研究属于真实世界观察性研究，对参与者的干预和风险较小，但也要遵守《赫尔辛基宣言》，主要强调以下几点：伦理委员会审查批准，参与研究的风险和受益评估，研究方案的科学性问题，受试者知情同意。登记研究尤其要注意对病例的隐私保护。

11. 质量评估　对病例登记研究的评估目的是进行质量构成分析，调查可能影响结果的因素。主要包括对研究质量、证据质量的评估。评估研究质量主要是指病例登记研究设计和实施过程的评估。研究设计方面，需要明确的是研究目的、研究人群、暴露、对照、危险因素、结局指标、研究期限以及统计分析计划；实施过程中，在研究人群招募、数据收集、数据管理、质量控制、各项操作规范 SOP 的制定、结果的发表等方面进行评估。登记研究的报告规范要依据观察性流行病学研究报告的质量规范 STROBE 进行报告（http://www.strobe-statement.org）。

评估证据质量包括外部效度、内部效度以及分析报告。外部效度主要评估研究人群的代表性，与目标人群的匹配程度，评估选择偏倚。内部效度是指在提高研究的准确度和可靠度上进行评估，如与准确度相关误差的潜在来源，相关的暴露、危险因素信息收集的情况是否能得到预期的研究目的。分析报告的评估中包括研究方案中的各要素（研究人群、数据收集的方法、统计分析的方法、安全性等）、敏感性分析、研究结果与同类研究进行比较等。

三、实例分析

以针灸病例登记研究为例：2017 年由中国针灸学会、世界针灸学会联合会联合发起，建立国际针灸病例登记登记研究平台，开展具有针灸特色的病例登记研究，现该平台已登记早发性卵巢功能不全、腰痛、产后抑郁、慢性荨麻疹、痛症 5 个病种共千余病例，并已发表一系列论文。以 2020 年发表的 "基于病例登记登记研究探讨针刺对早发性卵巢功能不全患者窦卵泡计数的影响" 一文为例，理解登记研究设计的方法学要点：

1. 研究目的 探究针刺对早发性卵巢功能不全（POI）患者窦卵泡计数（antral follicle count，AFC）的影响。

2. 数据来源 基于国际针灸病例登记登记平台（International Patient Registry Platform of Acupuncture-Moxibustion，IPRPAM）中的数据。提取信息包括：首诊信息（年龄、病程、妊娠史、流产史、月经史）、治疗方案（针刺、艾灸、中药、西药等）、治疗情况（针刺时间、针刺次数）、卵巢功能评估［窦卵泡计数（antral follicle counting，AFC）、促卵泡激素（follicle-stimulating hormone，FSH）促黄体生成素（luteinizing hormone，LH）、雌二醇（estradiol，E_2）、抗缪勒管激素（recombinant anti-mullerian hormone，AMH）］等。

3. 队列建立原则及依据 按照患者针灸治疗情况自然形成的队列，根据针刺刺激量暴露程度高低划分暴露，预先分别选择针刺节点 12 次（≥ 12 次、< 12 次）、24 次（≥ 24 次、< 24 次）、36 次（≥ 36 次、< 36 次），分析确定最敏感针刺次数作为暴露的划分方法。通过对增加 AFC 数量的有效率用 Logistic 模型进行统计推断计算检验效能。结果显示，针刺刺激量为 12 次划分暴露时估计处理效应的敏感度最高，最后将针刺 12 次可作为此次研究划分暴露的依据。

4. 疗效指标 以增加 AFC 的有效率为疗效评价指标，既往研究结果显示，针刺 3 个月经周期后，可平均增加 1.21 个卵泡，因此按照针刺后至少增加 2 个 AFC 判定为有效，否则无效。

5. 伦理审批和试验登记 此研究获得中国中医科学院针灸研究所伦理委员会批准（伦理批号：中科针伦 2018-09-18-2），且研究方案在中国临床试验登记中心（Chinese Clinical Trials Registry，ChiCTR）登记（登记号：ChiCTR-OOC-17012711）。

6. 统计分析方法 缺失数据采用多重插补法（multiple imputation，MI）进行插补（R 语言 mice 包）。对针刺暴露的效应进行统计分析，运用 Logistic 回归对处理效应进行统计推断并计算检验效能；以是否有效（否 =0，是 =1）为因变量，同时以第一次针刺距离最后一次所经的时间为因变量，以强弱暴露为自变量，应用 Cox 比例风险模型、倾向评分（propensity score，PI）法和逆概率处理加权法（inverse probability of treatment weights，IPTW）进行分析。调整混杂因素包括年龄、病程、妊娠史、流产史、月经初潮年龄、是否闭经、FSH、LH、E_2、AMH。所有数据分析和模型建立均使用 R3.6.1 软件处理，以 $P < 0.05$ 为差异具有统计学意义。

7. 结果 共纳入 199 例 POI 患者，针刺刺激量 12 次为最敏感划分节点，≥ 12 次为强暴露组，强暴露组 125 例，弱暴露组 74 例。强暴露组增加 AFC 的有效性是弱暴露组的 2.46 倍（$HR=2.46$，$95\%CI$［1.41，4.26］），差异具有统计学意义（$P < 0.05$），需

要治疗人数（*NNT*）为 3.33；各种模型调整混杂因素后的结果一致，主要结局事件 *HR* 均＞ 1。

8. 结论 针刺在增加 POI 患者 AFC 数量方面具有优势，每 4 例 POI 患者接受至少 12 次针刺治疗可使 1 人获益。

第五章 基于病例对照研究的真实世界研究设计与报告

第一节 病例对照研究的定义及其在真实世界研究中的应用范围

病例对照研究（case-control study）是临床流行病学的观察性研究方法，属于因果关联推论的一种分析性研究。病例对照研究是回顾性研究，是以现在确诊的患有某特定疾病的患者作为病例组，以不患有该病但具有可比性的个体作为对照组，通过询问，实验室检查或复查病史，搜集既往各种可能的危险因素的暴露史，测量并比较病例组与对照组中各因素的暴露比例，经统计学检验，若两组差别有意义，则可认为因素与疾病之间存在着统计学上的关联。其设计示意图如图 5-1 所示。经典的病例对照研究主要用于病因推论。

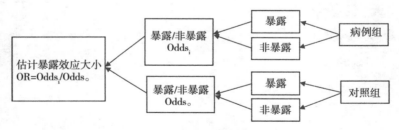

图 5-1 经典病例对照研究设计示意

在真实世界研究中，研究者大多利用真实世界既有的数据库，从中提取数据进行分析，病例对照研究的应用范围也可以从病因推论扩大到疗效评价。此时，患某种疾病的人群为研究人群，其中研究对象的临床结局（如治愈和未治愈，好转和无好转）成为分组的依据（而不是患病情况），既往的暴露因素为接受的治疗措施（而不是既往暴露的危险因素），通过比较两组不同结局患者既往治疗措施的不同，推论既往的治疗（暴露）和结局（病例）之间是否相关。其设计示意如图 5-2 所示。

在真实世界研究中，当使用病例对照研究进行疗效评价时，经常把病例对照研究与队列结合起来，采用巢式病例对照研究的方式。巢式病例对照研究，又称套叠式病例对照研究或队列内病例对照研究（case-control study nested in a cohort），是将病例对照研究和队列研究进行组合后形成的一种新的研究方法，即在对一个事先确定好的队列进行随访观察的基础上，应用病例对照研究（主要是匹配病例对照研究）的设计思路进行研究分析。

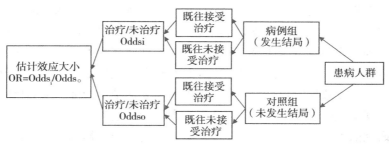

图 5-2　病例对照研究用于疗效评价时的设计示意

巢式病例对照研究的设计原理是：首先根据一定的条件确定某一个人群作为研究的队列，收集队列中每个成员的有关资料信息和／或生物标本，对该队列随访一段时间，将发生在该队列内的疾病的新发病例全部挑选出来，组成病例组，并为每个病例选取一定数量的研究对象作为对照组；对照组均产生于该队列内部，属于其对应的病例发病时尚未发生相同疾病的人，并且按年龄、性别、社会阶层等因素进行匹配（此即危险集抽样），然后分别抽出病例组和对照组的相关资料及生物标本进行检查、整理，最后按病例对照研究（主要是匹配病例对照研究）的分析方法进行资料的统计分析和推论。其设计示意图如图 5-3 所示。

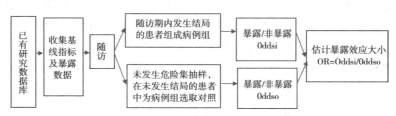

图 5-3　巢式病例对照研究设计示意

和传统的病例－对照研究相比，巢式病例对照研究的优点有：①巢式病例对照研究中的病例与对照来自同一队列，因此减少效应估计时选择性偏倚的发生且具有较好的可比性。②巢式病例对照研究中的暴露资料是在疾病诊断前收集的，如果研究结果显示暴露与疾病存在某些关联，那么该关联与因果推断的时间顺序相符合，因果推断故更为有力。③巢式病例对照研究的统计和检验效率高于病例－对照研究，而且可以计算疾病频率。

和传统队列研究相比，巢式病例对照研究的优点有：①相对于队列研究，可以节省人力、物力和财力。②巢式病例对照可用于罕见病的研究。

第二节　真实世界研究中病例对照研究的设计要点

本节以巢式病例对照研究为例，介绍其在真实世界研究中，用于临床疗效评价时的设计要点。

1. 明确研究目的 研究目的是确定设计步骤的出发点，在研究开始之前，必须明确研究的目的，确定研究所要分析的结局（终点事件）、暴露（干预措施）、协变量等。

2. 评估数据库 真实世界研究中的巢式病例对照研究可能是基于现有数据库数据的研究，在研究设计前，充分了解数据库有关特点，包括数据库覆盖的人群特征、已有变量、数据质量等，将为研究设计提供重要基础，保证研究的可行性。比如说：①数据库覆盖人群是否可以代表目标人群。②数据库是否包含了疾病诊断信息。③数据库是否有详细的用药信息。④数据库是否包含研究问题所需要的结局指标，结局指标的测量准确性如何。⑤数据库是否已收集重要的潜在混杂因素的测量等。

3. 确定研究队列 巢式病例对照研究必须在研究实施之初确定一个合适的人群作为研究队列，它是实施巢式病例对照研究的起点。队列的确定应符合研究目的的要求，研究的目的对于队列的选择具有决定性的作用，例如 Chen WL 等人（2019 年）作的一项关于中草药减少乙型肝炎病毒感染患者急性肝炎加重的巢式病例对照研究，其研究队列选择的 2000 年～ 2013 年中国台湾健康保险数据库中的新诊断为乙肝病毒感染的患者。

4. 筛选目标疾病患者 真实世界研究大部分是基于数据库开展研究，在这种情况下，无法根据公认的诊断标准对患者进行逐一筛选，常根据疾病诊断编码来定义研究对象，但有的病例资料中之所以出现诊断编码，可能是为了后续进行明确该疾病诊断而开出的检查或初步诊断结果，而不是最终的真正诊断。因此，基于数据库筛选研究对象，需要明确符合目标疾病诊断的指示指标，除诊断编码（如 ICD–9 或 ICD–10 编码）外，还需要考虑是否需要构建算法，根据多个变量共同定义目标疾病患者，将金标准检查结果、患者其他就诊情况、指示药品处方等多种信息进行综合分析。此外，应对以上算法进行验证，以提高研究对象筛选的准确度。

5. 收集资料和生物标本 研究队列确定后，即开始收集队列内每个成员的基础资料（姓名、年龄、性别、民族、职业、文化程度、婚姻史、住址等），相关暴露资料（根据研究目的，如治疗方案、辨证情况、治疗调整情况等），协变量资料（吸烟、饮酒、慢性病史、并发症史、流产史、社会阶层、饮食习惯、生活嗜好、家族史、身高、体重、腰围、臀围、血压、心率、血糖等），以及队列内每个成员的生物标本（血清、白细胞、或其他组织标本等）并妥善保存，以备将来检查所用。

6. 确定观察期限 根据研究目的、出现结局的预期时间、干预措施持续的时间，以及人力、物力、财力等综合决定，确定一个最佳随访期限作为队列随访时间。随访的时间不能过长或过短，过短不能收集到足够的病例，过长则浪费人力物力和时间。比如，中医药擅长治疗慢性病，具有疗程长、起效慢的特点，只有将临床研究的随访时间设置得足够充分，才能真实、客观地反映中医药的疗效及安全性。

7. 选择终点指标，确定病例组 在观察期间，发生了临床结局的研究对象组成病例组。巢式病例对照研究终点事件的发生是分组的唯一依据，终点指标的选择对于研究中医药干预与疗效的因果关系意义重大，选择不恰当的终点指标甚至会得出与实际截然相反的结论。所以，终点指标的选择，首先要能体现中医药治疗特色，其次选择临床认可程度高、能够切实反映临床疗效、客观性强、时效性和敏感性较高的指标。对于结局的确定需要采用国际或国内通用的标准，并对病例组和对照组使用同一的判断标准。但是，由于在真实世界研究数据中，关于结局的判断不是通过盲法评价等方法来完成的，无法保证所有结局判断的准确性，因此，建议尽量选择客观存在的终点指标，如院内死亡或基于死亡登记数据库确认的死亡，手术治愈率、严重不良反应发生率等。此外，还应关注结局发生时间的合理性。理论上，目标临床结局的发生时间与治疗实施之间应有足够长的时间间隔（与疾病自然进程相比较），如果在治疗实施后的很短时间内即发生结局，此结局可能与治疗无关，如果没有加以区分的话，可能引入新的偏倚。

8. 选择对照组　即在数据库中患有该疾病的患者当中选择一定数量的，尚未发生临床结局的病例，按照年龄、性别等影响因素与结局组进行匹配。确定对照有两种方法，一是从研究队列中未发生临床结局的人中间随机抽取，二是在该队列中选择一定数量尚未发生临床结局的人，按年龄、性别等与该病例进行匹配，从而确立对照（该方法称密度抽样或危险集抽样）。绝大多数巢式病例对照研究中都选用后者作匹配对照。采用匹配对照选择时应注意以下几点：①每个病例匹配对照的数量不定，一般为 1～5 个。②时间匹配是本研究设计最本质的特征。③在某一个时间点上作为对照的成员，在后来的随访中可能会发展为病例，这不影响巢式对照研究的设计和分析步骤。

9. 暴露的测量　在疗效评价的巢式病例对照研究中，暴露情况指的是既往的治疗或干预措施。对于暴露的测定没有一种"万能"的方法。每一项干预措施（如药物、手术、患者教育等）都需要一种独特贴切的暴露确定方法。当干预措施是一次性行为时，如手术或者疫苗接种，其测量只需要确定是否暴露及何时暴露。当干预措施要持续一段时间时，如服用药物或某些持续性干预（如健康教育），其测量需要综合考虑剂量、干预频率和持续时间，以确定暴露的强度。有时，对于药物和行为干预，确定暴露水平还需要考虑药物的分发模式或干预所处的环境。

在真实世界研究中，定义是否服用某药物时，研究者需要根据数据库中的药物编码或药品名称，建立算法，将数据库中以不同形式呈现的药物均给予统一编码；同时考虑是否采用多个变量来共同定义研究干预措施。注意分析数据库中体现的药物是否可以覆盖患者可能暴露的所有药物，考虑不同医院或区域来源的患者是否会通过其他渠道获得研究药物。药物暴露时间是指第一次处方后的天数，天数可以通过处方开具的药片数量、再次填写记录的天数，或者所述的每日服用的片剂数量或预设的指标来计算获得。通常，使用真实数据开展研究的研究者需要明确基于日常处方还是直接通过用药指导来推断服药时间，同时收集可以反映剂量相关信息或在规定时间内回收处方总量的变量，包括：持续时间、累计剂量以及是否为新近暴露，即目前用药者、首次用药者、最近用药者、以及之前用药者。接下来，要评估是否存在停药、交换和沾染等行为。一般情况下，如果两次处方行为之间的时间跨度超过处方药物剂量可以满足的时间跨度和干预宽限期时间跨度，会定义为存在停药行为。需要明确的是，基于已有数据库开展观察性研究，无法避免暴露信息的缺失，从而导致错分偏倚。因此，可以设计不同算法来定义暴露，并针对不同的暴露分类进行敏感性分析。

明确暴露定义时，还需要考虑暴露（即干预措施）导致结局事件所需要的诱导期和潜伏期。诱导期指从暴露（即干预措施）发挥作用到出现所关注结局事件之间的时间段。潜伏期指从结局之间发生到结局事件被确定的时间段。在诱导期和潜伏期，额外接触暴露不会影响结局事件发生的风险。在暴露测量中，这两个阶段都需要被考虑并最终排除。由于区分诱导期和潜伏期非常困难，因此，在实际操作中，可以把诱导期和潜伏期视为一个时间段。在诱导期和潜伏期中所使用的任何药物都不应该纳入暴露定义的范围。

10. 资料分析方法 巢式病例对照研究中，暴露和结局之间的联系可以用 *OR* 值和 *OR* 值的 95% 可信区间进行估计。此外，由于病例对照研究无法像 RCT 那样，通过随机化一劳永逸地平衡所有暴露因素（研究者要评价的干预措施）之外的混杂因素（如人口学资料和生活方式等），因此，有必要采用多因素 logistic 回归方法来校正混杂，结合临床知识，通过将可能的混杂因素纳入模型，可以得到暴露因素调整后的 *OR* 值。其中，对于匹配的病例对照研究，采用条件 Logistic 回归分析暴露与结局的关联。

第三节 研究实例分析

中草药（Chinese traditional medicine, CHM）减少乙型肝炎病毒（hepatitis B virus, HBV）感染患者急性肝炎加重：来自中国台湾地区的病例对照研究。

1. 研究设计 基于数据库的巢式病例对照研究。

2. 研究目的 评估使用 CHM 治疗 HBV 患者，是否可以减少其肝炎急性加重及后续发生肝硬化和肝癌的风险。

3. 数据来源 数据来源于中国台湾地区医疗保险研究数据库（National Health Insurance Research Database，NHIRD）。从该数据库中随机选取了 1000000 人的数据信息。

4. 确定队列 2000 ～ 2013 年中国台湾地区医疗保险研究数据库中的被新诊断为乙肝病毒感染的患者。排除标准为：年龄小于 20 岁；先前已被诊断为 HBV 的患者；在 HBV 诊断之前有癌症患者；丙型肝炎病毒和酒精相关肝病患者。共确定 27301 例。

5. 随访时间 对所有新诊断的 HBV 患者进行至少 3 年的随访，直到发生急性肝炎加重事件。

6. 结局指标 发生急性肝炎加重被定义为在随访期间第一次进入急诊科或住院治疗肝炎急性加重，该结局是由纵向健康保险数据库（LHID）索赔数据中确定的。

7. 病例组和对照组 该研究中出现 1312 例肝炎急性加重患者，组成病例组。对照组为 15350 例没有发生肝炎急性加重的患者。为了减少病例与对照组的特征差异，研究采用了 1∶1 倾向评分匹配（PSM）的方法，选择了病例组和对照组各 1306 例。肝硬化或肝癌发生为次要终点。

8. 中草药治疗暴露的确定 该研究将患者诊断 HBV 后第一年内接受 CHM 治疗的天数作为中草药治疗累计天数。CHM 治疗（暴露）被定义为在诊断后一年内接受中草药治疗超过 90 天。从未看过中医师的患者被定义为非 CHM 治疗组。此外，为了更准确地比较 CHM 治疗对肝炎急性加重以及肝硬化和肝癌的影响，研究排除了接受 CHM

治疗少于 90 天的患者。

9. 协变量　该研究协变量因素包括患者诊断为 HBV 感染的年龄（20～44 岁、45～64 岁和 ≥ 65 岁）、性别、每月保险费、城市化水平、合并症、抗病毒和水飞蓟宾治疗。

10. 统计分析方法　病例组和对照组特征分布的差异采用卡方或 Fisher 精确检验（分类变量），和 student-t 检验（连续变量）方法进行统计分析。为了减少选择偏倚，该研究采用了 PSM 方法平衡病例组和对照组的混杂因素。使用多变量 Logistic 回归模型对病例进行匹配，包括年龄、性别、每月保险费、抗病毒和水飞蓟宾治疗等。使用多变量 Logistic 回归分析评估 CHM 使用与肝炎、肝硬化和肝癌急性加重风险的关系。此外，研究还分析了 CHM 使用累积天数与肝炎急性加重、肝硬化和肝癌风险之间的关系。研究计算了比值比 OR 及其 95% 置信区间（95% CI）。统计显著性水平设定为 $p < 0.05$，所有统计分析均采用 SAS 9.4 版软件（SAS Institute Inc., Cary, NC）进行。

11. 研究流程图　见图 5-4。

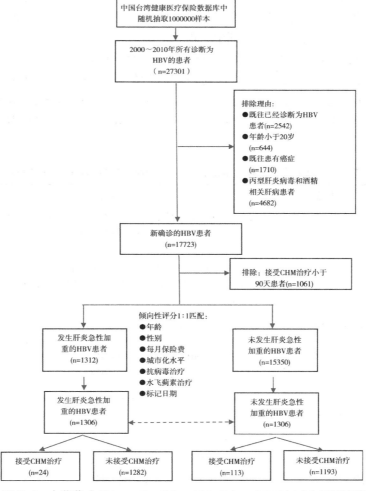

图 5-4　中草药（Chinese Traditional Medicine, CHM）减少乙型肝炎病毒（hepatitis B virus, HBV）感染患者急性肝炎加重研究流程图

12. 结果　总的肝炎急性加重率及随后的肝硬化和肝癌的总发生率分别为 7.9% 和 4.8%。在调整相关协变量后，接受 CHM 的患者其肝炎急性加重的风险（调整比值比 [aOR]=0.20，95% 置信区间 [95% CI]：0.13 ～ 0.31）和随后发生肝硬化和肝癌的风险（aOR =0.29，95% CI：0.18 ～ 0.49）明显低于未接受 CHM 的患者。然而，肝炎急性加重、肝硬化和肝癌的发生率与 CHM 均无剂量依赖性关系。

13. 结论　研究发现，使用 CHM 与显著降低 HBV 患者肝炎急性加重及随后肝硬化和肝癌的风险相关。

第四节　病例对照研究的质量评价标准

病例对照研究本身属于观察性研究，与试验性研究相比，观察性研究更容易受到偏倚的影响。2010 年，有学者做过研究，发现有 97 种工具可用于评价观察性研究，包括 46 种量表和 51 种清单。其中 NOS 量表（纽卡斯尔－渥太华量表，The Newcastle Ottawa Scale, NOS）的制作很好地结合了病例对照研究的实际，现已被 Cochrane 协作组织的非随机研究方法学组用于培训中并推荐使用。

NOS 量表通过 3 个维度共 8 个条目的方法评价病例对照研究，具体包括研究人群的选择、可比性和暴露评价。NOS 对研究质量的评价采用了星级系统的半量化原则，满分为 9 颗星。NOS 有自己专门的网站（http://www.ohri.ca/programs/clinical_epidemiology/oxford.asp），提供了量表的 ".doc" 及 ".pdf" 版本，可免费下载。NOS 量表如表 5–1 所示。

表 5–1　纽卡斯尔－渥太华量表（The Newcastle Ottawa Scale, NOS）

领域	主题	条目	评价
研究人群的选择	1）病例的定义是否充分？	a）是，并有独立验证（如至少 2 名医生共同对病例做出诊断；或至少依据 2 种或 2 次的诊断结果；或者查阅了原始记录，如 X 线、医院病历）	☆
		b）是，并有联动数据（如根据肿瘤登记数据中的 ICD 编码来判断是否为病例）或基于自我报告，但无原始记录	
		c）没有说明	
	2）病例的代表性	a）连续收集且具有代表性的病例（如规定时间内患有目标疾病的所有合格病例；或特定饮水供应区的所有病例；或特定医院或诊所、一组医院、健康管理机构的所有病例；或从这些病例中得到的一个合适的样本，如随机样本）	☆
		b）存在潜在的选择偏倚或没有说明	
	3）对照的选择	a）社区对照	☆
		b）医院对照	
		c）没有说明	
	4）对照的定义	a）没有疾病史（或未发生终点事件）	☆
		b）没有说明来源	

续表

领域	主题	条目	评价
可比性	基于设计或分析所得的病例与对照的可比性	a）研究控制了 _____（选择最重要的因素，如年龄）	☆
		b）研究控制了其他重要的混杂因素（如设计时，病例和对照除按年龄匹配以外，还匹配了其他因素；或两组人群的其他重要混杂因素之间的比较无统计学差异）	☆
暴露评价	1）暴露的确定	a）可靠的记录（如手术记录）	☆
		b）在盲法（不清楚谁是病例，谁是对照）的情况下，采用结构化调查获得	☆
		c）在非盲（已清楚谁是病例，谁是对照）的情况下进行的调查	
		d）书面的自我报告或病历记录	
		e）无描述	
	2）病例和对照的暴露是否采用了相同的确定方法	a）是	☆
		b）没有	
	3）无应答率	a）两组的无应答相同	☆
		b）无描述	
		c）两组的无应答率不同且没有说明原因	

　*每一项研究在"选择"和"暴露"上的每一个条目最多可以有一颗星，而在"可比性"上的条目最多可以有两颗星。

第五节　病例对照研究的国际报告规范

　　2007 年，世界卫生组织（WHO）推荐了为改善观察性研究论文的质量而建立的报告规范—加强观察性流行病学研究报告的质量（strengthening the reporting of observational studies in epidemiology，STROBE），包括 6 个维度共 22 个条目。目前的是 STROBE 声明的第 4 版，其中包括病例对照研究的报告评价标准，见表 5–2。STROBE 有自己专门的网站（http://www.strobe–statement.org），提供了".doc"及".pdf"版本，可免费下载。

表 5–2　加强观察性流行病学研究报告的质量（strengthening the reporting of observational studies in epidemiology，STROBE）

主题	条目	建议
题目和摘要	1	在标题或摘要中用表明研究为"病例对照研究"
		摘要应当是全文的一个内容丰富、结构化的摘要
前言		
背景 / 原理	2	解释研究的科学背景和基本原理
目的	3	阐明具体研究目的，包括任何预先设定的假设

续表

主题	条目	建 议
方法部分		
研究设计	4	尽早陈述研究设计的关键内容
研究设置	5	描述研究机构、研究地点及相关资料，包括招募的时间范围、暴露、随访和数据收集等
参与者	6	描述纳入标准，病例和对照的来源及确认病例和选择对照的方法，病例对照和选择的原理
		对于配对设计，应说明配对标准和每个病例配对的对照数
变量	7	明确定义结局、暴露、预测因子，可能的混杂因素及效应修饰因素，如果相关，给出诊断标准
数据来源/测量	8*	对每个有意义的变量，给出数据来源和详细的测量方法。如果有一个以上的组，描述各组之间测量方法的可比性
偏倚	9	描述解决潜在偏倚的办法
样本大小	10	描述样本量的确定方法
定量变量	11	解释定量变量是如何分析的。如果适用，描述分组的方法和原因
统计学方法	12	描述所用的所有统计方法，包括减少混杂因素的方法
		描述所有分析亚组和交互作用的方法
		解释缺失数据是如何处理的
		如果适用，解释如何对病例和对照进行配对
		描述敏感性分析
结果部分		
参与者	13*	（a）报告研究各阶段参与者的人数，如可能合格的人数、参与合格性检查的人数、证实合格的人数、纳入研究的人数、完成随访的人数及完成分析的人数
		（b）解释在各阶段参与者退出研究的原因
		（c）考虑使用流程图
描述性数据	14*	（a）描述研究参与者的特征（如人口统计学、临床和社会特征）以及暴露和潜在混杂因素的相关信息
		（b）描述就每一个待测变量而言缺失数据的参与者人数
结局数据	15*	报告各种暴露类别的人数或暴露综合指标
主要结果	16	（a）报告未校正的估计值，如果适用，给出混杂因素校正后的估计值及其精确度（如95%置信区间）。阐明按照哪些混杂因素进行了校正，以及选择这些因素进行校正的原因
		（b）如对连续变量进行分组，要报告每组观察值的范围
		（c）对有意义的危险因素，最好把相对危险转化为针对有意义的时间范围的绝对危险度
其他分析	17	报告所做的其他分析，如亚组分析、交互作用分析、敏感性分析
讨论		
关键结果	18	根据研究目的概括关键结果
局限性	19	讨论研究的局限性，考虑潜在偏倚或不准确的来源。讨论任何潜在偏倚的方向和大小

主题	条目	建议
解释	20	结合研究目标，研究局限性，多重分析，相似研究的结果和其他相关证据，谨慎给出一个总体的结果解释
可推广性	21	讨论研究结果的普适性（外推有效性）
其他信息		
资金来源	22	提供研究资金的来源和资助机构在研究中的作用，如果可以，提供资助机构在本文基于的初始研究中的作用
描述性数据	14*	（a）描述研究参与者的特征（如人口统计学、临床和社会特征）以及暴露和潜在混杂因素的相关信息
		（b）描述就每一个待测变量而言缺失数据的参与者人数
结局数据	15*	报告各种暴露类别的人数或暴露综合指标
主要结果	16	（a）报告未校正的估计值，如果适用，给出混杂因素校正后的估计值及其精确度（如95%置信区间）。阐明按照哪些混杂因素进行了校正，以及选择这些因素进行校正的原因
		（b）如对连续变量进行分组，要报告每组观察值的范围
		（c）对有意义的危险因素，最好把相对危险转化为针对有意义的时间范围的绝对危险度

* 分别提供病例和对照资料。

第六章　基于目标值的单组试验设计与报告

随机对照试验（randomized controlled trial，RCT）是目前国际公认的循证临床实践的金标准，在药物/非药物临床研究中，尤其是提供关键证据的临床研究中一般均采用RCT设计。但在复杂的卫生保健情况下，出于伦理和/或实际操作的原因，既要考虑真实的医疗情况，满足伦理的需要，又要达到理想的试验要求，往往比较困难，有时是不可能的。如果研究者希望研究这种情况下的因果关系，则建议采用类实验设计。

第一节　类实验设计与单组试验目标值法研究

任何实验性设计都应当具备三种研究变量：自变量（干预措施）、因变量（结局指标）、外部变量（潜在的混杂因素）。严格的实验性设计还应当具备三个设计要素：①处理（影响或指导自变量的能力，通常指清晰描述的干预措施）。②控制（指导或影响重要外部变量和研究测量的能力，通常指通过合理的对照控制混杂因素）。③随机化（无偏地分配每组受试者）。

类实验设计是相对于实验设计而言的，这个概念首先由坎贝尔（Campbell）在1957年提出，起初称为折中设计/妥协设计，类实验的定义与1986年由尼尔（Neale）和利伯特（Liebert）共同提出："类实验与真正的实验相似，都是选取合适的研究对象，观察一个或多个自变量（干预措施）在一个或多个因变量（结局指标）上的比较。类实验与真实验的主要区别在于是否随机分组。"

类实验的分类主要有五种：①无对照组的单组设计。②有组间对照的设计。③既有组间对照又有治疗前对照的设计。④间断的时间序列设计。⑤阶梯设计。这些设计代表真实验的近似，但不满足所有实验必要的要求，例如随机分配、对照，因此，在建立因果关系方面，类实验设计不如真正的实验设计强大，但允许通过拒绝竞争假设的过程来考虑这种因果关系。

单组临床试验属于类实验研究中的无对照组的单组设计类型，与病例系列研究相比，虽然同属于单组研究，但两者并不是相同的设计。单组临床试验属于干预性研究，均为前瞻性设计，病例系列研究属于观察性研究，多为回顾性，也有少量的前瞻性，两者主要是在治疗措施的强制性上不同，同时在混杂因素的控制以及统计分析上的差别也跟实验性研究和观察性研究相关。

单组临床试验由于研究设计中缺少平行对照组，很难无偏地估计试验组的疗效/安全性，因此可以在试验设计中引入目标值这一具有总体特征的参数作为对照，以增加试验效应评价的可靠性。美国 FDA 对目标值（objective performance criteria，OPC 或 performance goal，PG）的定义为：从大量历史数据库的数据中得到一系列可被广泛认可的性能标准，这些标准可以作为说明治疗措施的安全性或有效性的替代指标或临床终点。

第二节　单组试验目标值法在国内外的发展

目标值法用于临床研究最先见于美国 FDA 对医疗器械的更新换代研究。FDA 于 1976 年开始对医疗器械进行监管，起初器械的临床性能并没有特定的标准，市场应用主要根据数据的完整性来判断。1993 年，FDA 心血管和神经设备的指南中（1994 年修订，1998 年更新）给出了该领域临床性能的数据要求，最早提出了该领域的目标值，即根据先前批准上市的心脏瓣膜的报告估计的平均并发症发生率，OPC 开始应用于心血管领域医疗器械的上市前评估。1997 年，《美国食品药品管理局现代化法案——最小负担条款：概念和原则》中提出，医疗器械上市前的评估消耗了厂家和 FDA 双方大量的时间、精力和资源。基于这样的考虑，FDA 不再要求厂家提供研究器械与市面上类似器械的对比从而证明它的优势，而是快速批准器械进入市场，前提是只要研究器械能达到某些安全性和有效性的标准，即 OPC。至此，目标值法在医疗器械上市前评价领域得到了较为广泛的应用。2011 年 8 月，FDA 提出了医疗器械研究领域的企业、临床研究人员、机构审查委员会和 FDA 工作人员的指南——《医疗器械关键临床研究的设计考虑》（正式签署于 2013 年 11 月），明确了目标值法（包括 OPC 和 PG）在医疗器械领域可作为一种主要的设计方法。2019 年最新的《最小负担条款：概念和原则》（替代 1997 年版本）同样继续推荐目标值法在医疗器械上市前研究领域的应用。

1998 年，我国食品药品监督管理局吸取国外经验开始起草第一个《医疗器械临床试验规定》，于 2004 年 1 月正式发布，该规定中首次提及了医疗器械临床试验方案的内容，提出只有必要时设置对照组。此后，目标值法在我国的医疗器械审批中也得到了较广泛的应用。2018 年 1 月，国家食品药品监督管理总局发布了最新的《医疗器械临床试验设计指导原则》，明确提出了单组试验目标值法与平行随机对照设计、配对设计、交叉设计共同作为我国医疗器械临床试验设计的主要类型。

第三节　单组试验目标值法在中医药真实世界研究应用的可行性

目前目标值法在国内外主要应用于医疗器械的上市前临床研究，并未见于药物的疗效及安全性评价研究，在中医药领域的应用尚在探索阶段。医疗器械的临床研究使用目标值法的前提是当试验器械技术比较成熟且对其适用疾病有较为深刻的了解，或者当设置对照在客观上不可行时才使用。在对疾病的治疗现状有着充分了解的基础上，成熟的技术意味着每一次医疗器械的更新换代对于目标疾病的疗效 / 安全性不会有太大的变化，此时以旧器械的历史数据（目标值）作为对照，就能够检验新器械的性能是否达标；对照在客观上不可行有多种情况，例如试验器械与现有治疗方法的风险受益过于悬殊，或者设置对照在伦理上不可行，或者现有治疗方法因客观条件限制不具有可行性等。

传统的中医药的干预措施具有开放性的特点，主要源于中医诊疗干预措施的复合性，即中医的诊疗临床实践过程是一个复杂性干预，典型的特征是个体化辨证论治和整体观，具体体现在诊疗过程中多环节、分阶段、不同措施的干预，包括建立良好的医患关系，帮助患者树立战胜疾病的信心，进行望、闻、问、切的信息采集和交流，提供生活方式的干预，开具处方实施个体化的中药的治疗。患者获得的治疗效果或良好体验是上述诸多因素的共同组合。中医非药物疗法如针刺、艾灸、推拿、拔罐、太极、刮痧等治疗方法，更与医疗器械的研究有相似之处，因为大多数非药物疗法也是借助于一些工具或者特殊的动作来进行治疗，因此无论是传统的辨证论治药物疗法还是非药物疗法，中医的诊疗干预措施都很难实施双盲或单盲的设计，一般情况下医患双方都知道干预措施的具体内容。

对于在中医医院或者综合医院的中医科室就诊的患者，寻求中医治疗常常是出于对中医药治疗的信任或者是出于对内服药物的排斥或者是药物疗法并没有达到预期的效果而前来就诊，如果采用平行随机对照试验，由于无法实现盲法和满足患者对治疗措施的选择，此时再给这些人群设置药物治疗或者其他对照都不合适，即使患者勉强知情同意，也可能会造成对照组大量的脱落或退出，影响平行对照试验的效能。因此，中医药治疗的疗效与安全性可以考虑采用单组试验目标值法进行研究。

第四节　单组试验目标值法用于中医药临床研究的设计要点

单组试验目标值法在试验过程中仅设立试验组而不设立平行对照组，通过连续纳入符合要求（即纳入/排除标准）的病例系列并进行相关干预来评估其效果，将获得的效果和目标值之间进行比较，来评价试验干预是否达到了预设的目标。包括选择结局指标，建立目标值，计算样本量，观察疗效以及统计分析五个关键步骤。

一、结局指标的选择

为尽量弥补单组目标值非同期对照的设计缺陷，我国医疗器械临床试验设计指导原则建议尽可能采用相对客观、可重复性强的评价指标作为主要评价指标，如死亡、失败等，可以是二分类变量，也可以是连续性变量；研究结局可以有多个，包括主要结局、次要结局以及安全性结局。不建议选择容易受主观因素影响、可重复性差的指标作为主要评价指标，如疼痛评分等。但是中医药疗法本身的优势就是改善症状、提高生活质量，主要还是以主观报告的结局为主，这就在所难免或使用到主观量表作为主要结局指标（但不建议只采用中医量表，避免西医同行难以理解），这就要求开展单组目标值法研究时要充分且明确地定义研究人群，详细说明干预措施的使用方法、频率以及疗程，规定随访时间，以及给出明确的疗效判定标准，以便于找到恰当的目标值与之比较。

二、目标值的确定：OPC，PG 与 OPG

目标值所对应的研究人群以及疗效判定标准应当与拟开展的单组试验一致，保持可比性，单一主要结局或者由多个结局指标组成的复合结局就选取一个目标值即可；如果临床研究设置了多个主要结局，而且每个结局都同样重要，此时应当为所有重要的结局指标找到各自对应的目标值。在为结局指标选择目标值时主要有三种方法：

1. 客观性能标准（objective performance criteria，OPC） OPC 是在既往类似器械的临床研究数据的基础上分析得出，用于主要指标的比较和评价，尤其是安全性，通常是一系列性能的每一个单一指标都有一个标准，所以结局指标通常有多个。必须指出的是，经确认的 OPC 目前并不多见。OPC 通常是在设备技术已经足够成熟的情况下开发的，可以基于公开可用的信息，也可以基于对特定类型设备的所有可用研究的数据综合（meta 分析），可以看作具有总体特征的参数。OPC 通常来源于权威医学组织、相关标准化组织、医疗器械审评机构发布的文件。随着器械技术和临床技能的提高，OPC 可能发生改变，需要对临床数据重新进行分析以获得权威部门的确认。所以，基于 OPC 的定义和适用范围，它主要用于与同类器械或者成熟技术的比较当中，我们开展中医药的临床研究并不是为了比较是否能够达到目前已有的类似中医药疗法的疗效 / 安全性，通常是为了与目前的标准治疗作比较，因此 OPC 不适合作为中医药干预措施的对照。

2. 性能目标（performance goal，PG） 在设备技术的开发并不太成熟的情况下，并没有足够的历史数据来开发 OPC，此时可以考虑构建 PG。PG 是指 FDA 认为基于类似的设备得出的足以作为安全性和 / 或有效性终点比较的数值（点估计值），也可基于有效性终点的置信区间下限，安全性终点的置信区间上限来设置 PG。PG 通常用于安全性或者有效性的评价，结局指标通常是安全性的单一指标或者有效性的复合终点结局。如果 PG 被医学或科学协会或标准组织接受或开发，或在 FDA 指导文件中描述，则具有更大的有效性。PG 需要随时更新，当设备开发日渐成熟或者有足够的历史数据时，可以发展成为 OPC。与 OPC 相比，采用 PG 的单组设计的临床证据水平更低。PG 的实现 / 未实现不能立即得出试验成功 / 失败的结论，如果发现异常试验数据时，需要对试验结果进行进一步探讨和论证。由此可见，PG 作为目标值也是基于类似产品的历史数据，与 OPC 一样，也不适用于作为中医药干预措施的对照。

3. 客观性能目标（objective performance goal，OPG） 在没有或者很少同类器械的研究数据作为参照的情况下，研究者也可以选取非器械治疗（如目前指南推荐的标准药物治疗）的疗效作为对照，目标值可以来源于标准药物治疗的行业标准，或者所有标准治疗临床研究的 meta 分析结果（该结果最好能够由一个包含目标器械组和标准治疗组的随机对照试验进行校正，以保证目标器械人群与标准治疗人群的可比性），选取其合并的点估计值或者其单侧置信区间作为目标值。值得一提的是，由于治疗手段的不同，药物治疗的安全性与医疗器械的安全性不具有可比性，因此 OPG 不作为安全性的性能标准，一般仅用于有效性的研究，也就是验证新医疗器械的有效性能是否达到药物治疗的标准。在评价中医药疗法的疗效时，可以采用 OPG 作为对照来验证中医中医药干预措施的疗效是否能够达到目前西医标准治疗的效果。

三、样本量的计算

1. 主要结局指标为二分类变量　所需的参数包括：单组试验主要结局的预期总体发生率 π_1、为该结局选取的目标值 π_0（OPC，PG 或者 OPG）、I 类错误率 α（通常取单侧 0.025，以下 α 除非特殊说明均相同）、II 类错误率 β（通常 $\leqslant 0.2$）。

当 π_1，π_0 不太接近 1 或 0 时，可采用近似正态法进行样本量计算，公式为：

$$n = \frac{\left[Z_{1-\alpha}\sqrt{\pi_0\left(1-\pi_0\right)} + Z_{1-\beta}\sqrt{\pi_1\left(1-\pi_1\right)}\right]^2}{\left(\pi_1 - \pi_0\right)^2} \qquad （式 6-1）$$

当 π_1 或 π_0 接近 0 或 1 时（< 0.2 或者 > 0.8），可采用基于二项分布的精确概率法计算，样本量计算公式较复杂且一般情况样本量稍低于近似正态法计算出的样本量，因此也可以采用近似正态法的样本量结果作为参考。

当主要研究终点事件为极小概率或罕见事件时，或终点事件的发生率极高甚至很可能全部发生时，可选用小概率事件的精确概率法进行计算（未考虑把握度，具有较大风险，慎用），公式为：

$$n = \frac{\lg(\alpha)}{\lg\left(1-\pi_0\right)} \quad \text{或者} \quad n = \frac{\lg(\alpha)}{\lg\left(\pi_0\right)} \qquad （式 6-2）$$

2. 主要结局指标为连续型变量　所需的参数包括：单组试验主要结局的预期总体均数 μ_1、为该结局选取的目标值 μ_0、主要结局的预期标准差 σ、I 类错误率 α、II 类错误率 β。样本量计算公式为：

$$n = \frac{\left(Z_{1-\alpha} + Z_{1-\beta}\right)^2 \sigma^2}{\left(\mu_1 - \mu_0\right)^2} \qquad （式 6-3）$$

需要注意的是，估计的预期总体参数（π_1，μ_1）一般要优于目标值，即本次单组研究的疗效水平要比目标值高多少才被认为具有临床意义，需要由专业内的专家集体决定。如果临床试验的主要指标数为 k 个，需要对各指标的把握度进行统一校正，得到每个指标的把握度为 $\sqrt[k]{1-\beta}$，据此求得各个主要指标所需的样本量 n_j（j=1，2，…，k），试验的最终样本量确定为所有指标对应样本量 n_j 中的最大值 $\max(n_j)$。

四、统计分析方法

FDA 推荐单组目标值法研究主要采用置信区间法进行统计推断，对于主要评价指标，应同时给出全分析集（FAS）和符合方案集（PPS）的统计分析结果。需要计算出单组试验主要终点指标的点估计值和单侧置信区间。在与 OPC 或者 OPG 的比较当中，由于 OPC 和 OPG 作为目标值时多采用点估计值（即行业内认可的标准），当单组试验结果采用的是高优指标时，要求结局指标的点估计值和单侧置信区间下限均应高于目标值，采用低优指标时点估计值和单侧置信区间上限均应低于目标值，此时可以认为达到了目标值的水平。在与 PG 比较时，由于 PG 多选用既往研究点估计值的单侧置信区间作为目标值，这种情况下应该将单组试验的单侧置信区间与所选的作为目标值的单侧置信区间进行比较。也有的研究在使用 OPC 或者 OPG 时也采用此两者的单侧置信区间作为其目标值，但这个单侧置信区间需要经过行业内专家和有关部门的认可方可使用。单组试验结果的单侧置信区间估计方法需要根据数据实际情况以及临床情况进行选择。

1. 结局指标为二分类变量时单侧置信区间的计算　当样本量 n 较大，且主要结局的发生率 p 不太接近 1 或 0 时，p 的单侧置信区间可采用正态近似法进行估计：

$$p_{上限} = p + Z_{1-\alpha}\sqrt{p(1-p)/n} \ \text{或者}\ p_{下限} = p - Z_{1-\alpha}\sqrt{p(1-p)/n} \quad （式 6-4）$$

当主要结局的发生率 p 接近 0 或 1，或 n 不大时，通常选用二项分布精确法（Clopper–Pearson 法）进行估计，如果 n 例受试者中发生预期结局的例数为 x，有效率（高优指标）或者不良事件发生率（低优指标）的 100（1−α）% 单侧置信区间可用以下公式求得：

$$\sum_{i=0}^{x} C_n^x P_{下限}^x \left(1 - P_{下限}\right)^{n-x} = \alpha \ \text{或者}\ \sum_{i=x}^{n} C_n^x P_{上限}^x \left(1 - P_{上限}\right)^{n-x} = \alpha \quad （式 6-5）$$

上述公式是基于二项累积分布函数计算，可以通过 Beta 分布来简化计算过程，经过简化可得如下置信区间计算公式：

$$P_{下限} = 1 - BetaInv\left(1 - \alpha, n - k + 1, k\right)$$
$$P_{上限} = 1 - BetaInv\left(\alpha, n - k, k + 1\right)$$

$$（式 6-6）$$

其中 *BetaInv*（ ）可以通过 *Beta* 分布的概率密度函数获得。

2. 结局指标为连续型变量时单侧置信区间的计算　当样本量较大时（如 n > 50），高优指标均值的单侧置信区间下限或者低优指标的上限由下式求得：

$$\overline{X} - Z_{\alpha}S_{\overline{X}} \ \text{或者}\ \overline{X} + Z_{\alpha}S_{\overline{X}} \quad （式 6-7）$$

当样本量较小时（如 n < 50），高优指标均值的单侧置信区间下限或者低优指标的上限由下式求得：

$$\overline{X} - t_{\alpha}S_{\overline{X}} \ \text{或者}\ \overline{X} + t_{\alpha}S_{\overline{X}} \quad （式 6-8）$$

当然，也可以采用假设检验的方法进行统计分析，单组试验目标值法研究的假设检验为单侧检验。当 $P \le \alpha$ 时（α 取单侧 0.025，等同于双侧 0.05），拒绝 H_0，认为干预措施达到了行业标准，即目标值。其统计分析的实质可以看作单组样本代表的总体均数与已知总体的比较，连续变量满足正态分布的情况下可以采用单样本 *t* 检验，不满足正态分布可以采用符号秩检验，二分类变量可以采用卡方检验的方法进行统计分析，比较单组试验的结果与目标值是否有差异。

第五节 单组试验目标值法在中医药临床研究中使用的注意事项

（1）与平行对照试验相比，单组试验存在非同期对照偏倚，不能抵消某些非处理因素对结果的影响，在开展单组试验时，需要对可能存在的选择偏倚、混杂偏倚、测量偏倚和评价偏倚进行全面分析和有效控制。保证所选目标值的纳入标准、排除标准、诊断标准、疗效评价标准等因素与单组试验保持一致。

（2）单组试验目标值法的使用应当基于对疾病及其治疗方法充分的了解的基础上，而且在设置对照在客观上不可行时（如患者有强烈的选择意愿）开展，比如到针灸科或者推拿科寻求治疗痛经的患者并不希望接受止痛药物的治疗。

（3）由于没有设置平行对照组，单组目标值设计的临床试验一般不进行干预措施优效、等效或非劣效的评价，仅用于评价干预措施的有效性/安全性是否达到专业领域内公认的平均水平/最低标准，即如果目标值选用的是总体参数性质的平均水平，则评价的是干预措施的有效性/安全性是否达到行业平均水平。如果目标值选用的是单侧置信区间的上限/下限，则评价的是干预措施的有效性/安全性是否达到目前行业的最低标准。如果在目标值的可信度较高而且应用非常广泛的时候（非常稳定的目标值，可以看作总体参数）也可以通过设置临床有意义的界值进行优效、等效或非劣效的设计。因此，在开展中医药研究时，可以采用单独使用中医药疗法的单组试验，目标值可以选用西医常规的疗效标准作为对照，观察中医药疗法是否能够作为一种替代疗法达到西医常规治疗的效果，也可以中西医联合干预与西医常规治疗的目标值进行比较，观察中医药药疗法作为一种补充疗法效果的评价。

第六节 实例分析

目前能够检索到的单组试验目标值法研究在中医药领域的临床研究甚少，并且在研究设计和统计分析的部分没有详细的描述，因此本章节以美国 FDA2018 年神经设备咨询委员会发布的关于 WEB 动脉瘤栓塞系统（WEB Aneurysm Embolization System，WEB）治疗宽颈动脉瘤（wide neck bifurcation aneurysms，WNBAs）的上市前研究为例进行实例分析。

WNBAs 属于颅内动脉瘤中特别难治的一种，目前对 WNBAs 的有效干预措施包括开颅夹闭术和血管内治疗两种侵入式治疗手段，临床医生和患者可能更倾向于一种安全有效的非侵入性医疗管理方法，因此开展了 WEB 用于 WNBAs 的上市前临床研究。

1. 制定适合采用 WEB 治疗的 WNBAs 患者的纳入排除标准

2. 选择结局指标并为其确定目标值（本例仅展示主要结局指标）

（1）主要疗效终点：治疗后 12 个月动脉瘤完全闭塞且无须再治疗、无复发的 SAH、无临床显著性（＞50%）的载瘤动脉狭窄患者的比例（复合结局），即治疗成功率。

（2）治疗成功率目标值（OPG）：来源于既往研究 meta 分析的结果的调整，根据少量同类器械的前期研究数据对外科手术和血管内治疗的研究结果进行校正，使 OPG 具有参考价值。调整后的治疗成功率为 50%，95% 双侧置信区间为（0.3483,0.6519），选择 35% 作为研究的目标值。

（3）主要安全终点：治疗后 12 个月内非意外死亡或者治疗后 30 天内严重卒中或者治疗后 31 天～ 12 个月因神经原因导致的严重同侧卒中和死亡的发生率。

（4）安全性终点的目标值（OPG）：由于没有关于该终点结局的同类器械的前瞻性研究，安全性终点的 OPG 采用的是外科手术和血管内治疗临床文献的 meta 分析结果。严重卒中或者死亡的发生率为 19%，双侧 95% 置信区间为（0.1142,0.2580），代理机构根据类似设备的经验建议赞助商安全性终点的 95% 置信区间上限应低于 20%，因此选择 20% 作为安全性终点的目标值。

3. 样本含量的计算

（1）根据有效性终点计算样本量：经研究团队的核心实验室裁定的预期治疗成功率为 46%，目标值为 35%，α 为单侧 0.05，把握度 80%，基于二项分布概率公式推导得出的样本量为 127 例（近似正态法计算出样本为 120 例），考虑 15% 的脱落失访，需要的样本量为 150 例（127/0.85）。

（2）根据安全性终点计算样本量：研究团队希望严重卒中或者死亡的发生率能够达到手术治疗的最佳水平，即 meta 分析结果的 95% 置信区间下限值 11.4%，目标值为 20%，α 为单侧 0.05，把握度 80%，二项分布精确概率法计算出样本量为 118 例（近似正态法计算出样本为 116 例），样本量少于有效性终点结局，因此最终按照有效性结局计算出的 150 例收取样本。

4. 统计分析结果

150 例患者中有 143 例完成了有效性终点的测量，147 例完成了安全性终点的测量。研究者对缺失数据进行了多重填补，ITT 分析结果显示：治疗成功率为 54.8%，根据近似正态法计算出 95% 单侧置信区间下限为 48%，高于目标值 35%，WEB 的治疗成功率达到了目标值水平；安全性终点事件发生率为 0.67%，95% 单侧置信区间上限为 6.04%，低于目标值 20%，WEB 治疗的安全性也达到了目标值水平。PP 集数据分析结果显示：治疗的成功率为 53.9%，95% 单侧置信区间下限为 46.6%，也高于目标值 35%；147 例完成随访的患者中未出现安全性终点事件，也低于目标值 20%。可以认为与开放性手术和血管内治疗的 OPG 相比，WEB 用于治疗 WNBAs 是安全有效的。

第七章　基于个案的真实世界研究与报告

　　病例报告（case report）是医学临床研究的基石，其作为记录和传播医学知识的形式被广泛接受，它直接、鲜活的记录临床实践的特有功能，贯穿人类临床实践与医学研究中。从古至今，病例报告一直作为中医理论和经验传承的主要载体，是记录临床诊疗过程，进行疗效观察的基本手段。病例报告能够体现不同医师的独特诊疗方法，有助于提出中医临床科研的假说，促进中医临床从经验向循证实践发展。

　　真实世界研究（real world study, RWS）包括观察性研究和试验性研究，病例个案报告属于 RWS 观察性研究中的描述性研究，是源于医学工作者对真实临床事件的观察、描述及归纳总结。

第一节　基于个案的真实世界研究设计类型及设计要点

　　广义的病例报告（case report）包括单个病例报告，亦称个案报告（report of single case）和病例系列（case series）。个案报告是对单个患者接受某种诊治措施所产生的某种结果进行描述和评价。病例系列（亦称病例分析）是对曾接受某种相同治疗的一批患者的临床结果进行描述和评价。本章论述狭义的病例报告即个案报告。

一、个案报告的类型及其特点

　　依据目的的不同，个案报告可分为教育性病例报告、诊断性病例报告及治疗性病例报告；按照时间的不同，个案报告可以分为回顾性病例报告、前瞻性病例报告及时间序列病例报告。随着循证医学的发展，除以上两种分类外，循证个案报告（evidence-based case report）也随之出现，循证个案报告是对临床研究证据应用于单个患者进行的临床医疗过程及其结果的报告。不同类型的个案报告各具特点（表7-1）。

表7-1　个案报告类型及特点

分类	类型	特点
目的型	1. 教育性病例报告	常用于继续教育，用来向读者普及当前卫生保健策略，并不为科学研究提供新知识
	2. 诊断性病例报告	用以报告难以实施的、罕见的或复杂的诊断，重点在于诊断的过程，虽然会涉及治疗和随访，但并不对其进行深入分析和讨论
	3. 治疗性病例报告	详细、深入地报告病例诊断和治疗的全过程

续表

分类	类型	特点
时间型	1. 回顾性病例报告	是最常见的一种个案报告类型。撰写于医疗结束后，治疗实施前未进行文献回顾，也没有既定的治疗计划。其虽能反映出经治医生最佳医疗水平，但可能由于实施治疗时未能采用最佳结局指标而导致个案报告可信度降低
	2. 前瞻性病例报告	临床医生事先对感兴趣的医疗问题进行文献研究，继而确定医疗方案和结局评价指标（设计），等待符合要求的患者前来就诊。当患者就诊时，按照既定方案进行治疗，并在治疗前、中、后期测量结局评价指标。在实际见到患者前就制定医疗方案这一点虽然面临着一定的质疑，但是其优点在于只需要相对较短的撰写病例报告时间，也可能会因为事先准备医疗方案而提高医生的诊疗水平
	3. 时间序列病例报告	医生在诊治患者前形成医学临床假说，然后随着时间进展在治疗前、中、后三个阶段，各观测和记录结局指标至少 3 次，此种报告可以减少发生测量错误的可能性，帮助医生了解疾病的进展

循证个案报告的基本框架包括：①摘要：内容与一般个案报告类似。②临床问题：从患者的情况中提炼出具体的、可以回答的临床问题。③获取证据：清楚交代文献检索策略，以及纳入和排除标准。④评价证据：对证据进行严格评价，是文章的主体内容，也是分析的重点。⑤应用证据：将严格评价后可以应用的证据用于临床实践。⑥个案的结局：详细测量和记载结局。⑦讨论和结论。

循证个案报告应注意：①有可能遗漏重要的文献证据，因而应介绍检索策略和结果。②通过相关度和文献质量来择优选择证据，通常不刻意进行文献证据的综合。具体的实施和报告方法可以参考格拉齐乌（Glasziou）的文章。

二、个案报告的循证医学（EBM）等级

在由牛津大学循证医学中心制定的当前国际循证医学领域公认的证据等级中，全或无（all or none）病例系列（"全"是指在没有采用此种疗法之前，"全部"患者都会发生某不良结局如死亡，而采用此种治疗方法之后，一些患者生存下来；"无"是指在使用此种治疗方法之前，一些患者因病死亡，而使用此种治疗方法之后，无一患者因该病而死亡。）属于 Ic 证据，即 I 级证据中的第三等级，位于同质量性良好的随机对照临床试验的系统综述（Ia）和可信区间狭窄的大样本、多中心单个随机对照式样（Ib）之后，高于其他所有类型的临床研究。例如陈中伟院士于 1963 年成功完成了世界首例完全断肢再植手术，成为我国显微外科技术居世界领先地位的标志。其发表的题为《前臂创伤性完全截肢的再植：一例成功报告》的个案报告，为离断肢体再植治疗提供了最佳临床证据，该个案报告就属于 Ic 证据。

虽然个案报告相对于病例系列而言病例数少，但是"全"的个案报告（在没有采用此种治疗方法之前，"全部"患者全部死亡，而采取此种治疗之后，有 1 例患者生存下来）也有很大临床意义。除"全"的病例报告以外，其余的个案报告都属于 V 级证据，

位于所有的对照研究和病例系列之后，证据等级仅高于传统综述、专家观点或经验。尽管大部分个案报告位于 EBM 证据链较低位置，但其对促成发现暴露（危险因素）与疾病之间的因果关系，具有不可替代的推动作用。例如，在 19 世纪 60 年代初，有关"海豹儿"（胎儿短肢畸形）娩出率突然升高的一系列病例报告的发表（Raffaif HJ 1961，McBride WG 1961，Speirs AL 1962），引起了医学界的关注与研究，最终发现了具有缓解早期孕反作用的非处方药物"反应停"（thalidomide）与"海豹儿"娩出率升高之间成正相关，于是"反应停"被列为孕妇禁用药物。

三、个案报告的价值和偏倚风险

作为构成医学科学研究基石的个案报告，是在临床真实条件和现实环境下进行的描述性真实世界研究。因此，个案报告在临床和科研中的价值不容小觑。其价值主要体现：①个案报告是描述少见（罕见）的临床事件的常见方式，其对新发疾病或人们不熟悉疾病进行的描述和记录，为临床工作者形成各种临床研究假设提供真实世界数据，引起医学界的注意，从而引发一系列更加深入的研究。例如迈克尔（Michael S, Gottlieb）博士，于 2016 年在《美国公共卫生杂志》上发表了题为"肺孢子虫肺炎－洛杉矶"（洛杉矶肺炎）的病例报告中报道在 1980 年 10 月至 1981 年 5 月，五位此前健康的男同性恋患者在洛杉矶三家医院由于卡氏肺囊虫接受了治疗，其中两位死亡。全部五位患者都存在巨细胞病毒感染和念珠菌黏膜感染情况。通过观察，免疫细胞紊乱可能使得患者在日常暴露中更容易患肺部疾病。虽然事后的研究证明其文中对于该病的推测并不正确，但其文章是人类历史上首篇关于艾滋病的官方报道，当时并没有人知道这是一种什么样的疾病，更没有艾滋病的概念。但正是这篇个案报告将这种具有生命威胁和传染性的疾病首次带入了医生、科学家和公众的视野，并引发了后续的社会关注和科学研究，其意义非同凡响。2006 年，作为医学里程碑性事件被 *American Journal of Public Health* 杂志破格选入"历史回声"栏目，重载刊发。②个案报告所承载的不仅是叙述性、简单的、无对照的数据，更是丰富、细致、整体深入的医疗信息。由于医疗背景和诊疗信息（如对患者的基本信息、既往史、家族史、现病史、药物过敏史、生活习惯、性格心理、情绪、体质、兼夹症、合并症等）介绍详尽，所以相对于群体医疗研究（用同一种诊疗方法诊断或治疗成组患者的临床研究，如随机对照试验、病例对照研究等）而言，个案报告更加贴近临床实际，能够更加准确、透明地反映某一特定患者的具体情况，而这些情况是其他高级临床研究容易忽略或根本无法探知的。③虽然临床上不会遇见疾病完全相同的患者，但是由于个案报告是来源于临床诊疗的第一手材料，是生动、直接的描述和记录，其提供的信息可读性强，更容易引起读者兴趣、被理解和吸收，也更容易被其他医生所借鉴。

真实世界数据并不等于真实世界证据，RWS 的真实、开放、非盲法等研究特点，导致其研究结果难以避免会受到各种偏倚因素的影响。因此，作为 RWS 描述性研究的个案报告，同样存在偏倚风险，其主要表现在方法学上难以回避的局限性：①个案报告结果混杂性较高。个案报告中的患者处于真实、自然临床医疗环境中，医生可能无法控制患者寻求和接受其他的治疗，也无法控制患者的饮食、起居，而这些因素都可能给疾病临床结局带来影响。例如：接受中医药治疗的偏头痛患者，可能私自服用镇痛药而不向医生报告。此外，由于缺乏对照，疾病的自然病程和转归容易与治疗效果混淆。若患者在疾病极期时前来就医，此后其病情缓解，我们无法知道这是治疗的效果还是疾病自然转归的结果。反之，若患者在疾病初期前来就医，此后病情加重，而这是疾病自然进展的结果还是治疗无效亦不得而知。②RWS中评价者的主观因素偏倚难以避免。在RWS中诊疗措施的选择取决于病情、医生和患者的意愿，具有良好的外部真实性，亦能体现临床疗效和安全性。但作为临床疗效和安全性的评价者，医生和患者均存在主观性偏倚。例如患者选择中医治疗，中医对疗效和安全性的评价注重临床症状和生活质量方面的改善，就会导致患者自我感受上的主观偏倚。因此，RWS中应尽量选择客观的指标进行治疗效果的评价。因为个案报告由医生进行撰写，医生也会更多倾向于挑选阳性的临床疗效和安全性评价报告，由此导致个案报告结果代表性存在较大的不确定性。个案报告是个体化的诊疗情况报告，特征维度很多，严格地讲，在现实中几乎不可能找到情况完全一致的其他病例。医生在临床中参考应用个案报告结果时，必须考虑其所诊治的患者和报告中病例背景的一致度作为决策参考。个案报告的结果被推广到不完全相同但有一定相似背景的人群中时，需要非常慎重。③关键证据留存不充分。在RWS中，数据的缺失是一个不可避免的问题，预防策略和统计调整可以减少缺失数据对研究结果的影响，提高结果的可靠性。临床工作者可以根据个案报告撰写的相关规范（见本章第二节），结合所涉及疾病种类及特征，预先设计好病历记录模板（初诊患者的问诊及病历的详尽记录尤为重要），做到电子化病历及时存档以及对患者进行定期随访，从而确保数据的采集遵循及时、规范、真实、准确、连续、完整等特性，力求最大限度减少偏倚。④个案报告存在严重的发表偏倚，阴性结果的治疗可能根本不会被撰写成报告投稿及发表。奥利维拉（Oliveira）等人对1994~2003年，发表在巴西28种牙科期刊上的病例报告进行综合评价，提示这些发表的病例报告存在阳性结果发表偏倚，进而影响了这些期刊受众的临床选择和治疗决策。

另外，来自医院诊疗系统的病例信息（如症状、病史、诊断、干预、随访等）完整者，也可以通过进一步联系患者，获取更详细信息，补充病历资料、结局信息，并获得其知情同意，也可能形成很有价值的病例报告。

第二节　基于个案的真实世界研究报告规范

RWS作为一种研究理念，自20世纪90年代提出以来，已逐渐被临床工作者接受，它与中医强调个性化治疗，整体评价疗效的特点十分契合，并被运用到循证中医药的临床实践和研究中。循证医学倡导以最佳研究证据指导临床决策，最佳研究证据只有通过规范地报告与发表，才能促进高质量证据的传播和认知，为进一步促进证据的转化提供借鉴和支持。在循证思想指导下，相应的个案报告不断发表，基于个案研究的报告规范也随之应需而生。

一、中医个案报告特点

自古以来，中医学的发展基于大量的临床实践和经验传承，也一直沿袭着"个案研究"的经验医学模式，其个体化辨证论治的特点和整体化治疗模式决定了个案报告非常适合作为中医理论和诊疗经验传承的载体，也与 RWS 相契合。中医理论和经验的传承主要有两种途径：理论性著作即专家经验和意见（如《黄帝内经》）和医案即个案报告（如《名医类案》）。许多著名经典医籍（如《伤寒杂病论》）兼具两者的特点。据考证，西汉时期司马迁的《史记·扁鹊仓公列传》是我国现存最早的医案，记载了西汉名医淳于意的诊籍 25 则，其格式包括姓名、身份、病史、症状、诊断、治疗和疗效等；明代出现了一系列著名医案专著和医案的撰写规范，如江瓘《名医类案》、韩懋《韩氏医通》、吴崑《脉语》和喻嘉言《寓意草》等。这些著作提出：医案应包括望形色、闻声音、问情状、切脉理、论病原、治方术等部分，要求望、闻、问、切、论、治均要记录在案，还明确指出医案后应有医者签名，以示负责。要求各项填写完全，待患者复诊时持循待续，即使更换医生，也有依据。中医医案不但是医家最直接的诊疗记录，同时蕴含其临证思路和学术观点。近代学者章太炎曾对中医医案予以高度评价："中医之成绩，医案最著，名家工巧，悉萃于是。学者要想寻求前人心得，钻研医案可收事半功倍之效。"

现代中医病例报告基本以治疗性病例报告为主。报告涉及的疾病范围广泛，从常见病（如感冒）到疑难杂病（如癌症）均见大量报道。主要原因可能有如下两点：①中医诊断的正确与否缺乏"金标准"，甚至没有公认的标准，几乎不可能认定某个诊断是完全错误的，也同样没有证据能直接说明某个诊断是完全正确的。所以，探讨中医诊断的病例报告亦须通过疗效来间接体现诊断水平，着重说明治疗过程。因此，此类报告基本上都归属于治疗性病例报告。②"同病异治"的中医理论基础和诊疗实际情况，认同诊断为相同疾病的病例可以采用不同的治疗方案，导致中医治病没有针对具体疾病的标准处方，疗效优劣直接与医生辨证论治水平高低相关。所以，中医病例报告的目的不是为了揭示某种疾病诊断和治疗的难易，而是为了提供不同医家独特的诊疗心得和诊疗体系。

二、中医个案报告撰写建议条目

鉴于中医个案报告的格式和内容尚没有统一的标准。基于国际病例报告撰写规范结合中医病例报告特点，我们认为中医个案报告撰写应包括如下内容（见表 7-2）。

表 7-2　中医个案报告建议条目

项目	序号	条目
题目	1	明确说明"病例报告"或"个案"
摘要	2	结构化
	3	背景要点

续表

项目	序号	条目
	4	报告正文的要点（患者、诊断、治疗、结果）
	5	结论要点
	6	讨论要点
背景	7	个案报告的目的、背景信息和相关解释说明
	8	报告古籍记载内容、文献检索的策略和文献分析的结果，用以证明本个案报告的价值
	9	介绍病例及相关背景信息
	10	说明患者对病例报告发表的知情同意
个案报告	11	通过叙述的方式介绍个案，提供患者的基本人口学特征（如年龄、性别、身高、体重、职业），隐藏患者的个人信息（出生日期、姓名）
	12	描述患者的临床全貌，包括其现病史、既往史、家族史、就医经历、社会和家庭状况、就诊时间、发病时间、地点和环境
	13	说明诊断的经过、具体诊断、鉴别诊断及变化（要求报告完整中医诊断）
	14	详细说明治疗的经过、具体处方、变化及其原因
	15	说明与本个案报告相关的结局指标及具体检查结果
	16	按时间顺序说明在整个治疗过程中患者都出现过哪些病情变化 / 不良事件 / 并发症，或遇到过哪些可能影响诊断和治疗的事件
	17	其他可以说明个案报告可信性的证据
讨论	18	选择此病例撰写个案报告的原因
	19	选择此种治疗方法的原因
	20	与古籍或他人发表的相关文章进行比较，说明诊断 / 治疗上的异同
	21	推测患者的最终病因、病机和疗效出现的原因（自然病程、转归等）
	22	说明本个案报告 / 系列的局限性
	23	归纳本个案报告 / 系列的特点和独到之处
	24	阐述如何将本个案报告 / 病例系列提供的信息用于临床实践
	25	指出进一步临床科研的可能切入点和意义
结论	26	提出基于证据的建议并做出合理结论

以上建议条目为今后中医师撰写病例报告及投稿前自我评估提供参考，也可用于已发表病例报告进行定性的质量评价时参考使用。

三、国际临床个案报告（CARE）标准和病例报告的适用范围

在开展大规模试验性研究之前，利用个案报告来搜集线索和证据既节省时间、精力、又节省资金。此外，个案报告也是很好的经验交流工具和特殊疾病 / 医疗现象最初进入公共视野的主要方法之一。例如 *Lung Cancer* 在 2004 年报告了 1 例 51 岁的"金标

准"确诊鳞状细胞上皮肺癌患者，经过4个月单纯中药治疗后病灶消失，并恢复全职工作。此后继续服用中药巩固治疗4年，随访8年，没有明显不良反应，也没有复发征象。这则个案报告引起了西方社会对使用中药治疗癌症的关注。

个案报告撰写目的是国外各医学期刊筛选可发表病例报告的重要考量指标。据 *World Journal of Emergency Surgery* 统计，该杂志病例报告拒载率高达85.2%，而其他类型文章的拒载率仅为51.7%（Ansaloni L 2007）。尽管国际医学期刊对个案报告拒载率远高于其他类型的研究，彭晓霞等人研究提示：在2005～2009年，每年发表的个案报告篇数依然在16000～20000篇。

2013年发表的国际临床个案报告规范（CARE）被视为国际公认的报告规范（表7-3）。一般情况，国外医学期刊发表的个案报告不仅要依据CARE信息清单，还要注意病例报告的适用范围（表7-4）。

表7-3 国际临床个案报告（CARE）信息清单

主题	条目	清单项目描述
标题	1	词语"个案报告"与本案例中最受关注的内容应列于标题中
关键词	2	以2～5个关键词概括个案的关键要素
摘要	3a	简介：本个案有何独到之处？为医学文献增添了什么内容？
	3b	患者的主要症状和重要临床发现
	3c	主要诊断、治疗干预和结果
	3d	结论 – 从本个案"获取的"主要经验是什么？
简介	4	本个案的简要背景概要、提及相关的医学文献
患者信息	5a	人口统计信息（如年龄、性别、种族、职业）
	5b	患者的主要症状（其主要病症）
	5c	医疗、家庭和心理历史，包括饮食、生活方式和相关的遗传信息
	5d	相关的共病，包括过往的干预及其结果
临床发现	6	描述相关的身体检查（PE）发现
时间表	7	描述与您的诊断和干预相关的重要里程碑（表格或图）
诊断评估	8a	诊断方法（如PE、实验室测试、成像、调查问卷）
	8b	诊断挑战（如财力、语言或文化）
	8c	诊断推理，包括其他已考虑的诊断
	8d	预后特征（如肿瘤学的分期）（如适用）
治疗干预	9a	干预的类型（如药物、手术、预防性、自我护理）
	9b	干预的管理（如剂量、强度、持续时间）
	9c	干预的改变（提供理论依据）
随访和结果	10a	临床医生和患者评估结果
	10b	重要随访测试结果

续表

主题	条目	清单项目描述
	10c	干预遵从性和耐受性（如何评估这点？）
	10d	不良和意外事件
讨论	11a	本个案的管理强度和限制
	11b	相关医学文献的讨论
	11c	结论的理论依据（包括可能原因的评估）
	11d	从本个案报告"获取的"主要经验
患者观点	12	患者是否有分享其观点或经验？（在可能时加入）
知情同意书	13	患者是否提供知情同意书？请在要求时提供

表 7-4　国际上使用的个案报告的适用范围

条目	报告内容
1	报道一种不同寻常的或未知的疾病或病变
2	报道不同寻常的病因
3	报道可能有意义的、新的鉴别诊断
4	报道诊断中的错误及其原因和后果
5	报道不同寻常的医疗环境
6	报道由于伦理原因不可能再重复得到的信息
7	举例说明一种临床假说
8	提出一种新的临床假说
9	对一种假说提出质疑
10	支持一种假说
11	引发深入研究
12	提供新的医学知识 / 信息
13	提供对疾病病理的新见解
14	报道不同寻常的或令人困惑的临床现象 / 特征
15	报道改进的或独特的技术及其操作
16	报道一个领域中的历史性进展或运动
17	报告干预措施出现的严重不良反应

四、中医病案报告标准（CARC）

有研究表明，自 2006 年起，中医个案报告类论文发表数量逐年上升，至 2012 年、2013 年达到高峰。2013 年起，香港浸会大学卞兆祥等学者在系统审查已发表的中医病例报告时发现，中医病例报告质量不甚理想，不少病例报告的内容存在随意性和不完整性，不同病例报告撰写格式也有很大差异。他们与中医临床专家、方法学专家、医学期刊编辑等多学科专家学者共同制定了中医病案报告（consensus–based recommendations for case report in Chinese medicine，CARC）标准，并于 2016 年在《中国结合医学杂志》上正式发表。CARC 以传统中医经验传承和个体化辨证论治为原则，运用流行病学及循证医学的调研和共识方法制定，主要包含 16 个条目（表 7–5）。

表 7–5 中医病案报告标准（CARC）信息清单

主题	项目	清单项目描述
标题	1a	词语"个案报告"或类似词语（如"医案"应列于标题中）
	1b	病例系列包含的病例数量 / 患者数量
摘要	2	简述病例报告特色、陈述可能引发的思考或结论。可参考结构式摘要（患者基本特征、辨证、治疗、疗效评价、病案特色）
关键词	3	3～5 个关键词（如个案报告、病名等）
英文摘要	4	英文标题，摘要及关键词
介绍	5a	说明报告该病案的原因
	5b	患者和监护人的知情同意
患者信息	6a	基本人口学特征（如姓名、年龄、性别、就诊时间等及相关事宜）
	6b	患者身高、体重、婚否、职业、来源（医院名称 / 门诊），治疗等信息、治疗及书写病案报告的医生资质
临床发现	7	主诉、现病史、既往史、中医症状、舌脉
		其他：过敏史、社会 / 生活史、家族 / 遗传史
临床诊断	8a	中医诊断
		辨证分型，注明诊断标准来源
	8b	西医诊断
		检查结果及西医诊断
		注明诊断标注来源
	8c	中西医结合诊断（中医、西诊断结果）
治疗干预	9a	中医治疗原则
	9b	中成药干预（包括：药品名称、用量用法、用药疗程等必须项目；药品生产厂家、批号；药品质量控制标准）
		中药汤剂：（药物组成、成分剂量及单位、用药疗程、煎煮方法等）
	9c	针刺干预（略）
	9d	艾灸干预（略）
疗效判定	10	疗效判定标准（"金标准"或自拟标准）
随访	11a	复诊记录（治疗方案变更原因及经过）
	11b	随访记录（具体随访时间和结果）
调护	12	饮食、情志、生活起居及注意事项

续表

主题	项目	清单项目描述
讨论 / 结论	13	指出病案在诊断或治疗中的要点、难点、病案的特色之处，进一步说明处方依据、方解、病案带来的思考和启示
致谢	14	致谢贡献者
参考文献	15	报告参考文献
图片 / 表格	16	使用图片 / 表格

第三节　基于个案的真实世界研究案例分析

尽管人们对个案报告的价值褒贬不一，但是个案报告无疑是构成医学科学研究的基石。是中医学发展、传承中不可替代的载体。

下面我们以发表在 *Lung Cancer* 的题为 "Regression of squamous cell carcinoma of the lung by Chinese herbal medicine: a case with an 8–year follow–up"（简称：病例 1）和 "从两则病案谈运用小青龙汤的体会"（简称：病例 2）两篇文章作为对比，参考 "中医个案报告建议条目" 进行如下比较分析，以期提供有益的参考，见表 7–6。

表 7–6　基于"中医个案报告建议条目"的两则案例比较分析

比较条目	案例 1	案例 2（以腰疼为例）
题目：明确说明"病例报告"或"个案"	明确说明中药治疗 1 例鳞状细胞上皮肺癌患者，随访 8 年的病例报告	提及"病案"两则
摘要：结构化；非结构化摘要，但要点基本齐备：背景要点：报告正文的要点（患者、诊断、治疗、结果），结论要点	结构完整，背景要点：1 例存活了 8 年的 51 岁患者 患者：51 岁女性 诊断：细胞学检查 +CT 金标准诊断：鳞状细胞上皮肺癌 治疗：9 味中草药；服用 4 年 结果：已经存活 8 年 结论：此病例提示中药可能对该患者肺癌病情的彻底逆转做出了贡献；这些中药治疗肺癌的作用机制需要进一步研究	无摘要
背景：个案报告的目的、背景信息和相关解释说明	对以上条目详细说明。肺癌是死亡率最高癌症，目前采用手术、放疗、化疗，20 年来收效不大；鳞状细胞上皮肺癌（SCC）占肺癌的 30%，本案例为用中草药治疗 SCC 患者，随访 8 年	小青龙汤为外寒内饮名方，直接引出两则医案
报告古籍记载内容、文献检索的策略和文献分析的结果，用以证明本个案报告的价值	未提及古籍记载内容；检索 PubMed, CSA, INFOTRAC, ProQuest, Science Direct, CINAHL, Cochrane Library, SCI–ISI, NCI and AMED 医学数据库，文献分析提示未发现相关报道，证明了此个案价值	《伤寒论》《金匮要略》中 6 处论述该方；未提及文献检索及分析，未证明此病案价值

续表

比较条目	案例 1	案例 2（以腰疼为例）
介绍病例及相关背景信息	该患者确诊为低分化 SCC，已扩散到肺门和纵隔淋巴结，文献报道 SCC 术后生存率超过 5 年不足 10%	腰痛症状简单描述
说明患者对病例报告发表的知情同意	患者知情同意	未提及
个案报告：通过叙述的方式介绍个案，提供患者的基本人口学特征（如年龄、性别、身高、体重、职业等），隐藏患者的个人信息（出生日期、姓名）	符合以上所有内容，隐藏患者出生年与和姓名	未提及身高、体重、职业，隐藏患者出生年月和姓名
描述患者的临床全貌，包括其现病史、既往史、家族史、就医经历、社会和家庭状况、就诊时间、发病时间、地点和环境	详细描述：51 岁白人女性；支气管炎和哮喘史；烟龄 20 年；自觉疲倦、反复咳嗽、呼吸困难、自汗、失眠、胸背部痛，4 个月体重减轻 23kg；1994 年 4 月 X 光提示：结节 15mm；1995 年 4 月～1995 年 11 月，CT 检查提示疾病变化过程；服用中药 4 年，直至 1999 年	80 岁男性，腰痛 1 月余，冠心病和中风（未涉及家族史、社会及家庭状况）
说明诊断的经过、具体诊断、鉴别诊断及变化（要求报告完整中医诊断）	上述信息详细完整描述，西医诊断、病理（附片）；无中医诊断	综合分析脉证，为太阳标本同病之腰痛
详细说明治疗的经过、具体处方、变化及其原因	药物组成：白花蛇舌草 30g，麦冬 15g，蒲公英 30g，三七 6g，山慈菇 15g，西洋参 12g，鱼腥草 30g，浙贝 20g 进行了药物分析，说明中药具有抗肿瘤和提高免疫力的作用；详细描述了煎煮和服药方法	初诊：小青龙汤加减治疗。二诊：根据服药后症状变化，采用苓甘五味姜辛汤加减治疗：说明症状变化及原因，辨证后遣方用药。均给出具体处方。未说明煎煮和服药方法
说明与本个案报告相关的结局指标及具体检查结果	附 X 片、CT 及病理图片	患者诉腰痛、咳喘已除。无具体检查结果
按时间顺序说明在整个治疗过程中患者都出现过哪些病情变化 / 不良事件 / 并发遇到过哪些可能影响诊断和治疗的事件	中药治疗 2 个月后，咳嗽减轻，胸痛消失，眠佳；1995 年 5 月～1995 年 11 月胸部 CT 检查提示：肺部功能好转，最终病灶、肿瘤消失；未报告不良事件	简单描述四诊症状；未报告不良事件
其他可以说明个案报告可信性的证据	X 片、CT 及病理图片	患者自述症状减轻
讨论：选择此病例撰写个案报告的原因	患者拒绝西医治疗，选择中医治疗，5 年以上生存率低于 10% 的 SCC 病例，存活 8 年，重返工作	发现运用小青龙汤方的"方眼"所在
选择此种治疗方法的原因	患者选择中医治疗，所用药物古代及现代药理均提示有抗肿瘤和提高人体免疫力的作用	抓住"寒饮腰痛"辨证要点，效如桴鼓

比较条目	案例 1	案例 2（以腰疼为例）
与古籍或他人发表的相关文章进行比较，说明诊断治疗上的异同	未提及具体古籍；金标准诊断	简述小青龙汤在仲景书中共有六点论述；提出机体阳气的萎弱，痰饮的存在是小青龙汤的"方眼"所在
推测患者的最终病因、病机和疗效出现的原因（自然病程、转归等）	中草药具有抗肿瘤和提高免疫力的功能	运用小青龙汤抓住素体阳虚，寒痰侵袭的辨证之纲，则"病目"尽已
说明本个案报告/系列的局限性	不能确定中草药治愈该 SCC 作用机制	未提及
归纳本个案报告/系列的特点和独到之处	采用中草药治疗，使 SCC 患者重回工作，存活 8 年以上	"方眼""疗效"
阐述如何将本个案报告/病例系列提供的信息用于临床实践	该 SCC 患者，通过中药治疗存活 8 年，说明中药有抗肿瘤和提高免疫力的功效；进一步研究中药治疗肺癌的作用机制	抓辨证之纲领，找"方眼"；灵活加减，效如桴鼓
指出进一步临床科研的可能切入点的意义	虽然不能证明中药治疗 SCC 的作用机制，但是该患者经过治疗病灶消失，重返工作，并存活 8 年，说明中药有抗肿瘤和提高免疫力的功效；进一步研究中药治疗肺癌的作用机制	"素体阳虚、寒痰侵袭"是小青龙汤的辨证之纲；经络辨证优势
提出基于证据的建议并做出合理结论	一位被诊断为右肺鳞状细胞癌（T2N2M0）的患者存活了 8 年。在此期间，其仅接受中药治疗的时间为 4 年。提示其肺癌逆转可能与所使用的中药有关。虽然我们不能在本病例的基础上证明中医对肺癌患者的疗效，但我们认为中医可能是肺癌治疗的一种选择。且对其作用机制的进一步研究是有必要的	提出抓住小青龙汤辨证之纲，灵活加减变化，临床一些疑难杂症可以迎刃而解

　　中医个案报告的规范报道，质量提升，将成为促进中医药个案研究走出国门，被世界医学期刊接受的重要步骤之一。

　　以上案例，依据规范标准进行评价，小青龙汤的病例报告虽有一些条目报告尚显不足，但其所交代的病情细节丰富细腻，对读者阅读和理解病情有很大帮助，值得借鉴。但其下结论的时候，如果能够更加注意病例报告本身的方法学局限，避免过度外推，避免确定性因果推断就会更加理想。相比之下，肺癌的病例报告撰写相对更为规范，证据更为确凿（提供了重要的病理和影像学证据），结论的撰写更为考究，将病例报告的优点体现较为充分、客观，并充分考虑了其方法学局限对结果真实性和推论能力的潜在偏倚，值得借鉴。但该文章对于病例的讨论更偏重于西医学角度，对中医理论的阐述尚可深挖。

　　此外，将个案报告的特点与真实世界研究的特征属性－大数据、日常数据（医疗、移动端、医保）的利用相结合，可以考虑基于名老中医个案的研究证据复合体的形式，即"个案－病例系列－最佳/最差病例分析－名老中医访谈（用于解读数据）－诊疗经

验数据挖掘 – 名老中医访谈（用于解读数据）– 诊疗思路文本挖掘 – 名老中医访谈（用于检验结果）– 名老中医经验传承系统 – 名老中医首肯 – 传承推广"的模式，即基于个案，利用真实世界数据，用混合研究方法收集、整理、挖掘名老中医经验，形成可供参考的证据。

第八章　基于横断面研究的真实世界研究

第一节　横断面研究概述

一、定义

横断面研究（cross-sectional study）：通过对特定时点（或期间）、特定人群中因素与疾病或健康状况关系的调查，描述所研究的疾病或健康状况以及有关因素在目标人群中的分布，比较分析具有不同特征的暴露与非暴露组的患病情况或患病与非患病组的暴露情况，为研究的纵向深入提供线索和病因学假设。即是在特定时间，研究特定范围内的人群疾病、健康状况、影响疾病和健康状况的相关因素分布状况的一种描述流行病学研究。由于所收集的资料是调查当时所得到的现况资料，故又称现况研究或现况调查；又因横断面研究所用的指标主要是患病率，又称患病率调查（prevalence survey or prevalence study）。

横断面研究开始时一般不设立对照组，但是可以事后根据对象分布情况分组分析。横断面研究强调时效性，一般一个横断面研究的调查时间不宜过长，建议控制在 3 个月以内。横断面研究在下结论时需要慎重，往往仅仅能提示相关，而不能下因果关系的结论，但是对于个别特殊因素，比如性别、种族、血型等不会因为患病与否而发生的改变的因素，可以提示因果联系。

二、研究范围

1. 描述疾病或健康状况的三间分布情况　通过对某一地区或人群的调查，获得某种疾病在时间、地区和人群中的分布，是横断面研究最常见的用途。如为了了解中国成人 2 型糖尿病的患病率进行，则可通过分阶段分层抽样，对中国成人进行调查，进而测算中国成人 2 型糖尿病的患病率。如为了了解中国成人人群吸烟现状，即可通过分阶段分层抽样，对中国成人进行调查，进而估计中国成人吸烟率、吸烟方式以及吸烟种类的分布现状。有时候我们开展一项横断面研究可以同时获得多个兴趣指标的率或分布情况。

2. 描述某些因素或特征与疾病的分布，并通过关联分析，确定病因线索　通过对冠心病及其相关因素的调查，分析高血压、高血脂、超重、吸烟及有关职业与冠心病的关系，从而提出该疾病可能的病因因素。通过对中医药相关措施的应用和常见疾病的调查，如郭林气功、八段锦锻炼等和呼吸道相关症状和疾病的调查，去分析这些疾病和特定干预措施如八段锦锻炼的关系，初步判断该措施是否与症状或疾病相关等。

3. 为评价防治措施及效果提供有价值的信息　如在采取措施若干时期后，重复进行横断面研究，根据患病率差别的比较，可以考核前段时期所施行措施的效果。如三伏贴应用后慢性咽喉炎症，哮喘咳嗽，支气管炎症，过敏性鼻炎等的调查，评价三伏贴的应用后的效果，初步判断该措施是否能够起到保护作用等。

4. 高危或疾病人群筛查　如新型冠状病毒肺炎患者或者核酸阳性者的密切接触者或者涉及的区域内人员，全面进行核酸测试，从而尽早检测出核酸阳性人群，进行隔离，防止进一步蔓延。单位例行健康体检等也是高危特征或者疾病筛查的过程。再比如心理筛查，则是通过量表提早检测出一些心理健康有某些方面问题的人群，为将来有针对性的心理干预提供基础信息。中医领域，如舌诊、脉诊等也可为某些疾病的早期诊断提供非常有价值的信息。

5. 卫生经济学研究　如了解某种疾病患者的直接医疗费用、间接医疗费用等，也可通过向患者发放调查表，了解其就诊的费用，进行测算。

6. 量表的研究　量表的开发和评价也可以基于横断面研究获取数据，进而对量表的信度效度等进行评价。如中医证候诊断量表的开发，则可通过患者量表的填写数据，进行因子分析等探索量表的维度。

三、研究类型

根据是否将总体内所有人群纳入调查研究，横断面研究可以分为普查和抽样调查。

（一）普查

为了解某病的患病率或某人群的健康状况，在特定时点或时期、特定范围内的全部人群即研究总体内的每个个体（统计学上称为总体）均进行调查。强调"一定范围内的人群中的每一个成员"，例如某居民点的全体居民。一定时间可以是 1～2 天或 1～2 周，大规模的普查也可在 2～3 个月内完成。普查的时间不能拖得太长，以免人群中的疾病或健康状况发生变动，而影响普查的质量。我国开在肿瘤、心血管疾病、甲状腺肿、乙型肝炎、结核病等领域都进行过大规模的普查工作。对于某些疾病的早期治疗与反复防治起到了重要的效果。普查还可以了解疾病的患病及传染病的疫情分布，了解居民营养状况分布，了解居民生活方式分布现状，以及医学参考值范围的制定等。

普查的特点：

（1）普查的疾病或某种状态最好是患病率比较高的或虽然低但危害严重的疾病或因素，这里有两个原因。一是短时间内调查能得到足够的病例，当然在某些传染病防治上，即便患病率或者检出率不高，但由于其危害严重，也可开展普查工作，如单位全体员工的核酸检测；二是值得投入大量的时间精力去开展工作，否则疾病社会危害不严重，检出率又比较低，可能造成资源的浪费。

（2）普查由于是调查某一人群的所有成员，所以在确定调查对象上比较简单；但是研究对象也需要根据研究目的制定纳入标准，排除标准。纳入人群不同，结果的推论则不同。

（3）普查所获得的数据可以了解某一个总体疾病的三间分布特征，因此对疾病的流行因素能有一定的启示。因为是总体的数据，不存在抽样误差，不想要统计推断，也不需要假设检验，结果只需要进行描述和直接比较。结果的分析相对简单。

（4）普查不适用于病程短或检查方法复杂的疾病调查。由于普查对象多，难免漏诊、误诊；因参加普查的工作人员多，掌握调查技术和检验方法的熟练程度不等，调查员质量不易控制；同时由于工作量大，很难进行深入细致的调查。

（5）所需要的人力物力财力资源相对较大，且需要相关部分和普查对象的配合方可较好地开展工作。

（二）抽样调查

通过一定的抽样方法，抽取特定时间、特定范围内的总体的一个有代表性的样本，进行调查，进而通过样本的信息来推断总体的信息。在实际工作中通常开展的是从总体中随机抽取部分观察单位（统计学上称为样本）进行的抽样调查工作。理论上，抽样调查是根据抽取样本所调查的结果来估计出样本所代表总体的某些特征，因此抽样调查必须遵循随机化原则，才能获得较好代表性样本。但是受可行性的限制，现在越来越多的研究采用的是方便抽样的原则。

抽样调查的特点：

（1）样本是总体的一部分，通过抽样调查可以节省人力、物力、时间。

（2）因其调查范围相对较小，调查工作易做得细致。

（3）如果是调查某种疾病的患病率或者某些健康状态的分布，要保证足够的样本量，以尽量减少抽样误差，得到相对稳定的结果。

（4）抽样调查的设计、实施与资料分析较复杂，如抽样方法等均需要根据实际情况选择。如果有重复和遗漏不易发现，因此要注意研究对象的编码，每个患者提供一个唯一的编码。

（5）不适用于变异过大的研究对象。如果变异性大的，则需要开展亚组分析，且保证每个亚组有足够数量的研究对象。

四、事后分组分析与分析性研究的区别

横断面研究在设计实施阶段，往往根据研究目的确定研究对象，然后查明该研究对象中每个个体在某一特定时点上的暴露（特征）和疾病的状态，最后在资料处理与分析阶段，可根据暴露（特征）的状态或是否患病的状态来分组比较。由于横断面研究也可以事后分组，横断面研究经常与病例对照研究和队列研究混淆。我们用图 8-1 ～图 8-3 来进行说明。具体区分点如下：

（1）在病例对照研究中，暴露和结局是存在时间间隔的，在确定病例组和对照组后，需要在时间上追溯既往暴露情况，即先确定结果，然后再向之前寻找原因；

（2）队列研究中，暴露和结局也是存在时间间隔的，在确定暴露组和非暴露组后，

需要在时间上随访结局出现情况，即先确定暴露，然后再向后追踪结果，最终通过原因和结果确定因果关系；

（3）在横断面研究中，暴露和结局是在同一个时间点进行测量的，不存在时间上的先后顺序，虽然在分析数据时，可以根据研究对象的患病或暴露情况自然产生患病组／非患病组、暴露组／非暴露组，并进行互相比较，但是无法推断结局与暴露之间的因果关联。而有的时候横断面研究的分组，不一定是暴露／非暴露或者患病／非患病，还有可能是某种状态分组，如性别、疾病种类、疾病轻／重、门诊／住院等。

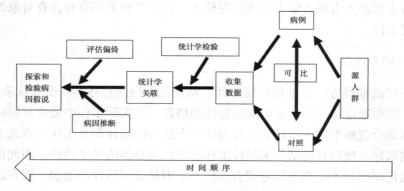

图8-1　病例对照研究设计模式示意

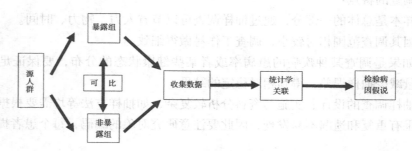

图8-2　队列研究设计模式示意

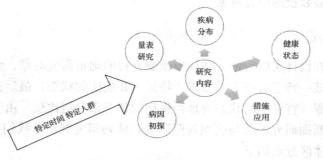

图8-3　横断面研究示意

第二节　横断面研究的设计和实施

虽然观察性研究在设计严谨、实施质量高的前提下可能得到与随机对照试验相近甚至一致的因果推断结果，但如果设计时考虑不全面，偏倚风险将大幅升高，所得结果可能与真实效应差别较大。建议研究者在设计评价横断面研究时，对研究的关键要素与环节进行审慎思考，同时强调根据研究问题事先制订研究方案和统计分析计划，以提高横断面研究结果的真实性、降低潜在偏倚风险。

一、确定研究目的

研究目的的确定与研究设计的各个步骤均有密切的关系，因此需要首先明确。但是研究目的确定要考虑横断面研究设计的研究范围和因果推断能力，即横断面研究能解决什么问题，同时还要考虑选题的科学性、可行性、创新性。横断面研究能够解决的问题包括如下几种：

（1）描述疾病或健康状况的分布，如人群中 2 型糖尿病的患病率或人群吸烟率。

（2）研究影响人群健康和与疾病有关的因素，即在调查患病的同时调查相关的因素，进而分析因素和疾病之间的关系。

（3）用于卫生服务需求的研究，如测量某种疾病管理或者某种健康状态维持需要的资金投入。

（4）用于医疗或预防措施及其效果的评价，如疫苗接种后的效果评价。

（5）用于社区卫生规划的制定与评估，如根据卫生资源的配置调查和患者医务人员的需求和反馈，制定卫生规划。

二、确定研究类型

横断面调查有普查和抽样调查两种基本方式，有时候也将普查和抽样调查相结合来用。需要根据研究目的来选择相应的方法。如果目的是了解某地区或者某人群的健康状况或感染率，最好采用普查的方法。而如果目的是了解某病和某因素的关系，抽样调查就可以解决问题。具体需要考虑研究目的和经费、人力、物力各方面的情况综合选择。

三、确定研究对象

要明确研究对象，首先需要明确研究总体、研究的抽样框和样本几个概念。研究总体：根据研究目的确定的同质观察单位的全体。抽样框：研究对象的来源人群。样本：从总体中随机选择出来的总体的一个有代表性的人群即纳入研究的研究对象。如，我们为了了解医院管理的冠心病 / 心绞痛患者的焦虑抑郁现状，那么总体、抽样框和样本的概念见图 8-4。但是研究对象如果涉及疾病或者某种状态，需要明确疾病的诊断标准、纳入标准和排除标准。

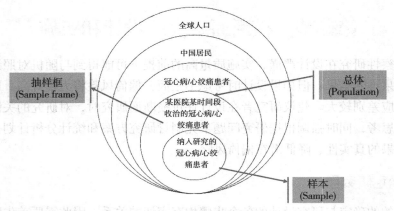

图 8-4　研究总体、抽样框和样本示意

* 总体即根据研究目的确定的中国居民中所有冠心病 / 心绞痛患者的全体。抽样框即我们从这样的一个人群中抽选出符合本研究的研究对象，这个人群就是抽样框。样本即研究最终选择出来的纳入的研究中的研究对象。

四、确定样本量

普查是对符合条件的研究对象进行全面调查，不需要估算样本量，但是需要事先知道总体的大小，以便于后续工作的安排。而抽样调查则需要恰当估计样本量，以有足够的把握度得到预期的结果。横断面研究样本量大小的影响因素有多个方面，首先需要确定主要研究结果指标是二分类还是数值类型变量。这两种的样本含量计算是不同的。

1. 结果变量是二分类变量　影响样本量的因素主要有以下几个方面：

（1）预期现患率（或者某个关心的结局或者事件的率）的大小，该值越小，所需要的样本量越大。

（2）对调查结果精确性的要求即允许误差（d）的大小，该值越小，所需要的样本量越大。

（3）要求的显著性水平即 α 的大小，一般 α=0.05，α 越小，所需要的样本量越大。

$$n = \frac{pq}{s_p^2} = \frac{pq}{\left(\dfrac{d}{z_\alpha}\right)^2} = \frac{z_\alpha^2 pq}{d^2} \qquad （式 8-1）$$

p：预期现患率（事件率）；$q=1-p$；d：容许误差，一般为 $0.1p$；$α$：检验水准。

以上样本量估算公式仅应用于 n*p > 5 的情况。如果 n*p ≤ 5，则要用 Poisson 分布的方法来估算样本量。具体可参考统计学教材 Poisson 分布期望值的可信区间分布表进行计算。

2. 结果变量是数值变量　影响样本量的因素主要有以下几个方面：

（1）某个关心的结局指标的总体标准差的估计值（s）的大小，该值越大，所需要的样本量越大。

（2）对调查结果精确性的要求即允许误差（d）的大小，该值越小，所需要的样本量越大。

（3）要求的显著性水平即 α 的大小，一般 α=0.05，α 越小，所需要的样本量越大。

$$n = \frac{z_\alpha^2 s^2}{d^2}$$ （式 8-2）

s：总体标准差的估计值；d：容许误差；α：检验水准

3. 样本量计算的其他考虑　在按照公式计算出来样本量后，还要考虑其他的因素。比如抽样方法，不同的抽样方法，抽样误差的大小不同，我们计算出来的样本量也需要进行相应的调整。如果是整群抽样，往往将样本量增加为计算出样本量的 1.5 倍，多阶段抽样等抽样方法的样本量计算较为复杂，建议应用 PASS 或其他专用软件进行样本量的计算。如果做多因素分析，我们还要考虑模型纳入的变量数，调整样本量以保证足够的统计学稳定型和一定的统计学检验效率。再就是我们主要关注的研究结果的个数，比如说有两个或以上主要关注的指标，可以按照每个指标估算一个样本量，然后以样本量大的为准。

五、确定抽样方法

抽样即是把样本从总体中抽选出来的过程。抽样的方法即用何种手段把样本从总体中选择出来。抽样方法有非随机抽样和随机抽样两大类。随机抽样的样本则必须遵循随机化的原则，即保证总体中每一个对象都有相等的概率被选作研究对象，以保证样本是总体的一个均衡代表，保证样本的代表性。非随机抽样，即只要不能够保证研究对象能以均等的机会被抽选入样本中，那么这种获取研究对象的方法就是非随机抽样的方法。样本抽取的过程可以遵循图 8-5 步骤进行。

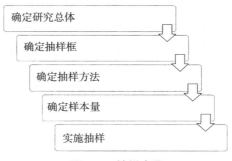

图 8-5　抽样步骤

（一）随机抽样

抽得的样本能够很好地代表总体，而且要有足够的样本量，同时调查的数据可靠，分析正确，那么将来才可以把通过调查所得到的结果外推到总体。能够满足这个条件的最佳抽样方法即是随机抽样。常见的随机抽样的方法有很多种，如单纯随机抽样，系统抽样，分层抽样，整群抽样和多阶段抽样等，其中单纯随机抽样是其他抽样方法的基础。

1. 单纯随机抽样又称简单随机抽样　一般地，设一个总体含有 N 个个体，从中逐个不放回地抽取 n 个个体作为样本（n≤N），如果每次抽取使总体内的每个个体被抽到的机会都相等，就把这种抽样方法叫作简单随机抽样，示意图见 8-6。随机抽样要求严格遵循概率原则，每个抽样单元被抽中的概率相同，并且可以重现。随机抽样常常用于总体个数较少时，它的主要特征是从总体中逐个抽取。如从 30 个总体中随机抽选 10 个作为样本，那么每个个体被抽中的概率均是 1/30。值得注意的是，现在我们在科研过程中特别强调抽奖过程能够再现。那么如果要实现抽样过程能够再现，我们可以在编写抽样程序的时候，设定种子数，比如说采用 SPSS 软件或者 SAS 软件设定种子数。这样只要设定同样的种子数，然后进行同样的一个抽样，抽样结果都会一致。

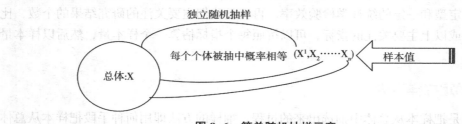

图 8-6　简单随机抽样示意

2. 分层抽样　分层抽样是指在抽样时，将总体分成互不相交的各个部分（层），然后按照一定的比例，从各层独立地抽取一定数量的个体，将各层取出的个体合在一起作为样本的方法。层内变异越小越好，层间变异越大越好。分层以后，在每一层进行简单随机抽样，不同群体所抽取的个体个数，一般有三种方法：

（1）等数分配法，即对每一层都分配同样的个体数；

（2）等比分配法，即让每一层抽得的个体数与该类总体的个体数之比都相同；

（3）最优分配法，即各层抽样比例不同，内部变异小的层抽样比例小，内部变异大的层抽样比例大，此种方法获得的样本均数或样本率的方差最小。而实施最优分配的基本条件是需要事先知道各层的标准差，然后利用各层标准和各层的人数来确定各层需要纳入的对象数，但实际中往往各层的标准差未知，所以应用最优分配法进行抽样的例子国内几乎没有。

分层抽样的优点：

（1）减小抽样误差，分层后增加了层内的同质性，因而可使观察值的变异度减小，各层的抽样误差减小。在样本含量相同的情况下，分层抽样总的标准误一般均小于单纯随机抽样、系统抽样和整群抽样的标准误。

（2）抽样方法灵活，可以根据各层的具体情况对不同的层采用不同的抽样方法。如调查某地居民某病患病率，分为城、乡两层。城镇人口集中，可考虑系统抽样方法；农村人口分散，可采用整群抽样方法。

（3）可对不同层内数据独立进行分析。分层抽样的缺点是若分层变量选择不当，层内变异较大，层间均数相近，分层抽样就失去了意义。

3. 系统抽样　系统抽样亦称为机械抽样、等距抽样，是按照一定顺序，机械地每隔若干个单位抽取一个单位的抽样方法。当总体中的个体数较多时，简单随机抽样比较难以执行。这时，可将总体分成按照某种规则分成均衡的几个部分，然后按照预先定出的规则，从每一部分中抽取一个个体，得到所需要的样本，这种抽样叫作系统抽样。

假设要从容量为 N 的总体中抽取容量为 n 的样本，可以按下列步骤进行系统抽样：

（1）先将总体 N 的每个个体编号。有时可直接利用个体自身所带的号码，如学号、准考证号、门牌号等。

（2）确定分段间隔 K，对编号进行分段，当 N/n（n 是样本容量）是整数时，取 K=N/n。

（3）在第一段用简单随机抽样确定第一个个体编号 L，L < =k。

（4）按照一定的规则抽取样本。通常是将 L 加上间隔 k 得到第 2 个个体编号（L+k），再加 K 得到第 3 个个体编号（L+2K），依次进行下去，直到获取整个样本。

4. 整群抽样　整群抽样又称聚类抽样，是将总体中各单位归并成若干个互不交叉、互不重复的集合，称为群；然后以群为抽样单位抽取样本的一种抽样方式。例如，调查高中学生患近视眼的情况，抽某高中某一个班做调查。应用整群抽样时，要求各群有较好的代表性，即群内各单位的差异要大，群间差异要小。整群抽样的优点是实施方便、节省经费；整群抽样的缺点是往往由于不同群之间的差异较大，由此而引起的抽样误差往往大于简单随机抽样。

整群抽样的实施步骤：

先将总体分为 i 个群，然后从 i 个群中随机抽取若干个群，对这些群内所有个体或单元均进行调查。抽样过程可分为以下几个步骤：

（1）确定分群的标注。

（2）总体（N）分成若干个互不重叠的部分，每个部分为一群。

（3）据样本量，确定应该抽取的群数。

（4）采用简单随机抽样或系统抽样方法，从 i 群中抽取确定的群数。

5. 分层整群抽样　是将分层抽样方法和整群抽样方法相结合来应用，是科研过程中非常常用的一种抽样方法。例如，调查某市高中学生患近视眼的情况，以某市各个区进行分层，在区内各选择 1～2 所高中，然后在高中里整群抽取 1～2 班进行调查。

6. 多阶段抽样　多阶段抽样（multistage sampling）是指将抽样过程分阶段进行，每个阶段使用的抽样方法往往不同，即将以上抽样方法结合使用，其在大型流行病学调查中常用，见图 8-7。其实施过程为先从总体中抽取范围较大的单元称为一级抽样单元（primary sampling unit,PSU）（如省、自治区、直辖市），再从每个抽得的一级单元中抽取范围较小的二级单元（如县、乡、镇、街道），以此类推，最后抽取其中范围更小的单元（如村、居委会）作为调查单位。每个阶段的抽样可以采用单纯随机抽样、系统抽样或其他抽样方法，多阶段抽样可以充分利用各种抽样方法的优势，克服各自的不足，并能节省人力物力。多阶段抽样的缺点是在抽样之前要掌握各级调查单位的人口资料及特点。我国进行的慢性病大规模调查，大多数采用此种多阶段抽样的方法，如杨文英教授发表在《新英格兰杂志》上的中国成人 2 型糖尿病患病率调查。

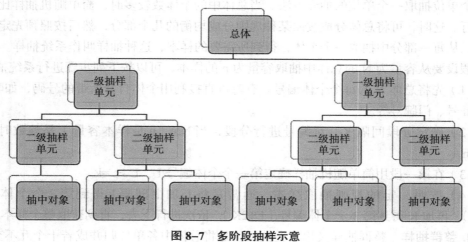

图 8-7　多阶段抽样示意

（二）非随机抽样

也称非概率抽样，常见于定性访谈中，如选择某个领域内的专家或者某个典型的患者，对他们进行的访谈，这种有目的的专门研究对象的方法就是非随机抽样。再比如我们在路边行走，有调查员进行某种产品市场占有率调查，调查员给路边行人问卷让其填写，这种在路边调查员自行选择研究对象的方法即是非随机抽样的方法。

1. 便利抽样　这可以认为是最简单的抽样方法，因为个人的选择是基于他们的可用性和参与意愿。假设我们要了解大学生的体育锻炼情况，研究者刚好有一些大学生的联系方式，便联系这些学生即选择这几个同学作为对象，这就是一种便利抽样的方法。便利抽样容易产生显著的偏见，因为抽样可能不能代表诸如宗教或人口的性别等具体特征。做动物实验时，随手抓几只老鼠出来，当作空白组，这也是便利抽样。便利抽样容易产生显著的偏见，因为抽样可能不能代表诸如宗教或人口的性别等具体特征。

2. 配额抽样也称定额抽样　指调查人员将调查总体样本按一定标志分类或分层，确定各类（层）单位的样本数额，在配额内任意抽选样本的抽样方式。配额抽样是事先对总体中所有单位按其属性、特征分类，这些属性、特征我们称之为"控制特性"。如医院调查中患者的性别、年龄、收入、职业、文化程度等。然后，按各个控制特性，分配样本数额，然后由调查人员在配额内主观判断选定样本。在这种抽样中，研究者根据预先确定的总体特征来选择样本。在配额抽样中，选择的样本可能不是人口特征的最佳代表。

3. 判断抽样 这也称为选择性抽样。在选择要求参加者时，取决于专家判断，不一定具有代表性。

4. 滚雪球抽样 现有的人被要求推荐更多他们认识的人，这样样本的大小就会像滚雪球一样增加，见图 8-8。当抽样框架难以识别时，这种采样方法是有效的。假设随机选择了 2 个人作为样本，然后这 2 个人推荐了 4 个人，4 个人推荐了 19 个人，依此类推。雪球抽样有很大的选择偏见风险，因为被引用的个体将与推荐他们的个体具有共同的特征。

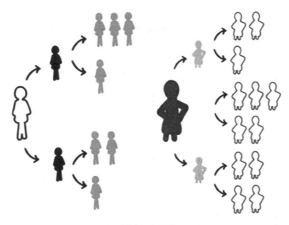

图 8-8 滚雪球抽样示意图

六、资料的收集

在现况研究中，研究设计阶段就需要明确资料收集的工具以及资料收集的方式，一经确定最好不要变更，在整个科研过程中保持先后一致，以避免同一研究收集的资料不同。具体而言，一般有 4 种方法：一是通过测定或检查的方法，如测定 HBsAg 是否阳性，血压是否正常等。二是观察法：在一定时间内由研究者对特定个体的心理、行为表现或活动、疾病症状及不良反应等进行观察，以获取所需信息。适合特殊人群：如精神病患者、植物人、老年性痴呆、危重患者等。三是提取既有报告或资料：化验报告，病历，监测资料，既有电子数据或数据库资料等。四是通过直接用调查表询问研究对象，让其回答或回忆暴露或疾病的情况。这种方法用得较为普遍，如吸烟、饮酒等情况的调查常用此法。资料收集过程中要注意，暴露（特征）的规定（定义）和疾病的标准均要明确和统一。下面重点介绍通过调查法获取信息的工具和方式。

（一）资料收集的工具

可以选择的方式有：

1. 自行设计的调查问卷 注意：自行设计的问卷也最好能够对问卷同一主题或维度下的条目进行文字效度、信度和结构效度，以及天花板地板效应等进行评价。设计过程中还需要考虑统计学的录入、合并以及整理分析方便，且建议进行预调查以不断完善和最终锁定调查差问卷。自行设计问卷是最常用的方法，问卷设计的要点包括以下方面：

（1）问卷名称：要精炼，体现问卷性质、研究目的和应用范围。

（2）卷首语：说明调查人员的身份、调查目的、调查方法、调查范围、对调查者和被调查者的要求、调查结果的保密措施和需要时间。或者是知情同意书：部分研究需要获得伦理委员会批准，则需要设计知情同意书。以上两个可以只保留一个。

（3）问卷填写细则或指导手册：对问题解答方法给予说明。可以整合在问卷中，可以单独成文。

（4）调查问题形式：封闭式：全是选择项。开放式：自行填写。半封闭半开放：部分选择，部分需要自行填写。

（5）调查问题的数量：精炼，需要的一个不能少，不需要的一个不能多。

（6）填写时间：一般面访 30 ～ 90 分钟，电话调查 10 ～ 30 分钟，信访调查 10 ～ 20 分钟。

（7）问题内容：同一类的问题放在一起。问题要明确，不能模棱两可。对问题中的变量加以明确定义，比如吸烟，吸或者不吸，每日吸烟多少支，而避免每天吸烟多吗之类的问题。问卷内容要简单，一个问题只询问一项内容，而不能整合在一起，比如你是否吸烟喝酒？

（8）问题顺序：敏感性问题一般放最后或者夹在其他不敏感问题之间。

（9）问题答案：正向反向均应有。如你赞成开设统计学课程吗？你反对开设循证护理课程吗？选择题的答案应涵盖所有可能，如在知识态度行为中，经常需要设一个不知道或不清楚选项。答案不能重复或部分重叠。比如 0 ～ 1 岁，1 ～ 2 岁，1 岁的该选择哪一个？这时需要定义。

（10）问卷形式：要求问卷字体和格式整齐划一。

（11）预调查：可以通过预调查获得信息，从而反馈修改问卷和填写说明等。

2. 已经被广泛应用量表　如生存质量量表：SF-36，WHO QOL-100 和 WHO-BREF 艾滋病患者生存质量量表（MOS-HIV），消化道相关生存质量量表（Gastrointestinal Quality of Life Index, GIQLI）；再如疾病或症状测评量表：医院焦虑抑郁量表（Hospital Anxiety and Depression Scale，HAD）；其他如中医九种体质量表等。

3. 资料提取表　从数据库中提取既有报告或资料时，可以设计一份资料提取的表格，根据要提取的条目来设计。

（二）资料获取方式

需要确定资料获取的方式即调查方法。

1. 面对面调查　可以让调查对象自填，也可以一对一询问调查对象或对象监护人等，这种方式需要选择恰当的地点和恰当的时间。优点：容易找到被调查对象，多角度询问，调查者根据情况提高应答率、提高可信性，被调查者容易配合，被调查者可能会提供相关的证据如病历等资料。缺点：花费可能较高，产生偏性，比如对象的偏性或者环境如在医院里调查，患者可能配合就比较好，而且提供一些调查者希望得到的信息等。

2. 电话访问　通过电话询问调查对象，询问调查对象监护人等，需要选择恰当的时间。优点：方便快捷，随机抽号，获取研究对象较容易，采用电脑辅助电话调查系统，可以对问卷进行逻辑限制。缺点：部分人有选择性接听电话，导致选择偏倚；不一定能找到要调查的人，不能展示实物或图片。

3. 信访　通过发纸质邮件或快递，把调查表发放到被调查对象手中，以让调查研究对象或研究对象监护人填写，然后把调查表发回。优点：便宜，问卷可以展示部分材料如图片，填写问卷时间被调查者可以自由调节。缺点：时间成本高，应答率低。需要信件或电话跟踪和催促他们及时返回问卷。

4. 网上调查或其他电子途径采集信息　通过调查研究对象或研究对象监护人等获取资料，电子邮件（E-mail），网络会议（Netmeeting），网络电话（Internet Phone），论坛（BBS），网络实时交谈（IRC），网络寻呼机（ICQ），微信，问卷星等网络信息服务。优点：图文并茂，网上提交问卷，信息获得快捷；成本降低；节约纸张资源；免除数据录入；隐私性较强，可信性更高；自动跳转，不易漏掉题目，应答率较高。缺点：选择便宜，忽略文化水平低和上网不方便的人群。

七、资料的整理与分析

通过现况调查所获资料可按下列步骤进行整理分析：

（1）对原始资料逐项进行检查与核对，以提高原始资料的准确性、完整性、应填补缺漏、删去重复，纠正错误等，以免影响调查质量；

（2）建立电子数据库，并设立逻辑校对功能，将纸质数据转成电子数据；

（3）按照医学统计学的分析要求来整理原始资料，如组的划分、整理表的拟订；

（4）疾病或健康状态的归类、核实，疾病或健康状态需要有客观统一的标准，每个对象按照标准来界定；

（5）确定或者锁定符合条件的数据，进行进一步的统计描述和分析；

（6）数据排序、基本描述，观察总结数据分布特征，注意分类资料和数值资料的不同处理方式；

（7）根据研究目的进行分组分析以及多因素分析等，采用分类、分析、综合比较与各种归纳推理方法来研究分析疾病的规律性。

（8）注意统计表和统计图的整理和合理利用。

（9）结果的解释并提交报告，结果发表和汇报。

横断面资料分析和下结论时的注意要点：①基于横断面研究的关联分析是探索。我们所发现的与结局事件仅仅是关联，一般情况下不能直接下存在关联的因素是"影响因素""危险因素""潜在病因"甚至是"病因"的结论。我们在讨论部分，可以适当地合理推测，但结论建议只能用"关联"来报告。横断面研究观察的是个体在同一时间点，各种指标的现状，没有时间前后，因此不能说"因果"，只能说"相关"。举个例子：假设做横断面调查的时候发现，很多吃降压药的人，比不吃药的人血压还高。这个时候能够得出吃降压药会升高血压吗？当然不能，真实原因是血压高了才会去吃降压药。没有先后，就没有因果。②不建议采用先进行单因素分析筛选变量，然后把单因素有统计学意义的结果放入多因素回归模型的分析思路。因为我们无法确定我们的因素都是原因变量，以下2类因素可以例外。一是已有文献报道的病因（结局的危险因素），同时这些病因指标应该是稳定的，即不会随结局的发生与否而改变。二是从时间上，某一个因素必然是发生在结局之前的，且在相当长时间内一直稳定不变，比如患者的基因、家族史、居住地。同时，在第二种情况，我们还需要在分析时排除选择偏倚。如家里有人得过类似疾病（发生过类似结局）的患者可能更容易来就诊，也会带来这一指标和结局直接存在关联，这一关联有可能是因为更容易就诊而导致的偏倚。因此当我们纳入这一条里的指标时，要仔细考虑和衡量潜在的偏倚风险。如果不存在上述问题，那么我们可以考虑将它纳入模型。

八、常见偏倚及其控制

调查或研究结果与真实情况不符，即样本的统计量不能代表总体参数，则称之为研究结果和真实结果之间产生了偏倚。抽样调查结果出现偏倚，其最有可能发生在抽样过程中。偏倚产生的常见原因如下：

（一）选择偏倚

会导致研究样本缺乏代表性而使研究结果不能外推。

（1）主观选择研究对象，即选择研究对象具有随意性；将随机抽样当作随意抽样。

（2）任意变换抽样方法，如根据出院号来随机选择（抽样）时，就不能改用入院号等其他方法来抽样。

（3）调查对象不合作或因种种原因不能或不愿意参加调查从而降低了应答率，此种现象称为无应答偏倚。若应答率低于10%就较难以调查结果来估计整个研究对象的状况。

（4）在横断面调查研究中，所调查到的对象均为幸存者，无法调查死亡的人，因此不能全面反映实际情况，有一定的局限性和片面性，此种现象又称为幸存者偏倚。

（二）信息偏倚

资料收集过程中所产生的导致研究对象结果与真实结果之间产生差异的原因都可以归为信息偏倚。

1. 回忆偏倚 询问调查对象有关问题时，由于种种原因回答不准确从而引起偏倚（报告偏倚）或调查对象对过去的暴露史或疾病史等回忆不清，特别是健康的调查对象由于没有疾病的经历，而容易将过去的暴露等情况遗忘，而导致回忆偏倚。

2. 调查偏倚 调查员有意识地深入调查某些人的某些特征，而不重视或马虎对待其他一些人的这些特征而导致的偏倚，则称为调查偏倚。

3. 测量偏倚 在资料收集、病患等情况的测量中由于测量工具、检验方法不正确、化验技术操作不规范等导致的系统误差则会介入测量偏倚。此外，在数据分析中，则要注意有无混杂因素的存在及其影响程度。

（三）质量控制

现况研究或其他类型的研究中均需要调查资料的质量控制，其目的是尽量减少偏倚的产生，能正确地、真实地描述事物、事件的真实情况。有效的质量控制的前提是研究设计时要反复论证，尽量严密，并应考虑到调查中或调查结束时对资料进行质量评价的方法和指标。如调查结束时，随机抽取一定数量的调查表进行重复调查，比较两次调查资料的一致性，或在调查过程中，对调查表中若干问题进行电话回访复查，均是非常有效的评价调查资料质量好坏的方法。在现况研究中，针对各种偏倚可能的来源，做好预防与控制，也是一个调查成功与否的重要环节。具体而言，现况研究中应着重强调以下几个方面：

1. 抽样过程中 严格遵照抽样方法的要求，确保抽样过程的随机化原则的完全实施；提高研究对象的依从性和受检率；

2. 调查准备过程中 正确选择测量工具和检测方法，包括调查表的编制等；组织好研究工作，调查员一定要经过培训，统一标准和认识；

3. 资料收集过程中 资料收集过程中的质量控制非常重要，基本的要求有如下几点：

（1）收集资料的方法工具等一经确定，不可更改。

（2）做好资料的复查、复核等工作。收集资料过程中安排监督员阅读数据表和到现场进行考察以保证数据的完整性和数据的质量。及时修正资料收集过程中的编码、编译以及资料填写错误。

（3）如果资料是在现场录入的，修改时保留修改记录。如果不是在现场录入的，则检查每个变量，以排除错误值、极端值和不合逻辑的分布资料，并做出合理性的修改（如儿童死亡时间早于出生时间等，则是不合逻辑的）。

注意：发现错误时，尽量找原始资料核对，不能随便猜想，保证一致性，尽快改正错误，记录校正记录。

4. 选择正确的统计分析方法，注意辨析混杂因素及其影响。

九、研究的优缺点及局限性

（一）优点

现况研究中常用的是抽样调查。抽样调查的样本一般来自人群，即从一个目标群体中，随机地选择一个代表性样本来进行暴露与患病状况的描述研究，故其研究结果有较强的推广意义，以样本估计总体的可信度较高。其次，现况研究是在收集资料完成之后，将样本按是否患病或是否暴露来分组比较，即有来自同一群体的自然形成的同期对照组，使结果具有可比性。最后，现况研究往往采用问卷调查或采样检测等手段收集研究资料，故一次调查可同时观察多种因素，其在疾病病因探索过程中，为不可或缺的基础工作之一。

（二）缺点

现况研究与分析性研究的一个明显区别是其对特定时点和特定范围的规定，因此调查时疾病与暴露因素一般同时存在，难以确定先因后果的时相关系。再则，现况研究调查得到的是某一时点的是否患病的情况，故不能获得发病率资料，除非在一个稳定的群体中，连续进行同样的现况调查。另外，如果在一次现况研究进行过程中，研究对象中一些人若正处在所研究疾病的潜伏期或者临床前期，则极有可能会被误定为正常人，使研究结果发生偏倚，低估该研究群体的患病水平。

十、横断面研究在中医研究领域的应用

（一）中医证候分布类研究

通过几千年的发展，辨证论治成为中医最具特色的诊断和治疗方法。辨证论治就是突出了个性化的中医思路。强调以人为本。辨证论治以阴阳为总纲，分八纲辨证、脏腑辨证、六经辨证、卫气营血辨证等。中医证候是指疾病发生和演变过程中某阶段以及患者个体当时所处特定内、外环境本质的反映，它以相应的症、舌、脉、形、色、神表现出来，能够不同程度地揭示病因、病位、病性、邪正盛衰、病势等病机内容。了解中医的证候分布以促进辨证，进而指导临床实践工作是中医药研究的一个重要方向。要了解某一类患者有哪些症候，某个疾病主要的辨证分型有哪几类以及各个类型的分布多寡，则可以采用横断面研究去进行初步的调查。如基于真实世界挖掘王平辨治失眠经验，该文通过横断面研究，报告失眠纳入患者常见伴发症状排名前 10 位的分别是头晕、烦躁易怒、头痛、健忘、纳差、神疲乏力、胸闷、腰膝酸软、口干、面色少华，其中头晕、烦躁易怒、头痛出现频率在 80% 以上，健忘、纳差、神疲乏力出现频率在 50% 以上。失眠纳入患者辨证分型多见阴虚火旺证、气血亏虚证、心脾两虚证、痰瘀蕴结证、肝气郁滞证和心肝火旺证，且其比例均在 50% 以上。

（二）中医体质量表及体质分布研究

中医体质是中医基础理论的重要组成部分，是一门新兴学科。北京中医药大学的研究人员对中医体质学从基础理论、实验研究、临床运用等方面进行了全面、系统的研究，并开发了中医九种体质量表。研究团队通过一系列的横断面调查研究方法研发了中医体质量表，并且确定了 9 种主要的中医体质，并对不同人群的体质分布进行了调查研究，进行归纳整理，确定不同人群中九种体质的大概分布规律。

（三）中医用药规律研究

如张仲景《伤寒杂病论》中关于疾病中药的用药规律可能对临床的实践指导具有重

要价值。在临床中，实际患者的方药具体用药情况如何？是否与中医基础理论相符合，不同流派组方和用药量有何不同，则可通过横断面调查的方法进行归纳总结，与中医基础理论相佐证。也可根据患者的用药信息，进行疾病的用药规律挖掘分析，进而与中医基础理论指导的治则治法相比对，进而促进中医基础理论的现代化发展。

（四）中医在亚健康诊断治疗方面的调查研究

很多学者提出过亚健康的评价方法或诊断标准，但因为亚健康并非一个器质性疾病，因此更多地需要从症状、功能和适应力等偏重于中医诊断要素的方面加以判定。2007 年，中华中医药学会发布了《亚健康中医临床指南》，从中医的角度对亚健康的概念、常见临床表现、诊断标准等进行了明确描述，产生了较为广泛的影响。中华中医药学会发布的《亚健康中医临床指南》指出：亚健康是指人体处于健康和疾病之间的一种状态。处于亚健康状态者，不能达到健康的标准，表现为一定时间内的活力降低、功能和适应能力减退的症状，但不符合现代医学有关疾病的临床或亚临床诊断标准。国内对亚健康的研究多限于横断面调查，使用的工具多为自评量表或调查问卷。调查涉及社区居民、医务人员等不同人群。由于亚健康定义不统一、应用的调查问卷或量表不统一，亚健康检出率差别也较大，在 20% ～ 80%。亚健康的检出率在不同性别、年龄、职业上有一定差异。也通过横断面研究提示导致亚健康的主要原因可能有：饮食不合理、缺乏运动、作息不规律、睡眠不足、精神紧张、心理压力大、长期不良情绪等。

第三节　真实世界研究环境下设计横断面研究的要点

横断面研究是真实世界研究中常用且适合应用的方法。下面着重介绍真实世界环境下开展的横断面研究的设计要点和特殊考虑。

一、确定研究目的

真实世界环境下的横断面的研究目的和通常所开展的横断面研究的目的的设定方式有所不同。真实世界环境下的横断面研究，需要考虑真实世界环境具备什么样的数据，能够回答什么样的问题，进而，根据真实世界数据的现状去确定横断面研究的目的。换句话说，真实世界的研究更倾向于当前的数据和环境驱动。但是真实世界的横断面研究也是需要先确定研究目的，因为只有确定了研究目的，下一步才好依据于真实世界研究去设计研究方案，去设计相应的调查表去提取相应的数据，进而进行分析处理，得到研究结果。

真实世界横断面研究目的确定同样需要考虑横断面研究设计的研究范围和因果推断能力，即横断面研究能解决什么问题，同时还要考虑选题的科学性、可行性、创新性。横断面研究能够解决的问题包括如下几种：

（1）描述某医疗机构疾病谱或用药规律等，如某医院就诊的上消化道不良人群的幽门螺杆菌感染率、清除率、耐药率等。

（2）分析影响疾病预后和就医行为有关的因素，如以医院就诊记录的患者基本特征信息以及就诊结局信息进行分析。

（3）用于卫生服务需求和政策制定的研究，如测量某种疾病管理或者某种卫生政策维持需要的资金投入。

（4）用于医疗或预防措施及其效果的评价，如医院某种干预措施实施后的效果与实施前的效果比较，进而评价干预措施的效果。

（5）用于社区卫生规划的制定与评估，如根据卫生资源的配置调查和患者医务人员的需求和反馈，制订卫生规划。

（6）用于疾病预测和转诊行为的分析，如基于医保或疾病注册登记系统相关信息的分析评估进行预测和患者就诊行为分析。

二、确定研究类型

横断面调查有普查和抽样调查两种基本方式，有时候也将普查和抽样调查相结合来用。但真实世界研究基于现有的数据，在数据采集上具有优势和便捷，在可能的情况下建议样本量越大越好，能够收集到的即纳入进行分析。但是横断面研究需要根据研究目的来选择相应的方法。以医院卫生信息系统（hospital information system, HIS）里的患者记录作为研究对象来源，如果选择一部分医疗机构的数据而不是所有的机构信息进行分析，如此则是抽样研究。抽样调查就可以解决的问题建议尽量选择抽样调查的方法，毕竟能够节省相当部分的人力、物力和财力的投入。当然具体选择普查还是抽样调查还需要考虑研究目的和经费、人力、物力各方面的情况综合选择。

三、确定研究对象

真实世界研究的研究对象可以从既有的信息系统或数据库中选择，因此要根据研究目的明确研究对象的诊断标准、纳入标准和排除标准。然后设定相应的筛选参数，从信息系统或者数据库中选出符合条件的研究对象。

四、确定样本量

普查则把相应信息系统或者注册数据库的所有记录导出进行分析，因此无需样本量的计算。而抽样调查则需要根据研究目的采用相应的方法恰当估计样本量。真实世界研究样本量有时候我们可不按照传统样本量的估算方法，一般情况下样本量都是远远高于传统横断面研究样本量估算出来的数值。但依然建议首先确定研究目的，然后基于研究假设和统计学参数应用公式进行样本量的估算，以保证每个研究假设的足够样本量。在此基础上，还需要考虑信息或者注册系统数据的异质性，所以真实世界研究的样本量即便按照传统横断面研究进行估计，也需要在估计的基础上扩大，因为系统数据研究对象的个体差异大，异质性较大，随机误差可能较大。同时还要考虑其他的因素。比如抽样方法，不同的抽样方法，抽样误差的大小不同，如果是整群抽样则比完全随机样本量要相对大一些，同时还要考虑关注的研究结果的个数，考虑多因素分析进行相应的样本量的扩充。

五、确定抽样方法

真实世界研究若是基于现有数据进行抽样，可以选择的抽样方法较多，甚至完全随机抽样都很容易执行。因此可以优先选择抽样误差小的方法进行抽取样本。但是抽样过程要清晰准确记录，如从哪些数据系统或注册库提取的，总编码多少，抽取编码多少个，如何抽取的。并且抽样序号的产生以及抽取过程都要留记录。也即如果不同的研究者从同样的数据库，应用相同的种子数，采用同样的规则抽取结果应该一致。

六、资料的收集

真实世界研究可以基于现有系统或注册库提取资料进行分析。因此资料收集的内容需要在研究开始时明确，现有的系统或数据库中有研究需要的变量且变量信息填写尽量完整。资料收集的方式则要考虑现有系统和注册库中的信息能否直接导出，如果能直接导出最好，如果不能直接导出，则需要设计资料提取表，进行资料提取，然后进一步分析。该方法的优点是无论信息内容多少，则无须考虑研究对象的依从性，因为信息已经存在，但是也要遵循需要的不能少，不需要的不要多的原则，否则则会增加资料提取和统计分析人员的工作负担。虽然不需要对患者进行调查，但每个条目依然需要细则说明，确保提取出的资料按细则说明进行统一整理和编码。如出生日期等系统的填写是否统一，有无逻辑错误等。问题的顺序以及答案则注意对应正确即可。

七、资料的整理与分析

通过系统或注册库提取出的资料可按下列步骤进行整理分析：

（1）首先核对各个库抽取对象的数量和编码是否正确。

（2）对抽取出的原始资料逐项进行检查与核对，以提高抽取资料的准确性、完整性。

（3）如果是资料提取表先提取纸质版本的，则需要建立电子数据库，并设立逻辑校对功能，将纸质数据转成电子数据；如果是直接导出电子版本的则注意转入统计分析数据库。

（4）按照研究目的来整理原始资料，如组的划分、整理表的拟订。

（5）疾病或健康状态的归类、核实，疾病或健康状态需要有客观统一的标准，每个对象按照标准来界定。

（6）锁定符合条件的数据，进行进一步的统计描述和分析。

（7）数据排序、基本描述，观察总结数据分布特征，注意分类资料和数值资料的不同处理方式。

（8）根据研究目的进行分组分析以及多因素分析等，采用分类、分析、综合比较与各种归纳推理方法来研究分析疾病的规律性。

（9）注意统计表和统计图的整理和合理利用。

（10）结果的解释并提交报告，结果发表和汇报。

（11）横断面资料分析和下结论时要慎重，考虑研究本身在病因推断中的局限性，慎用危险因素、保护因素等，建议用某因素与某疾病相关等界定结果。多因素分析要注意结论的科学和合理性。而不是单纯从数学模型上看有无统计学意义的结果。

八、常见偏倚及其控制

研究结果和真实结果之间的差异即研究的偏倚。真实世界研究的偏倚来源更多，且不好控制。最常见的是选择偏倚、信息偏倚和混杂偏倚。

（一）选择偏倚

本来真实世界研究大部分对象来源于信息系统或注册库，这个系统和注册库人群相对于社区人群即有偏倚。所以选择性偏倚不可避免。同时更要杜绝以下情况，尽大程度降低选择偏倚。

（1）尽量避免非随机抽选研究对象，即选择研究对象具有随意性；将随机抽样当作随意抽样。

（2）变换抽样方法，如根据系统里的编码来随机选择（抽样）时，就不能改用入院号等其他方法来抽样。

（3）数据库中部分信息缺失的对象，不应直接剔除，在评估后决定是否留在数据库中分析，同时要分析排除的对象和纳入的对象的特征一致性，主要信息完整和不完整的对象的特征一致性，来评判最终分析的研究对象的代表性。

（4）在真实世界横断面调查研究中，所调查到的对象均为进入系统的对象，无法调查未进入系统的人，因此不能全面反映实际情况，有一定的局限性和片面性。

（二）信息偏倚

各种原因导致的研究对象结果与真实结果之间产生的差异即为信息偏倚。

（1）回忆偏倚：信息系统或注册库里的信息部分也来自对象既往的回忆信息，由于种种原因回答不准确从而引起偏倚（报告偏倚）或调查对象对过去的暴露史或疾病史等回忆不清等都会导致回忆偏倚。

（2）调查偏倚：信息系统或注册库的调查员有意识地深入调查某些人的某些特征，而不重视或马虎对待其他一些人的这些特征而导致的偏倚，则称为调查偏倚。

（3）测量偏倚：信息系统或注册库在资料收集、病患等情况的测量中由于测量工具、检验方法不正确，化验技术操作不规范等导致的系统误差则会介入测量偏倚。

（三）混杂偏倚

指暴露因素与疾病发生的相关（关联）程度受到其他因素的歪曲或干扰。鉴于真实世界研究数据变量的异质性较高，而且可能很多未知的因素均采集在数据库中，很可能存在一些潜在的未知的因素会歪曲某个因素和疾病之间的真实关联。因此混杂普遍存在于真实世界的研究。处理混杂的方法有经典的多因素分析如回归分析方法，倾向评分的方法和工具变量的方法等。比如血脂的变化和心血管结局之间到底有没有关联，那么这样的一个关联在排除混杂之后是多少？即可用上述方法进行控制混杂因素后得到结果。控制混杂偏倚的方法学也非常重要，而且要正确恰当地运用混杂偏倚的控制方法，有可靠的分析的过程，才可以科学控制混杂。

第四节　中医领域基于 HIS 系统的研究案例

题目：基于真实世界刺五加注射液治疗 6364 例高血压患者临床应用特征。

研究对象：使用哈尔滨珍宝制药有限公司刺五加注射液的 6364 例高血压患者。

数据来源：20 家医院的医院信息系统（HIS）数据库。

研究内容：使用刺五加注射液的患者人口学分布特征，包括年龄、性别、入院病情及入院方式，患者的疾病诊断特征、联合用药特征等。

数据编码：西药药品名称按照 ATC 编码为准进行录入，中药采用《基本医疗保险、工伤保险和生育保险药品目录》名称编码进行标准化处理，对数据库中药品名称统一转化为通用名称并合并相同项。参照国际疾病分类标准编码 ICD10 和第 8 版《内科学》对西医诊断名称标准化，参照新世纪第 2 版《中医内科学》《中医诊断学》对中医诊断信息、辨证分型进行规范化，药物名称参考药品说明书进行标准化。剔除患者一般信息中的重复数据、信息表中错误数据等。

统计方法：使用计数资料的统计描述方法频数和百分比，以及采用关联规则的方法分析，算法为 Apriori，最小支持度为 10%，由于分析的人群全部为刺五加注射液使用者，故置信度为 100%。

主要结果：通过数据分析的结果看出，从年龄来说，刺五加注射液的使用人群主要集中在 45～75 岁，尤其是 65～75 岁，属于老年性高血压的年龄范围。研究中患者 65 岁以上占 63.25%。从性别比例来说，总体男女比例为 0.832：1，女性多于男性，但不同的年龄阶段男女比例不同。前 15 位经中医诊断，肝肾亏虚证记录次数最多，为 875 次，占 15.86%，其次为气虚血瘀证为 533 次，占 9.68%；前 15 位含有瘀血诊断的中医证候名称有 6 个，共 1380 次，占 25.06%，气血阴阳虚证的有 8 个，共 2171 次，占 39.41%；痰证有 4 个，共 640 次，占 11.82%%。

研究结论：刺五加注射液在真实世界中以老年人为主；除肝肾阴虚外，血瘀证存在比例较大，要注重活血化瘀疗法的应用，根据疾病的并发症配合使用治疗心脑血管的药物、抗癫痫药物，同时使用扶正剂、泻下剂、系统性使用抗菌药等辅助治疗。

第九章　基于真实世界数据开展的卫生经济学评价

　　卫生经济学是 20 世纪 60 年代快速兴起的一门经济学学科，她的兴起主要是为了应对各国医疗卫生费用的飞速增长、人们对有限医疗卫生资源的需求的增长等问题。自 1963 年美国经济学家肯尼斯·阿罗（Kenneth Arrow）将医疗卫生资源与一般商品进行区分到现在，卫生经济学已经发展出了包括医保研究、卫生保健系统研究、卫生技术评估、药物经济学、医院（经济）管理等分支学科在内的成熟而复杂的学科体系。卫生经济学的研究范畴包括：什么是健康以及健康的价值及其影响因素；医疗保健的供给和人们对医疗保健服务的需求，以及医疗保健的市场均衡；微观水平（干预措施水平）的经济性评价，也就是卫生经济学评价或药物经济学评价；卫生保健系统的整体评估；以及医疗保健系统的规划、预算和监督机制。

　　在我国自 2009 年开始的最新一轮医疗改革工作中，卫生经济学在宏观和微观领域都发挥着极其重要的作用。例如付费方式的改革、基本医疗保险制度的改革、开放社会办医等，这些方面都有卫生经济学的身影。此外，为了在科学合理地对医保基金进行管理和运作的同时又能满足人民群众的用药需求，医保基金的管理部门自 2017 年起开始了每年一次的医保目录调整工作，充分采用微观的卫生经济学评价证据，与制药企业进行价格谈判，2017 ～ 2020 年，谈判成功的产品的平均降价幅度均维持在了 50% ～ 60%，从而使民众能够真正地用得起药。

　　随着近年来将非安慰剂对照的随机对照试验类的研究（干预性和观察性研究）都归为了"真实世界研究"的概念范畴，各国卫生技术评估机构和药品评审、报销机构等也在讨论应如何将真实世界证据应用于卫生经济学评价进而指导决策制定。此外，由于中医药的卫生经济学评价往往基于中医辨证论治的思想，因此有着区别于西医西药领域卫生经济学评价方法的特点和难点，而真实世界研究的方法则是可以尝试突破这些中医药卫生经济学评价难点的方向之一。因此，本章将着眼于微观评价方法，介绍卫生经济学评价的基本概念，总结中医药卫生经济学评价的特点与难点，并将结合两个案例，对如何使用真实世界数据开展卫生经济学评价研究展开讨论。

第一节　卫生经济学评价基本概念及方案设计

一、卫生经济学评价的基本概念

微观的卫生经济学评价，或者说药物经济学评价，可以被定义为对可选择的卫生干预措施的成本和结果之间进行的比较。也就是说，主要是研究某一干预措施与其竞品（对照品）之间的"投入 – 产出比"。其中，"投入"，是指使用某一干预措施治疗、预防或管理某类健康问题所需投入的资源，通常以金钱货币衡量，也就是"成本"。"产出"，指的是使用该干预措施可以给目标人群所带来的健康产出，也就是"结果"。完整的卫生经济学评价，或者说药物经济学评价，需要同时考察不同干预措施的成本和产出两个方面，缺一不可；仅对成本或费用进行比较或描述的研究不能算作是完整的经济学评价。

二、卫生经济学评价的研究设计

卫生经济学评价通常有模型法和采取个体水平数据两种研究设计方式。模型法主要是使用模型最大限度地模拟疾病的自然转归。采取个体水平数据的卫生经济学评价，既可以使用前瞻性研究设计，包括随机对照临床试验和非随机性的研究；也可以使用回顾性的研究设计。本章第三节中将对涉及真实世界研究方法的部分进行详细介绍。

三、卫生经济学评价的基本类型及常见的健康产出指标

根据衡量健康产出所用的指标不同，卫生经济学评价主要可以分为以下四种类型：成本 – 效果分析（Cost–effectiveness analysis, CEA），成本效用分析（Cost–utility analysis, CUA），成本效益分析（Cost–benefit analysis, CBA），以及最小成本分析（Cost minimization analysis, CMA），见表 9–1。此外还有国内较少使用的风险 – 效益分析（Risk–Benefit Analysis）和成本 – 后果分析（Cost–consequence Analysis）等。

成本 – 效果分析中所使用的产出指标是对某类疾病或干预措施有临床意义的临床产出指标，如治愈率、有效率、不良反应发生率、无进展生存期（肿瘤）、症状缓解天数等。

成本 – 效用分析方法中所使用的产出指标为质量调整生命年（Quality–adjusted life years, QALYs）。QALY 是一个综合了生命质量（使用健康效用值测量）和生存时间（以年为单位）的标准化的复合产出指标，它可以实现跨疾病领域、跨人群的不同治疗方案之间的比较分析。其中，效用值通常是介于 0 ~ 1 的数值，0 代表死亡，1 代表完全健康；有的测量工具可以测量出小于 0 的健康效用值，表示比死亡差的健康状态。QALY 的计算是健康效用值与对应的生存时间相乘。例如，如果一个癌症患者接受治疗后，以 0.6 的效用值的健康状态生活了半年后，随着疾病恶化，又以 0.3 的效用值的健康状态生活了 3 个月后死亡，则该患者接受治疗后获得了 0.6×（6/12）+0.3×（3/12）

=0.375QALY。效用值的测量应采用基于人群偏好测量量表，如欧洲五维生命质量量表（EuroQol five dimension questionnaire,EQ-5D），六维度健康调查简表（Short-Form 6 dimensions, SF-6D），健康效用指标量表（health utility index,HUI）等；或直接使用偏好测量试验，如时间权衡法、标准博弈法等。一般的生命质量量表，包括绝大多数中医药领域的生命质量量表、症候量表等，并非为效用测量量表，因此不能用于 QALY 的计算。截至 2020 年，有基于我国人群偏好的效用积分体系的测量工具仅有 EQ-5D（3L 和 5L 两个版本）和 SF-6D。

成本 - 效益分析方法中的干预措施给目标人群带来的健康产出会被转化为货币形式。以货币为单位的健康收益测量方法存在方法学和伦理等方面的诸多争议，因此，成本 - 效益分析在实践中使用较少。

当已经有证据可以证明某一干预措施与其竞品在健康产出（所有可测量的，有临床意义的产出指标）方面无显著性差异，可以简化为直接比较不同干预措施成本的大小，成本越小，则越具有经济性。这种方法也就是最小成本分析。

以上四种分析方法中，目前被各国药物经济学指南所广泛推荐的方法是成本 - 效用和成本 - 效果分析。我国最新颁布的《中国药物经济学指南（2020 版）》（以下简称《指南》）中，也明确指出"在条件许可时，建议优先考虑采用 CUA"。

表 9-1　卫生经济学评价的基本评价类型

评价类型	成本	产出
成本效用分析	货币	健康偏好，即质量调整生命年
成本效果分析	货币	一般临床指标 （如症状缓解天数、有效率等）
成本效益分析	货币	货币
最小成本分析	货币	各临床指标无差异，直接比较成本

四、卫生经济学评价的研究角度，以及成本的确认与测量

根据所服务的决策主体不同，卫生经济学评价的研究角度也有所不同。从大到小，卫生经济学评价的主要研究角度可大致分为：全社会角度、卫生系统角度、医保支付方角度、医院角度以及患者角度等，各研究角度之间的关系见图 9-1。

卫生经济学评价中，成本的概念范畴不仅包含我们通常所说的干预措施（如某种药品、某个检查项目）的价格，还包含了与研究所关注的健康问题和干预措施所相关的所有成本内容，包括直接成本、间接成本，以及隐性成本。其中，直接成本又包含直接医疗成本和直接非医疗成本。

直接医疗成本主要是指与健康问题和干预措施相关的实际发生的医疗成本，包括对不良反应的处理所花费的成本。直接非医疗成本主要是指患者因目标健康问题接受某干预措施所实际花费的非医疗类的成本，如去医院所产生的交通费用等。间接成本主要指由于疾病、伤残或死亡而造成的患者及其家属的生产力的损失，如无法工作、休学、早

亡等，因此间接成本也称为劳动力成本。隐性成本主要指由疾病本身或是接受预防措施、诊断等医疗干预而引起的疼痛、紧张忧虑等心理上和/或生理上的不适，例如接受辅助生殖技术的女性所要承受的生理痛苦和心理压力。一般隐性成本难以测量，更难以转化为货币成本，因此，一般实践中不会对隐性成本进行单独测量。

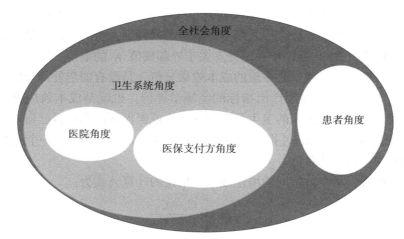

图 9-1　卫生经济学评价的常见研究角度

研究的角度决定了卫生经济学评价中成本的测量范围。如果研究角度是医保支付方角度，则研究中成本的测量仅需要考虑干预措施对医保基金的影响，也就是医保基金所承担的那部分成本，而不用考虑患者自付的部分；而站在患者角度的研究，则需要考虑与患者相关的成本；全社会角度，则需要将所有成本都纳入考虑。

在根据研究角度确定好要测量的成本项目后，还需要识别每项医疗资源（如挂号费、药费、诊疗费等）或非医疗资源（如交通费、食宿费等），以及间接成本（如误工情况等）的单价和所消耗的数量，进而计算每个干预措施的总成本。在实际操作中，成本的识别和测量如果做得过于笼统，会导致经济学评价的结果误差加大，可信度偏低；但是，由于成本数据的获得，尤其是需要患者或患者家属进行配合回忆的成本项目获得难度较大，因此实际实践中，也需要根据实际情况，酌情合并成本项。

由于大多数人具有时间偏好，也就是说人们会认为发生在当前的成本或健康收益的价值会高于发生在未来的成本或健康收益。因此，当经济学评价所涉及的时间范围（也就是研究时限）大于 1 年时，还需对发生在未来的成本和健康产出进行贴现，将其折算成统一时间的价值当量（往往为研究的当前年/基线年），《指南》中所推荐的贴现率为 5%。

五、卫生经济学评价的增量分析决策思想及结果解读

增量分析是 CEA 和 CUA 类型的经济学评价的基本分析和决策原则，该原则源于经济学中的边际理论。进行增量分析时，需要对成本与产出在目标干预措施和其对照方案之间进行两两比较。当某干预措施比对照方案的成本更低而产出更高，则其为绝对优

势方案；当该干预措施比对照的成本更高而产出更低，则其为绝对劣势方案。这两种情况往往在实际评价工作中很少会出现。更常见的是，某一干预措施比对照的成本更高同时产出也更高。这种情况下，需要计算两种方案的增量成本效果比（Incremental Cost-Effectiveness Ratio, ICER），即两方案成本之差与效果之差的比值。对于某干预措施比其竞品是否经济的判定，需要依靠外部阈值，通常用 λ 表示，如果 ICER 比外部阈值小，则认为目标干预措施更加经济，反之则不经济。需要特别说明的是，增量成本效用比往往也被直接统称为 ICER，而不单独区分。关于外部阈值 λ 的取值，以临床产出指标为主要指标的经济学评价，也就是一般的成本效果分析，是没有固定外部阈值的，因此结果较难解释；以 QALY 为主要产出指标的经济学评价，也就是成本效用分析中的外部阈值是比较固定的，每个国家的卫生及时评估机构或医保部门都有自己所规定的多获得一个 QALY 值多少钱的阈值，《指南》中推荐成本效用分析中多获得一个 QALY 的阈值为 1 ～ 3 倍人均国内生产总值。

根据上述解释，两个方案间的增量成本效果比的计算公式为：

$$ICER = \frac{C_1 - C_2}{E_1 - E_2}$$ （式 9–1）

其中，C_1 为干预措施成本，C_2 为对照措施成本，E_1 为干预措施健康产出，E_2 为对照措施健康产出。

对于上述干预措施经济与否的判定过程，还可以采用成本效果平面的方式进行解读。图 9.2 中，原点代表的是旧方案（对照方案），横轴两个方向分别代表新方案（目标干预措施）更加有效或效果更差，纵轴的两个方向分别代表新方案比旧方案成本更高或成本更低。如前面讲到的，这里的成本指的是经济学评价中某研究角度下，所有与因患病而接受某种干预措施的所有成本，不是单纯的药品或干预措施的价格。斜穿原点的斜线是外部阈值，当新方案与旧方案的增量成本效果比值在成本效果平面上的位置位于该阈值线之下，即图 9–2 中的阴影部分，则可以认为新方案比旧方案更加经济。

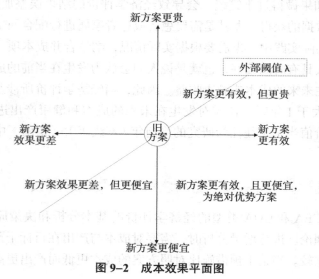

图 9–2　成本效果平面图

第二节　中医药卫生经济学评价难点

中医药的卫生经济学评价与西方医学和化药的评价不同的是，中医药有自己独特的诊疗体系，要遵循中医学的辨证论治方法。由于理论基础的本质区别，中医中的证型与西医的疾病划分标准难以一一对应。由于中医药本身的特点，导致中医药的卫生经济学评价一直存在着一些难点。主要包中医药的疗效不明确问题，对照品难以确定和选择，以及传统的中医药健康产出指标难以进行经济学解读等。下面我们将一一简要介绍。

一、先谈质量可控、安全有效，再谈经济性

药品从研发上市到进入报销目录有四道障碍。质量可控、安全、以及有效，是药品获得批准上市的前三道障碍。这之后，才是通过经济学相关数据，证明产品具有经济性，进而医保部门考虑是否予以报销。中医药干预措施的评价，可以在方法学上有所创新，但也应当遵循这个规律，不应例外。违背顺序，在质量和安全不可控，疗效不明确的情况下，就对中药产品进行经济学评价是不符合研究伦理的。

中药质量研究历来是中医药行业乃至全社会关注的焦点，可以说中药质量标准和质量控制的研究与应用，是现代中医药科学和产科发展的基础之一。随着中医药产业的不断发展，中药原料的质量和稳定性也愈发面临挑战。2019 年，全国各省药品检验机构所开展的中药材及饮片的监督检验和抽验工作发现，中药原料主要存在的质量问题包括：掺伪掺杂，染色增重，过度硫熏，虫蛀霉变，炮制不规范，配方颗粒质量问题，栽培变异引起的质量下降等。除此之外，中成药，尤其是中药注射剂的质量问题也广受关注，而且此类药品的生产质量也直接与产品安全挂钩。为了全面助力中药质量得到提升，国家药品监督管理局药品审评中心在 2020 年 11 月 4 日发布《中药新药研究各阶段药学研究技术指导原则（试行）》，并明确提出"加强药材、饮片、生产工艺、质量标准等全过程的质量控制研究，建立完善符合中药特点的全过程质量控制体系，并随着对产品认知的提高和科学技术的不断进步，持续改进产品生产工艺、质量控制方法和手段，促进产品质量持续提升"。质量不稳定，会导致安全性和有效性的不稳定，进而根据一批或一个厂家生产的中药的数据所完成的经济学评价的结果也面临着无法外推到所有批次和厂家所生产的同类产品上，经济学评价结果的可信度会降低。

第二道障碍是安全性。近十几年，中药安全性的话题热度一直未曾消减。根据 2019 年的国家药品不良反应监测报告显示，中药产品的不良反应占 2019 年所有报告的不良反应的 12.7%。2019 年药品不良反应 / 事件报告涉及的中药中，例次数排名前 5 位的类别分别是理血剂中活血化瘀药（28.4%）、清热剂中清热解毒药（11.4%）、补益剂中益气养阴药（6.8%）、开窍剂中凉开药（6.1%）、祛湿剂中清热除湿药（5.7%）。2019 年中药严重不良反应 / 事件报告的例次数排名前五位的类别分别是理血剂中活血化瘀药（39.8%）、补益剂中益气养阴药（13.0%）、开窍剂中凉开药（10.5%）、清热剂中清热解毒药（8.6%）、解表剂中辛凉解表药（3.8%）。在经济学评价中，如果患者因为使用中

药而产生不良反应，尤其是需要进行干预救治的不良反应，该部分成本是需要计入干预措施的成本项中的。此外，由于中药的安全性一部分也源于其生产质量的不稳定；一些不良反应发生后，也难以溯因，从而，给经济学评价中对管理不良反应的成本核算造成了技术困难。

如何通过科学方法解决中医药"是否有效、哪方面有效、为什么有效"是当前影响我国中医药事业高质量发展的关键难题。不少中药产品是作为辅助治疗用药的，如何评价其疗效是值得探讨的问题，但辅助性用药不意味着中药是"安慰剂"，如果缺乏循证证据证明辅助用药的临床效果的话，继续这方面的用药，就会造成资源的浪费，应当重新分配资源，将钱花到更有效的治疗药物上去。此外，当今市场上的中药产品，尤其是一些独家产品，定价比较高，而其临床疗效能否匹配的上较高的定价，更是需要使用合理的经济学评价手段进行回答的。除此之外，我们也应意识到，作为经济学评价所需的必要素材，传统随机试验本身在评价中医药疗效中也存在着挑战，一方面是对远期疗效观察能力不足（也是传统随机对照临床试验本身的局限）；另一方面是对干预措施无法做到灵活调整。

二、目标人群难选择且对照产品难确定

传统的卫生经济学评价方法诞生于西方西医西药的环境下，因此完全遵循西医临床思维下的健康研究方法思路，需要明确研究问题，明确研究的目标人群、干预措施、对照措施和产出指标。在西医临床思维下，目标人群是需要通过纳入排除标准明确定义的，往往是被明确诊断患有同一类疾病的患者，或者是具有明显同一类症状的患者。在中医药临床实践中，如果按照中医辨证论治的辨病辨证作为诊断标准，则面临缺乏被广泛采用的标准、现有中医诊断标准的科学性有待进一步评价、主观性强难以标准化实施等问题。目前虽然很多中医药临床研究也是采用西医的诊断标准，纳入排除标准也与西医研究无二，但也可能存在使中医药临床疗效被低估或者安全性问题被高估的问题。因此在中医药经济学评价的目标人群选择上，还需更多的方法学指导。

卫生经济学评价中，选择哪个或哪几个干预措施为对照品很重要。《指南》中明确指出"对照的选择建议尽可能采用适应证相同的标准治疗方案。如果没有标准治疗方案，可以考虑临床上的常规治疗方案"；"如果所评价的新干预措施属于中药或中成药（非辅助治疗），在选择对照进行药物经济学评价时，建议纳入与其适应证相同或相近的西药进行对比，同时也可以考虑功能主治相同的中药品种"。虽然《指南》中已经考虑到了中药产品的特殊性，然而实际操作中，由于高质量中药产品与西药产品的头对头研究相对较少，辅助用药情况多，独家产品多等情况，对照品的选择仍然是中医药卫生经济学评价的难解之题。

三、健康产出指标导致的评价结果难解读

前面已经提到，卫生经济学评价的主要健康产出指标一般为 QALY 和临床常用的终点指标。采用这些指标时，经济学评价的增量分析结果可以被解读为每多获得一个

完全健康的生命年（QALY）需多花多少钱，每多避免一例死亡需多花多少钱，或每缩短一个症状日需要多花多少钱等。这种结果解释起来是相对直观的，容易被决策者所理解。然而，中医药治疗中的传统疗效指标用相同的增量分析方法进行解释时，常用的治愈/好转/未愈往往是基于中医证候定义的症状改变进行划分的，因此疗效的判定会一定程度上取决于医生主观判断；而使用中医生命质量量表的得分为健康产出指标，卫生经济学评价的结果又会较为晦涩难懂。

四、成本核算的困难

中医药本身的特点给经济学评价中的成本核算也带来了一定的困难。在临床使用传统汤药时，由于辨证论治的思想导致临床医生会每次用药或几次用药后进行调方，而调方的内容和频率又是根据患者的实际情况而进行的，因此该类用药的成本变化在实践中存在很高的测量难度。其次，针灸治疗、推拿治疗等中医药非药物疗法的成本，在没有明确指导定价的情况下，也存在着核算困难。此外，中医倡导"治未病"，但不像西医西药及疫苗免疫在预防疾病发生方面有着非常明确的用法用量和保护（或预防）效率方面的数据，因此"治未病"的成本与产出也较难在经济学评价中得到恰当的体现。

第三节　如何利用真实世界数据解决中医药卫生经济评价难点

针对上述中医药卫生经济学评价的技术难点，总的来说，中医药卫生经济学评价可以从以下角度寻求攻克难题的方法：①重视中药产品的质量和安全性，提高中药产品品质的稳定性，严格监控不良反应的发生，并对不良反应溯因。②多注重中医药干预措施对患者的"整体"改善，即生命质量方面的改善，但应注意，应使用决策者和非中医领域的普通人可以读通和理解，同时又可以满足卫生经济学评价的生命质量测量工具，并进一步研究适合中医药卫生经济学评价的方法和指标体系。③合理采用真实世界的研究设计方法以及已经存在的真实世界数据。

决策者在使用卫生经济学评价用来支持真实世界中的医疗政策决定时，除了希望评价的方法学要严谨之外，也希望评价结果可以尽量贴近真实医疗卫生环境，不希望看到对于产品经济性的判定、对于医保基金预算的影响等太过偏离现实。因此，将真实世界研究方法和数据应用在卫生经济学评价中，可以从一定程度上使评价结果更贴近真实医疗卫生环境。下面就将根据《指南》中推荐的、常见的、真实世界研究相关的卫生经济学评价方法进行介绍。

一、采用观察性研究设计

采用观察性研究证据进行卫生经济学时，可以根据事先制订好的数据收集方案，前瞻性地收集卫生经济学评价所需的相关变量信息。相较随机对照试验，观察性研究的研究成本更低。同时由于没有随机对照试验研究方案的严格约束，观察性研究收集到的疗效数据会更加贴近真实用药的情况。但是，一方面由于不对患者的依从性等进行干预，研究的内部效度会被降低；另一方面由于未对患者进行随机分配，因此干预措施组纳入的患者和对照品组纳入的患者可能存在基线不可比的风险，从而对分析造成技术上的困难。采用观察性的研究设计，在进行数据分析时，可以考虑采用多元回归（或根据需要考虑更高级的计量经济学方法）的方法，以控制对成本和健康产出有影响的混杂因素。

二、采用回顾性研究设计

采用回顾性的证据进行卫生经济学评价往往是使用医院病历系统、医保数据、各种注册或登记数据库等规模较大的数据库中纳入患者，获得相应成本和健康产出的信息，对干预措施和对照品进行经济性比较。但由于已经收集好的数据不像前瞻性研究那样在质量控制、方案设计、目标人群等方面有较大的设计和选择空间，而且这类数据往往也不是以经济学评价为目的而收集的，因此使用此类数据进行卫生经济学评价的难度也较大。采用回顾性的研究设计，也可以如观察性研究一样，使用计量经济学方法进行数据分析。对于中医药领域而言，可以回顾的数据信息中，可以用于经济学评价的、容易解释的产出指标相对较少，因此回顾法对高质量的中医药卫生经济学评价的意义可能不大。

三、采用实效性临床试验研究设计（Pragmatic Clinical Trial, PCT）

PCT 相较于传统的随机对照临床试验而言，更加灵活，对患者的纳排要求上的限制更少，因此研究成本比传统随机对照试验要低。同时，作为上市后再评价常用的研究方法，PCT 在对照选择上往往使用阳性对照，这也符合卫生经济学评价选取对照的理念。另外，由于 PCT 对干预措施的实施过程不像传统随机对照试验那么严格，因此，所得到的结果也较为接近真实的决策环境。但即使研究成本低于传统随机对照研究，PCT 的研究成本还是要高于一般非随机研究的，同时所需要的随访时间也比较长，因此当研究经费可负担时，PCT 是非常值得考虑的卫生经济学评价方法。

四、基于真实世界证据的模型法

模型法是卫生经济学评价中常用的研究设计方法。模型法是利用现有的数据和数学关系结合临床疾病发生发展的规律构建模型，尽量模拟和还原疾病转归，并预测使用干预措施和对照品将产生的成本和健康产出。模型法的数据来源是多种多样的，既可以来源于随机对照试验，也可以是系统综述、专家咨询等，当然，也包括真实世界数据所可以提供的证据。

第四节　基于真实世界数据的卫生经济学评价案例

本章将介绍国内和国外的使用基于真实世界研究方法/证据的两个卫生经济学评价案例。案例1为美国研究者使用美国退伍军人健康管理局（Veterans Health Administration，VHA）的年度随访数据进行的回顾性队列研究，以研究对吸烟者进行药物戒烟治疗是否具有经济性。案例2为使用实效性临床试验进行的前瞻性的中成药治疗流感样症状的经济学评价。

一、美国戒烟案例

研究背景：VHA 于 2004 年扩大了其戒烟计划，使接受药物疗法的患者使用烟草的比例从 2004 年的 13.8% 增加到 2008 年的 26.8%，且 VHA 的数据表明，在吸烟者中，接受药物治疗者的戒烟率显著高于未接受药物治疗者的戒烟率，但药物治疗戒烟计划的经济性如何仍有待讨论。

研究问题：戒烟药物治疗在 VHA 的实际环境中是否具有经济性？

研究设计：从 VHA 的电子病历中提取数据，进行回顾性队列研究。

目标人群：年度常规体检中确认使用烟草的 VHA 门诊患者。

干预措施：安非他酮或伐尼克兰。由于安非他酮可以用于除烟以外的其他目的的处方药，因此只有电子病历中明确标记处方中将安非他酮作为戒烟药品或不超过每天 300mg 的剂量时，才作为戒烟药物干预措施进行识别。

对照措施：无药物干预。

产出指标：是否戒烟（根据 VHA 例行随访中的所包括的问题）。

研究时限：第一次治疗后 7 ～ 12 个月。

研究角度：美国 VHA 角度。

样本量：589862 名吸烟者。

统计分析：利用倾向评分法对接受药物治疗和未接受药物治疗的患者样本进行调整，以达到控制对戒烟有影响的混杂因素（包括年龄、性别、种族、精神病情况、药物滥用以及合并症）。

研究结果：控制混杂因素后，接受药物治疗的吸烟者与未接受初始治疗的吸烟者相比，平均增加了 143.79 美元的治疗费用，并且戒烟率的增加了 3.1%，每多帮助一名吸烟者戒烟所需要多花的钱为 4705 美元，99.9% 置信度区域的上限为每多帮助一名吸烟者戒烟需多花费 5600 美元。

二、中成药治疗成人流感案例

研究背景：加强流感样症状的临床干预，对改善流行性感冒预后效果具有重大意义。磷酸奥司他韦胶囊和疏风解毒胶囊均是目前临床上治疗流感样症状的常用药物。但是，目前国内尚无关于疏风解毒胶囊治疗流感样症状的疗效和经济性的相关研究。

研究问题：疏风解毒胶囊在治疗成人流感样症状方面是否比磷酸奥司他韦胶囊更具有经济性？

研究设计：前瞻性 PCT 设计。

目标人群：符合《中药新药治疗流行性感冒的临床研究技术指导原则》及国家卫生部办公厅发布的《流行性感冒诊断与治疗指南（2011 年版）》中的流感的诊断标准及临床试验要求急性起病，病程在 48 小时以内的成年患者，并符合其他 PCT 规定的纳排标准。

干预措施：疏风解毒胶囊（规格：每板 12 粒，每盒 3 板）；口服，一次 4 粒，疗程 3 天。

对照措施：磷酸奥司他韦（规格：每板 10 粒，每盒 1 板）；口服，一次 1 粒，疗程 2 天。注：两组患者均允许对症配伍其他治疗药物，如生素、中药饮片等 1 种或若干种。

产出指标：① 48 小时痊愈率；② 48 小时退热率；③ 48 小时有效率；④ 5 日痊愈率；⑤ 5 日退热；⑥ 5 日有效率。

研究时限：第一次门诊治疗后，于 48 小时和 5 天后进行随访。

研究角度：中国医疗保健系统角度。

样本量：疏风解毒胶囊组 78 例，磷酸奥司他韦组 72 例，共 150 例。

统计分析：效果指标的比较中，采用卡方检验对二分类变量进行统计学检验，采用秩和检验对等级分类变量进行统计学检验；在成本比较中，先采用 K–S 检验法检验门诊总额和药费总额是否服从正态分布，若为正态分布，采用两独立样本均值 t 检验，反之则采用秩和检验进行分析。敏感性分析中采用 Logistic 回归和多元线性回归控制混杂因素；使用 Bootstrapping 有放回抽样法，进行概率敏感性分析。

研究结果：两组在 6 个产出指标方面均无显著差异。疏风解毒胶囊组的门诊费用总额和药品费用显著低于磷酸奥司他韦胶囊组。疏风解毒胶囊和磷酸奥司他韦胶囊治疗流感样症状的效果相当，疏风解毒胶囊成本低于磷酸奥司他韦胶囊，因此疏风解毒胶囊治疗流感样症状更具有经济性。

第十章　基于真实世界研究的系统综述与数据合成方法

第一节　真实世界研究的分类与特点

真实世界研究是基于真实世界数据开展的研究类型，真实世界数据是指传统临床试验以外的数据，多来源于医疗机构、家庭和社区等，这些数据来自真实的医疗环境，反映实际诊疗过程和真实条件下的患者健康状况。相较于严格控制条件下的随机对照试验证据，真实世界证据可以用于评价治疗进展，治疗效果，疾病护理，质量改进及安全监督。真实世界证据有助于探索临床环境，治疗人员和卫生系统特点是否会影响治疗效果。

真实世界研究常见的分类方法包括按照研究类型和按数据来源进行分类。按研究类型分类，可以分为原始研究和二次研究。按照数据来源分类，包括电子健康记录（electronic health records，EHRs）、保险和理赔数据、注册登记数据，以及其他个人设备和健康应用收集的数据为基础开展的真实世界研究。

真实世界研究整合了不同类型的数据和信息，这些大数据信息来源多样且质量参差不齐，因而，为了使得真实世界研究的结论更有效地应用于临床实践及卫生保健，我们需要明确两个关键问题。一是明确数据背景，明确数据的来源，即在何种背景和条件下收集的研究数据，研究人群如何定义，是否采用了明确的方法对数据进行收集和管理。二是采用了何种方法进行监测或研究。

第二节　真实世界研究的偏倚及评价

一、真实世界研究的偏倚分类

真实世界研究中常见偏倚包括选择偏倚、信息偏倚及混杂偏倚。详细内容参考第十二章。

（一）选择偏倚（selection bias）

指由于被选入研究的研究对象与未被选入者在某些特征上存在差异所导致的系统误

差。真实世界研究中在选择研究样本和资料收集的环节中容易产生选择性偏倚。

选择样本环节，需要评估研究样本是否具备代表性，研究结果是否可以推广到目标人群。例如，通过保险数据和理赔数据分析公共卫生问题时，需要注意买保险的人相对没买保险的人群，可能本身健康状况就比较差，如果采用保险和理赔数据分析公共卫生问题，则研究样本不具备代表性。

资料收集的环节，如果数据存在大量缺失，则有可能产生选择性偏倚，需要尽量提高应答率，降低失访率，并对失访的患者进行评价。

（二）信息偏倚（information bias）

信息偏倚又称观察偏倚，是指在研究实施过程中，获取研究所需信息时产生的系统误差。信息偏倚主要来自资料收集和解释过程中的错误信息。

在真实世界研究数据的收集和汇总过程中，数据填写者或收集者可能并非专业人士，因此产生一定的信息偏倚，例如，来源于个人设备或健康应用采集的数据，一般是由没有专业知识的用户录入。为避免信息偏倚，在研究设计中对暴露因素必须有严格、客观的定义，并力求指标定量化。要有统一、明确的疾病诊断标准，调查表的问题应易于理解和回答，例如：当询问对象是否吸烟时，首先要明确对应于本次研究的吸烟的定义，如："每日吸烟一支以上连续一年以上。"调查前应开展预调查，充分估计调查实施过程中可能遇到的问题以及各调查项目的可行性。

（三）混杂偏倚（confounding bias）

主要发生在研究设计或资料分析阶段，由于一个或多个外来因素的存在，掩盖或夸大了研究因素与疾病（或事件）的联系，从而部分或全部地歪曲了两者之间的真实联系。如年龄、性别等人口学资料是最常见的混杂因素，除此以外还有社会学、经济学等因素。真实世界研究中由于无法进行严格的干预和控制，因而存在较多混杂因素。进行真实世界研究时，应在研究设计阶段充分考虑各种可能存在的混杂因素，在资源允许的条件下尽可能地收集混杂因素，对混杂因素进行测量，收集更丰富的数据，结合大数据分析技术的发展，采用匹配、分层分析、多因素分析以及倾向性评分等方法控制混杂因素对结局的影响。

二、真实世界研究的偏倚评价

真实世界偏倚评价可根据研究类型进行评价，如表 10-1 所示。

表 10-1　真实世界研究常见偏倚评价工具

研究类型	评价工具
原始研究	
观察性研究	NOS 量表
	CASP 清单
	AHRQ 横断面研究评价标准
随机对照试验	Cochrane 风险偏倚评估工具
非随机对照试验	MINORS 条目
	Reisch 评价工具
诊断性试验	QUADAS 工具
	Cochrane DTA 工作组标准
二次研究	
系统综述	PRISMA
指南	AGREE Ⅱ

*NOS: the Newcastle–ottawa scale；CAPS: critical appraisal skill program；AHRQ: Agency for Healthcare Research and QualityMINORS: methodological index for non–randomized studies；QUADAS: Quality Assessment of Diagnostic Accuracy Studies；Cochrane DTA: Cochrane Diagnostic Test Accuracy Working GroupPRISMA: Preferred Reporting Items for Systematic Reviews and Meta–Analyses.

第三节　真实世界研究的系统综述原理与方法

真实世界研究包括一次研究和二次研究两种类型。一次研究也称为原始研究，自从 1993 年卡普兰 (Kaplan) 等首次以发表论文的形式，明确提出了真实世界研究（real world studies，RWS）的概念，至今已经快三十年，真实世界研究的定义、原理和用途越来越明确，其中一次研究方法渐趋成熟。2016 年美国官方公布了《21 世纪治愈法案》（*21st Century Cures Act*）的最终版本，法案中提出了 RWS 产生的证据可用于药品及医疗器械的审批，此举进一步促进了真实世界研究数据的采集和转化应用。2019 年，我国药品监督管理局也发布了《真实世界证据支持药物研发与审评的指导原则（试行）》。真实世界研究的系统综述属于二次研究的范畴。

一、真实世界研究证据

真实世界数据和研究只有转化为真实世界证据（real world evidence，RWE）才能转化为应用，成为医疗实践决策。GRADE 分级系统的诞生和发展，使证据质量和推荐强度有了更为科学合理的遵循。它将证据质量和推荐强度分开评级，其对证据质量的判断既要看其研究设计类型，也要考虑研究实施的情况；对于推荐强度，不仅要看其证据质量，成本效应、利弊平衡、患者偏好和价值观等也影响推荐的强度，经过 GRADE 分级的证据，才能够成为制订推荐意见的依据，从而大大促进了临床研究的转化应用。目前，包括 WHO 和 Cochrane 协作网在内的 100 多个国际组织、协会和学会都采纳了

GRADE 标准。

GRADE 证据分级的原理与方法同样可用于真实世界证据的评价。最佳的真实世界证据，既要能恰当地回答临床实践的具体问题，又要有一定研究质量保证。研究质量保证体现了证据的科学性，本质上是对各种偏倚的控制情况，以及是否达到可接受的研究精度。就证据本身而言，循证证据可以来源于有控制的理想化场景，当然也可以来源于现实世界场景。只不过纯化理想场景更容易控制偏倚，真实世界情况下，往往有更为复杂的干扰因素，但是后者更贴近现实应用，能够回答理想场景下不能回答的医学实践问题，如前者只能评价效力（efficacy），而不能回答效果（effect）的大小。研究方法或设计的分类可以看成是获得证据的手段，其研究方法可以分为观察性研究和实验流行病学研究。由于真实世界研究倡导在日常医疗实践中，利用真实无偏倚或偏倚较少的人群，研究某种或某些干预措施（如预防、诊断、治疗、预后等）的实际应用情况。观察性研究方法和实效性随机对照试验方法更适合应用于真实世界研究。从获取数据方式来看，真实世界研究数据的获取更为多元和灵活。

因此，真实世界证据并不等于不采用干预性试验和随机化的试验设计，其用于产品审批和医疗实践同样要遵循严格的科学基础，仍然要满足循证证据的要求。真实世界研究仍需通过科学的研究方法，对获得的数据进行合理的组织和解读，形成可靠的结论，而这些研究方法既可以包括干预性的随机对照试验设计，也可以是观察性研究。

二、真实世界研究的系统综述原理

系统综述源于"科学知识的综合"思想，由于某一类医学研究总是重复出现和被重复检验，这对于研究的科学性判断常常是必要的，同类研究的累积就必须要考虑证据的全部而不是孤立地看待每一个研究。因此，系统综述是针对某一具体的医学科学问题，系统而全面地收集相关研究（包括已经发表和未发表的研究），采用循证医学与流行病学严格评价文献的原则与方法，筛选出符合质量标准的研究文献，进行定性或定量合成，得出当前最佳的综合结论。尽管系统综述在得出结论时仍具有一定的主观成分，但由于其研究过程明确和决策机制透明，其结论具有较好的客观性和可重复性，克服了传统述评的固有弊端。制作系统综述要经历四个阶段：选题、制订方案、撰写全文和更新。其中全文撰写是对方案的具体执行，包括文献检索、文献筛选、评价文献质量、提取数据、分析和报告结果、解释结果和撰写报告。

真实世界研究的系统综述是对真实世界研究文献进行综合的一种方法，同样要遵循一般系统综述的基本过程和步骤。但由于真实世界研究文献具有自身的特点，如回答的问题更贴近临床实际、设计方法灵活、数据来源广泛而多样、偏倚控制更为复杂，给文献综合，特别是定量合并带来很大的困难。临床问题的异质性和研究方法异质性更为突出，因此，真实世界研究的系统综述更多是定性的合成。当然，随着真实世界研究的一次研究文献不断丰富，其系统综述将会由定性合并走向定量合成，这是一个漫长的发展过程，也是循证医学走向精准循证实践的过程。表 10-2 显示了一般系统综述与真实世界研究系统综述的主要区别。

表 10-2　一般系统综述与真实世界研究系统综述的对比

项目	一般系统综述	真实世界研究系统综述
目的与用途	常用于说明产品的效力（efficacy）、常是有准备的临床问题驱动	用于临床场景的防治结局的评估、患者预后与预测、不良反应评估和医疗政策制定等
研究设计	优先考虑设计严谨的原始研究设计，如 RCT	设计具有较大的灵活性，不会过多考虑设计类型，但关注原始研究偏倚的控制
研究对象	常有严格的纳排标准	研究对象多样，不做严格的限制
干预措施	相对固定、规范	可变化、切合临床场景
对照组	相对固定和单一	可多样
结局指标	替代指标	远期指标、终点指标、资源应用指标
偏倚控制	一般较好	较难，偏倚来源多样未知
异质性	可较低	较高
数据来源	有专门的研究设计	数据来源多样、可整合现实场景数据与专为研究收集数据
合成方式	优先定量合并	较难定量

三、真实世界研究的系统综述方法

真实世界研究数据来源广泛、科学问题贴近医学实践和设计方法灵活，决定了其系统综述方法的多样性。

（一）按照医学科学问题分类

根据研究目的进行选题，是真实世界研究的系统综述的第一步。根据其提出的科学问题，可以将系统综述分为四大类：评估防治结局的系统综述，可以评价在现实世界环境下，一种或多种干预措施的疗效和安全性；评估预后的系统综述，可以评价多种预后因素（包括干预措施）对患者预后的影响，建立患者治疗结局和疾病风险预测；医疗政策制定相关的系统综述，用于基本药物目录的合理性评价、制定药品定价、医保赔付和医疗质量的估计等；健康相关指标及其诊疗过程的系统综述，用于合成疾病负担、描述疾病的分布、诊疗模式和治疗依从性等。

针对不同科学问题，其文献数据类型不同，因此其合成方法具有极大差异，真实世界证据的用途也不同。

（二）按照合成方法分类

真实世界研究的系统综述按照合成方法可分为定性系统综述和定量系统综述。由于真实世界研究常常具有较大的异质性和同类研究尚不够丰富，因此，目前定性的系统综述是其常用方法，但定量合成是其未来的发展方向，当真实世界研究的同类一次研究足够丰富时，定量合成将为可能，也是未来精准医学实践必由之路。

（三）按照设计类型分类

按照设计类型可分为观察性系统综述，包括描述性、病例对照研究和队列研究系统综述；以及实验性系统综述，有非随机对照和实效性随机对照试验的系统综述等。当然，也可以整合多种设计类型的系统综述。

（四）按照数据收集类型分类

真实世界研究的数据来源非常广泛，有传统的观察性研究数据，也有自然场景下的数据库数据，如医院电子病历（electronic medical record, EMR）、患者登记研究（patient registry）、出生/死亡登记项目、区域医疗健康数据库和医保数据库等，还有真实世界环境中产生的试验数据。不同的数据特点决定其系统综述方法的差异性。

第四节　真实世界研究的数据合成方法

近十年来，真实世界数据的一次研究方法得到了较快的发展，尤其是多种医疗数据源共享机制的形成和医疗大数据应用，进一步催生和促进了其方法的成熟，一次研究的质量有了较大的提高。这就为真实世界研究的系统综述提供了素材，下面介绍真实世界研究中目前较为常见的合成方法。

一、真实世界研究的定性系统综述

由于真实世界研究具有较为广泛的研究主题，很多主题的目的并不是为了实现效应量的定量合成，即使有些主题适合进行定量合成，但由于各研究间具有较大的异质性，而不适合定量合成，因此，目前定性系统综述在真实世界研究中较为常见。

例如，塔玛（Tamar L）等人撰写的"评价儿童用药安全性或有效性的真实世界证据的系统综述"，作者的目的就是通过鉴定 2016 年发表的观察性研究，来描述儿科应用 RWE 评价儿童用药安全性或有效性的状况，文中明确提出没有进行异质性检验，因为估算合并值并不是本系统综述的目的，但整个系统综述制作仍然遵循了 PRISMA 声明原则。本研究的质量评估采用 GRACE（the Good Research for Comparative Effectiveness, GRACE）量表及条目，以对观察性研究的质量进行评级。

因此，真实世界研究的定性系统综述，仍然要遵循一般系统综述制作的基本程序与步骤，只不过其研究质量及偏倚评估方式需要选择合适的量表工具，结果呈现方式以描述性为主。实际上，真实世界研究的系统综述不满足定量合成条件时，都可以采用定性系统综述的形式。

二、真实世界研究的定量系统综述

（一）观察性研究的系统综述

1. 不良反应发生率的合并　不良反应发生率属于率的指标，可以采用单个率的 meta 分析方法。该方法也可以拓展到描述性研究，对患病率、发病率、累积发病率和发病密度进行合并。兹介绍如下。

（1）各研究率的异质性检验：异质性检验是统计量合并的第一步，当研究间不存在异质性时，可以采用固定效应模型进行率的合并，否则，宜采用随机效应模型，即将率看成一个随机效应变量，通过合成可以估计平均率的大小。用 π_i 表示第 i 个研究的总体率，异质性检验的零假设 H_0 和备择假设 H_1 为：

H_0：$\pi_1 = \pi_2 = \cdots = \pi_k$

H_1：$\pi_1, \pi_2, \cdots, \pi_k$ 不全相同

异质性检验的统计量为：

$$Q = \sum_{i=1}^{k} w_i \left(p_i - \overline{p} \right)^2 \qquad （式 10-1）$$

式中 w_i 为权重，p_i 为各研究的率，$\overline{p}$ 为平均发生率，k 为研究的个数。为了计算方便，Q 统计量等价公式为：

$$Q = \sum_{i=1}^{k} w_i p_i^2 - \frac{\left(\sum_{i}^{k} w_i p_i \right)^2}{\sum_{i}^{k} w_i} \qquad （式 10-2）$$

Q 统计量服从自由度为 $k-1$ 的 χ^2 分布。一般来说，取检验水准 α 为 0.10 或 0.05，若 P 值小于或等于 α，则拒绝零假设，认为各研究间存在异质性。

（2）合并模型的正确选择

根据异质性检验结果，选择恰当的合并模型。固定效应模型采用倒方差法合并各研究的率，随机效应模型采用 DerSimonian–Laird 法（简称 D–L 法），其计算思路与倒方差法相同，仅在各研究总体率的基础上考虑了随机变化因子。

（3）多个研究合并率的计算与检验

1）固定效应模型

第一步：计算权重。权重 w_i 的计算公式为：

$$w_i = \frac{1}{V_{p_i}} \qquad （式 10-3）$$

V_{Pi} 为研究 i 的研究内方差，其计算方法：

①正态近似法：令 n_i 代表研究 i 的样本量，x_i 代表研究事件的发生数，当 n_i 足够大，np_i 与 $n_i(1-p_i)$ 不太小，即 np_i 与 $n_i(1-p_i)$ 均大于 5 时，$p_i = x/n_i$，其方差 V_{Pi} 为：

$$V_{p_i} = \frac{p_i(1-p_i)}{n_i} \qquad （式 10-4）$$

若 $p_i=0$，即 $x_i=0$，则 $p_i=1/4n_i$；若 $p_i=1$，即 $x_i=n_i$，则 $p_i=1-1/4n_i$。当发生率为 0 和 1 情形时，也可分别将其校正为 0.0005 和 0.9995，从而使方差不为零。

②logit 转换：当 $0 < p < 0.3$ 或 $0.7 < p < 1$ 时，可以采用 logit 转换，可以表示成 logitP=ln $[p/(1-p)]$，其方差可以表示为：

$$V_{\log itP} = \frac{1}{np} + \frac{1}{n(1-p)} \qquad （式 10-5）$$

如果 $y=logitP$，则 p 可以表示为：

$$p = \frac{e^y}{1+e^y} \qquad （式 10-6）$$

当然，也可以采用双反正弦变换（double arcsine）。

第二步：计算合并的加权率和可信区间

服从正态分布时，可以直接计算：

$$p_{pool} = \frac{\sum_{i=1}^{k} w_i p_i}{\sum_{i=1}^{k} w_i} \qquad （式 10-7）$$

合并值的方差是权重之和的倒数：

$$V_{p_{pool}} = \frac{1}{\sum_{i=1}^{k} w_i} \qquad （式 10-8）$$

合并值的标准误是方差的平方根：

$$Se_{p_{pool}} = \sqrt{V_{p_{pool}}} \qquad （式 10-9）$$

合并值的 95%CI 为：$(p_{pool} - 1.96 \times Se_{p_{pool}}, p_{pool} + 1.96 \times Se_{p_{pool}})$。

第三步：计算合并的假设检验

合并值的假设检验可以采用 z 检验：

$$z = \frac{p_{pool}}{Se_{p_{pool}}} \qquad （式 10-10）$$

如果是 logit 变换后所求合并值，还需要用（式 10-6）公式返回为发生率的值。

2）随机效应模型

在随机效应模型下，不同研究间的总体发生率存在差异，此时计算的合并值是不同研究总体的平均发生率的估计值。在随机效应模型下计算方差，需要知道研究内的方差和研究间的方差 τ^2，在固定效应模型下，后者为零，故不用考虑。估计 τ^2 值的方法可用矩法，即 DerSimonian–Laird 法（简称 D–L 法）。用 T 表示，计算如下：

$$T^2 = \frac{Q - df}{C} \qquad （式 10-11）$$

其中，Q 通过（式 10-2）计算得到，$df=k-1$（k 为研究的个数），C 值是用下式计算：

$$C = \sum_{i=1}^{k} w_i - \frac{\sum_{i=1}^{k} w_i^2}{\sum_{i=1}^{k} w_i} \qquad （式 10-12）$$

为区别前面的固定效应模型，下面指标的计算都加了"*"号。在随机效应模型下，每个研究的权重表示为：

$$w_i^* = \frac{1}{V_{p_i}^*} \qquad （式 10-13）$$

其中，$V_{p_i}^*$ 是研究 i 间的方差 T^2 加上研究内的方差，即：

$$V_{p_i}^* = V_{p_i} + T^2 \qquad （式 10-14）$$

服从正态分布时，可以直接计算：

$$p_{pool}^* = \frac{\sum_{i=1}^{k} w_i^* p_i}{\sum_{i=1}^{k} w_i^*} \qquad （式 10-15）$$

合并值的方差是权重之和的倒数：

$$V_{p_{pool}^*} = \frac{1}{\sum_{i=1}^{k} w_i^*} \qquad （式 10-16）$$

合并值的标准误是方差的平方根：

$$Se_{p_{pool}^*} = \sqrt{V_{p_{pool}^*}} \qquad （式 10-17）$$

合并值的 95%CI 为：$(p_{pool}^* - 1.96 \times Se_{p_{pool}^*}, p_{pool}^* + 1.96 \times Se_{p_{pool}^*})$。

合并值的假设检验可以采用 z 检验：

$$z = \frac{p_{pool}^*}{Se_{p_{pool}^*}} \qquad （式 10-18）$$

如果是 logit 变换后所求合并值，还需要用（式 10-6）公式返回为发生率的值。

2. 分析性研究的系统综述

观察性研究主要包括队列研究和病例对照研究，观察性研究的系统综述制作同样要遵循一般系统综述的基本阶段和步骤，差别在于计算的效应指标和原始研究的偏倚评估工具所有不同。质量评估工具常见的有 NOS 量表。

（1）效应量的计算

1）队列研究：队列研究的效应指标计算有相对危险度 RR 和率差 RD。队列研究的数据可以整理成表 10-3 形式。

表 10-3　队列研究各组结局的四格表格式

分组	发生	未发生	合计
暴露组	a	b	n_1
对照组	c	d	n_2

①风险比 RR：RR 值计算是在对数尺度下进行，即要计算风险比的对数和风险比对数的标准误，通过这些指标完成 meta 分析，最后，再将计算值转换到原始单位。

风险比的计算公式：

$$RR = \frac{a/n_1}{c/n_2} \tag{式 10-19}$$

风险比的对数为，设为 y：

$$LogRR = \ln(RR) \tag{式 10-20}$$

式近似方差为：

$$V_{\log RR} = \frac{1}{a} - \frac{1}{n_1} + \frac{1}{c} - \frac{1}{n_2} \tag{式 10-21}$$

近似标准误为：

$$Se_{\log RR} = \sqrt{V_{\log RR}} \tag{式 10-22}$$

因此，RR 值和可信区间可表示为：

$$RR = \exp(LogRR) \tag{式 10-23}$$

可信区间为：

$$(\exp(LL\log RR), \exp(UL\log RR)) \tag{式 10-24}$$

②率差 RD：

风险差为：

$$RD = \left(\frac{a}{n_1}\right) - \left(\frac{c}{n_2}\right) \tag{式 10-25}$$

近似方差为：

$$V_{RD} = \frac{ab}{n_1^3} - \frac{cd}{n_2^3} \tag{式 10-26}$$

近似标准误为：

$$Se_{RD} = \sqrt{V_{RD}} \tag{式 10-27}$$

2）病例对照研究：病例对照研究的效应值为比值比 OR，病例对照研究的数据可以整理成表 10-4 形式。

表 10-4　病例对照研究的四格表格式

分组	暴露史		合计
	有	无	
病例组	a	b	n_1
对照组	c	d	n_2

比数比的计算公式为：

$$OR = \frac{ad}{bc}$$

（式 10-28）

比数比对数为：

$$LogOR = \ln(OR)$$

（式 10-29）

近似方差为：

$$V_{\log OR} = \frac{1}{a} + \frac{1}{b} + \frac{1}{c} + \frac{1}{d}$$

（式 10-30）

近似标准误为：

$$Se_{\log OR} = \sqrt{V_{\log OR}}$$

（式 10-31）

因此，OR 值和可信区间可表示为：

$$OR = \exp(LogOR)$$

（式 10-32）

可信区间为：

$$\left(\exp(LL \log OR), \exp(UL \log OR) \right)$$

（式 10-33）

（2）合并效应模型的正确选择：在固定效应模型下，各项研究具有相同的真实效应值，任何研究的观察效应值 y_i 是该研究人群总体效应值（θ）与抽样误差（ε_i）之和，即 $y_i=\theta+\varepsilon_i$。但是，在随机效应模型下，各研究的真值存在异质性，研究的真实效应可以看成是真实效应值分布的抽样，任何观察效应值 y_i 是由指定的一个总均值（μ）、研究的真实效应值与这个总均值的差值（ζ_i）、观察效应值与真实效应值的差值（ε_i）三部分组成，即 $y_i=\mu+\zeta_i+\varepsilon_i$。从统计学分析角度看，异质性检验是选择模型的基础，实际上就是检验 ζ_i 的效应是否存在。如果 ζ_i 的效应不能忽略，就表明研究间存在明显异质性，此时可采用随机效应模型估计纳入研究的不同真实效应值的平均效应量。

异质性检验可以通过 Q 统计量进行检验，公式为：

$$Q = \sum_{i=1}^{k} w_i y_i^2 - \frac{\left(\sum_i^k w_i y_i\right)^2}{\sum_i^k w_i}$$

（式 10-34）

上式 y_i 表示各研究的效应量，可以为 RR、OR 等效应指标的对数。Q 值服从自由度为 $k-1$ 的卡方分布，可以进行异质性的假设检验。Higgins 等人提出用 I^2 统计量来反映异质性多少，计算公式如下：

$$I^2 = \frac{Q - df}{Q} \times 100\%$$ （式 10-35）

I^2 统计量在 [0,100%] 的范围内，越大说明异质性越明显。通常 $I^2 \geqslant 40\%$，则认为各研究结果间存在不可忽略的统计学异质性。

（3）合并效应量的计算与检验

1）固定效应模型：①计算权重：权重 w_i 的计算公式为：

$$w_i = \frac{1}{V_{y_i}}$$ （式 10-36）

上式 y_i 表示各研究的效应量，可以为 RR、OR 效应指标对数。

②计算合并效应和可信区间：合并效应计算公式为：

$$M_y = \frac{\sum\limits_{i=1}^{k} w_i y_i}{\sum\limits_{i=1}^{k} w_i}$$ （式 10-37）

因此，OR 或 RR 合并值为：$\exp(LogM_y)$。

合并值的方差是权重之和的倒数：

$$V_{M_y} = \frac{1}{\sum\limits_{i=1}^{k} w_i}$$ （式 10-38）

合并值的标准误是方差的平方根：

$$Se_{M_y} = \sqrt{V_{M_y}}$$ （式 10-39）

OR 或 RR 合并值的 95%CI 为：$\left[\exp\left(M_y - 1.96 \times Se_{M_y}\right), \exp\left(M_y + 1.96 \times Se_{M_y}\right) \right]$。

③计算合并的假设检验：合并值的假设检验可以采用 z 检验：

$$z = \frac{M_y}{Se_{M_y}}$$ （式 10-40）

2）随机效应模型：为区别前面的固定效应模型，下面指标的计算都加了 "*" 号。

①权重计算，在随机效应模型下，每个研究的权重表示为：

$$w_i^* = \frac{1}{V_{y_i}^*}$$ （式 10-41）

其中，V_{Pi}^* 是研究 i 间的方差 T^2 加上研究内的方差，即：

$$V_{y_i}^* = V_{y_i} + T^2$$ （式 10-42）

②合并的平均效应和可信区间计算

$$M_y^* = \frac{\sum\limits_{i=1}^{k} w_i^* y_i}{\sum\limits_{i=1}^{k} w_i^*}$$

（式 10-43）

因此，OR 或 RR 合并值为：$\exp\left(LogM_y^*\right)$。

合并值的方差是权重之和的倒数：

$$V_{M_y^*} = \frac{1}{\sum\limits_{i=1}^{k} w_i^*}$$

（式 10-44）

合并值的标准误是方差的平方根：

$$Se_{M_y^*} = \sqrt{V_{M_y^*}}$$

（式 10-45）

OR 或 RR 合并值的 95%CI 为：$\left[\exp\left(M_y^* - 1.96 \times Se_{M_y^*}\right), \exp\left(M_y^* + 1.96 \times Se_{M_y^*}\right)\right]$。

③计算合并的假设检验：合并值的假设检验可以采用 z 检验：

$$z = \frac{M_y^*}{Se_{M_y^*}}$$

（式 10-46）

（二）试验研究的系统综述

真实世界研究也可采用试验设计的方法，通常包括实效性随机对照试验和非随机干预的对照试验。这两类方法的偏倚评价工具与上面观察性研究有所不同，但系统综述的基本程序和步骤是相类似。实效性随机对照试验偏倚评估工具可采用 Cochrane 协作网提供的偏倚风险评价工具，非随机对照试验偏倚评估工具可采用 MINORS 条目或 Reisch 评价工具。

试验研究系统综述的定量合成方法可参见队列研究，其基本原理较为相似。

（三）多种设计类型的合并方法

对于同一医学科学问题的研究，可以采用观察性研究，也可以采用干预性研究方法，即试验研究。如果研究目的、适用总体和干预措施一致，相同的效应指标理论上也是可以进行合并，其原理与上面观察性研究合并方法类似。如果效应指标不同时，也可以通过效应指标间的转换，变换成同一效应指标进行合并，如都转化成 Hedges'g 值。

如不能定量合成，则可以转入定性分析，撰写真实世界研究的定性系统综述。

第五节　真实世界研究的系统综述研究进展与挑战

自从 20 世纪 40 年代以来，群体医学研究的科学方法的完善，医学研究中先后出现了病例对照研究、队列研究和随机对照研究等现代流行病学方法，随后延伸到患者群体的诊治方法的评价研究，促进了临床流行病学方法发展和成熟，科学方法的广泛应用又催生了高质量的一次研究的丰富，一次研究的系统整理和转化应用迫切需要促进了系统综述的出现，meta 分析和系统综述最终将医学实践从经验医学引向循证医学。回顾循证医学发展的近 30 多年来，极大地促进了医学研究的转化应用、医学决策的科学化和医疗成本的节约化。

在循证医学实践中，高级别的证据是实践循证医学的关键因素。证据的形成是一个从无到有，从低级到高级，从理想状态到真实世界不断发展和迭代的过程，最终形成针对某一医学实践问题的成熟的证据体系。医学实践证据的产生可以来源于设计理想状态的研究和数据分析，也可来自现实世界研究和数据信息提取所得。对于证据产生的不同场景，应该发展与其相对应的科学研究方法。

医学进入 21 世纪以来，尽管循证理念已经得到广泛传播和认同，循证实践也正在改变着传统经验医学的实践模式，但是现有的循证证据与临床实践还存在着巨大鸿沟，表现在效力与效果的差别、指南实践与个体医疗、精准医学的差别等，与医学实践现实场景吻合的证据是未来医学的发展方向。因此，真实世界研究和证据也许是继循证医学之后又一次医学革命，有望能弥补现有的证据与医学实践之间的鸿沟，促进循证实践越来越贴近临床实际和真实场景。

真实世界研究的系统综述是其证据的高阶形式，属于二次研究范畴，其产生数量和质量有赖于真实世界研究领域一次研究的情况，只有高质量一次研究的丰富，才能为二次研究提供充足"原料"。因此，当务之急是要产生更多高质量的一次研究。21 世纪以来，随着真实世界数据共享机制的形成和医疗大数据的发展，为真实世界领域的一次研究提供了坚实的基础，当前，行业要加强真实世界研究的科学方法的探索，形成行业遵循，从而促进高质量一次研究的涌现，为二次研究提供系统评价的素材。

真实世界研究的系统综述往往比一般意义上的系统综述更为复杂，具有更加切合临床实际的 PICOS 要素，如受试者的选择不加特别限制，干预措施切合临床实际，对照组为常规治疗或阳性对照，结局指标更强调远期结局或效用指标，设计更加柔性和多样，研究场景就是现实世界。这些特点决定了一次研究个性特色更为显著，研究间的异质性大为增加，研究偏倚更难控制。这给真实世界研究的系统综述制作带来了巨大的挑战。因此，行业内要加强真实世界研究系统综述研制的方法学研究，促进真实世界数据向真实世界证据的转化。

第十一章　定性研究方法在真实世界研究中的应用

第一节　定性研究概述

一、定性研究的概念

定性研究（qualitative research）又称质性研究、质的研究，起源于人种学，广泛应用于社会学领域，优势是能够详细呈现"是什么""为什么""如何"等开放性问题的信息。目前对定性研究的概念有很多种，从广义来说，定性研究被理解为不以统计数据或量化形式来呈现的研究，主要通过文字来描述某种现象，注重的是发现问题的过程，并可以帮助解释定性研究的结果，回答事件为什么会发生。目前较为公认且完整的定义是，指在自然环境下，研究者通过实地体验、开放型访谈、参与型和非参与型观察、查阅文献、个案调查等方法，长期、深入、细致研究社会现象，了解人们对某一事物或现象的经历、观点、见解、想法、感觉、态度、信念、期望，收集定性资料，并按一定的主题、类别，进行编码、归纳推理的过程。所得定性资料是对事件发生过程真实、详细地描述和引用被访谈者经历、见解的文字性材料。由此产生的见解、知识、观点和理论假设即为定性调查结果。

如果说定量研究通过精确的数字，呈现针刺治疗的时长和行针数量等，定性研究则通过文字描述针刺治疗的理论、进行治疗的环境及接受针刺治疗患者的体验。一般来说定性研究属于社会学、人类学常用的研究方法，比如类学家研究土著部落的文化，社会学家进行乡土中国、社区的研究；同时也常见于国外医学相关领域的研究，如研究英国护士和助产士对使用补充替代医学的看法。国内的医学研究近年来，定性研究的应用以及相关发表论文也逐渐增多。

二、常见定性研究的类型

一般来说，定性研究适合用于人们尚不熟悉的新领域、有争议的话题，或强调个体深层次主观感受的研究领域，在中医领域也有实际的探索和应用。医学领域常用的定性研究方法包括观察法（observation）、访谈法（interview）和实物资料研究（document analysis），其中最常用的是观察法和访谈法，其中访谈法包括一对一访谈与焦点组访谈。以下主要对这两种方法进行简要的介绍。

（一）观察法

按照研究者在研究中的公开程度划分，观察法可以被分为公开的观察法和隐秘的观察法；按照研究者在观察对象中的参与程度划分，则可分为完全观察者、参与者的观察者、观察者的参与者，以及完全参与者。其中，完全观察者与完全参与者属于隐秘性的观察，在研究的过程中，研究者不被观察对象所知；而参与式观察与观察式参与属于公开的观察，研究过程中，观察对象知道研究者的存在，并且知悉研究者的角色和目的。

研究者作为完全观察者时，需要"置身事外"地"袖手旁观"，完全不打扰观察对象的活动与交流，在没有任何外界影响的前提下，观察和收集信息。这样的好处是收集到的信息非常真实，但是由于信息需要经过观察者的判断、理解，带入了研究者的解读，难保客观性，同时由于观察者一般需要进行较远距离的观察，也不能随时发问，对一些问题难以形成深入的了解，也可能存在看不到或者听不清的情况。

而研究者作为完全参与者时，研究者完全融入观察对象的生活，这类似"卧底"，观察对象可能直接与研究者接触，但并不知道其真实身份和目的，这种观察方式能够使得观察者接触研究对象，获得第一手资料，然而对研究人员的技巧等要求较高，并非适用所有的研究问题。

参与者的观察者、观察者的参与者两种方式，研究者以公开存在的形式与观察对象共处，身临其境地与观察对象接触，较适合比较长期的观察。其中参与者的观察者，研究者的角色是已知的，其研究者的角色更主要，可以根据观察现场展现的信息进行记录，而观察者的参与者中，研究者的观察角色次于参与者角色，优势是容易在观察中注意到不寻常的现象。

（二）访谈法

访谈法是通过交谈和问答的形式，由研究者获得和收集被研究者表达的信息，根据访谈内容和结构的开放程度分为封闭式访谈、开放式访谈与半开放式访谈三类。

封闭式访谈时以研究者为主导，按照事先设计好具有固定结构的统一问卷进行问答，提问方式、问题、顺序等都经过了标准化。这种方式的访谈多用于定量研究。

开放式访谈则没有固定的访谈问题，研究者鼓励受访者用自己的语言表达自己的看法，通过与受访者的交谈，了解其自己认为重要的问题、看待问题的角度等，在这种形式的访谈中，研究者起到辅助的作用，访谈过程中尽量让受访者自由发挥。在定性研究的初期，为更全面真实地了解受访者关心的问题以及思考方式，通常多用开放式访谈的方式。

半开放式访谈介乎于封闭式访谈与开放式访谈之间，研究者对访谈的结构具有一定的控制，但也允许受访者积极参与。通常研究者只准备一个粗略的访谈提纲，在进行访谈时，则根据自己的研究设计对受访者提问。访谈中，访谈提纲的作用主要是提示，研究者在提问的同时，鼓励受访者进行表达，整个过程研究者根据访谈的具体情况，可以对访谈程序及内容进行灵活的调整。随着定性研究的深入，研究重点转向重要或尚存疑问的问题时，通常转向半开放式访谈的形式。

从访谈的形式来看，可以分为个体化深度访谈，以及焦点组访谈。

个体化深度访谈通常为一对一的形式，研究者提出开放式的问题，由研究对象来回答，表达自己的态度、看法、认识、观点、意见等。整个过程中研究者主要处于聆听的角色，鼓励研究对象充分表达，将研究对象的语言进行录音、转录，从中归纳关键信息。

焦点组访谈则是一组人群共同讨论一个话题，通常是为了探讨一系列问题，由一名研究者进行主持，一名助手进行整理记录和协助，由 8 ～ 12 名研究对象表达各自的意见并进行互相交流。交流可以是共同的讨论，更多见的是不同意见和观点的碰撞。

（三）其他定性研究方法

除上述观察法与访谈法外，还有在医学领域使用不多的实物资料研究，和另一些较为常用的研究方法，如德尔菲法、群体决策法、共识法和案例研究法，这些研究通常同时具有定量和定性研究的元素，如德尔菲法和群体决策法。这些研究本身关注个体观点，并大量纳入主观意见作为研究的重要信息。

三、定性研究的步骤及技巧

作为一种研究形式，定性研究与定量研究一样，也具有规范的研究步骤，在设计研究时，就应该熟悉定性研究的各个环节，这有利于研究的顺利开展以及成功。以下就对定性研究的一般步骤进行介绍，着重基于定性研究最常见的观察法以及访谈法进行说明。

（一）提出合适的研究问题

像所有研究一样，定性研究首先需要明确所研究的问题。而定性研究的问题与定量研究不同，回答"是什么""为什么"等问题，所提出的问题应该是开放式的。首先明确研究目的，之后有针对性地设计问题。一般在定性研究中，不应怀有太大的"野心"，将问题的范围设计得太大。比如，如果想研究医学生对于循证医学的态度，就应该考虑一个范围，比如具有特殊性的问题"×××中医药大学高年级本科生对于循证医学课程教学的态度"，而不应该设计成概括性的"中国大学生对循证医学的态度"，否则难以入手。

此外，定性研究注重的是过程、情境、描述、解释，而非结果，所提出的问题不应该出现"是否""哪个更好"类似的字眼，切忌在提出问题的时候，就对研究者以及研究对象形成先入为主的导向。

对于观察法而言，设计观察问题不单单是确定问题本身，还应该考虑与观察有关的所有因素，如观察的地点、环境，观察对象的特点等。

（二）抽样

除了实物，定性研究的研究对象通常也是人，常见的就是观察人，或者访谈人。与定量研究的概率抽样不同，定性研究的抽样通常为非概率抽样。由于定性研究并不回避主观性，对于一个问题，定性研究工作者并"不关心所有人如何想，而只关心有人这么想"，其研究对象的选择常使用的抽样方式主要包括非概率抽样的方法，通常为信息导向或者目的导向。如滚雪球抽样、链式抽样、方便抽样、特例抽样、强度集中抽样等。

定性研究的样本量通常十几例到几十例不等，有些大型的访谈及社会学研究，研究对象可能达到上百例。同样与定量研究不同，定性研究从逻辑上并不强调量化的样本量计算，其抽样思路是动态抽样，遵循的是"信息饱和原则"。进行定性研究的观察或者访谈，当研究对象认为，所收集到的信息不再增多，无论再进行多少观察或者访谈更多的人，获取的信息都是之前已经获得的，这个状态被称为信息饱和，当达到信息饱和是，认为定性研究所研究的样本已经充分，可以停止研究。然而进行研究计划或课题申报时，可以预估一个大概的样本，关于定性研究的最小样本目前没有确切依据，有的产品测试调研建议至少 5～8 人，医学领域定性研究发表学术论文访谈例数多在 10 例以上，但目前并没有非常明确的限定，仅供参考。

（三）研究前的准备

对于定性研究来说，研究对象是非常宝贵的，研究过程也无法复制。进了现场，接触了观察对象，一切就开始了，如果出现失误，可能没有重来的机会。因此必须在研究前进行充分的准备，确保所有的准备到位，研究者胸有成竹，才正式开始研究。

1. 观察法的准备 对于观察研究来说，在确定了研究问题后，需要制定具体的观察方式，并设计观察计划。观察计划应该包括观察的内容、对象以及范围，明确观察地点，并且熟悉观察地点的特征。确定观察的时刻、时长和观察的次数、方式、手段，考虑伦理道德问题。明确观察对象是什么人，如果观察对象是一个群体，还应该了解群体中的结构和关系，各个个体在群体中的角色等，明确观察的内容，比如观察对象的动作、语言、细节等。可以预先设计一个观察提纲，列出要点信息，包括人物、观察的时间、事件、地点、事情如何发生、为什么会发生等。

2. 访谈法的准备 对于访谈来说，则需要了解和确定访谈的环境，访谈对象的特点，同时如果是半结构化的访谈，还需要确定访谈提纲。研究者需要对访谈提纲的结构非常熟悉，必要的时候应该在正式访谈之前进行预访谈，相当于一个实践前的操练，有利于发现问题，进行方法的完善，以免在正式访谈时浪费宝贵的资源。

（四）收集资料

1. 观察法的资料收集 对于观察法来说，需要进行正式观察，并做好观察记录。观察记录中可以包括观察的基本信息，如时间地点等，客观观察到的信息，观察对象的动作、语言、行为、关系等，研究者自己的思考、备注等，作为观察的研究记录，供进一步分析。

2. 访谈法的资料收集　对于访谈来说，收集资料的主要方式是录音。录音之前应该取得研究对象的知情同意，如果研究对象不接受，录音，则只能放弃访谈，或者改为进行笔录。在访谈的过程中，要求研究者对访谈提纲非常熟悉，能够根据实地情况以及访谈对象所回答的内容随时调整问题的顺序，做到沟通顺畅，最大限度收集信息并且不遗漏设计好的问题。在录音的同时，一般还要进行辅助的笔录，将关键要点、研究者内心的思考、研究对象的表情、动作等信息。

（五）资料分析

本节着重介绍访谈的资料分析。把录音的信息转化成文字，需要经过一个转录的过程。在开始转录之前需要先对录音进行反复聆听，熟悉资料，并同时配合记录反省日志。

熟悉录音资料后，正式对资料进行转录，注意在转录的过程中不仅要转录文字，还需要完全转录被访谈者的停顿、语气等。注意在转录的过程中，如果遇到个人信息、隐私，或者受访对象表示不愿意透露和公开的部分，应该进行去特征化处理，保护研究对象的隐私权。

转录结束后，需要对资料进行编码（coding），从原始编码中归纳出主题（theme），发展出相应的类属或领域（domain），最终撰写研究报告。与定量资料不同的是，定性资料往往是从开始收集资料的时候，就开始了分析。目前的编码和分析可以借助软件完成，常用的软件包括 QSR Nvivo，RQDA 等。

定性研究结果的报告也需要遵循结构化的科学研究的报告规范，报告的撰写应该尽早开始进行。报告的内容可以包括备忘录分析、反思日记、以及描述性的过程分析，也就是将定性研究中研究者所进行的事项客观真实地进行报告。对于每个领域和主题的报告，除了报告总结后的内容还需要摘引原转录的文字，这时定性研究的独特之处。注意，在报告中不需要体现数量、频次等信息。

四、定性研究的适用范围

首先由于定性研究适合详细深入探索事物的本质特征，比较适合新领域的研究，当人们对某个新生事物知之甚少，比较适合考虑从定性研究开始。相似的，如果对于某种事物或某个问题鲜有研究，也适合首先考虑定性研究积累一定的认知和基础，以便后续开展进一步探索。

定性研究适用的第二种情况，是针对某个问题存在明显不同观点，或者存在矛盾和争议的领域，一方面这可能提示了已有研究还有未发现的更高层次的信息，暂时无法更好地解决问题，另一方面可以通过定性研究考察争议的原因。

第三种情况是面对较为复杂的事物，通过定量研究的数据可能无法获取足够详细深入的信息，而只能得到片面的研究结果，则应该考虑定性研究，直观本质获取关于复杂事物的全面信息。

最后定性研究也适合挑战已有研究，如既有伦理、观点、信仰和价值观，如果既往研究是通过定量研究得到的结论，基于大样本人群的分析有可能忽略个体特征或者容易丢失的信息，此时则可以考虑通过定性研究从另一个角度对事物进行观察和描述。

五、混合研究方法的概念及原理

（一）定量研究与定性研究的区别

定性研究的特点突出，与定量研究不同，首先定性研究的研究人员通常面向自然世界，收集与感官经历有关的资料，包括亲眼所见、亲耳所闻、亲身所感，因此在定性研究中，研究人员扮演者非常重要的角色。

其次，定性研究的研究环境不是定量研究中人们熟悉的实验室环境，或者量化的问卷，而是自然的客观存在形式，这需要研究者较长时间处于工作现场，试图理解所研究对象是如何认识他们的世界，注重个体特征而不像定量研究，强调对总体的推论。

研究内容往往是通过复杂的事物，获得对人们经历的详细理解，而研究假设随着研究的进行，有可能被不断改变和修正，这是因为研究最初的假设只是基于以往的理论，而这个理论仅仅是起到引导作用，有可能是错误的。在最初假设的基础上，研究者记录和挖掘研究对象行为、语言中出现频次高，对其重要的词汇，将其归纳为"本土概念"，同时研究者反复阅读已经获得的资料，基于"本土概念"，从资料中形成解释的理论，这个理论归纳的过程，被称为"扎根理论"，这个过程与定量研究也是迥然不同的。

然而，定性研究与定量研究之间并没有绝对的鸿沟，许多常见的研究方法实际上在不同方面能够同时体现出定性研究与定量研究的特点。比如队列研究这样的观察性研究属于定量研究的范畴，然而其中的观察与记录却包含定性研究的特点；又如问卷调查属于社会人文研究，明显具有定性研究的特征，但问卷中封闭式问题的分析却是定量研究的体现。因此两种研究间，根据定性与定量成分，并不是非黑即白，而存在过渡关系。在实际研究中，定性研究与定量研究常常结合应用，回答不同方面不同形式的问题。

（二）混合研究的发生与发展

定量研究基于固定的研究设计，通过收集和分析数据，对研究假设进行证明或证伪，能够得到严谨精确的结论。定性研究则关注细节、主观、感受，对个体经验进行深入描摹。两种研究范式有着明显的不同，两个范式在各自的发展进程中，曾经经历互相否认和排斥的阶段，处于对立的局面，定量研究被归为硬科学的范畴而定性研究则属于软科学，定量研究批判定性研究缺乏可靠性严谨性，缺乏数字带来的精确性，而定性研究则认为定量研究只能探索流于表面的关联，收集粗糙的信息，而无法得到具体翔实的个体化资料，做不到本质和直观。

然而在相互批判的过程中，两大阵营彼此熟悉，不少方法学的实践者在具体研究中也进行了探索，逐渐形成了一种新的尝试，即定量研究与定性研究的融合。这种融合逐步成熟，从心理学开始，渐渐在各种领域有了应用，同时这种形式形成了第三种研究范式：混合研究。

（三）混合研究的概念及特征

混合方法的定义是在单一研究项目中融合使用定量研究和定性研究的方法与技术的研究路径。美国人格心理学家赫根汉做了这样一个比喻："研究对象就像漆黑房间里一件不能直接触摸到的物体，研究范式则是从各个角度投向该物体的光束。光束越多，照射角度越不同，人们对该物体获得的信息就越多"，这个比喻反映了混合研究方法最核心的特点，从不同角度获取信息，回答问题。

混合研究方法研究具有几层含义：第一，混合研究方法必须包含至少一种定量研究方法和一种定性研究方法，且所用的方法是严谨科学的研究方法。第二，定性定量元素的混合可能发生于研究的每一个阶段，如资料收集、资料分析和研究结果等。第三，混合研究方法的目的是利用不同策略的互补优势更全面深入正确理解研究问题和呈现研究结果。

第二节　混合方法常见设计模式

混合方法融合了定量研究与定性研究，收集两种类型的数据，但并非两种数据相结合必然优于单一数据类型，相反，草率机械地混合使用不同研究类型，可能会增加研究设计、测量、评价等各环节的难度和损耗，带来更大的偏倚风险。只有当定量研究和定性研究结合在一起，确实能够更好地解决研究问题时，才应该考虑采用混合研究方法。

因此混合方法适用于当一种研究类型不能充分表述或回答研究问题的场景，则我们需要将定性研究的成分合并入定量的研究中。

将定量研究与定性研究混合，主要按照混合顺序和混合阶段区别混合的方式，按照混合的顺序可分为无序和有序，按照定量与定性研究的优先级还可以进一步划分。以下介绍医学相关领域混合研究方法的常见设计类型。

一、聚合式研究设计

聚合设计（convergent design）是一种无序的设计，或者说是并行，定量和定性研究部分在实施上没有时间先后之分而更像同时进行。其中可以继续细分为并行三角互证（concurrent triangulation strategy）、并行嵌套（concurrent nested strategy）和并行转换（concurrent transformative strategy）三种策略。

（一）并行三角互证

这种混合方法可能是所有混合方法研究中最为人所知的方法，通常用于在单一研究中试图用两种不同的方法对结果进行证实和分析的研究场景。这种研究模式中定量与定性数据是同步收集的，理想状态下两种研究的优先级相同，定量研究部分的数据提供关联和趋势，定性研究部分提供细节，不同的信息汇聚起来，使读者能够更好地理解研究内容。两种研究所得信息能够取长补短，实现互证，提高结论的可靠性。

1. 并行嵌套　在这种混合方法中，定量研究与定性研究也是同时进行的，但是以其中一种研究为主，另一种研究嵌套与其中，在同一个研究中，从不同层次和角度进行探索，研究者从而获得更丰富的视角。比如在一项临床研究中嵌套一个针对受试者的定性访谈，则临床研究这个定量研究为主导，而定性访谈从另一个角度呈现了受试者在参与试验过程中的体验和主观感受。

2. 并行转换　转换设计的一个重要特点是以研究者使用的某个理论视角为指导而进行，研究者对于研究问题、研究目的以及该研究基于什么样的理论和角度有一个整体把控，在这个前提下，数据的收集、分析阶段中，定量研究和定性研究的组合形式可以进行切换。其中数据收集阶段定量与定性研究可以平行进行，在数据分析阶段则将两类研究所得资料进行整合，目前转换设计的实践较少。

二、序列式研究设计

序列式研究设计从提法可以看出，定量与定性两种模式的进行有先后之别。在具体的研究实施中，通常会先进行其中一项，再进行另一项。具体来说也有三种混合方式。

1. 解释性序列设计　也可以称为顺序性解释策略（sequential explanatory design），这种设计易于理解，指的是定量数据的优先级高于定性数据，首先进行定量数据的收集和分析，得到关于关联、趋势等的初步分析，之后进行定性数据的收集和分析，对定量数据加以辅助性的解释说明。当定量数据中出现了意料之外的结果，则后续的定性数据就显得十分有用，其能够对定量数据为何出现这样的情况进行解释。这种混合模式步骤独立清晰，实施也比较明晰。

2. 探索性序列　也有专著将其翻译为顺序性探究策略（sequential exploratory design），通常用于探究某种现象，其中定性研究数据一般具有优先性，定量研究数据用来辅助说明定性研究的结果。比如首先对患者关于某种治疗的体验和期望进行定性研究的探索，基于所得再进行一项定量的横断面研究，探索患者的选择与某些因素之间的关联。有时候为了为定量研究奠定理论基础，厘清可能的障碍和困难，提供研究设计和实施的依据，也可以先进行定性研究作为准备，在这种情况下，定量研究在定性研究之后进行，但优先级更高。

3. 顺序性转换　与并行转换模式相似，顺序性转换也需要以研究者对研究问题、目的及理论视角的整体把控为前提，定量研究和定性研究可以依次进行，比如研究第一阶段为解释性序列设计，到了第二阶段基于研究需要，转换为探索性序列，两个阶段前后紧密相联，可以定量数据优先也可以定性数据优先，条件允许时也可以并重，转换型的混合方法在目前研究中应用较少。

第三节　定性研究方法在真实世界研究中应用实例分析与探讨

一般认为真实世界研究主要涵盖的范围属于定量研究，但与此同时，定性研究反映研究者亲眼所见、亲耳所闻、亲身所感，研究场所通常为真实场景而非实验环境，注重人的主观体验和感受，本身也可以认为是真实世界研究的一种固有形式。因此定性研究在真实世界研究中的应用，一方面体现在定性研究本身在解决真实世界中的研究问题，另一方面则是通过混合研究的形式实现和发挥作用。以下对定性研究本身，以及与不同研究设计结合的实例进行介绍和分析。

一、定性研究解决真实世界中的研究问题

居家运动可能对处于产后抑郁的女性有帮助，但如何在真实世界中开发和实施这样的项目需要精神健康、公共卫生及政策制定等相关人员的介入。研究者对上述人员对11名受访对象进行了一项半结构化访谈（Teychenne M 2021），主要内容为居家运动项目落地实施过程中这些相关人员对项目设计和实施的观点，研究结果提示居家运动项目对产后抑郁风险人群具有意义和实际的吸引力，但经费方面及实施机制需要进一步细化和探讨。

讨论：类似这样通过定性研究反映和探讨真实情境中具体问题的研究比较常见。由于居家运动如果作为一项项目实施，在真实世界情境下，项目的设计、实施需要涉及的相关人员基于自己的专业、经验、观点等给出合理的建议，发现现实的问题，因此本实例中，研究设计了半结构化的定性访谈，这样可以详细深入地了解项目关键环节相关人员的看法，并发现下一步需要注意和解决的问题。

二、定性研究与实用性随机对照试验结合

英国的研究者发现虽然针灸治疗孕妇腰痛是指南中推荐的，但在实际临床中应用情况并不理想，于是设计了一项两阶段的混合方法研究（Waterfield J 2015，Bishop A 2016），研究第一阶段邀请了不同经历和背景的针灸师，进行了三个焦点组访谈与三个一对一深度访谈，探讨针灸师对治疗孕妇孕期腰痛的经历与观点，三个焦点组访谈分别有6、7、5位不同背景的针灸师参与（2个焦点组访谈针灸师为肌肉骨骼门诊背景、1个焦点组访谈针灸师为妇女健康执业背景），研究第二阶段是一个三臂的实用性随机对照临床试验，将125名孕妇等比例随机分为三组，第一组接受标准干预，即自我管理健康手册＋如果需要则接受理疗；第二组在标准干预基础上叠加真（经皮）针灸、健康建议与锻炼；第三组在标准干预基础上叠加安慰针（非经皮）、健康建议与锻炼。

第一阶段焦点组访谈研究宏观的目的是了解当前针灸的临床实践现状，并提升第二阶段研究的稳定性；访谈的具体目的是探索针灸师对于孕妇接受针灸的经历和观点，这

些主观信息将回答第二阶段研究中干预措施实施中优势和障碍的问题。

研究分析呈现出的信息包括：治疗孕期证候缺乏经验、以往针灸教育得到矛盾信息、对针灸安全与疗效的证据的误解、个人与职业角度对造成伤害的恐惧。这四方面深层次呈现了英国针灸师对孕期妇女实施针灸治疗时内心的担忧，而这回答了英国针灸治疗孕妇腰痛这一临床实践中，指南推荐与临床实际情况之间的矛盾现象。

实例中焦点组内的研究对象具有相似的针灸资历和临床经验，他们共同探讨一个话题：既往接诊孕期腰痛孕妇的经历和感受如何。受访对象表达了相似的体验：自己对给腰痛的孕妇扎针灸存在顾虑，对于自身的职业定位存在不自信。由此形成了共鸣，对于敏感话题，焦点组内的访谈对象得以放松心情，畅所欲言。研究得出结论，目前英国的理疗医师并不愿意对孕期腰痛采用针灸治疗，这与相关知识和信心匮乏、针灸针对特殊人群医生存在谨慎态度的文化、造成早产流产的恐惧等有关。孕妇治疗安全性是个敏感话题，详细信息既往鲜有研究，首先进行一项定性研究先行探索，得到与下一步研究有直接针对性的证据，服务于后续的研究设计，这第二阶段临床试验如何培训理疗医师具有至关重要的意义。

讨论：本实例属于探索性序列设计，但在两阶段的设计中，定性研究为后续的定量研究奠定基础、提供依据，后者为主要研究方法。实用性随机对照试验简称 PRCT，是较常见的真实世界研究，目前也是最多涉及定量研究的混合方法设计的研究类型。PRCT 本身具有前瞻、试验性等严谨的设计，进行混合方法设计也有较强的可实施性，如果采用本例中的序列研究设计，如将定性研究安排在 PRCT 研究之前，可以为 PRCT 部分奠定基础，一方面从另一角度提供信息，另一方面为定量研究提供设计、实施的线索。

将定性研究与 PRCT 混合，在可行性方面具有优势，那就是实施 PRCT 时设计是前瞻性的，受试者和研究人员的招募和沟通相对而言比较方便直接，可以在研究设计时进行考虑，也可以在研究过程中发现问题，有针对性地设计混合模式，实现研究目的。

三、定性研究与队列研究结合

澳大利亚的肺癌筛查和早期治疗路径分为四个阶段，分别是自我评估与管理、预约筛查、临床诊断、治疗方案制订。既往研究发现澳大利亚的肺癌早期诊断和治疗在澳大利亚白种人与其他文化人种的患者中有差异，其他文化人种获得肺癌确诊并接受早期干预的及时性和肺癌生存率较澳洲白人皆有滞后。为了探索澳大利亚不同人种肺癌诊疗路径四个阶段的差异以及人种间差异的相关因素，研究者设计了一个混合方法研究（Mazza 2018），研究的主要载体是前瞻性队列研究，其观察对象信息来源是澳大利亚三个州的肿瘤医院与公共医院的肿瘤患者。研究中的定量部分和定性部分资料平行收集，一方面进行定量的患者调查、全科医生医疗记录整理以及病例分析，分析不同人种间在肿瘤诊疗方面是否存在差异以及存在差异以及差异如何，另一方面进行患者、全科医生、肿瘤专科医生进行定性访谈，探索关于患者、医生及医疗系统的影响因素，回答为何会产生这样的差异。

讨论：本研究目前已发表了研究方案并进行了注册，研究正在进行中。本研究中定量和定性部分是平行进行的，从混合方法的类型来看更贴近并行三角互证设计，两部分研究收集的资料进行分析后，可以从不同角度回答研究问题。由于是一个前瞻性的设计，队列研究的观察对象便于联络，因此收集定量数据或进行定性访谈，可行性比较理想。同时本研究也体现了队列研究的一个设计特点，在队列研究中，本身就可以同时收集定量数据和定性数据，如果研究问题需要更适合用定性数据来回答，则可以相应地设计定性资料的收集方法。定量数据主要回答传统的暴露因素与结局的相关性问题，而定性数据则能够结合个体经历、文化、体验、期望等主观因素，回答为何存在相关性的问题，同时如果队列研究随访时间较长，还可以考虑进行多次定性数据的收集，以进行纵向观察。

四、定性研究与病例对照研究结合

病例对照研究与队列研究具有一定的相似之处，主要探索暴露与健康相关结局之间的关系，一项孟加拉国进行的病例对照研究（Hoq M 2019）试图探索孟加拉国内不同地区低幼儿童营养不良的相关因素，虽然全国范围内的因素已有研究，但不同地区有着不同的地理特征、经济差异和人文观念，从区域角度来分析相关因素的关联尚不清楚，因此研究者进行了一项探索性序列混合研究，首先进行了医疗保健人员的定性访谈、焦点组访谈与非正式讨论，梳理出可能的相关因素后结合进而设计了一项病例对照研究，通过结构化问卷收集营养不良与正常儿童的相关暴露因素，这些相关暴露因素的考虑有赖于第一阶段定量研究的分析与梳理。

五、定性研究与横断面研究结合

新冠疫情之下，医院的管理和就诊流程有了很大的变化，孕妇进行产检却是必须项目，孕妇作为特殊人群，疫情之中又更加需要防护和照顾。一项在新冠期间进行的探索性序列混合研究（Masjoudi M 2020）先通过焦点组访谈和个体访谈，了解孕妇产前检查经历以及她们对疫情期间产检障碍与获得协助的观点和体验，第二阶段进行一项横断面研究，探索孕妇产检自我照护行为的影响因素，第三阶段开展了一项名义群组研究，开发了疫情期间产检与自我照护指南。

本研究的最终目的是形成可实施的指南推荐意见，对于新冠肺炎疫情期间产检这一尚不熟悉的议题先后进行定性探索、定量探索，最后集合两阶段研究所得为指南指定提供基础，其中定性研究与横断面研究的研究对象都是疫情期间接受产检的孕妇，直观资料来源于第一线的当事人，这样能够为医疗建议的生成提供最直接的依据。

横断面研究开展时间集中，有机会与研究对象群体直接接触，紧凑分阶段或者并行地收集资料可行性很高。在实际应用中，定性研究与横断面研究的混合比较常见。

六、定性研究与单臂研究设计结合

常见的单臂研究主要包括临床研究的可行性预试验，以及描述性的病例系列研究。

由于单臂研究本身具有描述性研究的属性，在单臂研究中混合定性研究易于理解。一项单组预试验（Beanlands 2019）对 31 名高年级本科护理专业学生进行了一种循证干预，辨证行为技能（dialectical behavior therapy–skills group）的评价，评估这种干预措施对护理专业学生情绪状态的促进效果，对研究对象同时进行了定量与定性数据的收集，探索干预措施的可行性、可接受性以及学生的观点，该预试验结果显示该方法具有积极作用，并得出结论应该进行进一步研究检验干预措施在其他护理学生人群中的效果，并探索在课程设计中结合实施该干预措施的最佳方案。本例中混合研究的方式更贴近一个并行嵌套研究，在单臂研究中嵌套了一个定性访谈，收集定量数据的同时了解研究对象的主观体验和态度。

七、定性研究与个案报告结合

在所有真实世界研究中，可能个案报告的研究方式与定性研究的属性最为接近，作为描述性的研究，个案报告需要对研究中个体的相关信息进行全面详细的报告。传统的个案报告主要围绕定量资料进行描述，当报告同时需要呈现个体的主观体验和观点时，也可以考虑同时收集和报告定性资料。一项研究（Guex K 2020）选取了一名习惯久坐且无运动习惯的护理专业学生作为研究对象，在其参加长跑比赛的前十个月开始开展运动训练，第十个月比赛结束后继续跟踪 28 个月，评价其运动行为、心理、生理指标，以一系列定量数据为主呈现研究对象不同阶段指标的变化，在赛后 28 个月，研究随访的最后阶段，进行一个定性访谈，主要记录和描述研究对象的经历和体验。本例中的定性资料在研究的最后阶段进行，混合形式更贴近解释性序列设计，在记录了研究对象全程的定量变化资料后，总结性地进行了一个定性访谈，对全过程经历、体验、感受进行回顾和深入的讨论，有助于对研究过程中的发现和问题进行详细直观的梳理和解释。

八、总结

总的来说，定性研究本身单独存在，或者在不同的真实世界研究中可以通过混合方法进行混合应用，定性数据的加入能够解决单纯依靠定量数据回答不了的问题，使得研究者能够从不同的角度获取研究相关的信息，以获得更完整的研究结果。真实世界研究非常注重干预措施或者某种政策在现实场景中实施的效果，而定性研究具有呈现事物详细、真实、本质信息的优势，从研究的核心特点上与真实世界研究的需求是契合的，需要注意的是，应该在研究的设计阶段，根据研究问题和研究目的，进行研究方式的决策，在什么阶段混合什么类型的定性研究，都需要严谨方法体系的支撑，而不应该随意堆砌。

目前在真实世界研究中混合定性研究已有不少探索，定性研究在真实世界研究的不同环节能够发挥各种作用。比如在开展预试验的过程中探索研究相关人员的经历、期望和需求，这样有助于了解研究可能存在的障碍和改进的关键点，促进后续大型真实世界研究的顺利进行；能够对定量的研究结果进行解释，定量的真实研究结果数据呈现了某些因素的关联和趋势，当背后的原因和深层次因素不清楚时，定性研究能够帮助提供详细真实的解释，有助于研究者全面理解研究问题，对现象做出合理的解释。目前定性研究在真实世界中的应用尚处于探索阶段，随着真实世界研究的发展和研究经验的积累，定性研究的应用还有广阔的探索和完善空间。

第十二章　真实世界证据的方法学质量评价

　　随着循证医学在中医药领域的不断发展，临床研究证据质量已逐渐成为研究者关注的要点。临床研究证据的质量评价，不仅是循证实践的基本步骤，也是循证临床实践指南制定的关键环节。高质量的临床研究证据，可为医护人员在诊疗中做出合理、正确的决策提供可靠依据。

　　针对经典研究设计，国际组织已研制了一系列临床研究证据的方法学质量评价标准，例如，针对随机对照试验的偏倚风险条目（Cochrane risk of bias tool）、针对观察性研究的 Newcastle–Ottawa Scale、针对横断面研究的 AHRQ 量表、针对病例系列的 NICE 条目，以及针对病例报告的 CARE 条目等。

　　真实世界研究是一种科研范式，其与经典研究设计的主要区别是数据的来源，而非研究的方法。真实世界研究的方法学质量评价可以在一定范围内参照经典研究设计的评价方法，然而值得注意的是，真实世界研究在使用、分析真实世界数据的过程中有其特殊之处，也容易产生特殊的偏倚，需在其方法学质量评价方面更加严谨慎重。

　　本章针对真实世界证据中的常见偏倚类型、方法学严格评价原则及要点、方法学质量评价的适用性条目进行阐释，并举例说明。所以，由于真实世界研究的偏倚研究还处于起步阶段，而成熟体系的形成还需要完成更多的研究。我们在本书中所提供的各种偏倚，既有经典流行病学及其分支学科所总结出的偏倚，也有国内外学术论文中报告的与真实世界研究相关的各种比较新的偏倚概念。在这个过程中，存在各种偏倚之间概念重叠或类似的情况，也存在对于各种偏倚的分类归属不一致的情况。我们虽然尽量条清缕析，本着尊重原著的准则加以陈述，以供读者参考。随着本领域的进一步发展，关于真实世界偏倚的梳理和发展将会更加完善。

第一节　真实世界证据的常见偏倚及其控制

一、选择偏倚

　　选择偏倚是指由于选择研究对象的方法存在问题而使研究结果偏离真实情况而产生的偏倚。选择偏倚主要发生在研究设计阶段。真实世界研究常见的选择偏倚如下。

　　1. 入院率偏倚（admission rate bias）　又称伯克森偏倚（Berkson bias）和转介偏倚（referral bias），指由于各种疾病的患者因所患疾病的严重程度、就医条件、对疾病的认识水平等因素而出现的不同的就医水平的现象，使得以医院就诊患者为对象进行研究时产生的偏倚。如：当研究某病 A 与因素 X 的关系时，以 B 病患者为对照，由于 A 病、B 病和暴露于因素 X 的入院率不同，导致医院所得的样本不能反映人群中病例和对照人群的实际暴露情况，而错误的估计暴露与疾病的关系。在病例对照研究中，选择偏倚指利用住院患者或门诊就诊患者作为病例或对照的研究对象时，由于病例和对照入院率不同，使其住院率受到研究因素的影响，从而导致研究结果产生偏倚。在使用数据库开展研究时，需在设计阶段考虑所使用的数据库人群对源人群的代表性。

2. 罹患率偏倚（prevalence bias） 又称现患 – 新发病例偏倚（prevalence–incidence bias）或奈曼偏倚（Neyman's bias），或患病率及发病率偏倚，是指因现患病例与新病例的构成不同，只研究典型病例而排除轻症或非典型病例以及现患病例暴露状态发生改变而导致的偏倚。如以医院为基础研究药物对冠心病心肌梗死发生的预后情况时，由于急性心肌梗死发作后，部分病例在送医院前死亡，而常未被计算在该病的总发病患者数内；而部分轻症病例，发作后经一般医疗机构治疗得救，或有些病例是无痛发作，经检查才发现。这类病例都可能会被排除在研究之外，而影响对心肌梗死药物治疗预后研究的判定，产生偏倚。病例对照研究中通常是纳入现患病例或存活病例，而不包括死亡病例和那些病程很短已治愈的病例。因此，所纳入的病例样本与新发病例在病情、病程、预后等方面不尽相同，从而并不能代表所研究疾病的总体发病人群。可以采用新发病例或新用药者设计解决。

与罹患率偏倚相类似的是，长期用药者偏倚是指当患者在服用某种药品时，有的患者会由于存在不适反应或者感觉药效不好而放弃继续服用该药品，而长期用药者（prevalent user）往往是那些身体耐受性较好、治疗效果较好的患者。如果过多招募这些患者将导致低估药品的危害并高估药品的获益。

3. 存活者治疗性选择偏倚（survivor treatment selection bias） 对于病死率高的疾病，生存时间长者才有机会接受后期治疗，而对尚未接受后期治疗就死亡的患者，则会被默认为未接受治疗。例如，一个艾滋病患者队列，在研究之初所有患者都没有接受过抗病毒治疗，一年后某抗病毒新药上市，存活者开始逐步接受该新药治疗，而已死亡者则被看作未治疗者。如果比较治疗者和未治疗者的生存期，则会发现治疗者的生存期明显长于未治疗者，因为那些治疗者是可以存活到接受后期治疗阶段的患者，其特征与那些无法生存到接受后期治疗阶段的"未治疗"患者自然有所不同。

4. 检出征候偏倚（detection signal bias, protopathic bias） 又称揭露伪装偏倚（unmasking bias），或暴露偏倚（exposure bias）。该偏倚是指某种因素虽然其本身并不是因其所研究疾病的病因，但由于该因素能引起或促进与研究疾病症状和体征相似的症候出现，从而有利于筛查出某些该疾病的早期患者，使研究者误认为该因素即为病因。也可以理解为，在选择病例时，部分病例因为某种与所研究疾病无关的症状或体征而就医，从而提高了所研究疾病的发现机会，而产生偏倚。著名的例子是，在研究雌激素与子宫内膜癌的关系中，因为服用雌激素会致绝经期妇女子宫出血而增加子宫内膜癌的发现机会，而错误的推断服用雌激素与子宫内膜癌发生有关。检出症候偏倚容易过高地估计暴露程度，因而发生了系统误差，最终可能得出该征候因素与该疾病有联系的错误结论。为了避免这类错误，可以延长收集病例的时间，使其超过由早期向中、晚期发生的时间，则检出病例中暴露者的比例会趋于正常。

5. 无应答偏倚（non-respondent bias） 指研究对象因各种原因对研究的内容产生不同的反应，不予回答而产生的偏倚。无应答者的暴露或患病状况与应答者可能不同，如果无应答者比例较高，则使以有应答者为对象的研究结果可能存在严重偏倚。此外，失访也可以认为是一种特殊的无应答，因为研究对象未能按计划被随访，造成了研究样本的选择偏倚。

6. 志愿者偏倚（volunteer bias） 与一部分人无应答相反的情况是有一部分人特别乐意或自愿接受调查或测试。这些人往往是比较关心自身健康或自觉有某种疾病，而想得到检查机会的人。他们的特征或经历不能代表目标人群。

在药物流行病学研究中，自我选择偏倚（self-selection bias）或自我退出偏倚（self-deselection bias）与此较为类似。自我选择偏倚，即当研究对象在选择是否参与某项研究或者是否接受某项治疗的时候，往往会基于各种考虑以决定自己是否参与。很多情况下参与者与未参与者的个体特征会有所差异，这些差异有可能直接或间接地与暴露因素或者研究结局之间存在联系，从而引起偏倚。对于已参与队列研究的研究对象，失访往往是特别需要考虑的问题。失访原因虽然多种多样，但很多情况下是与暴露因素或者研究结局有关，而不完全是单纯的随机性失访。由此导致研究结果产生偏倚，称为自我退出偏倚。

7. 易感性偏倚（susceptibility bias） 指研究对象是否发生疾病不仅与暴露有关，还与其自身对暴露的易感性有关。也就是由于各比较组研究对象的易感性不同而产生的偏倚。这类偏倚在传染性疾病的研究中最为常见。同时，在设计、实施药品服用者队列研究时，对药品不能耐受者将随着时间的推移逐渐退出队列，从而导致仍然留在队列中的患者对该药品会相对更为耐受。如果上述现象在研究设计和数据分析中不能得到正确的处理，则会出现偏倚。例如，在一项关于绝经后激素治疗与冠心病风险的观察性研究中，研究人员对接受激素治疗的患者进行随访，并与非激素治疗者进行了比较。因为激素治疗组包含了许多已接受多年其他治疗的患者，这排除了早期治疗结束后、激素治疗前发生的心血管事件，使得这一部分的激素使用者对结局的易感性降低。这类偏倚也可能发生在采用阳性对照的研究中，如在治疗组的患者中曾有一段时间的其他药物使用的经历，而另一组患者大多为首次接受药物治疗新用药者设计中，在治疗开始前评估所有的协变量，并且确保这些协变量不是治疗和结局因果链上的中介变量。

8. 时间效应偏倚（time effect bias） 对于肿瘤、冠心病等慢性疾病，从开始暴露于内外危险因素到发病有一个漫长的过程。因此，在研究中如果把暴露后即将发病的人、已发生早期病变而未能检出的人作为非病例，就会产生此类偏倚。

9. 渠道偏倚 通常情况下，患者在就医的时候会自然地选择到某些特定的医院或门诊就医，或医生会有选择性地开药给某些特定的患者。例如，病情严重的患者倾向于到知名的大医院就诊；在某新药刚上市的时候，往往病情更严重或者对其他现有药品效果不好的患者会先使用该新药；或考虑安全性时，医生会倾向于给体质较好的患者推荐使用该药物。总之，由于种种就医、诊疗等原因导致不同医院患者或不同药品服用者的病情或个体特征不尽相同，由此引起的偏倚为渠道偏倚。

10. 健康使用者偏倚（healthy user bias） 是指具有某些健康行为的患者也倾向于依从其他健康行为（有效的药物治疗、饮食、体力活动等）。此类参与者比较关心自身健康，或自觉患有某些疾病，而想得到治疗或其他健康行为的引导。此类参与者的特征或经历通常不能代表目标人群。

11. 特发性偏倚（protopathic bias） 其他结局事件基线特征的改变而导致某种特别疗法或暴露开始、停止或改变。在真实世界病因研究中，可能会因纳入一些在疾病临床前期发生行为改变的对象而发生偏倚，当这种暴露状态的改变涉及某种药物或治疗时，称为特发性偏倚。如研究对象因出现了与临床前期有关的症状或体征后自觉地减少或去除了某种暴露，当这些对象被纳入病例对照研究的对照组时，可能会影响危险因素与疾病的联系，而当这些对象因其早期症状或体征而被纳入病例组时，又有可能因其行为改变而只反映了其终止某种暴露后的效果而不是原有的长期暴露的效果。在研究设计阶段，应尽最大可能从整体上理解与疾病进展相关的病理生理学机制。

12. 病程长度偏倚（length bias） 由于慢性疾病的病程长短不同，研究更容易纳入病程长的患者。例如在肿瘤药物研究中，肿瘤恶性程度低的患者病程可能更长、更易成为研究样本，而恶性程度较高的患者可能因病程较短而死亡，并未被及时纳入研究，从而低估了结局风险。因此，在研究方案中应对研究对象疾病分期、病程长短等作以具体规定。

13. 竞争风险（competing risks） 对于长期随访的生存数据，一般生存分析只关注一个终点事件，而临床实践中研究对象的结局事件往往并不唯一，如果随访期内研究对象发生了其他结局而致使其不可能发生研究目标事件，这些目标结局以外的结局事件即称为竞争风险事件。例如，在某项肿瘤预后的登记注册研究中，结局事件是患者复发，如果随访期间患者因肿瘤死亡、因其他疾病死亡等，就不可能再发生肿瘤复发。传统的方法是将复发前死亡的个体按照删失数据处理，事实上高估了目标结局事件的发生率，导致估计偏差。这类问题应该选择竞争风险模型（competing risk model），考虑多种潜在结局，估计各原因危险率（cause-specific hazard rate）。

二、信息偏倚

信息偏倚（Information bias），又称观察偏倚或测量偏倚，使指研究过程中进行信息收集时产生的系统误差。测量方法的缺陷、诊断标准不明确或资料的缺失遗漏等都是信息偏倚的来源。

1. 错分偏倚（misclassification bias） ①药物错分：真实世界研究中药物暴露信息一般通过医院 EMR、医保数据、药物销售记录等电子数据库识别提取，诸多因素可能导致错分。例如，信息可及性：当以医保数据识别提取暴露分类时，通过自费用药、第三方支付、资助用药等途径的药物。信息错误：以 OTC 销售识别暴露分类时，购买药物者并非真正用药患者等。②暴露错分：测量暴露（治疗干预）和结局事件过程中可能会出现暴露错误分类和结局事件错误分类，许多因素可能导致暴露或结局事件的错误分类，包括识别"暴露"的时间窗的长短、患者是否失访以及患者通过数据库覆盖范围外的其他途径获得治疗药物等。可以采用分层分析、多元回归分析和倾向评分分析进行分类加以控制。③结局错分：疾病诊断编码、药物编码、程序算法、数据提取系统、结局指标完整性等在识别结局指标时均可能存在错分。不同的 EMR 系统，对疾病诊断和诊断编码的完整性和准确性存在差异。不同疾病 ICD 编码的准确性也存在较大差异。诊断怀疑偏倚、暴露怀疑偏倚、回忆偏倚、报告偏倚也属于错分偏倚。

（1）诊断怀疑偏倚（diagnostic bias）：研究者事先已经知道了研究对象的某些情况，如服用某种药物或具有某种已知的暴露因素，因而会在研究过程中更加仔细地寻找某种结果，但对于不具有这些情况的研究对象则不会这样，从而产生偏倚。诊断亚临床病例或鉴别是否为药物副作用时常发生诊断怀疑偏倚。有时也称为期望偏倚。

（2）暴露怀疑偏倚（exposure suspicion bias）：发生于研究者事先知道研究对象患有某种疾病，而在资料收集过程中会对患病者比未患病者更仔细收集暴露因素，从而产生偏倚。当研究者对可以的致病因素与某病的关联有主观的见解时，最容易产生这类偏倚。

（3）回忆偏倚（recall bias）：指各比较组中研究对象回忆以前发生的事或经历时，在准确性和完整性上存在着系统差异而导致的偏倚。产生回忆性偏倚的原因很多，如：调查的因素或事件发生的频率很低或因调查研究对象对此记忆模糊或遗忘，还可能病例组的患者因患病而对过去的暴露史反复思索，甚至家属也帮助提供线索，以致夸大了暴露情况，而对照组的非患者对调查不够重视，未认真回忆暴露史。

（4）报告偏倚（reporting bias）：当研究因素涉及生活方式或隐私如收入、婚育史、婚外性行为时，研究对象会因种种原因隐瞒或编造虚假信息，从而产生的偏倚。

2. 调查员偏倚（interviewer bias） 是指调查员倾向性的诱导患者的回答以支持其预先的假设。需要充分培训调查员，防止先入为主的观念。

3. 观察者偏倚（observer bias） 是指根据预先知道暴露的分组情况而对结果做出主观判断。针对需要主观判断的结局，尽量使调查员处于盲态，不了解患者的暴露分组情况。

4. 难以测量的时间偏倚（immeasurable time bias） 是指药物暴露的时间无法准确测量或被记录。这就需要尽可能收集全面的药物暴露信息。

5. 测量偏倚（measurement bias） 调查员对研究变量和数据进行测量时产生的偏倚，如仪器未校正、操作不规范、调查方法不统一等。可以通过设置严格的调查和操作流程，并进行调查员培训加以控制。

6. 非死亡时间偏倚（immortal time bias） 又称无风险时间偏倚（guarantee time bias）或时间依赖性偏倚（time-dependent bias）或恒定时间偏倚，或被翻译成永恒时间偏倚。所研究队列在特定期间内观察对象未见死亡或未出现结局事件，这段随访期间称为非死亡时间。当在进入队列和首次出现暴露之间的"非死亡时间"内，观察对象被错误地分类或简单地被排除，且未能在统计学分析中进行恰当处理，则会发生非死亡时间偏倚，因为在"非死亡时间"内这些观察对象并非真正的"非死亡"如果在后续分析中将该段时间错误地计算为暴露人时或完全剔除（即当队列定义时间、暴露发生时间、随访开始时间，这三个时间不相匹配时），就可能导致非死亡时间偏倚。可以在开始随访前通过评估队列的纳入与排除标准和暴露测量标准，来避免这类偏倚的发生，或者采用一种合适的人时（person-time）方法来减少这类偏倚。

7. 诱导偏倚（inducement bias）　研究者的询问技术不当，或为了取得阳性结果，诱使研究对象做出某一倾向性的回答。这种诱导偏倚往往表现为对试验组做诱导而对对照组不做诱导或负向诱导。

8. 沾染（contamination）与干扰（co-intervention）　沾染是指对照组的对象意外地接受了试验组的试验措施，而使得两组的最终结果差异缩小的情况。如观察阿司匹林预防血栓性疾病的队列研究中，曾有对照组患者因感冒多次服用阿司匹林，从而对最终结果产生影响。而干扰是指试验组试验对象有意或无意地额外接受了研究以外的、类似试验措施的药物，而使结果夸大且有利于试验组，称为干扰。

9. 因果倒置（reverse causation）　是指当治疗和结局之间的联系是结局的状态影响治疗的选择，而不是治疗影响结局这一事实所导致的，就会发生因果倒置。可以通过设置药物暴露后的一段滞后时间来进行控制。例如，在研究恶性肿瘤与镇痛药物的关联时，肿瘤在诊断之前引起的癌性疼痛可能导致镇痛药物的使用，此时肿瘤已经发生，药物对肿瘤的发病没有作用。随着疾病发展，肿瘤的临床特征逐渐明显而被诊断，在RWD中就会呈现患者肿瘤发生（实际为诊断）之前有镇痛药物使用记录，误导研究者认为镇痛药物与肿瘤发病风险之间存在关联。在一些具有较长诱导期，例如上述恶性肿瘤的研究中，因果倒置的现象更为突出，这通常可以通过设置药物暴露后的一段滞后时间来进行控制。

10. 校正中介作用（adjusting for causal intermediaries）　是指在医疗数据库中进行药物有效性比较的病例对照研究中，一种常见的错误类型是协变量和暴露测量的时间窗不一致，比如暴露测量的时间窗更长，使得两者信息不同步而导致结果的偏倚。研究者应避免调整治疗和结局因果关系链上的变量，因为这种调整可能导致对总体治疗效果和不对中介变量进行调整的直接效果产生有偏估计。此外，将治疗的时间纳入需要调整的基线变量中也会导致错误地调整中介作用。某种药物的使用时间通常受到初始治疗选择的影响，接着会影响结局发生的风险，使得这个变量成为治疗和结局之间的中介变量（intermediary）。

三、混杂

混杂（confounding）是指由于一个或多个外来因素的存在，掩盖、夸大或缩小研究因素与结局之间的关联，从而部分或全部地歪曲了两者间的真实联系，造成测量结果与真实结果的误差，称为混杂。引起混杂的因素称为混杂因素。通常情况下，一个外来因素须具备以下情况才可能引起混杂：①该因素与研究结局有关，是其危险因素或影响因素之一。②该因素与研究因素有关，并且在所研究的各组之间分布不均。③该因素不是研究因素与研究结局因果链上的中间变量（intermediate variable）。

与处方选择性有关的混杂：来源于患者的混杂、医生的混杂、医疗体制的混杂。比较常见的如适应证混杂（confounding by indication）：医生更倾向于开具处方给那些具有潜在疾病的患者，而未服用该药品的患者本身发生疾病的风险就比较低，从而形成了适应证混杂。合并用药混杂（confounding by comedication）：是指合并用药给所研究药品的评价带来混杂作用。

此外，文献中还有报告其他混杂的现象，如时间依赖性混杂，它指的是同时充当混杂因素和中间步骤的变量。例如，在研究使用阿司匹林对心脏病死亡的影响时，心肌梗死事件便是一个时间依赖性混杂。因为发生心肌梗死是后续服用阿司匹林的原因，也是后续发生心脏死亡的危险因素；同时，阿司匹林使用也可预防心肌梗死的发生。因此，心肌梗死事件同时扮演了混杂（之前的心肌梗死导致患者使用阿司匹林）和中间步骤（随访心肌梗死事件的发生受阿司匹林使用的影响）的角色。可通过严格限制纳入与排除标准，对资料进行分层分析加以控制。复杂的时依混杂可采用边际结构模型（marginal structural models）、嵌套结构模型（structural nested models）等复杂统计分析方法。然而，即使是详细、完整的数据源，采用多种设计、分析方法，依然可能无法完全识别和测量潜在的混杂因素。适应证混杂（confounding by indication）是指医生对待研究暴露药物的处方与患者表现的指示征相关，从而产生偏倚。可在设计阶段处理混杂：新用药者设计，重视收集额外的协变量信息，对可能影响结局的变量进行充分的测量和模拟；或在分析阶段采用分层分析、倾向评分、敏感性分析处理混杂。

第二节　真实世界证据的方法学严格评价原则及要点

试验性研究证据的方法学评价可参照目前国际通用的相关评价工具，例如Cochrane 偏倚风险评价工具（Risk of Bias Tool，RoB）和非随机对照试验评价工具（methodological index for non-randomized study, MINORS）等，并结合各研究证据类型的特点进行评价。

一、实用性临床试验（PCT）证据的评价要点

实用性临床试验包括非安慰剂对照的随机（pRCT）和非随机分组的临床对照试验（pNRCT），其实施和管理按照临床试验相应规范执行，比较严格。PCT 的干预措施既可以是标准化的，也可以是非标准化的；受试病例的入选标准较宽泛，目标人群更具代表性；对干预结局的评价贴近真实世界诊疗环境，不局限于临床有效性和安全性等。pRCT 的方法学评价可以考虑使用 Cochrane 协作网的 RoB 工具，包括随机化是否充分（随机序列生成、随机序列隐藏）、盲法是否充分（受试者、干预措施实施者、信息采集者、结局评价者、统计分析人员盲法）、数据不完整程度（缺失数据）、选择性报告结局、利益冲突等方面。

PNRCT 的评价，可采用非随机对照试验方法学评价指标（MINORS），该指标共

12 条，每一条分为 0 ～ 2 分。前 8 条针对无对照组的研究，最高分为 16 分；后 4 条与前 8 条一起针对有对照组的研究，最高分共 24 分。0 分表示未报道；1 分表示报道了但信息不充分；2 分表示报道了且提供了充分的信息。评价要点包括：是否明确陈述了研究目的、纳入患者是否连续性、是否前瞻性收集数据、终点指标是否符合研究目的、无偏倚地评价终点指标、随访时间是否符合研究目的、前瞻性计算样本量、对照组的选择是否恰当、对照的同期性、组间基线可比性、统计分析是否恰当。

在此需要补充说明的是，由于实用性试验不强调使用安慰剂对照，所以关于上述 RoB 工具中受试者和干预措施实施者的盲法评价结果肯定都是高偏倚风险。至于是否还需要评价这两条，有学者认为可以不再评价，而我们更支持继续评价，因为由于缺乏安慰剂对照而导致的信息偏倚不会因为该方法并不要求安慰剂对照就不会发生。

二、使用真实世界证据作为外部对照的单臂试验的评价要点

使用外部对照具有其局限性，主要包括医疗环境不同、医疗技术随时间变化、诊断标准不同、结局的测量和分类不同、患者的基线水平不同、干预多样化、数据质量难以保证等。这些局限性使得研究对象的可比性、研究结果的精确性、研究结论的可靠性和外推性等均面临挑战。真实世界研究采用外对照时，上述局限可能由于数据的复杂性而变得更为需要慎重对待。为克服或减少这些局限，一是要确保所采集的数据符合真实世界数据的适用性要求。二是采用平行外部对照设计要优于历史对照，平行外部对照可采用疾病登记模式，保障数据记录尽可能完整、准确。三是采用恰当的统计分析方法，如合理利用倾向评分方法，虚拟匹配对照方法等。四是要充分使用敏感性分析和偏倚的定量分析来评价已知或已测的混杂因素和未知或不可测量的混杂因素以及模型假设对分析结果的影响。若使用真实世界证据作为目标值的话，还需考虑目标值的更严格方法学要求。可参考本书关于单组目标值法相关章节内容。

三、观察性研究证据的方法学评价工具及要点

观察性研究证据的方法学评价可参照目前国际通用的相关评价工具，例如高质量比较效果研究准则（good research for comparative effectiveness，GRACE）、NOS 量表（newcastle–ottawa scale，NOS）、CASP 清　单（critical appraisal skill program，CASP）、AHRQ 横断面研究评价标准（agency for healthcare research and quality，AHRQ）等，并结合各研究证据类型的特点进行评价。可以大致概括为几个方面：①数据特征：如数据来源及其质量、研究的人群、暴露和相关终点的数据采集、记录的一致性、数据治理过程、缺失数据的描述等。②研究设计和分析：如有无合适的阳性对照，是否考虑了潜在未测或不可测混杂因素以及可能的测量结果的变异，分析方法是否严谨、透明且符合监管要求等。③结果的稳健性：为保证结果的稳健性，预先确定了何种敏感性分析、偏倚定量分析和统计诊断方法。

四、医疗管理信息分析与大数据挖掘形成的证据的方法学评价工具及要点

医疗管理信息分析与大数据挖掘的评价要点：①数据的完整性；②数据的准确性；③数据质量；④数据真实性。可参照已有的针对使用常规收集数据（非随机对照试验来源）的研究报告规范，尤其是使用常规收集医疗卫生数据开展观察性研究（reporting of studies conducted using observational routinely collected health data，RECORD）和加强流行病学观察性研究（strengthening the reporting of observational studies in epidemiology，STROBE）的报告规范，以及针对药物流行病学研究的版本（RECORD-PE）清单等，并结合各研究证据类型的特点进行评价。但需要注意的是，报告规范的本意并非是方法学严格评价的工具。鉴于目前严格评价工具比较缺乏，因此我们可以借鉴报告规范里面的内容作为评价参考。

第三节　真实世界证据的方法学质量评价工具

现有适用于临床流行病学经典设计的方法学质量评价的工具和条目主要包括：随机对照试验 Cochrane 偏倚风险评价（RoB），非随机对照研究的 MINORS，队列研究和病例对照研究的 NOS 等。由于本书相关章节已经对其进行了介绍，此处不再赘述。

针对真实世界证据特定的方法学质量评价条目还比较鲜见，目前学界较为认可的评价方法是针对观察性比较效果研究的 GRACE 准则，以及 2020 年发表的真实世界观察性研究评价工具（assessment of real-world observational studies，ArRoWs）。

2010 年 GRACE 准则在提倡比较效果研究（comparative effectiveness research,CER）的大环境下被提出，其主要内容是关于观察性研究的用于评价干预措施疗效比较的准则，比如样本量贴近真实世界的疗效评价性队列研究。与 NOS 量表关注观察性研究（队列研究与病例报告研究）方法学质量不同，GRACE 旨在评价 CER 领域中观察性研究的质量。GRACE 的结构主要由三组问题构成，且主要从评价的角度针对 CER 观察性研究制定了一系列的准则。这些问题分别是：是否在实施前已经详细制定了研究计划？研究的执行、分析和报告是否从好的临床实践的角度出发，报告是否足够详细可以用来准确评价和重复？ 2014 年 GRACE 清单被相关研究者开发出来，公布在网站 http://www.graceprinciples.org/grace-c.html。该清单的开发旨在帮助研究者选择高质量的 CER 观察性研究，用于对 CER 中治疗和决策的实用性进行评价，目前尚未涉及评分。该清单主要围绕"数据"和"方法"两个方面的内容制定了 11 条评价要素，其中 6 条是关于数据评价，5 条关于方法评价。评价者以是否的形式作答，并需给出评语，见表 12-1。

表 12–1　高质量比较效果研究准则 GRACE 清单

评价要素	如何评价
数据	
D1. 在数据 / 资料收集部分有没有根据研究目的充分描述相关的治疗措施或暴露？注意：并不是所有研究问题都需要详细描述治疗措施	（＋）有，根据研究目的有关治疗措施或干预措施进行了必要信息的描述和记录（如：对于药物，充分描述了剂量、使用天数、途径或其他重要信息；对于疫苗，则描述批次、剂量、途径和使用地方等；对于器械，则描述器械类型、所使用地方、外科手术过程、序列号等） （－）没有，在文中数据 / 资料部分缺乏描述或者描述的信息不充分
D2. 是否根据研究目的充分描述了主要结局指标（如：在数据 / 资料收集部分对主要结局进行了充分描述）	（＋）是，在数据收集部分对于结局指标有明确、充分的描述（如：如果临床结局是在保险数据库中以 ICD–9–CM 诊断编码确定的，那么由编码所获得的敏感性和特异性水平可以充分用于评估结局） （－）没有，数据收集部分明显缺少（如：编码所涉及的疾病范围要么太宽，要么太窄，且来自诸如病历记录中的补充信息无法获取）。或者描述的信息不充分
D3. 主要临床结局的测量是否客观而非依赖于主观判断（如：患者疾病状态是否有所改进的主观意见）	（＋）是客观的（如住院、死亡） （＋）不适用，主要结局非临床（比如患者报告结局的 PROs） （－）没有（如患者状态是否改善的主观意见，或描述的信息不充分）
D4. 主要结局是否具备一定的效度和可评判性，或者说是否在小样本人群中被验证过	（＋）是，结局指标具有一定的效度和可评判性，或者是基于清晰定义的病历记录摘要，如：校正后的工具用于评价 PROs（如 SF–12 生存量表）；通过相关医学委员会正式评判审定病历记录后使用 ICD–9–CM 编码的临床诊断，以此来证实诊断或其他过程以便获得合理的敏感性和特异性；收支数据被用来评估卫生资源的使用度等 （－）没有，或描述的信息不充分
D5. 主要结局指标在组间的测量和识别是否是同等的	（＋）是 （－）不是，或没有足够信息描述
D6. 一些重要的可能是已知混杂因素或效应修正（effect modifiers）的协变量是否被记录了？协变量的重要性在于其是否和治疗措施和 / 或结局有因果关系（如：对于糖尿病研究来说体重指数是应该有所记录的，而对于高血压和青光眼研究来说，种族是应该记录的）	（＋）是，大部分已知重要的混杂因素和效应修正被考虑到了（如：药物剂量和疗程的测量） （－）没有，至少有 1 个可能已知的混杂因素或效应修正没被考虑（已被作者提及或通过临床知识可以推得），或整个这方面信息描述不充分
方法	
M1. 该研究（或分析）人群是否限定为首次使用该治疗措施或那些开始新疗程的人群？对于仅纳入初次使用治疗措施者的研究在研究开始之前，需要对入选队列的人群限定洗脱期（即特定的无药物使用时期）	（＋）是，仅对初次使用该治疗措施的患者纳入队列，或者首次进行外科手术和使用器械。即仅在进行随访前这些患者从未接受过该治疗 （－）不是，或信息描述不充分

评价要素	如何评价
M2. 如果是 1 组或多组进行对照，那么这些对照是否是平行对照？如果不是，研究者是否阐述了使用历史对照的理由	（＋）是，数据采集来自同时间段，或者有合适的理由使用了历史对照（如：研究者无法识别旧治疗措施的当下使用者时，或者同时段对照组无法形成，因为新产品使用如此之快以至于同时段对照组对影响结果的因素差异非常大） （－）不是，没有科学依据地使用了历史对照，或信息描述不充分
M3. 重要的混杂变量或效应修正是否在设计或分析阶段被考虑到？处理这些变量的措施可以由限制法、分层法、交互项法、多变量分析法、倾向性评分匹配法、工具变量或其他方法	（＋）有，大多数有可能会改变效应量估计的协变量都被考虑到了（如：对于药物使用剂量和周期的测量） （－）没有，有些重要的协变量没有被恰当地分析，或者至少有 1 个重要的协变量没有被测量，或者信息描述不充分
M4. 暴露和非暴露"人时"分类是否避免了"永恒时间"偏倚（"永恒时间"在流行病学中是指队列随访时间，在该时间里死亡或某个决定随访结束的结局不会发生）	（＋）有 （－）没有，或者信息描述不充分
M5. 是否对基于主要结果的重要假说进行了有意义的检验分析（如：有没有一些分析是用于评价有关暴露和结局潜在偏倚的，比如对不同暴露和／或结局定义的影响做检验用于检查该影响对结果的作用）	（＋）有，主要结局并没有本质改变 （－）有，主要结局有本质改变 （－）没有提及，或信息描述不充分

Carlos 等提出真实世界观察性研究评估工具（assessment of real-world observational studies，ArRoWs），旨在能够快速简单地评价真实世界证据的方法学质量。ArRoWs 条目是依据现有评价工具的条目通过改良形成的，后经 14 名临床流行病学专家对该工具进行了修订，最终形成了 16 个条目，其中 9 个条目属于核心条目，7 个是针对不同研究设计的特殊条目，并对内容效度进行了测量。除条目 3 使用"是／否"评价外，其他条目使用"好／中等／欠佳／不清楚"评价，最后根据整体报告情况给出"好／中／差"的评价。

与 NOS 量表相比，ArRoWs 包含了 NOS 量表中队列研究和病例对照研究的相关条目，但同时也扩展了通用条目，例如条目 1 研究的问题或目标是否明确，条目 3 是否提供了样本大小、效应计算方式或不确定度的测量（如置信区间、标准误差），条目 5 结局是否定义，是否清晰且恰当，条目 6 混杂因素的定义是否清晰且恰当，条目 8 研究的局限性是否明确和适当，条目 9 作者们是否从研究结果中得出了适当的结论，以及针对电子数据库的条目 A7 列出／引用（来自以前的文献）一套相关测试、程序、治疗和临床事件的代码（如 ICD 代码、Read 代码）。详见表 12-2。

表 12-2　ArRoWs 与 NOS 条目对比

ArRoWS	NOS
研究的问题或目的是否明确	
研究样本是否能代表目标人群	队列研究 – 暴露队列的代表性 病例对照研究 – 病例的代表性 病例对照研究 – 无应答率
是否提供了样本大小、把握度计算方式或数据不确定程度的测量（如置信区间、标准误）	
暴露的测量是否定义清晰且恰当	队列研究 – 队列中非暴露的选择 队列研究 – 队列中暴露的确定 病例对照研究 – 对照的选择 病例对照研究 – 对照的定义
结局是否定义清晰且恰当	
混杂因素的定义是否清晰且恰当	
统计分析是否清晰且恰当	
研究局限性是否清晰且恰当	
研究者是否从研究结果中得出了适当的结论	
	队列研究 – 证明研究开始时研究结局尚未发生
队列研究	
随访的方法是否明确和适当？	结局评价
随访的时间是否足以确证结局？	随访是否足够长到观察到结局的发生 队列研究随访的充分性
如果作者测量治疗效果，分析是否合适（如匹配，倾向评分，工具变量）？	从设计和统计分析的角度，队列之间的可比性
病例对照和比较效果研究	
作者解释了病例和对照如何选择吗？	病例的定义是否恰当 暴露的确定
如果病例对照是匹配的，作者描述他们的匹配标准了吗 如果病例对照是匹配的，在分析中是否考虑了匹配	病例和对照在设计和分析时的可比性
电子数据库研究	
作者是否将相关检测、程序、治疗和临床事件列出编码 或从以前文献中引用一套编码	

*ArRoWS 原文为 Coles B, Tyrer F, Hussein H, Dhalwani N, Khunti K. Development, content validation, and reliability of the Assessment of Real-World Observational Studies（ArRoWS）critical appraisal tool. Ann Epidemiol. 2020 Oct 1: S1047-2797(20)30384-7. doi: 10.1016/j.annepidem. 2020.09.014.

第四节　真实世界证据评价的举例说明

本节以 2021 年在 BMC 肌肉骨骼疾病杂志 *BMC Musculoskeletal Disorders* 上发表

的《老年人脆性骨折死亡率：安大略省的真实世界回顾性匹配队列研究》（Mortality in older adults following a fragility fracture：real-world retrospective matched cohort study in Ontario，MOFF）为例，采用 ArRoWs 和 NOS 进行评价举例。根据 ArRoWs 评价，总体质量较好；根据 NOS 量表，该篇可以得到 7 颗星。具体见表 12-3、表 12-4。

研究要素抽提：

（1）患者：注册数据库（RPDB）中安大略省 66 岁及以上（＞65 岁）的居民

（2）暴露组：2011 年 1 月 1 日～ 2015 年 3 月 31 日期间在骨质疏松部位发生的脆性骨折患者 101773 例。

（3）非暴露组：非骨折患者 101773 例，与骨折患者进行 1：1 匹配，根据日期、性别、年龄、地理位置、合并症、炎症、癌症情况等先验变量进行匹配。

（4）结局：死亡率（两组队列从索引日期到研究期结束的任何原因导致的死亡）、骨折相关手术和并发症、脆性骨折和二次骨折的发生、人群特征。

（5）随访时长：随访会介于 2 年（2015 ～ 2017）和 6 年（2011 ～ 2017）之间。

表 12-3　使用 ArRoWs 对 MOFF 研究的评价

ArRoWS	MOFF 描述	评价
研究的问题或目标是否明确？	本研究的主要目的是利用加拿大公共资助医疗保健系统的医疗服务数据，评估 2011 年～ 2015 年年龄＞65 岁的成人非髋部脆性骨折后死亡，并与匹配的非骨折对照组相比。其次，分析本研究脆性骨折部位手术和并发症与死亡率的相关性。	好
研究样本是否能代表目标人群？	骨折队列包括所有经历过脆性骨折的安大略居民，他们使用上述骨质疏松性骨折部位和非外伤性骨折的标准在出院摘要数据库 / 当日手术系统和国家门诊护理报告系统中登记，并且能够使用上述匹配标准与非骨折对照组匹配。该队列仅限于 66 岁及以上（＞65 岁）的人群，收集至少 1 年前基于公共药物保险范围覆盖内的脆性骨折用药数据。骨折与非骨折患者各纳入 101773 例。 该文章认为虽然这些结果可能适用于类似安大略省的人群，但对特定种族和族裔群体的适用性可能较小。	中等
是否提供了样本大小、把握度计算方式或数据不确定程度的测量（如置信区间、标准误）	样本量大小为骨折与非骨折患者各纳入 101773 例，但并没有说明是经过计算得来的。没有提供把握度的计算。提供了 95%CI 等区间估计的数据。	否

续表

ArRoWS	MOFF 描述	评价
暴露的测量是否定义清晰且恰当？	经急性住院、急诊和门诊确诊，采用国际疾病分类（ICD–10）骨折诊断代码作为主要诊断或入院诊断（如果没有明确诊断，则选择主要症状、异常发现或问题）。在以下骨质疏松性骨折部位发生骨折的患者被纳入骨折队列：髋关节、椎骨（临床）、腕关节（桡骨远端，或桡骨远端和尺骨远端）、锁骨/胸骨、肋骨、肱骨、胫骨/腓骨/膝关节（包括内踝和外踝）、骨盆、桡骨/尺骨（近端、中段、股骨远端和尺骨远端），或仅尺骨远端，多点，股骨。如果患者出现非骨质疏松性骨折部位（即颅骨、面部、手和脚）的骨折，或其骨折与创伤代码相关，则将其排除在外，以最大限度地提高仅检查脆性骨折的可能性。如果患者在骨折日期之前的5年回顾期内经历过骨折，则也将其排除在外，以尽可能降低骨折后死亡率受事件之前最近发生的骨折影响的可能性。但只有"最负责任的诊断（即，如果没有明确诊断，则选择主要症状、异常发现或问题）"和"入院前共病"被用于确定规定范围内骨折，可能低估了该队列中骨折的数量，尤其是非髋关节骨折。考虑到三分之二的患者通常无症状，并且"最负责任的诊断"被用于确定骨折，脊椎骨折可能被低估了。除了考虑骨折诊断代码外，还可以更彻底地识别脊椎骨折。与之前的医疗数据库研究一样，脆性骨折的确定是基于排除高创伤ICD代码，而不是独立判定，这可能低估或高估了该队列中脆性骨折的数量。	中等
结局是否定义清晰且恰当？	死亡率：两组队列从索引日期到研究期间结束任何原因导致的死亡	好
混杂因素的定义是否清晰且恰当？	考虑到既往研究表明如此大的队列在许多预先指定的潜在混杂因素上能够达到匹配的水平，故本研究没有必要对混杂因素进行校正。	不清楚
统计分析是否清晰且恰当？	在任何部位发生规定范围内的骨折（骨折队列）或开始随访（非骨折队列）后1年、2年或3年内，分别计算男女因任何原因导致的累计死亡比例，并表示为绝对风险（absolute risks）和绝对风险差异（absolute risk differences）（骨折队列–非骨折队列）。计算女性和男性的粗相对危险度（Crude relative risks）（骨折队列/非骨折队列）。考虑到既往研究表明如此大的队列在许多预先指定的潜在混杂因素上能够达到匹配的水平，故本研究没有必要对混杂因素进行校正。使用Kaplan–Meier估计和对数秩统计进行生存分析，以评估骨折和非骨折队列之间的统计显著性比较。骨折队列参与者在骨折后1年、2年或3年内因任何原因导致的累计死亡比例按髋部与非髋部骨折部位和年龄分类（66～70岁、71～75岁、76～80岁、81～85岁、86岁以上）进一步分层。对于每个骨折部位，计算1年内死亡、骨折相关手术或并发症的比例。	好

ArRoWS	MOFF 描述	评价
研究局限性是否清晰且恰当？	本研究的局限性包括：①在任何观察性研究中都始终会存在的残余混杂的可能性。②源于估算粗死亡率风险，而没有校正无法实现匹配的潜在混杂因素，例如，先前发现与死亡率风险增加相关的第二次骨折的数量和／或时间。③通过从骨折队列中排除在此次骨折前5年（但不超过这5年）内发生过骨折的患者，骨折队列可能倾向于老年人群；这导致65岁以上成年人的平均年龄比预期年龄高出约5岁。通过排除非骨折队列中在索引日期前5年（但不超过5年）经历骨折的患者，非骨折队列可能包括一小部分骨折患者。④考虑到只有"最负责任的诊断（即，如果没有明确诊断，则选择主要症状、异常发现或问题）"和"入院前共病"被用于确定规定范围内骨折，可能低估了该队列中骨折的数量，尤其是非髋关节骨折。考虑到三分之二的患者通常无症状，并且"最负责任的诊断"被用于确定骨折，脊椎骨折可能被低估了。除了考虑骨折诊断代码外，还可以更彻底地识别脊椎骨折。与之前的医疗数据库研究一样，脆性骨折的确定是基于排除高创伤 ICD 代码，而不是独立判定，这可能低估／高估了该队列中脆性骨折的数量。⑤死因尚不清楚，为进一步研究提供了机会。最后，虽然这些结果可能适用于类似安大略省的人群，但对特定种族和族裔群体的适用性可能较小。	好
作者们是否从研究结果中得出了适当的结论？	在这个大于65岁的真实世界研究中，任何部位的脆性骨折在骨折发生后都会降低6年内生存率，在一年内生存率下降最快，死亡风险增加了一倍以上，非髋部骨折后11名女性和7名男性中有1名死亡，髋部骨折后5名女性和3名男性中有1名死亡。	好
队列研究		
随访的方法是否明确和适当？	数据分析从索引日期到2017年3月31日。索引日期定义为骨折队列中先证骨折的日期和非骨折队列中开始随访的日期。因此，根据索引日期，随访机会介于2年（2015～2017）和6年（2011～2017）之间。还收集了索引日期前5年的数据来描述两个队列的临床特征。	好
随访时间是否足够确定结局	数据分析从索引日期到2017年3月31日。索引日期定义为骨折队列中先证骨折的日期和非骨折队列中开始随访的日期。因此，根据索引日期，随访会介于2年（2015～2017）和6年（2011～2017）之间，还收集了索引日期前5年的数据来描述两个队列的临床特征。 对于随访了2年的患者的死亡率指标而言，可能随访周期还不足够长。	中等
如果作者测量治疗效果，分析是否合适（如匹配，倾向评分，工具变量）？	未进行治疗效果测量	不适用

*除条目3使用"是／否"评价外，其他条目使用"好／中等／欠佳／不清楚"评价，最后根据整体报告情况给出"好／中／差"的评价。

表 12-4 使用 NOS 对 MOFF 研究的评价

NOS- 队列研究	MOFF 研究描述	评价
暴露队列的代表性	骨折队列包括所有经历过脆性骨折的安大略居民，他们使用上述骨质疏松性骨折部位和非外伤性骨折的标准在 DAD/SDS 和 NACRS 中登记，并且能够使用上述匹配标准与非骨折对照组匹配。该队列仅限于 66 岁及以上（＞65 岁）的人群，收集至少 1 年前基于公共药物保险范围覆盖内的脆性骨折用药数据。该文章认为虽然这些结果可能适用于类似安大略省的人群，但对特定种族和族裔群体的适用性可能较小。	＊综合考虑，本研究暴露队列对 65 岁以上老年骨折患者有较好代表性
非暴露队列的选择	骨折队列中的患者与注册人员数据库（RPDB）中的对照组（非骨折队列）进行 1∶1 匹配，根据日期、性别、年龄、地理位置、合并症、炎症、癌症情况等先验变量进行匹配。	＊来自与暴露人群相同背景。
暴露的确定	经急性住院、急诊和门诊就诊，采用国际疾病分类（ICD-10）骨折诊断代码作为主要诊断或入院诊断（如果没有明确诊断，则选择主要症状、异常发现或问题）。在以下骨质疏松性骨折部位发生骨折的患者被纳入骨折队列：髋关节、椎骨（临床）、腕关节（桡骨远端，或桡骨远端和尺骨远端）、锁骨/胸骨、肋骨、肱骨、胫骨/腓骨/膝关节（包括内踝和外踝）、骨盆、桡骨/尺骨（近端、中段、股骨远端和尺骨远端，或仅尺骨远端），多点，股骨。如果患者出现非骨质疏松性骨折部位（即颅骨、面部、手和脚）的索引性骨折，或其索引性骨折与创伤代码相关，则将其排除在外，以最大限度地提高仅检查脆性骨折的可能性。如果患者在先证骨折日期之前的 5 年回顾期内经历过骨折，则也将其排除在外，以尽可能降低先证骨折后死亡率受索引事件之前最近发生的骨折影响的可能性。 但只有"最负责任的诊断（即，如果没有明确诊断，则选择主要症状、异常发现或问题）"和"入院前共病"被用于确定规定范围内骨折，可能低估了该队列中骨折的数量，尤其是非髋关节骨折。考虑到三分之二的患者通常无症状，并且"最负责任的诊断"被用于确定骨折，脊椎骨折可能被低估了。除了考虑骨折诊断代码外，还可以更彻底地识别脊椎骨折。与之前的医疗数据库研究一样，脆性骨折的确定是基于排除高创伤 ICD 代码，而不是独立判定，这可能低估/高估了该队列中脆性骨折的数量。	＊根据记录采用合理的筛选及确定方式。虽存在一些瑕疵，尚可认为比较理想
证明研究开始时不存在结局	本研究主要结局是死亡率，定义为两组队列从索引日期到研究期结束的任何原因导致的死亡。	＊该结局能够保证在研究开始时没有发生
设计和统计分析的角度，暴露与非暴露队列的可比性	骨折队列中的患者与注册人员数据库（RPDB）中的对照组（非骨折队列）进行 1∶1 匹配，根据日期、性别、年龄、地理位置、合并症、炎症、癌症情况等先验变量进行匹配。所有用于匹配的临床特征在匹配的骨折组和非骨折组之间相似，平均年龄（$P=0.04$）和索引日期前 1 年使用骨质疏松药物（任何治疗，双膦酸盐，地诺沙单抗或雷洛昔芬；$P < 0.001$）在配对队列之间有统计学差异。然而，这两个特征并没有用于匹配，因它们之间的差异很小，被认为与临床无关。	＊经过较为全面的匹配，且结果表明绝大部分基线指标可比，不可比指标的差异的临床意义不大

续表

NOS- 队列研究	MOFF 研究描述	评价
结局的评价	在任何部位发生先证骨折（骨折队列）或开始随访（非骨折队列）后 1 年、2 年或 3 年内，分别计算男女因任何原因导致的累计死亡比例，并表示为绝对风险和绝对风险差异（骨折队列 – 非骨折队列）。	✳ 未说明是独立盲法评价，考虑来自数据库记录，且死亡率指标几乎不受盲法评价与否的影响
随访时间够长吗	数据分析从索引日期到 2017 年 3 月 31 日。索引日期定义为骨折队列中先证骨折的日期和非骨折队列中开始随访的日期。因此，根据索引日期，随访机会介于 2 年（2015 ～ 2017）和 6 年（2011 ～ 2017）之间。还收集了索引日期前 5 年的数据来描述两个队列的临床特征。	✳ 总体上认为够长，能够反映 6 年内的生存情况
队列随访的充分性	未报告脱落情况。未报告到研究结束时既不知道是否存活也不知道是否死亡的患者人数。	未报告脱落情况

第十三章　基于既有电子医疗数据的真实世界研究设计

既有电子医疗数据是真实世界数据的重要来源，基于既有电子医疗数据研究也是真实世界研究的重要组成部分。既有电子医疗数据可用于中医治疗结局评价、疾病负担、疾病预后及管理等多类型的研究问题。本章旨在介绍既有电子医疗数据的概念、特征、适用研究范围，以及如何基于研究目的进行总体方案设计，正确使用既有电子医疗数据。

第一节　既有电子医疗数据简介

既有电子医疗数据（electronic healthcare data）指不是针对开展研究前即确定的研究问题而收集的数据。既有电子医疗数据通常是基于医疗管理和决策目的产生，而非特定研究目的，例如医院电子病历数据。这些数据在研究开始前已经存在，拟开展研究假设的验证也是基于既有数据。

我国最常见的既有电子医疗数据包括单一医疗机构电子病历数据、区域化医疗数据、出生及死亡登记数据、医保数据等。区域化医疗数据是整合区域内多个来源的医疗数据，如多家医疗机构电子病历数据、公共卫生监测数据等所形成的医疗健康数据库。不同的电子医疗数据库所覆盖的人群和变量不同，基于电子医疗数据库可以回答多种类型的临床问题。可以了解当前疾病的流行病学特征、用药情况，描述中医药真实世界中的诊疗现状；研究疾病诊断问题，筛选最优诊断方法；评价中医药治疗的有效性、安全性和经济性结局；探索疾病预后或预测问题等。

在对医疗机构基于医疗或管理目的收集的原始数据，如医院信息系统、实验室信息系统等进行采集、链接、整合、变量标准化后可以形成集成数据。但是由于原始数据和集成数据都不是为某特定研究目的而设计的，通常不能直接用于研究，数据通常也较分散，异质性高，数据的完整性及准确性也可能存在一些问题。要使用这些数据，首先要针对研究目的，通过数据提取及清理等数据治理过程，将数据转化为适用于临床研究的数据库，这一过程被称为构建研究型数据库，构建研究型数据库时可以包含多个研究问题，研究目的可以相对宽泛。

不同类型数据库的数据特征存在明显差异。因医保数据一般由各级政府机构掌握，可及性较弱。表13-1以常见的单一医疗机构电子医疗数据及区域化医疗数据为例，说明既有电子医疗数据的特征、优势及局限、适用的研究问题及研究局限。

表 13–1　单一医疗机构电子病历数据和区域化医疗数据的特征、可解决研究问题和局限性

特征	单一医疗机构电子病历数据	区域化医疗数据
数据产生	单一医疗机构对门诊、住院患者临床诊疗和指导干预的医疗服务工作记录	整合区域内多源医疗数据，包括多家医疗机构电子病历，甚至链接医保及公共卫生数据等
覆盖人群	单一医疗机构就诊患者	在该区域医疗机构内就诊患者，还可能覆盖了医保患者
用药信息	涵盖单一医疗机构所有用药信息	涵盖该区域内医疗机构所有用药信息；部分数据库还涵盖该区域参保人员详细的处方信息
检验、检查信息	涵盖单一医疗机构内检验及检查结果	涵盖该区域内医疗机构检验及检查结果
诊断信息	患者在该医疗机构就诊的门诊及住院诊断信息	患者在该区域内医疗机构就诊的所有门诊及住院诊断信息
其他诊疗信息	有个人史、既往史、手术记录等信息，涵盖患者在该医疗机构的疾病诊疗过程及转归信息	有个人史、既往史、手术记录等信息，涵盖患者在该区域医疗机构内就诊的疾病诊疗过程及转归信息
时长	仅包含患者在该医疗机构就诊信息，通常覆盖时间短	覆盖患者在该区域内就诊或参保期间的医疗信息，通常覆盖时间较长
优势	详细的院内诊疗信息，包括症状、体征、检查、检验、诊断、用药、诊疗过程及院内疾病转归信息；可获得个人史信息	涵盖患者该区域内就诊的详细诊疗信息；可获得个人史、预防接种史信息；覆盖时间较长
局限	人群代表性受限；预防接种史信息不全；缺乏外院诊疗信息；部分信息半结构化、非结构化储存；覆盖时间较短	链接的比例及准确性可能存疑；医疗机构间诊疗水平、数据质量存在差异；可能存在矛盾数据；部分信息半结构化、非结构化储存
通常可解决的研究问题	描述疾病特征及诊疗模式；评价疾病诊断方法；评价院内短期用药的短期结局；评估短期疾病预后	探索疾病病因；了解疾病负担；描述疾病特征及诊疗模式；评价疾病诊断方法；评价治疗结局；评估疾病预后及预测
研究局限	人群代表性受限，在描述疾病特征、诊疗模式问题上结果外推性受限；缺乏长期随访信息，无法探索长期治疗及结局相关问题；存在删失，在评价治疗结局及疾病预后问题上，对暴露及结局存在错分偏倚	缺失数据、矛盾数据可能较多，影响研究结果的准确性

第二节 基于既有电子医疗数据的真实世界 研究的设计要点

一、数据可行性评估

首先基于待研究的临床问题，确定主要研究变量比如待研究的治疗措施，关键基线信息，主要研究结局包括患者主要人口统计学特征、患病史、并发症和实验室指标等关键数据是否存在；其次对缺失数据的数量和类型的影响进行全面评估，包括主要研究变量及其他相关研究变量，可以通过抽样或全数据集来检查关键变量的数据缺失程度和模式来实现。另外还需进行数据质量评估：包含数据的准确性、可靠性、完整性及可溯源性等评估。

二、研究设计

1. 选择设计类型 根据具体研究问题，选择相应的研究设计类型，比如回顾性队列研究、病例对照研究、自身对照的病例系列等。

2. 定义研究人群 包括研究对象的纳入与排除标准的设定，疾病的定义可基于西医疾病诊断、中医证候或病证结合。在病例对照研究及回顾性队列研究中还需要确定对照的选择。病例对照研究中，对照应尽量选择与病例来自同一人群，且没有发生研究结局的对象，除了暴露因素外，对照应与病例在其他特征上尽量相似。回顾性队列设计中，须根据研究问题清晰定义暴露，暴露的程度等，非暴露组的人群除了暴露因素外与暴露组应尽可能相似。

在确定研究人群的标准后，要确定识别编码或算法以在数据库中识别研究人群，如使用国际疾病分类（international classification of diseases，ICD）编码。但由于不同机构电子病历系统平台不同或者 ICD 编码率及准确性有明显差异。因此，综合各项编码和实验室诊断等联合的识别方式，对于疾病诊断的准确性和完整性可能有一定帮助。

3. 干预措施（暴露因素） 中医药临床治疗具有以人为本、辨证论治的特点，这也增加了真实世界研究开展的难度。电子医疗数据中存在医生通过临床经验进行辨证论治的广泛现象，再加上中医临床常常会出现"同病异治"和"异病同治"的现象，使中医药数据更加复杂。还可能存在多种中医药疗法联用及中医药疗法与西医疗法联用情况。因此，数据可能存在大量混杂的因素，需要研究者进行统计分析及混杂因素的处理。

4. 研究结局 建议尽量选择可客观测量的结局指标，可结合中医药治疗的特点，适当增加生活质量、症状体征改善、心理状态等结局指标，对患者进行全方位的观察和评价。对于既有电子医疗数据，还需要注意随访时间的设计，考虑疾病自然进程，临床结局测量的时间应与暴露有足够长的时间间隔。

5. 确定数据提取及数据治理方案 根据研究目的，确定研究相关变量，包括基本信息、诊断信息、检验信息、用药信息等。根据数据库结构（表单构成、表单链接、索引方式、涵盖变量及意义），制定数据提取变量集。当存在多个来源数据库时，对于不同数据库的整合，应首先对各个数据库中数据进行评估，确定好需要整合的内容。然后建立统一的数据标准，将不同数据库的数据结构进行标准化处理。在整合过程中需对无法整合的数据进行处理。同时需注意整合对主要研究因素、暴露因素及混杂因素的影响。为保护患者的隐私，数据提取过程需隐去患者姓名、身份证号及详细住址等信息。整个研究过程均应保障数据的安全性，对于数据可加密保管。

数据治理包括数据链接、数据提取及数据清理：

（1）数据链接：需确定患者身份唯一识别码（如患者身份证信息或病历号），基于患者唯一识别码实现多源数据的链接，并评估数据链接的比例及准确性。

（2）数据提取及核查：基于预先制定的数据提取表单进行数据提取，提取后需对数据进行核查，评估数据提取的准确性，采用描述性分析描述变量的缺失、矛盾数据、极端值、异常值的情况。

（3）数据清理：制定变量字典，基于研究问题、数据实际情况及临床诊疗实际情况制定清理规则，明确极端值、异常值、缺失值的处理，明确矛盾数据处理优先级，每一变量均需有明确的清理规则。为保证研究透明性和可重复性，需保存原始数据，并记录所有数据清理记录。

真实世界研究中使用既有电子医疗数据源，由于研究者往往无法采集额外的数据，数据的缺失是一个重要且不可避免的问题，也是在收集研究数据时的普遍现象。因此，研究前的数据可行性评估非常重要，关注可能出现的数据缺失可帮助减少缺失数据对研究结果影响。对于数据缺失的病例，与研究无关的数据可进行剔除；若必须统计的数据存在缺失时，对缺失值的处理需评估缺失机制并报告比例，有时数据的缺失并非随机的，缺失数据的内在规律可能包含重要的信息。对于缺失数据，在能够溯源的情况下，则尽可能补全相应缺失数据；对于无法溯源的情况，则展开探索性分析，明确缺失值在各个研究因素中的分布情况，判断其分布是否随机，如不随机，可需考虑后续进行分层分析，统计调整可以减少缺失数据对研究结果的影响，提高结果的可靠性。

6. 样本量 既有电子医疗数据的真实世界研究设计同样需要考虑样本量的估计。在病例对照设计、回顾性队列设计等存在假设检验的分析性研究中，样本量不足会导致检验假设的把握度不够。样本量估计需要依据研究类型，确定估算参数，确定 I 类错误和把握度，估计并确定最小样本量。另外，既有电子医疗数据的采集并非为研究目的而设计，异质性高，在具有异质性的人群里可能需要进行亚组分析，而真实世界研究的纳入与排除标准往往比较宽泛，因此在满足最小样本量的前提下，尽可能扩大样本量，力求使研究同时具备科学性和经济性。

7. 统计方法 确定研究问题后，应尽早制订研究方案和统计分析计划。基于既有电子医疗数据的真实世界研究的统计方法和观察性疗效比较研究的分析方法有相似之处。既有电子医疗数据反映了临床实际情况，研究对象的纳入排除标准较宽泛、异质性较大，治疗措施种类混杂等容易造成潜在偏倚和混杂因素。因此，统计方法需多关注如何减小和控制偏倚和混杂，常见的方法有匹配、分层分析、多变量分析等。利用既有电子医疗数据开展的预测研究可对疾病各种结局发生概率及其影响因素进行探索，Logistic 回归和 Cox 回归等传统的统计方法可以用来预测疾病转归或者结局的发生概率，也可尝试使用新兴的机器学习方法应用于临床真实世界数据的预测研究。

三、知情同意和伦理审查

既有电子医疗数据中患者的信息可能会成为研究的数据，患者也可能成为真实世界研究的"受试者"，所以真实世界研究也需要符合伦理要求（详见第 17 章）。知情同意是研究伦理要求的一个重要和基本的环节，保护受试者权益。基于既有电子医疗数据的真实世界研究性质上属于回顾性研究，研究开始时已经完成数据收集，且对大规模临床病例或是生物样本数据进行研究，因此很难获得每一位受试者同意其数据用于研究。基于既有电子医疗数据的研究，如果伦理审查认为研究风险不大于最低风险，且使用受试者数据不会对患者造成不利的影响或泄露受试者重要隐私信息，一般可考虑免除知情同意。针对具体研究的知情及伦理的要求需根据各伦理委员会的实际要求而定。但所有原始数据在研究前均需脱敏去除患者识别信息，并采用有效措施保护患者隐私数据的安全。

第三节　基于既有电子医疗数据的真实世界研究的潜在偏倚及其控制

和传统的临床研究类似，在基于既有电子医疗数据的真实世界研究中，系统误差，即偏倚也需要特别引起注意和审视。

一、选择偏倚

选择偏倚是基于既有电子医疗数据的真实世界研究中比较常见的偏倚。大多数情况下可以通过严谨的科研设计来减少或者消除，如采用匹配或者随机抽样的方法。例如某电子医疗数据库里有 5000 例患者的数据，经过纳入排除标准筛选后仅有 800 人符合要求纳入分析，其中可能有一部分人因为数据缺失被排除，此时需要考虑是否存在选择偏倚，数据完整的患者和因为数据缺失而排除的患者之间是否可比。如果不可比，那么数据分析产生的结果可能会影响研究结果的准确性。

控制选择偏倚的方法：①设定严谨的研究对象纳入与排除标准，如尽量纳入不患与研究因素有关的其他疾病，对照组和病例组在年龄、性别、病情严重程度等基线信息上尽量可比等。②尽可能采用多种来源病例，例如以医院病例为研究对象，可以考虑在多个医院选择对象，以减少选择偏倚对结果的影响。

二、信息偏倚

信息偏倚主要来自资料收集和解释过程中的错误信息，比如结局测量的问题，数据分析的问题。产生信息偏倚的原因可能是研究对象的记忆误差，可能是研究者的态度或方法不当，也可能是研究的结局指标设立和检测方法不合理。因此，要控制信息偏倚也需要在研究的各个阶段进行。基于既有电子医疗数据的研究，由于医生在正常诊疗过程中收集数据，可能难以将患者所有信息进行记录导致数据缺失，或者门诊、出院记录书写不规范等原因造成患者的信息未能全面真实记录，造成部分临床数据不符合患者的真实情况，使得由此分析得出的研究结果中暴露或干预的作用被夸大或者减小。

在研究设计中对暴露的界定必须要明确、客观、清晰，暴露程度的测量指标要量化。要有统一、明确的疾病诊断标准，研究中的各种测量仪器、试剂和方法都应标准化。使用仪器最好是同一型号，检测方法要统一，由经过培训的符合要求的人员测定。多源数据还需要考虑不同医院检查指标的参考值范围可能会有差异，如同一个检查结果在不同医院的评价结果是不同的，要求在采集数据时要针对该情况进行标准化处理，避免因为参考值的差异造成结果出现偏倚。数据分析人员需经过严格培训，正确理解研究的目的、内容和方法，能严谨客观地进行数据收集、数据治理、统计分析工作，严格把关数据质量控制。除了信息偏倚的来源，还可通过统计分析方法对信息偏倚加以测量、校正，并进行相应的灵敏度分析。

三、混杂

识别和选择混杂因素非常重要，既往已经有证据提示可能是混杂因素的变量都应该考虑在内，可以通过文献回顾以及临床和研究人员专业领域的知识进行判断。当缺乏证据和经验时，可以考虑可能与疾病有关也可能与暴露有关的这些因素。基于既有电子医疗数据开展的研究，在研究开始时已获取的数据，在统计分析人员人力和时间允许的条件下，可考虑对所有与疾病有关的因素都进行测量，尽可能地识别和控制混杂因素以减小混杂对结果的影响。

对于混杂的控制方法：

1. 分层分析　可以用于估计和控制混杂的影响，对效应修正因子的不同分层的研究结果进行比较和分析。分层分析一次只能分析一种暴露和疾病关联，当需要控制的混杂因素较多时，逐一分层分析较为烦琐，且连续性变量转变为分类变量会在一定程度上丢失信息。

2. 匹配　回顾性队列研究中，匹配是暴露者与非暴露者在某种因素上的匹配，匹配后原则上可控制匹配因素引起的混杂，因此无须在统计分析阶段进一步控制。在病例对照研究中，匹配后还需要按照匹配因素进行分层分析。

3. 多因素分析　在分析模型中引入多个可能的混杂因素变量，可以使用多元线性模型、logistic 回归模型、因子分析等。

4. 倾向性评分　在比较不同的治疗方法对疾病的安全性和有效性的研究中，不同组别的患者往往没有可比性，比如采取中药治疗的患者和西医治疗的患者在疾病严重程度、年龄、性别等方面会有较大的不同，这些因素都是评价中药或西药效果的重要的混杂因素，如果不能得到有效的控制和调整，得到的结果往往是不准确的或者是错误的。

为了同时控制多种不同混杂因素在两组人群中分布的不平衡，可以使用倾向性评分的方法。倾向性评分是指在一定协变量条件下，一个观察对象可能接受某种处理（或暴露）因素的可能性。当研究涉及的混杂因素过多时，如大于 20 个，进行匹配则变得不现实，严重影响了样本量，而全部进入统计模型会因共线性等问题，使得统计模型无法正常估计效应。在观察性研究中，通过对倾向性评分后的分层分析、匹配、回归分析等方法，以期达到控制混杂的目的。

第四节　基于既有电子医疗数据的真实世界研究实例

基于纵向研究方法的广西地区中医药治疗 HIV/AIDS 综合疗效评价（孙瑾 2018）。

一、研究背景

HIV/AIDS 作为我国重要的慢性传染性疾病，目前对中医药治疗艾滋病观察性研究数据的评价尚处于起步阶段。我国自 2004 年起为艾滋病患者提供免费的抗病毒治疗，并实施了中医药治疗艾滋病试点项目，为艾滋病患者提供免费中医药及民族医药治疗。至今，可以为中医药及中西医结合疗效评价提供长期观察的"真实世界"研究数据。该研究旨在应用纵向研究方法，归纳 HIV/AIDS 接受中医药治疗后的症状变化、免疫指标及证型演变，探索中医药治疗对 HIV/AIDS 患者生存质量的影响，评价中医药治疗 HIV/AIDS 的疗效及安全性。

二、研究方法

该研究提取"国家中医药治疗艾滋病项目广西试点数据库"中医药治疗 HIV/AIDS 纵向研究数据，该数据建立于 2004 年，包含广西地区 16 家临床医院，各医院均成立中医治疗组，负责本医院中医药治疗艾滋病的具体业务，包括治疗方案确定、随访等。项目对所有参与人员进行培训，并建立日常督导机制。16 家单位分别为桂林市中医院，都安县人民医院，鹿寨县中医院，百色市右江区人民医院，来宾市中医院，桂平市中医院，贺州市中医院，苍梧县中医院，宾阳县中医院，广西疾病预防控制中心，横县中医院，贵港市中医院，岑溪市中医院，广西中医药大学附属瑞康医院，灵山县人民医院，玉林市红十字会医院，宁明县人民医院，钦州市中医院，防城港市中医院。

（一）广西地区接受中医药治疗艾滋病患者的人口学特征、证型症状演变分析及生存质量评价

选取国家中医药治疗艾滋病试点项目广西试点数据库中接受中医药治疗的 HIV/AIDS 患者，分析患者人口学特征，整理并归纳其证型分布，探索患者证型演变规律。中医药数据库中患者分别接受了单纯中医药治疗和中医药联合西医抗病毒治疗，按接受治疗对患者进行分组，采用两种国内外认可的生存质量量表世界卫生组织艾滋病生存质量测量简表（World Health Organization Quality of Life, WHOQOL-HIV-BREF）和患者

PRO 生存质量量表，评价患者接受中医药治疗前后生存质量情况。探索长期中医药治疗对 HIV/AIDS 患者总体生存质量和各领域生存质量是否具有改善作用。

（二）广西地区中医药治疗 HIV/AIDS 疗效与安全性的纵向研究

由于以上数据库中所有患者均接受了中医药治疗，本研究提取了"国家疾控中心抗病毒治疗艾滋病广西瑞康医院试点数据库"广西地区的部分 HIV/AIDS 患者抗病毒治疗的纵向数据，将患者按照接受的治疗分为三组：中医组、中医联合抗病毒组和抗病毒组，综合运用纵向数据分析方法，分析中医药治疗 HIV/AIDS 的长期疗效及安全性。抗病毒治疗参照我国免费抗病毒治疗方案。中医治疗参考国家中医药管理局《中医药治疗艾滋病临床技术方案（试行）》，按照患者分期（急性感染期、潜伏期及发病期）予以治疗。结局指标包括免疫学疗效指标（$CD4^+$ 细胞计数，$CD8^+$ 细胞计数）和安全性指标（丙氨酸氨基转移酶（ALT），门冬氨酸氨基转移酶（AST），肌酐（Cr），尿素氮（BUN），白细胞（WBC），血小板（PLT））。采用 ANCOVA 方法评价治疗后三组间 $CD4^+$ 相对基线变化情况差异，采用 SNK 方法进行三组间两两比较。以治疗后不同时间点相对基线的差值为结局变量（因变量），以组别、性别、基线 $CD4^+$ 水平和年龄等作为协变量构建模型，分析各个预测变量对结局变量的影响。对患者基线及接受治疗后不同时点安全性指标异常率进行描述性统计，采用双侧 Pearson 卡方或 Fisher's 检验统计分析，比较三组患者异常率差异。

三、研究结果

（一）广西地区接受中医药治疗艾滋病患者的人口学特征、证型症状演变分析及生存质量评价

共计 2572 例患者接受了中医药治疗，在这些患者中，感染原因主要为性接触（85.44%），70% 患者处于无症状期阶段。患者平均年龄为 47.87±13.97 岁，年龄超过 60 岁的患者约占 25%。64.84% 的患者为男性患者，在 20～29 岁患者中，女性占比更高，约为 57%，大于 70 岁的高龄患者男性所占比例高达 83%。64.9% 患者已婚，16.38% 患者单身，11.59% 患者丧偶，7.12% 患者离异。仅有 20% 患者有高中及以上学历，6.12% 患者为文盲。患者主要来自柳州、贺州、南宁和钦州四个城市。

在证型分布方面，无症状期患者以"气血两亏型"为主，发病期患者以"肝经风火、湿毒蕴结型"为主。男性与女性患者在证型分布方面存在显著性差异。"气血两亏型"在女性患者中所占比例显著高于男性患者，约高 14.71%（$\chi^2=64.52$，$P<0.01$），RR 为 1.73（1.52，1.98）。男性患者中"肝郁气滞火旺型"所占比例显著高于女性患者（$\chi^2=4.69$，$P=0.03$），RR 为 1.32（1.03，1.69）。患者感染途径与证型分布无显著性差异。

分析患者接受治疗后四年的证型分布，发现"气血两亏型"始终为主要证型，且随时间呈显著增长趋势。接受治疗两年后，发病期患者以"肝经风火、湿毒蕴结型"转变为"热毒内蕴，痰热壅肺型"为主。"肝郁气滞火旺型"比例随时间呈显著下降趋势，

"痰热内扰型"比例显著提升。

治疗后第一年61.15%患者的证型未发生变化[加权*Kappa*=0.66,（95%CI 0.63, 0.69)],治疗前后证型一致性较强。治疗后第二年67.52%者的证型未发生变化[加权*Kappa*=0.73,95%CI（0.69,0.76)],一致性较强。治疗后第三年,71.24%的患者证型未发生变化,在治疗的第四年中,75.78%患者证型未发生变化。

患者主要症状为乏力（49.35%）,气短（33.07%）,恶心（32.66%）,自汗（32.13%）和盗汗（31.36%）等（图13-1）。接受中医药治疗后患者主要症状均得到了显著改善,半数患者的乏力症状消失,患者接受治疗后几乎不再出现纳呆及腹泻症状。咳嗽症状也由近1/5的发生率降低到1/15。呕吐、发热症状发生率均降至1%以下。患者肝功能异常率较高,约为20%,患者肾功能异常率约为10%,患者肝肾功能接受长期中医药治疗后均无显著性变化（图13-2）。

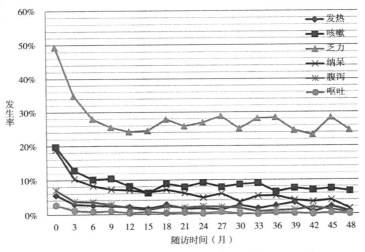

图13-1　患者主要症状发生率变化

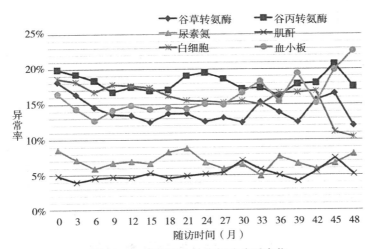

图13-2　患者安全性指标治疗后变化

2572 例患者中，1374 例接受了中医药治疗，1198 例接受了中医联合抗病毒治疗，联合治疗组在治疗第一年中 WHO–HIV 生存质量显著改善，提高 4.88 分，主要体现在社会关系领域和精神世界 / 宗教 / 个人领域，单纯中医组患者的生存质量几乎没有变化，仅提高 0.26 分（图 13–3）。在治疗超过一年后，两组生存质量呈下降趋势，接受治疗四年后，相比治疗前，中医组及中医联合抗病毒组患者的生存质量分别下降 2.58 分和 1.63 分。两组生存质量差异方面，在治疗后一年里，两组患者生存质量差异逐渐增大，差异最大时达到了 5 分，在差异有统计学显著性的同时，具有临床意义。当治疗达到三年后，不同组间的生存质量无显著性差异（图 13–4）。

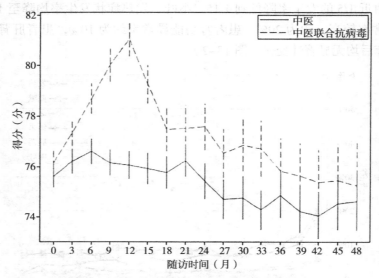

图 13–3　患者 WHO–HIV 生存质量变化曲线

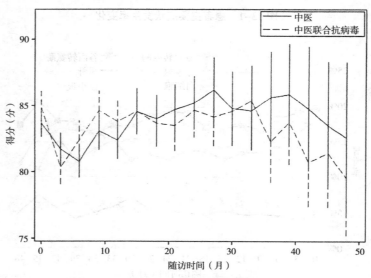

图 13–4　患者 PRO 生活质量治疗后变化

（二）广西地区中医药治疗 HIV/AIDS 疗效与安全性的纵向研究

引入抗病毒治疗数据库中 382 例接受 HAART 治疗的患者数据，对比三组疗效及安全性发现，中医组患者的基线 CD4$^+$ 水平（380.11±240.59 个 /μL）显著高于中医联合抗病毒组和抗病毒组，约高 100 个 /μL。中医组患者基线 CD8$^+$ 水平（1057.74±550.32 个 /μL）也高于其他两组。三组患者经治疗后，CD4$^+$ 水平均有改善，相比抗病毒治疗组在治疗初期 CD4$^+$ 水平迅速增高，中医组和中医联合抗病毒组 CD4$^+$ 水平提高较为稳定平缓。在治疗超过三年后，抗病毒组 CD4$^+$ 水平开始呈下降趋势，在治疗四年后，联合治疗组 CD4$^+$ 水平高于抗病毒组（图 13–5）。探索 CD4$^+$ 随时间变化影响因素的评价方面，采用协方差分析和 GEE 分析所得结果略有差异，前者通过"简单"纵向分析方法进行多次的两时点比较，提示性别与 CD4$^+$ 变化无关联，而后者则在模型中考虑了时间因素的影响，纳入各随访时点全部信息建模分析，得出性别与 CD4$^+$ 变化相关。经分析三组患者 CD8$^+$ 在治疗后 12 个月和 24 个月存在显著性差异。患者治疗 12 个月后，CD8$^+$ 均值由高到低为中医组，抗病毒组及中医联合抗病毒组，分别为 940.89，902.3 及 814.38 个 /μL。患者治疗 24 个月后，CD8$^+$ 均值由高到低顺序未变，仍为中医组，抗病毒组及中医联合抗病毒组，CD8$^+$ 均值分别为 980.88，965.86 和 838.19 个 /μL（图 13–6）。在治疗期间，中医组有 7 例患者死亡（0.51%），中医联合抗病毒组有 8 例患者死亡（0.67%），抗病毒组有 5 例患者死亡（1.31%）。

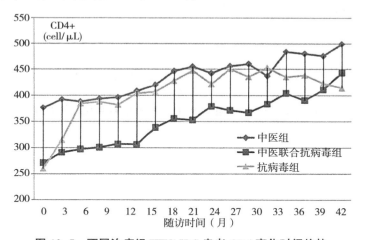

图 13–5　不同治疗组 HIVAIDS 患者 CD4 变化时间趋势

四、研究结论及意义

数据库中患者男性较多，年龄集中于中年，数据库中高龄患者较多，占总人数 1/4，高龄患者绝大多数为男性，对感染途径分析显示，主要是通过性接触感染的艾滋病毒，老年男性性行为的安全性需要引起政府及卫生部门的重视。分析患者接受治疗后四年的证型分布变化，发现"气血两亏型"始终为主要证型，且随时间呈显著增长趋势。对患者症状的分析发现，患者常见症状为乏力，约半数患者感到乏力。气短、恶心、自汗和盗汗症状的发生率也都超过了 30%，纳呆、皮肤瘙痒和皮疹也为常见症状。分析发现患者以上症状发生率较高，症状严重者占比较低。患者接受治疗后，患者主要症状均得到了显著改善。经纵向研究分析，HIV 患者生活质量在身体方面主要和皮肤瘙痒症状以及性功能状态有关；在心理方面，主要体现在介意他人看法且易怒。研究提示中医药联合治疗在治疗第一年里对患者的生活质量有显著改善，但在治疗超过一年后患者生活质量显著降低。未来需要进一步研究以下问题，患者长期治疗后生活质量未能持续改善并出现显著下降的原因，如何通过辨证论治维持前期治疗带来的生活质量改善。疗效方面，中医药治疗相比于抗病毒治疗，在长期疗效方面更稳定，单纯使用中医药治疗的患者，也可长期维持 CD4+ 上升趋势。评价结果安全性方面，中医药长期治疗对患者安全性良好。

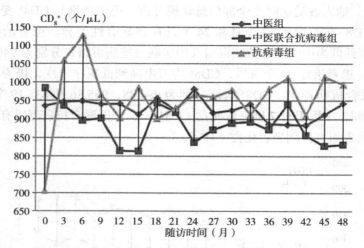

图 13-6　不同治疗组 HIVAIDS 患者 CD8 变化时间趋势

第十四章　基于医保数据库资料的真实世界研究设计

随着医疗保险（医保）数据库的不断改进和完善，基于医保数据开展真实世界研究日益涌现。本章简述真实世界研究与医保数据的关系，介绍中国特色医疗保障制度的发展历程，分析国内外大型医保数据的可及性和应用现状，总结中国医保数据的类型及特点，并对中医药领域开展基于医保数据库的真实世界研究进行了举证和展望。

第一节　真实世界研究与医保数据

真实世界研究是指针对预设的临床问题，在真实世界环境下收集与研究对象健康有关的数据（真实世界数据）或基于这些数据衍生的汇总数据，通过分析，获得医疗产品的使用价值及潜在获益－风险的临床证据（真实世界证据）。真实世界研究的类型可分为非干预性（观察性）研究和干预性研究。真实世界数据是指来源于日常所收集的各种与患者健康状况和／或诊疗及保健有关的数据。并非所有的真实世界数据经分析后都能成为真实世界证据，只有满足适用性的真实世界数据才有可能产生真实世界证据。

2020年1月7日国家药监局发布《真实世界证据支持药物研发与审评的指导原则（试行）》，指出真实世界数据的十大常见来源，主要包括卫生信息系统（hospital information system，HIS）、医保系统、疾病登记系统、国家药品不良反应监测哨点联盟（China ADR Sentinel Surveillance Alliance，CASSA）、自然人群队列和专病队列数据库、组学相关数据库、死亡登记数据库、患者报告结局数据、来自移动设备端的数据以及其他特殊数据源。

来自医保系统的数据是真实世界数据的重要来源之一，主要包括患者基本信息、医疗服务利用、诊断、处方、结算、医疗付费和计划保健等结构化字段的数据。医保数据具有数据量大、覆盖区域广、疾病病种范围全、长期可追踪等特点。应用医保数据是进行真实世界医疗大数据研究的重要手段之一。通过对真实世界医保大数据分析，能更好地发挥其应有的价值，为临床医疗管理、医保支付决策以及政府卫生政策制定提供支持，促进决策机制从行政决策向专家决策、证据决策转化。真实世界研究不仅可以应用于支持药物研发、药品科学监管，还用于支持国家医疗保险支付方式的改革。在我国，医保部门作为人民群众的医保基金管理方，建立一个以价值为基础、以临床结局为导向的目标机制尤为重要。医保基金管理方应鼓励在医保人群中进行真实世界医保数据研究，以服务于医保药品目录谈判、全面支持医保精准管理等工作。

第二节　中国特色医疗保障制度发展简介

当前我国医疗保障制度形成了以城镇职工基本医疗保险、城乡居民基本医疗保险为主，城乡医疗救助、社会慈善救助托底，以商业医疗保险、补充医疗保险为补充的体系。新中国成立 70 多年来，随着社会经济的发展，我国特色医疗保障制度经历了极具时代特色的历史变迁。

一、计划经济时期，旧有的医疗保障制度

中华人民共和国成立后计划经济时期，为保障人民群众的基本医疗需求，我国实行的是与计划经济体制相适应的多元医疗保障制度。多元医疗保障制度以城乡户籍身份和职业身份为划分标准，以单位（集体）为组织基础。主要包括针对国家机关、事业单位工作人员及大专院校学生的公费医疗制度；针对国有企业职工及其家属的劳保医疗制度；针对农村居民的农村合作医疗制度。

1952 年，国家相继出台《关于全国各级人民政府、党派、团体及所属事业单位的国家工作人员实行公费医疗预防的指示》和《国家工作人员公费医疗预防实施办法》，标志着国家开始实行公费医疗制度。公费医疗面向对象是政府工作人员、事业单位工作人员和伤残革命军人等。公费医疗的运行经费筹集来源于各级财政预算拨款，其运行主体实质上是各级政府或事业单位。1953 年国家颁布《关于公费医疗的几项规定》，更加明确规范了享受公费医疗的对象范围。政策指出除国家机关工作人员外，大专院校及高等院校的大学生也被划分为公费医疗范围。公费医疗采取财政定额补贴的方式，差额部分由单位自行解决。该医疗保险制度是由卫生行政部门监督、各行政事业单位主管、技术与行政事业单位医疗机构主办的医保制度。

对于企业职工，1951 年我国试行劳保制度，随后国家颁布《中华人民共和国劳动保险条例》，规定享受劳保医疗的主要对象为国有企业职工，县级以上城镇集体所有制企业职工可参照执行。《中华人民共和国劳动保险条例》是建立劳保医疗制度的直接法律依据。劳保医疗经费的来源不是政府财政，1953 年以前劳保医疗经费全部有企业承担，1953 年改为根据行业性质按工资总额的 5% ～ 7% 提取。企业是劳保医疗制度的运行主体，承担职工医疗费用筹集和医疗服务提供的责任。劳保医疗是由劳动行政部门监督、工会组织管理、企业经办的医保制度。

对于农村居民，20 世纪 50 年代随着农村合作化运动的兴起，合作医疗保险制度在农村地区建立起来。合作医疗制度的典型特点是以集体经济为基础，由农民个人和农村集体经济共同筹集。到 1976 年，全国农村大部分地区实行了合作医疗制度，覆盖了85% 以上的农村人口。农村合作医疗制度是由卫生行政部门监督、农村社队的合作医疗管理委员会管理、合作医疗站负责运行的集体互助式医保制度。

二、改革开放后，新型医疗保险制度的探索试验期

改革开放后，随着我国计划经济体制转向市场经济体制，部分地区公费医疗和劳保医疗的封闭运行弊端不断显现。我国经济体制和社会体制的变化，给城市劳保医疗制度和农村合作医疗带来了巨大考验。劳保医疗制度由于部分企业经营困难导致医疗覆盖率和保障水平大幅降低。农村合作医疗制度的覆盖率从 1978 年的 90% 迅速下降到 1984 年的不到 10%。随后，北京市和石家庄市等地自发开始进行医保制度的改革和探索。1994 年国家政府部门发布《关于职工医疗制度改革的试点意见》，同年选择在江苏省镇江市、江西省九江市启动医保试点改革，牵头管理部门是国务院医改办。1998 年，根据国务院机构改革方案组建劳动和社会保障部，设立医疗保险司，专门负责医疗保险的基本政策、改革方案和发展战略规划。历时多年的医保制度试点改革和探索，为中国特色医保制度的建立，奠定了良好的思想基础、群众基础和实践基础。

三、全民基本医疗保险制度时期

1998 年，国家颁布《关于建立城镇职工基本医疗保险制度的决定》，标志着正式建立面向全体正式就业人群的城镇职工医疗保险制度。为保障我国农村居民基本医疗需求，我国于 2003 年开始探索建立以大病统筹为主的新型农村合作医疗制度。

2003 ～ 2009 年，为解决重度残障人员、农村"五保户"和城镇"低保户"等特殊困难群体的基本医疗保障需求，建立起了城乡医疗救助制度。2007 年，为解决城镇居民中非正式就业人群的基本医疗保障问题，建立城镇居民基本医疗保险制度。2012 年，为解决因病致贫、因病返贫问题，使城乡居民免于疾病所产生的经济风险，建立了大病保险制度。

经过医疗保障制度的不断改革和完善，我国形成以职工基本医保、城镇居民基本医保、新农合为主体，城乡医疗救助制度为基础，商业健康保险及其他形式医保为补充的中国特色医疗保障制度体系。从 2013 年开始，国家开始对城乡居民基本医疗保险制度进行整合。截至 2017 年底，基本完成了制度的整合，实现了覆盖范围、筹资政策、保障待遇、医保目录、定点管理、基金管理六个方面的统一。

四、中国特色医疗保障体系全面建成时期

党的十八大以来，以习近平同志为核心的党中央持续推进健康中国建设。党的十九大报告明确指出，要全面建成中国特色医疗保障制度体系，推进中国医保制度高质量发展。以党的十九大召开为标志，中国在真正意义上进入了中国特色医疗保障体系深化改革的时期。为深入贯彻党的十九大关于全面建立中国特色医疗保障制度的决策部署，着力解决医疗保障发展不平衡不充分的问题，2020 年 3 月党中央国务院发布《关于深化医疗保障制度改革的意见》，标志着我国加强全面深化医疗保障改革的顶层设计。

第三节　国外医保数据库简介

医疗保险（医保）又称健康保险，是一种针对意外事故或疾病所造成的伤害或死亡而进行的保险。医保数据库主要收集患者体征、诊断、实验室检查结果以及诊断和处方等信息，并进行处方支付的管理、报销和保险记录，用于患者医疗相关的财务方面的数据。

美国的社会医保和商业医保比较发达，社会医保数据库主要有医疗照顾（Medicare）数据库、医疗援助（Medicaid）数据库、儿童医疗保险（CHIP）数据库和军队医疗保险（TRICARE）数据库等。欧盟国家医疗保障制度包括国家福利型、社会保险型和混合型三种医疗保障模式。法国实行社会保险型医疗保障模式，并且法国的医保具有强制性特点，医保对象几乎覆盖了全部法国人口。法国医保体系主要有普通保险、农业保险和非农、非受雇、自由职业者保险三大体系构成，每个体系单独收集数据并汇总到一个国家数据库中。其中 SNIIRAM 医保数据库是法国主要的医保数据库，数据来源于以上三大医疗计划。澳大利亚实行全覆盖的全民医疗保险制度，对公民的基本医疗费用进行报销。澳大利亚医疗保险制度由国民医疗照顾制度（Medicare）、药品津贴计划和私人医疗保险制度几个部分组成，其中 Medicare 制度是澳大利亚医保制度的核心。Medicare 主要提供全免费的公立医院急诊、门诊和住院医疗服务；免费或部分补贴的私人全科和专科医疗服务等。澳大利亚 Medicare 数据库纳入参保对象众多，医保数据信息丰富。新加坡是个人储蓄型社会保障体制的典型代表，新加坡健康保障制度的基本框架包括四部分，即政府补贴（Subsidy），保健储蓄计划（Medisave）终身健保计划（Medishield Life）和保健基金计划（Medifund），简称 S+3M 制度。新加坡医保数据库管理严格，学者使用医保数据进行科学研究面临数据可及性问题。

第四节　国内外医保数据应用研究现状

目前世界上很多国家和地区都建立了各自的医疗保险体系，并利用医保数据开展真实世界研究。医保系统作为真实世界数据来源，较多用于开展卫生技术评价和药物经济学研究。

一、美国

美国的医疗保险制度由政府主办的社会医疗保险和私营保险机构主办的商业医疗保险构成。社会医疗保险中覆盖面最广的是医疗照顾（Medicare）和医疗援助（Medicaid）。其中 Medicare 是美国社会医疗保险中最重要的组成部分，服务对象为65岁及以上老年人和65岁以下残疾人士或患有终末期肾病患者，主要包括住院保险（Part A）、补充性医疗保险（Part B）、医保优势计划（Part C）和处方药计划（Part D）四部分。Part A 住院保险主要包括住院、专业护理、临终关怀服务等费用的报销。Part B 补充性医疗保险主要包括门诊、专科医生、预防性服务、紧急服务等必要医疗服务费用报销。Part C 医保优势计划主要由商业健康保险机构提供，涵盖 A、B 部分能报销的所有医疗服务和其他不包括的福利，如眼科保健、牙科保健等。Part D 处方药计划主要包括处方药报销，由商业健康保险机构管理，医疗保险和医疗补助服务中心（CMS）报销限定标准内的费用。Medicaid 是针对低收入群体的医疗健康保障项目，以低收入家庭、孕妇、残障人士和长期护理对象为服务对象，资金来源于联邦政府和各州政府。此外，美国还有针对不同人群设计的其他医疗保险项目，如儿童健康保险（CHIP）和军队医疗保险（TRICARE）等。

美国的商业医疗保险非常发达。商业医疗保险由雇主为雇员支付保险金，通常作为一种非工资福利，不少人同时参加社会医疗保险和商业医疗保险。美国的雇主保险通常会提供更优惠的报销政策（如提供处方药的报销）。据统计，2014 年购买商业医疗保险的人群约占美国总人口的 66%，约有 1.17 亿人参加了政府主办的社会医疗保险，占全美总人口的 36.5%。

Medicare 由美国联邦政府运营，鼓励研究人员应用其数据库进行药物经济学和卫生经济学研究。因为 Medicare 只报销住院服务，不报销医师和门诊费用以及门诊药品费用，在研究中无法分析评价门诊用药情况。Medicaid 服务对象主要为低收入人群，由美国州政府运营。Medicaid 包含处方药、住院和医师费用，可以为卫生经济学研究提供丰富的数据。美国的商业医疗保险资金来源于雇主，不是利用纳税人的税收运营，所以商业医保数据库通常不会面向公众开放。

Jupiter 等利用 Medicare 中得克萨斯州 2006 ~ 2011 年的医保数据，采用条件逻辑回归方法评估了老年人胃肠术前服用氯吡格雷的术后出血风险（N=1240，平均年龄为 76 岁），结果显示老年人胃肠手术前服用氯吡格雷并未增加手术后当月的出血风险（Jupiter, 2017）。Vangala 等以 Medicare Part A+B+D 数据库中 2007 ~ 2011 年首次肾脏移植患者为研究对象，分析首次肾移植患者服用他汀类药物与髋部骨折风险的关系，发现两者之间并无关联（Vangala, 2017）。

二、法国

法国医疗保险体系创建于 1945 年，其医保具有强制参保的特点。疾病保险主要包括普通医疗费用、工资收入损失补偿、残疾抚恤金。不同种类、不同层次的保险项目，构成了覆盖全民的医疗疾病保险网。法国医疗保险体系主要由四大医疗计划构成，包括普通保险、农业类保险和非农业、非受雇、自由职业者保险和特殊行业保险。国家医保数据库数据由以上每个计划单独收集并汇总。其中 SNIIRAM 数据库是法国主要的医疗保险数据库，并链接到国家住院数据库（PMSI）和国家死亡登记数据库（CepiDC），现已覆盖了法国人口 98.8%，超过 6600 万人。法国 SNIIRAM 数据库中数据规模巨大，但访问数据库较为困难，需要事先提出申请并经管理部门严格审批。

SNIIRAM 数据目前在药物警戒研究领域应用十分广泛。一项基于 SNIIRAM 数据的队列研究探索甘精胰岛素和癌症风险的关联性，该研究选取 2003—2010 年 SNIIRAM

数据库中的永久样本数据（EGB），结果发现与单用人胰岛素的2型糖尿病患者比较，单用甘精胰岛素不会增加癌症患病风险。

三、韩国

1963年韩国通过《医疗保险法案》首次建立了医疗保险体系，分别由雇员保险和地区保险两部分组成。参保人群分为两部分，一类是雇员参保人，包括企业雇员、公务员、学校教职工及其被抚养人；另一类是地区参保人，指农民、渔民、城市自营业者等人，其他无力负担医疗保险的低收入人群依法享受医疗救助。2000年为了统一保险政策，韩国将分散的保险公司整合成为全国统一的国民医疗保险公司（NHIC），并建立国家卫生与福利部（MOHW）和医疗保险审核与评估机构（HIRA），标志着韩国的全民医疗保险体系基本形成。韩国HIRA建立国家医疗统计数据库，并在2013年开发了5组中数据的包括医疗质量和医药消费在内的196个指标，该数据库具有方便、可靠和实时的特点，便于管理部门通过检索医疗数据指导国家医疗政策制定和促进医疗研发。研究者可向韩国医疗保险服务机构，也可称为国家医疗保险公团（NHJS），递交研究计划，经审核后可使用数据进行学术研究。目前仅面向韩国研究者开放，鼓励其他国家研究者通过韩国研究人员进行联合研究获得数据。

四、中国

中国基本医疗保险实行属地管理，主要由各统筹地区自行负责监管。实行市级统筹、各市级医保经办部门负责基金的统筹支付，相应数据库也以市一级为单位，由各地经办部门保管。因此各地区的医保数据库管理质量差别很大。目前，我国大陆地区基本医保数据库只记录住院数据，只有个别城市或地区包含门诊数据。由于目前医保数据库尚未开放，研究人员需向中国医疗保险研究会等权威机构提出申请，经严格审核后方可进行学术使用。尽管国内对医保数据的应用研究与国外相比起步较晚，目前采用大数据技术对多源异构医保数据进行层级挖掘，也开展了大量基于医保数据服务于医疗服务机构、医保中心、公共管理部门和医药产品公司的真实世界研究。针对医疗服务机构，应用医保数据开展研究指导医疗服务机构合理用药及评估合理的治疗方案。针对医保中心，应用医保数据分析参保对象信用状况和就医行为，评价医疗服务机构医保基金使用情况、药物治疗的成本效果分析、医保费用与就诊时间和医院间的关联分析，降低医保基金风险和决策制定。针对公共卫生管理部门，应用医保数据可快速检测传染病疫情，通过集成疾病监测和相应程序进行响应，降低传染病感染风险。针对医药产品公司，开展医保数据研究可辅助药品定价，为新药研发提供决策支持，对药品不良反应提供检测等。

第五节 我国医保数据的类型及特点

医保信息系统是遵循国家医保政策，按照医保业务管理机构的具体要求，采用先进的计算机网络技术，进行参保基本信息管理、基金征缴及分配管理、门诊个人账户支付管理、报销统筹基金支付管理、住院参保人员网上在线结算等一系列为参保对象提供基本医保管理服务的计算机信息系统。我国卫生医疗领域信息技术发展迅速，医保信息系统应用十分广泛，但医保数据的应用尚处于初级阶段。如何将医保数据进行有序链接，实现大数据深度挖掘，以提供临床决策和开展真实世界研究，尤为重要。

医保数据主要来源于医疗机构和医保部门信息系统里的海量参保及就医信息，包括医疗机构（医院和医生）信息、个人信息、门诊及住院信息、治疗信息、医疗费用信息等（表14-1）。医保数据具有海量性、异构性、易变性、连续性和及时性等特点。我国医保参保人数众多，同时与医疗工作自身特点有关，比如病情观察的不可间断、各种医疗检查结果纷繁复杂等，医保数据具有海量性特点。医保数据包括数值型数据、字符型数据、日期型数据等，异构性也是医保数据的重要特征。为提高医保服务水平，我国各省份开展医疗保险信息系统建设工作，随之医保目录也进行相应更改，医保数据会随着医保政策变化进行补充、更改和变动，我国医保数据又具有易变性特点。医保数据的连续性特征体现在医疗保险信息数据库里的信息完整性，能够检索到统筹地区内所有参保对象的用药数据、药品价格、报销等数据。医疗保险信息数据库的建设符合社会发展需要，利于促进提升医保事业的公共服务功能，随着医保信息系统的不断完善，医保数据具有及时性特点。

表 14-1 我国医保数据类型及具体数据项

数据类型	具体数据项
患者个人数据	姓名、年龄、性别、身高、身份证等基本信息，以及病历号、门诊号等医疗档案资料
门诊数据	医院、患者、诊疗项目（药品、检查等）、报销
住院数据	医院、患者、诊疗项目（药品、检查、手术等）、报销
基金数据	收缴、结余
卫生统计报表数据	报表性基础数据
目录数据	地区、药品、耗材编码
医疗机构数据	名称、编码、资质等级、地区

第六节　医保数据在中医药真实世界研究中的应用

一、中医药在真实世界研究中的常见设计类型

中医药领域真实世界研究指基于真实临床医疗环境，在中医药领域根据患者的实际病情和意愿开展的干预性研究或观察性研究。中医药在真实世界研究中的设计类型主要包括实效性研究和注册登记研究。时效性研究是真实世界研究中最具有代表性的实验性研究，理论假设和试验设计均基于日常临床实践，所设置的结局指标也是从临床实际

出发，侧重于验证综合性干预措施在患病人群中的实际效果。实效性研究的设计实施过程中，通过整群随机化原则把研究对象进行分组，干预措施既可是一种特定的药物，也可以是复杂性干预，医生可按实际情况适度地调整治疗方案，以真实反映实际的医疗过程。时效性研究突出了证据的外推性，强调了以患者为中心的个体化医疗实践和价值观。

注册登记研究是真实世界中观察性研究的一种，通过电子信息系统收集注册病例的人口学特征、患病史、治疗结果、医保等相关临床数据用以评估某一特定疾病、状况或暴露人群的结局指标。研究者可通过其结果描述疾病的自然史，确定干预措施的疗效，监测不良反应，评估临床效益等，为评估临床治疗效果提供科学依据。

二、医保数据在中医药真实世界研究中的应用举例

按病种付费是我国深化医药卫生体制改革过程中的关键一环。按病种付费，指通过统一的疾病诊断分类，科学地制定出每一种疾病的定额偿付标准，社保机构按照该标准与住院人次，向定点医疗机构支付住院费用。本章节以《安徽省中医药按病种支付方式改革效果分析》为例，探讨基于医保数据开展中医药领域真实世界研究。

(一) 研究背景

安徽省作为全国医改试点省，从 2013 年起在公立医院综合改革中探索医保支付按病种收费。2015 年，安徽省政府印发《安徽省深化医药卫生体制综合改革试点方案》，在公立医院综合改革、建立分级诊疗制度、医保管理制度等重点领域大力推进省级改革举措。2016 年，安徽省深化医改重点工作中，中医药支付方式改革成为一项重要的改革任务。对中医药治疗的优势病种试点新农合按病种付费，旨在减少住院人次，发挥医保支付手段导向作用，引导患者接受中医药服务，提高新农合资金使用效率。同年 7 月，安徽省中医药适宜技术和优势病种支付方式改革在 38 个试点中医院展开。各试点医院制订了中医药支付方式改革的工作方案，遴选优势明显的中医适宜技术和中医优势病种，制定各病种的定额标准和新农合报销比例。

(二) 研究方法

试点期间，安徽省遴选了首批 13 项中医适宜技术，包括毫针刺法、推拿疗法、艾灸疗法、针刀疗法、耳压疗法、拔罐疗法、熏洗疗法、穴位贴敷疗法、穴位注射疗法、穴位放血疗法、手法复位疗法、夹板外固定疗法、头针疗法，这些疗法涉及病种涵盖了针灸、推拿、拔罐、点穴等中医传统技艺。在中医药适宜技术的基础上确定了 15 个门诊病种和 10 个优势住院病种，包括中风病、腰痛病、骨折等中医优势病种。优势病种的定额标准均在参考综合医院同种病种住院次均费用的基础上确定 90% 的折算标准。安徽省中医药按病种支付方式改革主要通过两种方式来降低医疗费用，一种方式是中医药适宜技术门诊病种可以按照同病种的住院次均费用的 70% 作为定额标准，新农合再参照同病种的普通住院上一年度实际补偿比例执行报销。另一种方式是针对住院病种

而言，中医药优势病种按照同级综合医院同病种的住院次均费用的90%确定定额标准，在新农合报销支付比例上，再比上年实际补偿比例提高5%～10%，个人支付比例下降5%～10%。

该研究通过调取安徽省新农合医保数据中部分医疗机构数据、个人数据、门诊和住院数据等，以门诊病种患者诊疗人次、门诊病种次均费用、住院病种诊疗人次、住院病种次均费用和住院人次为主要结局指标，对安徽省中医药按病种支付方式改革进行政策效果评估。

（三）研究结果

1. 中医药按病种支付方式改革前后次均费用的比较 中医药门诊病种比较。中医药按病种支付方式改革实施后，中医院门诊病种患者诊疗次数明显增多，医院收入明显增加，同时由于实施门诊病种按照住院病种的70%报销，患者的负担明显降低。以腰椎间盘突出症为例，见表14-2，改革前太和县中医院次均费用是281.76元，改革后降低为241.79元，医保报销比例由改革前的56.08%下降为54.14%，患者负担有所下降。诊疗人次由改革前4人次上升到改革后32人次，医院收入明显增加。

中医药住院病种取消过去按项目定额方式，按照临床路径方式确定定额标准，改革后次均费用较改革前有所降低，报销比例上升到近80%，患者经济负担降低。以腰椎间盘突出症住院为例，见表14-3，肥西县中医院改革前次均费用是4614.59元，改革后降低为3495.1元，次均费用降低1119.49元。报销比例由改革前67.51%上升到74.45%，患者负担由改革前1545.43元降低到改革后893.00元，下降明显。实施按病种付费以后，医院住院情况明显好转，中医药诊疗优势得以发挥。

表14-2 中医药按病种支付方式改革前后门诊病种次均费用变化情况

医院名称	疾病名称	改革前			改革后		
		人次	次均费用	报销比例（%）	人次	次均费用	报销比例（%）
太和县中医院	腰椎间盘突出症（诊断组）	4	281.76	56.08	32	241.79	54.14
霍邱县中医院	腰椎间盘突出症（诊断组）	16	792.63	49.65	15	1344.8	58.51
宿松县中医院	腰椎间盘突出症（诊断组）	0	0	0	597	1734.19	61.1
界首市中医院	第三腰椎横突综合征（诊断组）	0	0	0	242	102.05	65.09
池州市贵池区中医院	腰椎间盘突出症（诊断组）	4	1709.44	26.76	9	1711.2	66
界首市中医院	项痹病（神经根型颈椎病）（诊断组）	0	0	0	351	73.29	65

* 改革前数据指2015年7月～2016年6月医保发生数，改革后数据指2016年7月～2017年6月医保发生数

表 14-3 中医药按病种支付方式改革前后住院病种次均费用变化情况

医院名称	疾病名称	改革前			改革后		
		人次	次均费用	报销比例（%）	人次	次均费用	报销比例（%）
肥西县中医院	腰椎间盘突出症（诊断组）	12	4614.59	67.51	52	3495.1	74.45
怀远县中医院	腰椎间盘突出症（诊断组）	36	5463.98	69.31	95	3379.09	75.09
凤台县中医院	腰椎间盘突出症（诊断组）	38	5692.39	78.38	70	5161.18	78.94
濉溪县中医院	腰椎间盘突出症（诊断组）	16	3555.18	57.23	775	3555.08	70.17
桐城市中医医院	腰椎间盘突出症（诊断组）	239	3941.54	69.96	92	3877.44	71.85
桐城市中医医院	混合痔（诊断组）	261	4596.95	76.05	110	4032.33	71.87
怀宁县中医骨伤医院	肱骨外科颈骨折（诊断组）	2	8831.72	39.33	2	7722.55	39.46
宁国市中医院	腰椎间盘突出症（诊断组）	21	2546.03	68.08	131	721.63	78.61
无为县中医院	腰椎间盘突出症（诊断组）	148	3101.82	67.65	330	3636.39	75.65
和县中医院	腰椎间盘突出症（诊断组）	15	4600.58	70.46	1	2616.89	77.99
池州市贵池区中医院	腰椎间盘突出症（诊断组）	574	4576.69	65.9	430	3698.17	70.4
东至县中医院	腰椎间盘突出症（诊断组）	6	5383.17	67.61	158	3344.49	73.24
阜南县中医院	腰椎间盘突出症（诊断组）	14	4146.08	77.03	137	1785.73	70
蒙城县中医院	腰椎间盘突出症（诊断组）	415	2956.36	66.94	860	4230.02	75.32

* 改革前数据指 2015 年 7 月～ 2016 年 6 月医保发生数，改革后数据指 2016 年 7 月～ 2017 年 6 月医保发生数。

2. 中医药按病种支付方式改革后中医院与综合医院次均费用的比较 门诊病种比较：基于医保数据的可得性，对于中医药优势病种中西医门诊次均费用比较，仅获得太和县、界首市及霍邱县中西医病种门诊治疗费用医保数据。在腰椎间盘突出症、肩周炎和膝痹症等病种方面中医院都比综合医院次均费用低（表 14-4）。虽然获取数据样本较少，但这在一定程度上说明在中医药优势病种方面，中医诊疗比西医诊疗具有一定优势。住院病种比较：以腰椎间盘突出症为例，安徽省 13 个县市中除肥西、濉溪外，其余县市中医药按病种支付方式次均费用都低于综合医院同类病种费用（表 14-5）。就中医药优势病种而言，中医药诊疗优势非常明显。

表 14-4 县域中医院和综合医院门诊按病种支付方式次均费用比较

县城	病种	中医院		综合医院	
		次均费用（元）	报销比例（%）	次均费用（元）	报销比例（%）
太和县	腰椎间盘突出症（诊断组）	241.79	54.14	295.34	53.5
界首市	肩周炎	62.79	65.35	162.49	66.16
霍邱县	膝痹症	971.98	56.57	999	11.3

* 表中数据是改革后数据即 2016 年 7 月～ 2017 年 6 月医保发生数。

表 14-5　县域中医院和综合医院住院病种按病种支付方式次均费用比较

县域	中医院			综合医院		
	住院人次	次均费用（元）	报销比例（%）	住院人次	次均费用（元）	报销比例（%）
肥西县	52	3495.1	74.45	10	3380.26	70
凤台县	70	5161.18	78.94	68	5760.07	77.81
寿县	96	3468.41	75.38	19	3453.32	64.33
宁国市	131	721.63	78.61	24	1272.63	70.99
和县	1	2616.89	77.99	4	5670.12	75
金寨县	53	3632.13	75.48	34	2633.24	88.65
阜南县	137	1785.73	70	297	5411.71	74.86
蒙城县	860	4230.02	75.32	57	13838.29	76.86
天长市	34	6630.13	66.93	2	4813.21	66.26
来安县	39	4076.29	73.48	6	19987.33	69.6
桐城市	92	3877.44	71.85	52	4583.06	71.31
濉溪县	775	3555.08	70.17	143	3333.52	70.34
怀宁县	14	4257.38	60.07	1	2594.58	49.91

* 表中数据是改革后数据即 2016 年 7 月～ 2017 年 6 月医保发生数。

3. 中医药按病种支付方式改革前后中医院收入的变化　中医药门诊病种：将改革前后单病种门诊次均费用乘以门诊诊疗次数即为该病种的中医院门诊收入。太和县改革后门诊次均费用略有下降，但由于门诊人次的增加，医院的单病种诊疗收入增加明显，见表 14-6。

中医院住院病种：将改革前后住院病种次均费用乘以门诊诊疗次数即为该病种的中医院住院收入。改革后单病种次均费用明显下降，但由于住院人次增加，医院单病种住院收入增加较为显著。以腰椎间盘突出症为例，肥西中医院改革前次均费用是 4614.59元，改革后下降到 3495.1 元，住院次数则由改革前 12 人次上升到改革后 52 人次，医院单病种住院收入由改革前的 55375.08 元上升到改革后的 181745.2 元，医院收入增加明显，见表 14-7。

表 14-6　中医药按病种支付方式改革前后门诊病种费用变化情况

医院名称	疾病名称	改革前			改革后		
		人次	次均费用（元）	医院收入（元）	人次	次均费用（元）	医院收入（元）
太和县中医院	腰椎间盘突出症（诊断组）	4	281.76	1127.04	32	241.79	7737.28
霍邱县中医院	腰椎间盘突出症（诊断组）	16	792.63	12682.08	15	1344.8	20172
宿松县中医院	腰椎间盘突出症（诊断组）	0	0	0	597	1734.19	1035311.43

医院名称	疾病名称	改革前			改革后		
		人次	次均费用（元）	医院收入（元）	人次	次均费用（元）	医院收入（元）
界首市中医院	第三腰椎横突综合征（诊断组）	0	0	0	242	102.05	24696.1
池州市贵池区中医院	腰椎间盘突出症（诊断组）	4	1709.44	6837.76	9	1711.2	15400.8
界首市中医院	项痹病（神经根型颈椎病）（诊断组）	0	0	0	351	73.29	25724.79

* 改革前数据指 2015 年 7 月～2016 年 6 月医保发生数，改革后数据指 2016 年 7 月～2017 年 6 月医保发生数。

表 14-7　中医药按病种支付方式改革前后住院病种医院单病种收入情况

医院名称	疾病名称	改革前			改革后		
		人次	次均费用（元）	医院收入（元）	人次	次均费用（元）	医院收入（元）
肥西县中医院	腰椎间盘突出症（诊断组）	12	4614.59	55375.08	52	3495.1	181745.2
怀远县中医院	腰椎间盘突出症（诊断组）	36	5463.98	196703.08	95	3379.09	321013.55
凤台县中医院	腰椎间盘突出症（诊断组）	38	5692.39	216310.82	70	5161.18	361282.6
濉溪县中医院	腰椎间盘突出症（诊断组）	16	3555.18	56882.88	775	3555.08	2755187
桐城市中医医院	腰椎间盘突出症（诊断组）	239	3941.54	942028.06	92	3877.44	356724.48
桐城市中医医院	混合痔（诊断组）	261	4596.95	1199804	110	4032.33	443556.3
怀宁县中医骨伤医院	肱骨外科颈骨折（诊断组）	2	8821.72	117663.44	2	7722.55	15445.1
宁国市中医院	腰椎间盘突出症（诊断组）	21	2546.03	53466.63	131	721.63	94533.53
无为县中医医院	腰椎间盘突出症（诊断组）	148	3101.82	459069.36	330	3636.39	1200008.7
和县中医院	腰椎间盘突出症（诊断组）	15	4600.58	69008.7	1	2616.89	2616.89
池州市贵池区中医院	腰椎间盘突出症（诊断组）	574	4576.69	2627020.1	430	3698.17	1590213.1
东至县中医院	腰椎间盘突出症（诊断组）	6	5383.17	32299.02	158	3344.49	528429.42
阜南县中医院	腰椎间盘突出症（诊断组）	14	4146.08	58045.12	137	1785.73	244645.01
蒙城县中院	腰椎间盘突出症（诊断组）	415	2956.36	1226889.4	860	4230.02	3637318.2

（四）研究结论

中医药按病种支付方式改革有利于中医药资源的优化配置以及中医药优势地位的凸显，有利于降低患者医疗费用。安徽省在 38 个中医院开展中医药适宜技术和优势病种支付方式改革试点，此次试点对于扶持中医药适宜技术和培育中医优势病种，降低医疗费用效果明显。通过分析新农合医保数据，改革后门诊病种和住院病种的次均费用有所下降而报销比例上升，不同程度上降低了患者经济负担。在中医药优势病种方面，中医院也比综合医院次均费用降低，报销比例却比综合医院相对较高。政策评估结果表明中医药按病种支付方式改革有利于扶持中医院优势病种，凸显中医药诊疗优势。

（五）述评

本研究目的是评估 2016 年安徽省首批 38 家中医院实施中医药按病种支付方式改革政策结果，运用安徽省新农合医保数据进行分析，结果发现改革后门诊病种和住院病种的次均费用有所下降而报销比例上升，降低了患者经济负担，中医院由于门诊和住院人次的上升，促进医院收入提高。该研究认为实施中医药按病种支付改革需要充分挖掘中医药适宜技术和优势病种，发挥中医药特色优势；同时要强化以县级医院为龙头的紧密型县域医疗卫生共同体建设，降低患者医疗负担，实现医保基金的可控性。

本研究应用新农合医保数据，研究类型属于真实世界研究中的注册登记的观察性研究。随着真实世界研究的兴起和数据挖掘技术的发展，目前学术界在中医药领域开展了大量的探索研究。由于我国医保数据还没有对研究者开放的公开渠道，开展此类研究面临数据可及性的问题，导致我国基于医保数据开展中医药真实世界研究较少。本研究首次利用安徽省新农合医保数据评估中医药按病种支付方式改革的政策效果，具有一定的创新性。但该研究并没有详细介绍应用了哪些具体的医保数据，以及采用了哪些统计方法控制选择偏倚，是本研究的不足之处。医保数据具有大样本量和高维变量，面临如何纠正样本选择偏倚，数据缺失问题，变量选择、降维、压缩和分解的问题，大数据环境下医保数据应用尚需要不断改进与完善。

为促进我国中医药传承创新发展，2020 年国家中医药管理局发布《关于推荐中医治疗优势病种、适宜技术和疗效独特的中药品种的通知》，复方伤痛胶囊等一大批具有确切临床疗效的中药大品种将迎来重要的发展机遇。将药物经济学评价贯穿在药物开发的始终，开展中药大品种的药物经济学评价是提升其临床价值和科学价值的重要举措。基于真实世界医保数据开展药物经济学研究能够反映更加接近实际的情况，寻找高质量、多病种、多维度和长时效的真实世界证据，为医保可持续发展服务。因此，促进国家医保信息系统建设和相关数据库的互联互通尤为重要。在现实条件下，将数据进行有序链接实现深度挖掘，规范基于医保数据的中医药领域真实世界研究方法学设计，利用好真实世界数据生产高质量真实世界证据，将成为关键的基础性工作。

基于医保数据的真实世界研究多属于观察性研究，进行政策评估时内生性问题无法避免，因此在数据分析过程中需要采取合理的统计学方法解决数据内生性问题。基于医保数据的中医药领域真实世界研究尚在探索之中，可借鉴目前卫生政策评估和卫生经济学评价领域国际前沿的统计学方法，如 DID 模型、工具变量法、合成控制法和断点回归法等。

第十五章 真实世界的数据分析方法

以最小二乘方法为主的经典线性回归是最经典的线性模型。广义线性模型是经典回归方法的推广，它们核心思想都是先对数据进行了一定的要求和假设，利用经典统计思路（假设分布 - 统计模型拟合 - 假设检验 - P 值）步骤进行模型拟合或检验。在中医真实世界中，现实世界数据有时用假定的数学公式来描述，无法对中医真实世界数据做出相关假设。如果采用传统的经典统计方法，难以描述多个分类变量的相关关系和因果关系，需要借助随机森林、决策树等机器学习的方法。本章先介绍基于经典回归统计方法对数据的拟合评价，其次介绍常用的几种机器学习方法在解决实际数据问题中新思路。

第一节　基于经典数理统计

一、广义线性模型（Generalized linear models）

回归分析是真实世界数据统计分析的核心。根据回归模型中，自变量和因变量的类型不同，统计模型也存在不同的构建策略。例如，多元线性回归模型、方差分析和协方差分析等，因变量为符合正态分布定量数据（计量资料）（或其方差 σ^2 为常数），自变量为定性变量（计数资料），称为一般线性模型（Normal linear models）。20 世纪 70 年代初，在一般线性模型的基础上，Wedderburn 等人于 1974 年对 σ^2 为常数的假定做了进一步推广，提出了广义线性模型的概念和拟似然函数（quasi–likelihood function）的方法。因变量为非正态分布的线性模型称为广义线性模型，如 Logistic 回归模型、对数线性模型和 Cox 比例风险模型。一般线性模型也是广义线性模型的一种特例。广义线性模型的常见分布族和模型如表 15–1 所示。

表 15–1　广义线性模型中的常见分布族

分布	函数	模型
正态（gaussian）	$E(y)=X'\beta$	一般线性模型
二项（binomial）	$E(y)=\exp(X'\beta)/(1+\exp(X'\beta))$	Logisitc 模型和概率模型单位（probit）模型
泊松（poisson）	$E(y)=\exp(X'\beta)$	对数线性模型

广义线性模型部分，由于常见一般线性模型相对简单，读者可自行参考医学统计学

相关书籍，受篇幅所限，以下主要介绍 Logistic 回归、Probit 回归和 Poisson 回归三种模型。

（一）Logistic 回归

Logistic 回归属于概率型非线性回归，是研究二分类（或者多分类）观察结果与一些影响因素之间关系的一种多变量分析方法。应用 Logistic 回归最具有代表性的是 Truett 等人 1967 年将其成功的用于冠心病危险因素的研究。在真实世界研究中的横断面研究、队列研究和病例对照研究中，Logistic 回归均有着广泛的应用案例。

为了探讨冠心病发生的有关危险因素，对 26 例冠心病患者和 28 例对照者进行病例 – 对照研究（数据来源：孙振球 . 医学统计学 . 第 4 版 . 人民卫生出版社 . 例 16–2 ），使用 Logistic 回归建立危险因素的模型，见表 15–2。

表 15–2　冠心病 8 个可能的危险因素与赋值

因素	变量名	赋值说明
年龄（岁）	X_1	$< 45=1$，$45 \sim =2$，$55 \sim =3$，$65 \sim =4$
高血压史	X_2	无 =0，有 =1
高血压家族史	X_3	无 =0，有 =1
吸烟	X_4	不吸 =0，吸 =1
高血脂史	X_5	无 =0，有 =1
动物脂肪摄入	X_6	低 =0，高 =1
体重指数（BMI）	X_7	$< 24=1$，$24 \sim =2$，$26 \sim =3$
A 型性格	X_8	否 =0，是 =1
冠心病	Y	对照 =0，病例 =1

通过以下程序代码，可以得到 Logistic 回归的结果。

```
mydata<-read.csv("logistic.csv",check.names=FALSE,
                 sep=",",na.strings="NA",
                 stringsAsFactors=FALSE)
logit.glm<-glm(Y ~ X1+X2+X3+X4+X5+X6+X7+X8,family=binomial(link="logit"),data=mydata)
summary(logit.glm)
```

```
Call:
glm(formula = Y ~ X1 + X2 + X3 + X4 + X5 + X6 + X7 + X8, family = binomial(link = "logit"),
    data = mydata)

Deviance Residuals:
    Min      1Q   Median      3Q      Max
-2.3567  -0.4949  -0.1643   0.6351   2.3456

Coefficients:
            Estimate Std. Error z value Pr(>|z|)
(Intercept) -5.8896     1.9721  -2.986  0.00282 **
X1           0.6443     0.4987   1.292  0.19642
X2           0.9098     0.8362   1.088  0.27662
X3           0.9698     0.9058   1.071  0.28433
X4           0.9948     1.2095   0.823  0.41079
X5           0.7409     0.8801   0.842  0.39988
X6           3.4559     1.4152   2.442  0.01461 *
X7           0.3019     0.5906   0.511  0.60917
X8           1.9169     0.9189   2.086  0.03697 *
---
Signif. codes:  0 '***' 0.001 '**' 0.01 '*' 0.05 '.' 0.1 ' ' 1

(Dispersion parameter for binomial family taken to be 1)

    Null deviance: 74.786  on 53  degrees of freedom
Residual deviance: 42.194  on 45  degrees of freedom
AIC: 60.194

Number of Fisher Scoring iterations: 6
```

在纳入全部影响因素的模型中显示，动物脂肪摄入和 A 型性格的回归系数的检验具有统计学意义（$P < 0.05$）。

（二）Probit 回归

Probit 回归模型即概率模型单位回归模型。该模型和 Logistic 回归几乎可以用于相同的数据，对于二分类因变量，这两种方法的结果比较相近。两个模型都是离散选择模型的常用模型。两者区别在于采用的分布函数不同，前者假设随机变量服从逻辑概率分布，而后者假设随机变量服从正态分布。但 Logit 模型简单直接，结果更容易解读，在医学领域应用更广。

以前文的例题数据，应用 Probit 模型，代码和结果如下：

```
> probit.glm<-glm(Y ~ X1+X2+X3+X4+X5+X6+X7+X8,family=binomial(link="probit"),data=mydata)
> summary(probit.glm)

Call:
glm(formula = Y ~ X1 + X2 + X3 + X4 + X5 + X6 + X7 + X8, family = binomial(link = "probit"),
    data = mydata)

Deviance Residuals:
    Min      1Q   Median      3Q      Max
-2.2178  -0.5271  -0.1295   0.6271   2.1989

Coefficients:
            Estimate Std. Error z value Pr(>|z|)
(Intercept) -3.3605     1.0206   -3.293 0.000993 ***
X1           0.4035     0.2894    1.394 0.163235
X2           0.5071     0.4847    1.046 0.295529
X3           0.6435     0.5114    1.258 0.208295
X4           0.4761     0.6381    0.746 0.455539
X5           0.4605     0.5070    0.908 0.363715
X6           1.8376     0.7201    2.552 0.010711 *
X7           0.1605     0.3394    0.473 0.636315
X8           1.0448     0.5032    2.076 0.037862 *
---
Signif. codes:  0 '***' 0.001 '**' 0.01 '*' 0.05 '.' 0.1 ' ' 1

(Dispersion parameter for binomial family taken to be 1)

    Null deviance: 74.786  on 53  degrees of freedom
Residual deviance: 42.229  on 45  degrees of freedom
AIC: 60.229

Number of Fisher Scoring iterations: 7
```

可以看到，回归结果和 logistic 回归非常相近。

（三）Poisson 回归

医学研究中的罕见病或某些卫生事件，如恶行肿瘤、严重不良事件、癫痫患者在两周内癫痫发作的次数、某病患者一年内的住院次数等计数资料，此类数据具有发生率低，且多数情况下不像二项分布资料有分母能计算比例。当样本量较大时，假设某种罕见事件的每次发生之间具有独立性，且发生事件的平均计数等于方差，则这类事件的发生次数往往服从 Poisson 分布。

Poisson 回归主要用于单位事件、单位面积、单位空间内某事件发生数的影响因素分析。以 R 软件 Robust 包中的 Breslow 癫痫数据为例，探索 Poisson 回归的应用。在该数据集中，主要用的变量是因变量 sumY（随机化后八周内癫痫发病数），预测变量为治疗条件（Trt）、年龄（Age）和前八周内的基础癫痫发病数（Base）。

以下为相应的程序和结果。

```
> data(breslow.dat,package = "robust")
> names(breslow.dat)
 [1] "ID"    "Y1"    "Y2"    "Y3"    "Y4"    "Base"  "Age"   "Trt"   "Ysum"  "sumY"  "Age10" "Base4"
> poisson.glm<-glm(sumY~Base+Age+Trt, data=breslow.dat,family = poisson())
> summary(poisson.glm)

Call:
glm(formula = sumY ~ Base + Age + Trt, family = poisson(), data = breslow.dat)

Deviance Residuals:
    Min      1Q   Median      3Q     Max
-6.0569  -2.0433  -0.9397   0.7929  11.0061

Coefficients:
              Estimate Std. Error z value Pr(>|z|)
(Intercept)  1.9488259  0.1356191  14.370  < 2e-16 ***
Base         0.0226517  0.0005093  44.476  < 2e-16 ***
Age          0.0227401  0.0040240   5.651 1.59e-08 ***
Trtprogabide -0.1527009  0.0478051  -3.194   0.0014 **
---
Signif. codes:  0 '***' 0.001 '**' 0.01 '*' 0.05 '.' 0.1 ' ' 1

(Dispersion parameter for poisson family taken to be 1)

    Null deviance: 2122.73  on 58  degrees of freedom
Residual deviance:  559.44  on 55  degrees of freedom
AIC: 850.71

Number of Fisher Scoring iterations: 5


> exp(coef(poisson.glm))
 (Intercept)         Base          Age Trtprogabide
   7.0204403    1.0229102    1.0230007    0.8583864
```

通过程序 exp(coef(poisson.glm)),可以得到指数化后的系数。结果显示,年龄每增加一岁,期望的癫痫的发病数将增加约 1.023 倍。服药组的发病数是安慰剂组的约 0.86 倍,即相比于安慰剂,服药组的发病数降低了约 14%。

需要注意的是,当医学研究中,事件的发生是非独立的,如传染性疾病、遗传性疾病、地方病、致病生物的分布和一些原因不明的空间聚集现象,计数资料的方差会远远大于平均值,从而违背了 Poisson 分布的假定。这种情况称为过度离散现象(over-dispersion),此时,宜选用负二项回归模型(negative binomial regression)。

二、对数线性模型

对数线性模型(log-linear model)通常用于列联表资料的分析,是将列联表资料中各个格子理论频数的自然对数表示为分类变量的主效应以及分类变量之间的交互作用的线性模型。在对数线性模型中,连接函数为自然对数。在对数线性模型中,不区分因变量和自变量,即所有变量均为因变量。模型的假设检验通过似然比统计量 G^2 和 Pearson χ^2 统计量进行列联表单元格的实际频数和理论频数差异的大小的推断,从而分析变量之间的相互关系。

以来自横断面研究的关于肿瘤和部位的列联表作为示例(数据来源:安妮特 J. 杜布森和艾德里安 G. 巴奈特 . 广义线性模型导论(英文导读版). 原书第 3 版 . 机械工业出版社 . 例 9.3.1),表中数字为例数和理论频数,见表 15-3。

表 15-3　肿瘤类型和部位频数表

肿瘤类型	部位			
	头和颈（HNK）	躯干（TNK）	手和足（EXT）	合计
哈钦森雀斑瘤（HMF）	22（5.78）	2（9.01）	10（19.21）	34
浅表扩散性黑色素瘤（SSM）	16（31.45）	54（49.03）	115（104.52）	185
结节（NOD）	19（21.25）	33（33.13）	73（70.62）	125
无法确定（IND）	11（9.52）	17（14.84）	28（31.64）	56
合计	68	106	226	400

```
> loglinear.glm<-glm(freq ~ site+tumor,family=poisson,data=mydata)
> summary(loglinear.glm)

Call:
glm(formula = freq ~ site + tumor, family = poisson, data = mydata)

Deviance Residuals:
    Min      1Q   Median      3Q      Max
-3.0453  -1.0741   0.1297   0.5857   5.1354

Coefficients:
            Estimate Std. Error z value Pr(>|z|)
(Intercept)   2.9554     0.1770  16.696  < 2e-16 ***
siteHNK      -1.2010     0.1383  -8.683  < 2e-16 ***
siteTNK      -0.7571     0.1177  -6.431 1.27e-10 ***
tumorIND      0.4990     0.2174   2.295   0.0217 *
tumorNOD      1.3020     0.1934   6.731 1.68e-11 ***
tumorSSM      1.6940     0.1866   9.079  < 2e-16 ***
---
Signif. codes:  0 '***' 0.001 '**' 0.01 '*' 0.05 '.' 0.1 ' ' 1

(Dispersion parameter for poisson family taken to be 1)

    Null deviance: 295.203  on 11  degrees of freedom
Residual deviance:  51.795  on  6  degrees of freedom
AIC: 122.91

Number of Fisher Scoring iterations: 5
```

以上结果说明肿瘤部位和类型之间存在相关性。

对数线性模型中对自变量和因变量没有明确的定义，因此，在临床研究中，如果待分析变量有自变量和因变量之分，建议使用 Logistic 回归，更便于分析结果的解释。

三、Cox 比例风险回归

Cox 比例风险回归模型（Cox proportional hazard regression model）简称 Cox 回归模型，最早由英国统计学家 Cox 于 1972 年提出。Cox 回归模型，也属于广义线性模型的一种，是多因素生存分析方法。生存分析资料通常是通过队列研究或者其他前瞻性研究的随访过程获取，通常具有以下特点：同时考虑生存事件和生存结局（即是否生存）；含有删失数据；生存事件的分布不服从正态分布。

以下列数据为例，进行 Cox 回归模型分析。为探讨某恶性肿瘤的预后，某研究者收集了 63 例患者的生存时间、生存结局及影响因素。影响因素包括患者年龄、性别、组织学类型、治疗方式、淋巴结转移、肿瘤浸润程度，生存时间 t 以月计算（数据来源：孙振球．医学统计学．第 4 版．人民卫生出版社．例 19-5）。变量的赋值和所收集的资料分别见表 15-4 和表 15-5（含部分截取数据）。

表 15-4　某恶性肿瘤的影响因素与赋值

因素	变量名	赋值说明
年龄	X_1	（岁）
性别	X_2	女 = 0，男 = 1
组织学类型	X_3	低分化 = 0，高分化 = 1
治疗方法	X_4	传统疗法 = 0，新型疗法 = 1
淋巴结转移	X_5	否 = 0，是 = 1
肿瘤浸润程度	X_6	未突破浆膜层 = 0，突破浆膜层 = 1
生存时间	t	（月）
生存结局	Y	删失 = 0，死亡 = 1

表 15-5　63 名某恶性肿瘤患者的生存时间（月）及影响因素

No	X_1	X_2	X_3	X_4	X_5	X_6	t	Y	No	X_1	X_2	X_3	X_4	X_5	X_6	t	Y
1	54	0	0	1	1	0	52	0	33	62	0	0	0	1	0	120	0
2	57	0	1	0	0	0	51	0	34	40	1	1	1	0	1	40	1
3	58	0	0	0	1	0	35	1	35	50	1	0	0	0	0	26	1
4	43	1	1	1	1	0	103	0	36	33	1	1	1	0	0	120	0
5	48	0	1	0	0	0	7	0	37	57	1	1	0	1	0	120	0
…	…	…	…	…	…	…	…	…	…	…	…	…	…	…	…	…	…
10	42	0	0	1	0	0	67	0	42	47	0	0	0	1	0	18	1
31	43	0	1	0	1	0	120	0	63	62	0	0	0	1	0	16	1
32	44	1	0	1	1	0	120	0									

撰写 R 代码，得到 Cox 回归的分析结果如下：

```
> coxreg<-survreg(Surv(t,Y)~ X1+X2+X3+X4+X5+X6, dist="exponential", data=mydata)
> summary(coxreg)

Call:
survreg(formula = Surv(t, Y) ~ X1 + X2 + X3 + X4 + X5 + X6, data = mydata,
    dist = "exponential")
              Value Std. Error     z        p
(Intercept)  4.63710   1.14628   4.05  5.2e-05
X1          -0.00166   0.01903  -0.09     0.93
X2           0.29119   0.51800   0.56     0.57
X3           0.01083   0.76095   0.01     0.99
X4          -0.30569   0.51483  -0.59     0.55
X5           0.28795   0.74852   0.38     0.70
X6           0.08494   0.41323   0.21     0.84

Scale fixed at 1

Exponential distribution
Loglik(model)= -211.5   Loglik(intercept only)= -212
        Chisq= 1.02 on 6 degrees of freedom, p= 0.98
Number of Newton-Raphson Iterations: 5
n= 63

> exp(coef(coxreg))
(Intercept)          X1          X2          X3          X4          X5          X6
103.2444122   0.9983463   1.3380172   1.0108854   0.7366156   1.3336959   1.0886497
```

结果显示，在校正全部影响因素后，治疗方法和淋巴结转移两个因素，对生存时间的影响具有统计学意义（$P < 0.05$）。采用新型疗法的死亡风险是传统疗法的 0.75 倍，即降低约 25% 的风险，属于保护因素。淋巴结发生转移的死亡风险是未发生转移的 1.33 倍，属于危险因素。

四、倾向性评分匹配（Propensity score matching）

倾向性评分（propensity score）的提出缘起于研究者们对社会科学领域中广泛存在的观察性研究的因果关系推断方法的探讨。Rosenbaum 和 Rubin 在 1983 年首次提出倾向指数这一术语，它是指在给定已观察到的协变量的条件下暴露于干预的概率。倾向指数从统计方法的角度按照反事实框架获得观察性研究的因果推论。它将观察对象的多个特征变量表示为一个函数，然后通过倾向指数的匹配来均衡暴露组和对照组间的特征变量的分布。以此过程来实现比较 2 组观察对象在结果变量（因变量）上的差异的目的。

倾向性评分的一个较为广泛的应用是对倾向性评分的匹配。以 2020 年在武汉开展的关于中医药治疗新冠肺炎的回顾性队列研究为例（数据来源：Tian J et al. Hanshiyi Formula, an approved medicine for Sars–CoV2 infection in China, reduced the proportion of mild and moderate COVID–19 patients turning to severe status: A cohort study, *Pharmacol Res, 2020*），研究根据患者的性别、年龄、发病时的四个主要症状（咳嗽、发热、腹泻和乏力）为观测协变量，进行倾向性评分的匹配，代码如下：

```
install.packages("MatchIt")
library(MatchIt)

mydata<-read.csv("d:/data.csv")

m.out<-matchit(group~sex+age+cough+fever+diarrh+tired, data=mydata, method="nearest", ratio=1)
summary(m.out)

plot(m.out,type="jitter")
plot(m.out,type="hist")

m.data1<-match.data(m.out)

write.csv(m.data1,file="d:/mdata.csv")
```

程序还可以输出倾向性评分匹配后在两组的两类分布图，如图 15-1（a）的点状抖动图和图 15-1（b）的直方图。

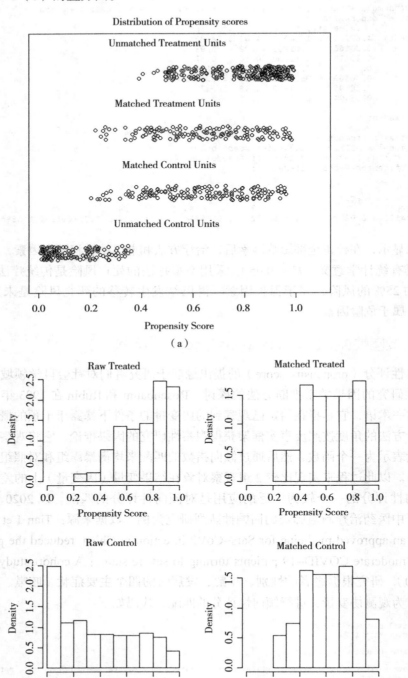

图 15-1　倾向性评分匹配后两组的评分分布图

结果在全人群 721 例中，中医药治疗组和非中医药组各匹配了 148 例患者。经过匹配后，可基于匹配样本进行组间的比较，作为对多元回归的补充。

第二节　基于机器学习方法的回归

前一节中，我们对真实世界数据进行了一定的要求和假设，利用经典统计思路（假设分布—统计模型拟合—假设检验—P 值），可以得到医学领域真实世界数据的拟合和检验。但中医真实世界数据中，难以对数据进行分布假设。在中医真实世界中，很难想象将中医复杂的现实世界用假定的数学公式来描述，无法对中医真实世界数据做出相关假设。如果采用传统的经典统计方法，难以描述多个分类变量的相关关系和因果关系，需要借助随机森林、决策树等机器学习的方法，探索临床诊断大数据下的隐藏知识和规律，真实反映数据的科学规律。本节主要介绍的机器学习方法包括决策树、随机森林、支持向量机和神经网络。

机器学习方法主要在自然语言处理、计算机视觉、语音识别、搜索技术、推荐等诸多领域得到广泛应用，其核心思想是以计算机为工具模拟人类思维方式，通过学习知识和技能来解决问题。近年来，基于真实世界的临床数据研究模式日益受到重视，随着机器学习、人工智能（AI）等分析技术的进步，机器学习方法在中医大数据领域应用研究备受关注。

中医临床诊断大数据具有明显的"全数据"和"大数据"特点，它不仅包括传统中医的望、闻、问、切信息，还包括各类理化生物学指标，譬如，本质、现象的描述分析。同时中医真实世界数据可能混杂有不规范描述、非结构化的文本数据、图片信息，缺少定量的症状分析数据，往往以症状程度的轻、中、重，创伤大、中、小等定性变量来形容，造成数据清洗困难。真实临床数据具有系统性、整体性、复杂性、不确定性等特征。机器学习算法为中医证候量化、中医临床数据分析、中医文本数据结构化处理等提供了新思路。机器学习方法将有更广阔的空间应用于中医药的研究。

不少科研工作者和临床实际工作者将机器学习方法应用在中医大数据分析中，对中医领域学临床实际问题进行探索性研究。从研究内容上看，现有研究主要包括中医疾病分类、辨证分型、中医舌诊、中草药识别等。从研究对象的量化程度看，主要分为领域学派系和方法学派系，领域学派系导向比如（周辰 2020）等。方法学派系导向比如（易丹辉 2018）等。机器学习方法需要结合中医药数据特征，将机器学习等数据挖掘方法学和中医药领域学相互融合，不但可以避免算法方法选择不当，又可避免统计模型结果偏离临床实际意义。机器学习方法在中医药领域中使用条件、优劣特征、算法模型效果验证和最优模型问题需要进一步探究分析。

如何运用机器学习方法从大量中医药数据中揭示中医病例分类、辨证分型、中医诊疗等规律，发现结构化数据和非结构化数据中隐藏的知识和规律，以数据为支撑而显示中医的有效性。

一、机器学习方法简介

（一）机器学习定义

机器学习方法，也称为大数据挖掘方法或者算法模型的方法。针对无法做任何分布假设的横截面数据，本节将介绍机器学习方法中常用的方法，比如决策树回归、随机森林回归、支持向量机回归和人工神经网络回归，这些方法都体现了统计学的最新发展，也为中医领域大数据处理方法提供新的思路和路径。

机器学习算法得到的结果采用交叉验证的方法来判断，这种机器学习的方法易为医学临床实践工作者和科研工作者理解和接受。以下通过横截面 Heart failure clinical records 心力衰竭临床特征数据介绍机器学习方法解决真实世界数据的优势。

以 heart.csv 数据为例。采用 UCL 网站公开的心力衰竭临床记录数据集 Heart failure clinical records 数据。该数据由 Giuseppe Jurman 和 Davide Chicco 于 2020 年 2 月 5 日捐赠，观测样本数共 299 个，共包含 11 个自变量和 1 个因变量。11 个自变量为年龄、贫血情况、肌酐磷酸激酶、糖尿病、射血分数、高血压史、血小板、血清肌酐、血清钠、性别、抽烟史和随访时间。因变量为死亡事件（death event）：如果患者在随访期内死亡为 1，否则为 0，因变量为 0–1 分类变量，详见 15–6。

通过分析数据结构可以看出，如果采用经典统计中简单回归和 Logistic 回归，回归结果并不是很理想，这种情况下机器学习方法有相对比较的优势。

表 15–6　Heart 心力衰竭临床特征数据的变量特征

自变量中文名	自变量英文名	定义	数值类型
年龄	age	患者年纪（年）	数值
贫血	anaemia	红细胞或血红蛋白减少	分类
肌酐磷酸激酶	Creatinine_phosphokinase	血液中 CPK 酶的水平（mcg/L）	数值
糖尿病	diabetes	患者患有糖尿病	分类
射血分数	ejection_fraction	每次收缩时离开心脏的血液百分比	数值
高血压	high_blood_pressure	患者是否有高血压	分类
血小板	platelets	血液中的血小板（千血小板/mL）	数值
血清肌酐	serum_creatinine	血液中的血清肌酐水平（mg/dL）	数值
血清钠	serum_sodium	血液中的血清钠水平（mEq/L）	数值
性别	sex	男性或女性	分类
抽烟	smoking	患者是否吸烟	分类
时间	time	随访期（天）	分类

在 R 软件中读入数据，并对 heart 心力衰竭临床特征数据做简单回归。

data= read.csv("C:\\Users\\Tsinghua\\Documents\\heart.csv")# 读入

```
attach(data)#变量存入内存
head(data)#数据前几项
a=lm(DEATH_EVENT~.,data)#简单回归
cor(a)#相关系数
pairs(data)
plot(data)#数据的散点图
summary(data)#结果汇总
```

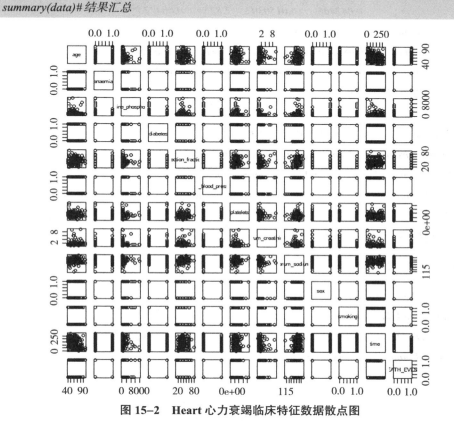

图 15-2　Heart 心力衰竭临床特征数据散点图

由散点图 15-2 知，难以判断心力衰竭临床特征变量之间的线性关系和模式。变量关系较为复杂，难以用线性关系表示，需要通过机器学习算法方法，同时结合交叉验证法，利用均方误差或者标准化均方误差，对几种方法进行比较，得到最好的算法模型。

对数据进行逐步回归的方法，代码如下所示：

```
a=glm(DEATH_EVENT~.,data,family="binomial")
b=step(a)# 逐步回归 通过 AIC 选择变量
summary(b)# 回归系数
```

```
Call:
glm(formula = DEATH_EVENT ~ age + ejection_fraction + serum_creatinine +
    serum_sodium + time, family = "binomial", data = data)
```

Deviance Residuals:

Min	1Q	Median	3Q	Max
-2.1590	-0.5888	-0.2281	0.5144	2.7959

Coefficients:

	Estimate	Std. Error	z value	Pr(>|z|)	
(Intercept)	9.493034	5.405768	1.756	0.07907	.
age	0.042466	0.015030	2.825	0.00472	**
ejection_fraction	-0.073430	0.015785	-4.652	3.29e-06	***
serum_creatinine	0.685990	0.174044	3.941	8.10e-05	***
serum_sodium	-0.064557	0.038377	-1.682	0.09254	.
time	-0.020895	0.002916	-7.166	7.74e-13	***

Signif. codes: 0 '***' 0.001 '**' 0.01 '*' 0.05 '.' 0.1 ' ' 1

(Dispersion parameter for binomial family taken to be 1)

Null deviance: 375.35   on 298   degrees of freedom

Residual deviance: 223.49   on 293   degrees of freedom

AIC: 235.49

Number of Fisher Scoring iterations: 6

Anova(a)# 方差分析

Analysis of Deviance Table

Model: binomial, link: logit

Response: DEATH_EVENT

Terms added sequentially (first to last)

	Df	Deviance	Resid. Df	Resid. Dev
NULL			298	375.35
age	1	19.356	297	355.99
anaemia	1	0.671	296	355.32
creatinine_phosphokinase	1	2.719	295	352.60
diabetes	1	0.286	294	352.32
ejection_fraction	1	28.925	293	323.39
high_blood_pressure	1	1.357	292	322.04
platelets	1	0.314	291	321.72
serum_creatinine	1	23.390	290	298.33
serum_sodium	1	2.742	289	295.59
sex	1	1.157	288	294.43
smoking	1	0.151	287	294.28
time	1	74.727	286	219.55

shapiro.test(b$res)# 对残差的正态检验

> *Shapiro-Wilk normality test*
>
> *data:　b$res*
>
> *W = 0.46651, p-value < 2.2e-16*
>
> *qqnorm(b$res)# 作 QQ 散点图*
>
> *qqline(b$res)# 作出残差拟合线*

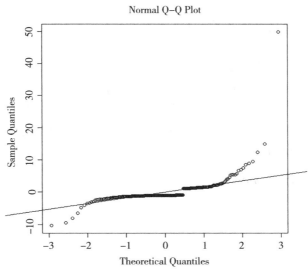

图 15-3　Heart 心力衰竭临床特征数据正态概率
（Normal QQ-plot）图

正态概率图（Normal QQ-plot）用来检验一组数据是否正态分布，是实数与正态分布分布之间函数关系的散点图，如果研究数据是服从正态分布，那么正态分布图会是一条直线。由图 15-3 可知，研究数据呈现正态分布。

（二）交叉验证

为了比较各种机器学习算法回归的预测效果，采用交叉验证，讨论各种方法的稳定性和拟合问题。

k- 折交叉验证（K-fold cross-validation）是交叉验证方法里一种。它是指将样本集分为 k 份，其中 k-1 份作为训练数据集，而另外的 1 份作为验证数据集。用验证集来验证所得分类器或者模型的错误率。一般需要循环 k 次，直到所有 k 份数据全部被选择一遍为止。方法的优势在于，保证每个子样本都参与训练且都被测试，降低泛化误差。其中，10 折交叉验证是最常用的。交叉验证方法核心思想是利用测试集的误判率来判断模型的好坏。用训练集来训练模型，用测试集来评估模型预测的好坏。

十折交叉验证（10-fold cross-validation）是最常用方法，以下通过十折交叉验证判断结果的可靠性。基本思路是，对于每种机器学习方法建立 10 个训练集，通过计算建立的 10 个模型，得到测试集的 10 个标准化均方误差（NMSE），再得到 10 次平均的 NMSE。

标准化均方误差（NMSE）公式如下：

$$NMSE = \frac{\overline{\left(Y - \hat{Y}\right)^2}}{\left(Y - \overline{Y}\right)^2} = \frac{\Sigma\left(Y - \hat{Y}\right)^2}{\Sigma\left(Y - \overline{Y}\right)^2} \qquad （式 15-1）$$

其中，$\overline{Y}$ 为被解释变量的均值，$\hat{Y}$ 为从训练集得到的模型对一个测试数据集的预测值。

由其公式可看出，如果用均值做预测，那么 NMSE=1，如果 NMSE > 1，说明模型不理想。对于训练集，NMSE=1–R^2，R^2 为回归的系数。

具体办法就是将数据集分成十分，轮流将其中 9 份做训练 1 份做测试，10 次的结果的均值定义为平均误判率，作为对算法精度的估计，作为评判模型准确率的结果。

一般地，随机选择的 Z 折下标集函数为：

```
CV=function(n,Z=10,seed=1088)
{z=rep(1:Z,ceiling(n/Z))/[1:n];
set.seed(seed);
z=sample(z,n)
mm=list();
for(i in 1:Z)
mm[[i]]=(1:n)[z==i];
return(mm)}
```

采用 10 折交叉验证方法，得到各种方法在各折的误判率。误判率越低，模型的效果越好。为了较好地比较不同算法，先对 heart 数据求简单线性回归的 10 折交叉验证的测试集的 NMSE，即利用测试集的误判率来判断模型的好坏。代码如下。

```
w= read.csv("C:\\Users\\Tsinghua\\Documents\\heart.csv")
n=nrow(w);Z=10;mm=CV(n,Z);D=1
MSE=rep(0,Z)
set.seed(1010)
for(i in 1:Z)
{mm=mm[[i]];
M=mean((w[m,D]-mean(w[m,D]))^2)
a=lm(DEATH_EVENT~.,w[-m,])
MSE[i]=mean((w[m,D]-predict(a,w[m,]))^2)/M}
mean(MSE)#求测试集的 NMSE
```

得到 Heart 心力衰竭临床的测试集的 NMSE 为 0.46732，也即测试集的误判率为
0.46732。一般地，通过测试集的误判率来判断模型的好坏，数值越小，模型越好；反
之亦然。

二、决策树回归

决策树（decision tree）是机器学习数据挖掘中常见的方法，它一个树形结构的预测
模型，树中每个节点表示某个样本或者变量属性，每个分支则代表对该属性的判断，而
每个叶子结点则对应最终的类别。在中医真实数据中，可以基于决策树分析方法，探索
疾病证病信息与疗效的相关关系，展示从大量中医病症数据中分类揭示中医诊疗规律。

可见，决策树算法，常用于归纳名老中医辨证过程、论证中医的诊疗准则。但是大
都基于相关关系分析层面，决策树算法等机器学习方法在中医真实数据中分类和回归，
以及效果检验研究需要进一步探究。

决策树用于分类时称为分类树（classification tree），用于回归时称为回归树
（regression tree）。在使用前，需要在 R 软件中加载 rpart 程序包，对应的函数为 rpart( )，
也可以直接加载 rpart.plot 程序包。

```
library(rpart.plot)
a=rpart(DEATH_EVENT~.,data)    #计算决策树并输出决策树的细节
a
```

前文中，heart 心力衰竭临床特征数据结构中，多个变量为分类变量，难以采用经
典统计的相关假设，采用进行决策树分析，得到以下输出结果，给出了决策树的细节：

```
n= 299
node), split, n, deviance, yval
      * denotes terminal node
  1) root 299 65.177260 0.32107020
    2) time>=73.5 223 28.116590 0.14798210
      4) serum_creatinine<1.55 182 12.923080 0.07692308
        8) ejection_fraction>=27.5 162   7.604938 0.04938272
          16) age< 79 155   4.838710 0.03225806 *
          17) age>=79 7   1.714286 0.42857140 *
        9) ejection_fraction< 27.5 20   4.200000 0.30000000 *
      5) serum_creatinine>=1.55 41 10.195120 0.46341460
        10) time>=210 10   0.900000 0.10000000 *
        11) time< 210 31   7.548387 0.58064520
          22) platelets>=226000 18   4.444444 0.44444440 *
          23) platelets< 226000 13   2.307692 0.76923080 *
    3) time< 73.5 76 10.776320 0.82894740
```

```
  6) serum_sodium>=136.5 37    7.729730 0.70270270
    12) time>=48.5 12    2.916667 0.41666670 *
    13) time< 48.5 25    3.360000 0.84000000
      26) platelets>=269679 11    2.545455 0.63636360 *
      27) platelets< 269679 14    0.000000 1.00000000 *
  7) serum_sodium< 136.5 39    1.897436 0.94871790 *
```

通过观察决策树输出结果，决策树就像一颗倒着长的树，每一个分叉点称为节点（node）。在图16-4中，最高的节点称为根节点。根节点的信息是全部的数据信息，样本为299，偏差（deviance）=65.177260，在该节点上因变量的均值为0.32107020。可以看出，在每个节点都展示出观察值样本数目、偏差以及因变量均值（图15-4中只给出了偏差以及因变量均值）。

计算机算法程序在每个自变量中选择一个分割点，对不同自变量的分割结果进行比较，得到使得分割之后总偏差最小的变量，这个变量就是该节点的分割变量。对于每一部分数据，选择分割变量和分割点的程序重新开始，根据一些拟合程度和避免决策树无限制长下去的准则，到一定的节点就不再分割了，此时的节点就称为终节点，即为上述输出结果中标注（＊）的为终节点。

rpart.plot(a,type=2)   # 画出决策树的图。

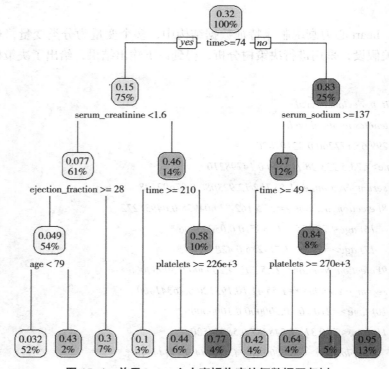

图15-4　关于 heart 心力衰竭临床特征数据回归树

通过分析可以看出，相比较经典统计中简单回归，决策树分析方法比较简单，容易解释，不用经典统计那样，需要对数据分布做出假设，需要对分析数据的共线性之类问题，因此，深受科研工作者和临床实际工作者的青睐。

当然，决策树方法的缺点之处在于，当样本有变动时，树的结构就会发成很大的改变，决策树并不十分稳定，是一种弱学习器。下面将介绍随机森林、支持向量机和人工神经网络等较强的学习器。决策树这一缺点可通过集成学习来解决，随机森林是集成学习中最具代表性的算法。

三、随机森林回归

随机森林（random forest）方法核心思想是利用自助法抽样（bootstrap），有放回地从原始训练集中随机抽取样本，这些随机抽取的样本形成决策树。这些决策树每一个节点的分割变量不是由所有自变量竞争产生，而是由随机选取的少数变量产生。每颗决策树的样本是随机的，每个数的节点产生也是随机的。这些随机产生的样本数数目很大，因此称为随机森林。

随机森林是集成学习中最具代表性算法，是公认的高效机器学习算法，适合处理高维离散型的数据。与决策树相比较，随机森林是一种较强的学习器。比如通过随机森林回归模型算法，以治疗肺癌疗效确切的中药复方金复康为研究对象，得到最优配伍组为黄芪、麦冬、重楼、女贞子和绞股蓝，且在抑制肺癌细胞增殖方面，金复康优化方相对于金复康原方具有更好地抑制细胞增殖效应。随机森林回归算法使得多种药物组合的优化节省了时间和精力。

随机森林不仅可用于回归和分类，还可通过计算出每个属性变量在分类中的重要性，对属性进行筛选。

在 R 软件中，随机森林回归方法使用的程序包为 randomForest.

```
library(randomForest)
set.seed(1010)
SS=randomForest(DEATH_EVENT~.,data,importance=TRUE,proximity=TRUE)
SS$importance #变量重要性
```

	%IncMSE	IncNodePurity
age	5.907406e-03	4.9455125
anaemia	1.065207e-04	0.5441246
creatinine_phosphokinase	5.391513e-04	4.3109227
diabetes	-7.953808e-04	0.4972255
ejection_fraction	2.384867e-02	6.7793199
high_blood_pressure	-8.450664e-04	0.5235019
platelets	-5.316936e-05	4.0890775
serum_creatinine	2.320467e-02	8.5703311

serum_sodium	5.949212e-03	3.8122781
sex	1.918400e-04	0.6027044
smoking	-5.504504e-04	0.5052378
time	1.284390e-01	24.8239387

运行结果中，第一列数字表示从替换该变量而导致精确度递减的角度衡量变量的重要性；第二列变量表示以该变量为拆分变量所导致均方误差平均递减的角度衡量变量的重要性。数值越大，表示变量越重要。

四、支持向量机回归（SVR）

支持向量机（support vector machine，SVM）是一种分类方法。用支持向量机分类方法用于回归，称为支持向量机回归（support vector regression，SVR）。支持向量机近年来在中医药领域应用较为广泛，核心思想是基于统计学风险最小原理分类预测算法，可以根据有限信息在简化模型和保证学习能力之间寻求全局最优方法，具有较好的推广性。比如，利用支持向量机方法，对血管疾病中医证候进行分类识别研究。采用支持向量机方法探究高血压中医证候与血脂、血尿酸、空腹血糖的关系，模型识别率比较高。

支持向量机方法的优点是不需要先验信息，通过目标向量从低维空间向高维映射的方法，将复杂分类转化成简单的线性可分问题，能够较好地解决小样本、非线性、高维数和局部最小等实际问题。支持向量机方法的缺点针对大样本数据时，模型训练的速度会变慢，适用性会受到影响。在中医药领域，方剂样本数据具有高维、非线性、小样本、稀疏性等特点，因此 SVM 方法适用于方剂数据解决实际问题。通过 SVM 对方剂临床使用有效性进行划分，以预测新药物组合是否对疾病或证候发挥作用。采用 SVM 分析方剂配伍数据，对药物配伍可行性进行预测建模，方剂功效预测具有较高的准确率。

假设目的是把空间中两类点（Y=−1 或 Y=1）用超平面 $w^T x+b=0$ 分开。希望这个超平面和这两类点的距离最大，就是说使得带宽 $\rho=2/\|w\|$ 最大。用数学公式表达为，用 Lagrange 乘子法求下式的极小值。

$$L(w,b,a)=\frac{1}{2}\|w\|^2-\sum_{i=1}^{n}a_i\left[Y_i\left(w^T x_i+b\right)-1\right] \qquad （式 15-2）$$

根据得到的解 w*,b*,a*，得到最优分割超平面方程 $w^{*T} x+b^*=0$. 任意点（x）的判别函数为 sgn($w^{*T} x+b^*$)，函数值 $w^{*T} x+b$ 确定了该点的分类。

现介绍支持向量机回归（SVR）方法的原理。

在回归问题中，Y 不仅仅是 1 和 −1 的情况。令 $f(x)=w^T x+b$，希望 Y 与 $f(x)$ 的离差越小越好，不难理解约束条件为 $|Y_i-f(x)_i| \leqslant \varepsilon$，核心问题转化为求解使得 $\frac{1}{2}\|w\|^2 = \frac{1}{2}ww^T$ 最小的 w. 用数学公式表达为，得到的 Lagrange 函数为

$$L(w,b,\xi,a,\eta)=\frac{1}{2}\|w\|^2+C\sum i(\xi_i+\xi_i^*)-\sum i(\xi_i\eta_i+\xi_i^*\eta_i^*)-\sum_i a_i(\varepsilon+\xi_i-Y_i+w^T x_i+b)$$

$$-\sum_i a_i^*(\varepsilon+\xi_i^*+Y_i-w^T x_i-b)\qquad\text{（式 15-3）}$$

在约束条件 $a,\eta>0$，解最小值问题 $min_{w,b,\xi}\{\max L(w,b,\xi,a,\eta)\}$.

对于数据 heart，使用 rminer 程序包或者 e1071 程序包来实现并交叉验证，求出 10 折交叉验证测试集的 NMSE。使用 rminer 程序包实现并交叉验证得到 NMSE，代码如下：

```
library(rminer)
set.seed(1010)
MSE=rep(0, Z)
for(i in 1:Z)
{mm=mm[[i]];
M=mean((w[m,D]-mean(w[m,D]))^2)
a=fit(DEATH_EVENT~.,w[-m,],model="svm")
MSE[i]=mean((w[m,D]-predict(a,w[m,]))^2)/M}
mean(MSE)
```

使用 e1071 程序包实现并交叉验证得到 NMSE，代码如下：

```
library(e1071)
set.seed(1010)
MSE=rep(0,Z)
for(i in 1:Z)
{mm=mm[[i]];
M=mean((w[m,D]-mean(w[m,D]))^2)
a=svm(DEATH_EVENT~.,w[-m,])
MSE[i]=mean((w[m,D]-predict(a,w[m,]))^2)/M}
mean(MSE)
```

五、人工神经网络回归

人工神经网络（artificial neural network，ANN）是模仿生物神经系统中神经元的一种数学处理方法，可解决大量相关关系的回归和分类问题，不用考虑各变量之间是否独立及是否满足正态分布等条件，而且也不像传统统计分析那样给出明确的方程，但它能给出结构参数。人工神经网络的要优点体现在，不仅对高维数据的分类更准确、更高效，而且建模前不需要考虑变量间的交互作用、线性和非线性关系。其缺点主要包括两大方面：一是对网络构建需要有一定的先验知识基础，涉及结构选择问题，局部极小值问题，过度拟合问题等；二是当样本量过大、隐含层层数或神经元个数过多时，会使网络复杂化，训练时间延长。人工神经网络是一种拥有并行分布式处理、自学习、良好容错性等特点，现已普遍用于中医药领域。

人工神经网络回归优势在于能从海量数据中提取隐含的有意义的知识，能模拟非线性映射关系，建立诊断、判别模型，比如利用神经网络对中医证候与临床表征之间关系进行模拟，得出两者之间非线性映射关系，其中临床表征为输入层，证候为输出层，诊断的过程即是找出临床表征与证候之间映射关系的过程，符合中医诊断司外揣内的思想，BP 神经网络以及 RBF 神经网络等已被广泛成熟地运用于中医临床诊断，准确性较高。在临床数据充足的情况下，基于神经网络来构建中医证候量化诊断模型，可行性强。

人工神经网络含有输入层（input layer）自变量、隐藏层（hidden layer）、输出层（output layer）因变量，一般通过箭头链接，箭头上的数字表示权重。一般地，ANN 的因变量可以是多个，隐藏层也可以是多个，但是基本上是一个隐藏层就够了，太多表示过度拟合，太少可能拟合效果不佳。其具体的数目需要通过交叉验证方法确定隐藏层的数目。核心思想是上层节点的输出值传到下一层，最终输到最终节点。根据误差大小反馈到前面的节点，再重新加权平均，如此反复训练，直到误差在允许范围之内，其数学公式可表示如下：

$$Y = f^* \left(\sum_k w_{jk} z_{jk} + w_{0j} \right) = f^* \left\{ \sum_k w_{jk} \left[f \left(\sum_k w_{ik} x_i + w_{0k} \right) \right] + w_{0j} \right\} \quad （式 15\text{–}4）$$

其中，w_{jk} 为第 k 个节点对第 j 个因变量的权重；w_{ik} 为自变量 x_i 在隐藏层第 k 个节点的权重。z_{jk} 为第 k 个节点在隐藏层的值。f 和 f^* 是激活函数。

S 形曲线的 logistic 函数为

$$f(x) = \frac{1}{1 + e^{-x}} \quad （式 15\text{–}5）$$

在真实数据处理中，需要借助 nnet 程序包或者 neuralnet 程序包实现人工神经网络回归，运行程序并确定合理的隐藏层节点数目。在得到隐藏层的数目等参数后，需要通过 10 折交叉验证方法求得测试集的标准化均方误差 NMSE。

从某种意义上说，神经网络更有效地表述实际问题，特别是当有些问题并不需要明确的数学表达式或根本无法找到明确的数学公式表达时，神经网络就更显示其优越性。此时，运用神经网络进行了中医大数据的数据挖掘研究，寻找症状与证型的关系，将症状和证型分别作为输入和输出元素，建立症状与证型的曲线映射函数。神经网络方法为在医学信息数据进行定性辨识、多维数据的分类回归处理与分析方面提供了一种有效途径。

六、机器学习回归方法交叉验证

为了更好地比较几种机器学习算法的回归效果，采用 mg 数据，同时采用决策树回归、随机森林回归、支持向量机、人工神经网络回归，同时采用传统的线性回归进行拟合，并采用 10 折交叉验证方法，得到各种方法在各折的误判率（NMSE），误判率越低，模型的效果越好。结果详见表 15-7。

表 15-7　机器学习回归的交叉验证结果

方法	测试集误判率（NMSE）
线性模型	0.4193
决策树回归	0.3625
随机森林回归	0.2796
支持向量机回归	0.2937
人工神经网络回归	0.4143

通过分析看出，针对 mg 数据，测试集误判率是最低的是随机森林算法，为 0.2796，误判率最高的是线性模型，为 0.4193。根据前文的分析，误判率越低，模型的效果越好。算法表现最好的是随机森林算法，表现最差的是经典统计中的线性回归模型。可见，相比较传统的线性模型，机器学习方法解决此类横截面真实数据问题上表现出较好的稳定性和拟合效果。

第三节　基于机器学习方法的分类

许多机器学习方法最初都是为了分类研究而设计的。在实际研究问题中，研究数据存在多个分类变量情况，此时经典统计（判别分析）难有预测精度和用武之地。但很多统计教科书将此类问题忽略之。实际上无论在自然科学还是社会科学领域中，这类问题普遍存在，尤其在医学大数据领域中亦是如此。

以下通过 UCL 网站中机器学习数据中的 Fertility 生育率数据，介绍机器学习方法在医学数据分类的各种方法。Fertility 生育率数据是由 David Gil 和 Jose Luis Girela 于 2013 年 1 月 17 日捐赠，主要探索生育率影响因素。数据有 9 个自变量和 1 个因变量，观测样本数为 299 个。自变量包括：季节、年龄、童年疾病、曾经发生的创伤、是否有手术史、发热、饮酒习惯、抽烟习惯和久坐习惯。因变量即为患者的诊断结果，如果诊断结果正常，为 N；否则为 O，该变量为分类变量，详见表 15-8。

表 15-8　Fertility 生育率数据结构

变量中文名	变量英文名	定义或数据预处理	数值类型
季节	Season	1）冬天，2）春天，3）夏天，4）秋天（-1,-0.33,0.33,1）	分类
年龄	Age	18-36（0,1）	数值
童年疾病	Childish diseases	疾病（即水痘，麻疹，腮腺炎，小儿麻痹症)1）是，2）否。（0,1）	分类
创伤情况	Accident	事故或严重创伤 1）是，2）否。（0,1）	分类
手术干预	intervention	手术干预 1）是，2）否。（0,1）	分类
发热	fever	去年的高热 1）少于三个月前，2）超过三个月前，3）没有。（-1,0,1）	分类

续表

变量中文名	变量英文名	定义或数据预处理	数值类型
饮酒	alcohol	饮酒的频率 1）每天几次，2）每天 1 次，3）每周几次，4）每周一次，5）几乎永远不会（0,1）	分类
抽烟	Smoking	吸烟习惯 1）从不，2）偶尔 3）每天吸烟。（−1,0,1）	分类
久坐	sitting	每天花费的小时数 ene−16（0,1）	数值
诊断	Diagnosis	诊断正常（N）改变（O）	分类

一、决策树分类

前文中，决策树方法用于回归，称为回归树。这里，决策树方法用于分类，称为分类树。为了更好地说明分类树，这里先针对运行 Fertility 生育率全部数据，使用的程序包也是 rpart。用全部的数据作为训练集估计决策树的代码如下：

```
library(rpart.plot)
a=rpart(Diagnosis~.,data)
a
rpart.plot(a,type=2)
Fertility 生育率数据运行结果：
    n= 100
    node), split, n, loss, yval, (yprob)
        * denotes terminal node
    1) root 100 12 N (0.88000000 0.12000000)
        2) Age< 0.655 46    1 N (0.97826087 0.02173913) *
        3) Age>=0.655 54 11 N (0.79629630 0.20370370)
            6) Accident>=0.5 29    2 N (0.93103448 0.06896552) *
            7) Accident< 0.5 25    9 N (0.64000000 0.36000000)
            14) sitting< 0.345 14    3 N (0.78571429 0.21428571) *
            15) sitting>=0.345 11    5 O (0.45454545 0.54545455) *
```

可以看出，整个决策树有 3 次分叉，依次是基于年龄（Age）、创伤（Accident）、久坐时间（sitting）。在根节点上，观察到的患者样本数量为 100 个。诊断结果 Diagnosis 正常（N）和不正常（O）的比值为 0.88∶0.12. Diagnosis=1 诊断结果正常的占据绝大多数。如果这个节点是终节点，那么 Diagnosis=1 诊断，损失为 12 个分错。在这个节点，被选中的节点为年龄（age），当年龄（age）小于 0.66 时，走向左边的节点。观察到的患者样本数量为 46 个，诊断结果 Diagnosis 正常（N）和不正常（O）的比值为 0.97826087∶0.02173913。如果立即做决策，则 Diagnosis=1 诊断，损失为 1，这是第一个终节点；同时在此根节点，当年龄（age）大于 0.66 时，走向右边的节点，观察到的患者样本数量为 54 个，诊断结果 Diagnosis 正常（N）和不正常（O）的比值为 0.79629630：0.20370370. 如果立即做决策，则 Diagnosis=1 诊断，有 11 个损失分错。

在节点创伤（accident）、久坐时间（sitting），可以按照同样的方法分析之。得到的 Fertility 生育率决策树图 15-5 所示。

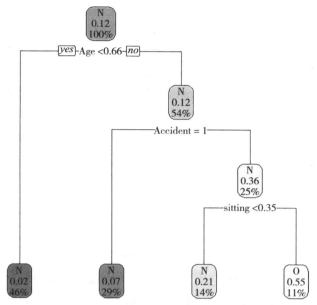

图 15-5　Fertility 生育率影响因素决策树分类

为了得到对训练集（全部数据）的分类误差，运行以下代码程序：

```
hp=predict(a,data,type="class")
(z=table(data[,D],hp))
sum(data[,D]!=hp)/nrow(data)
```

得到下表中决策树对 Fertility 生育率数据的分类结果，也称混淆矩阵，其中行是真实值，列是预测值，一共有 11 个观测值被分错，误判率为 0.011，详见表 15-9。

表 15-9　决策树对 Fertility 生育率数据的分类结果

	Diagnosis=N	Diagnosis=O
Diagnosis=N	83	5
Diagnosis=O	6	6

每个变量的相对重要性可通过 data$importance 来实现，显示每个变量被选为拆分变量的次数。打印出决策树的树型可用 data$trees [［1］]、data$ trees[［2］] 等代码实现。也可以用 rpart.plot 函数画出。比如，rpart.plot（data$trees [［99］]，type=2，extra=4）)表示画出第 99 棵树。

二、随机森林分类

随机森林分类是自助法有放回地从原始训练集中随机抽取样本，产生一个决策树，抽多少样本生产多少棵树，没有过多的干预，而且每个节点的变量都是随机的。随机森林不惧怕很大的维数，而且给出每个变量的重要性。这个优点在经典统计中无法完成和实现。有学者采用随机森林方法建模，对变量进行分类研究。比如，基于随机森林方法，在慢性胃炎实证特征选择和证候分类识别研究中，从 113 个特征症状中筛选出了 15 个变量进行建模，准确率达到 83%（徐玮斐，2016）。

在 R 中，随机森林分类算法使用 randomForest 程序包，运行代码如下。

```
library(randomForest)
set.seed(1010)
a=randomForest(Diagnosis~.,data,importance=TRUE,proximity=TRUE)
a$importance
```

三、支持向量机分类

前文中，已经介绍支持向量机（SVM）的分类原理。支持向量机核心原理为以结构风险最小化为原则的机器学习方法，其优点在于通过核函数将低维输入空间的特征整向量投射到高维数据空间，使样本在高维空间线性可分，不仅可以处理高维大样本的特征向量，而且在样本数较少时也能获得较好分类效果，更适合解决高维、非线性、小样本、稀疏性的样本数据。这使的支持向量机（SVM）分类方法成为近年来应用较为广泛的分类方式，在处理中医临床数据时也被大量使用。

不少学者采用数据挖掘方法对中医临床数据进行研究。在中医方剂研究中，通过 SVM 对方剂的功能分类，分析同类方剂共有特征，以探寻中药配伍的本质规律。比如，采用心血管疾病临床数据，运用机器学习中的支持向量机（SVM）方法，可将症状结果的"有"和"无"转化为 0-1 变量，建立二分类变量模型，探索心血管疾病中的中医证型是否包括心气虚、心阳虚、心阴虚、痰浊、气滞、血瘀。

四、机器学习分类方法交叉验证

为了更好地比较机器学习方法的分类效果，采用 UCL 网站机器学习数据中的 CTG 数据，同时采用决策树分类、随机森林分类、支持向量机分类、人工神经网络分类，并采用 10 折交叉验证方法，得到各种方法在各折的误判率（NMSE），误判率越低，模型的效果越好。结果详见表 15-10。

表 15–10 机器学习分类的交叉验证结果（NMSE）

方法	测试集误判率
决策树分类	0.01602
随机森林分类	0.01226
支持向量机分类	0.01693
人工神经网络分类	0.01375

通过分析可以看出，针对 CTG 数据，测试集误判率是最低的是随机森林算法，为 0.01226，误判率最高的是线性模型，为 0.1693。根据前文的分析，误判率越低，模型的效果越好。算法表现最好的是随机森林分类，表现最差的是支持向量机分类。实际上，CTG 数据结构特征中，自变量含有两个定性变量，维度分别为 3 个和 10 个，这是经典判别分析无法应对的，也是经典判别分析的局限之处。

第十六章　真实世界数据的可视化呈现

第一节　真实世界数据可视化概述

一、可视化的目的

随着大数据时代的悄然到来，真实世界研究必然会面临针对高维度大样本数据库分析的挑战。人类的眼睛对图形和图像是最为敏锐的，喜欢看图理解而非逻辑符号语言是人之常情，这就决定了"图"是我们最直观和最易于理解的信息交流方式，即"视觉对话"。为了更好地分享和传达数据内部的信息，通过设计优雅而高效的图形以承载临床研究信息的传达，给人深刻的印象，就是真实世界数据可视化的重要目的之一。此外数据可视化还有解释、分析、发现、决策、探索、学习等诸多目的。目前，在生物医药卫生等研究领域，数据可视化是前沿而热门的方向。它实现了科学可视化与信息可视化领域的统一。

二、可视化的意义

真实世界研究的数据质量，受诸多因素影响，其中表达方式是一个很重要的因素。当数据可视化之后，我们可以更加直观的参考数据，帮助我们使用数据，并能寻找和引申出各种关系，比如使用同样的数据可以找出某个数据全部的数据变化以及局部的数据变化。故应用好的数据可视化技术可以我们更好地对数据中所隐含的意义进行分析，而数据反之赋予可视化以更高的价值。

三、可视化的基础

纵观数据可视化技术领域，其基础是计算机软件的支持，而根据采用可视化的用途进行大致归类，多涉及两大目的，前者是展示性可视化技术，即更好的呈现数据，注重美观典雅，多应用与宣传和会展之用；后者是分析性可视化技术，多应用于科学研究，其目标在于学术报告和学术期刊发表。下文将介绍目前常用的可视化软件，供读者参考。

第二节　常用软件与获取

一、R 语言

R 语言是目前全世界最流行的统计分析软件之一的全编程软件，它集统计分析与数据可视化制图功能于一体，其基础软件完全免费并开放源代码，其强大的功能随经常更新和完善的程序包而不断提高，用户以其网站或其镜像中免费下载，安装后可直接实现各种统计功能和数据可视化。R 语言官网下载：https://www.r-project.org（图 16-1）

The R Project for Statistical Computing

[Home]

Download
CRAN

R Project
About R
Logo
Contributors
What's New?
Reporting Bugs
Conferences
Search
Get Involved: Mailing Lists
Developer Pages
R Blog

R Foundation
Foundation
Board
Members
Donors
Donate

Getting Started

R is a free software environment for statistical computing and graphics. It compiles and runs on a wide variety of UNIX platforms, Windows and MacOS. To download R, please choose your preferred CRAN mirror.

If you have questions about R like how to download and install the software, or what the license terms are, please read our answers to frequently asked questions before you send an email.

News

- R version 4.1.1 (Kick Things) has been released on 2021-08-10.
- R version 4.0.5 (Shake and Throw) was released on 2021-03-31.
- Thanks to the organisers of useR! 2020 for a successful online conference. Recorded tutorials and talks from the conference are available on the R Consortium YouTube channel.
- You can support the R Foundation with a renewable subscription as a supporting member

News via Twitter

News from the R Foundation

图 16-1　R 软件的官网下载页面

二、Python

Python 是目前越来越流行的数学软件，其功能较 R 语言可能更为广泛，它不仅具有高效的编程函数结构、数理计算能力和不断更新的程序包，更拥有强大的可视化功能，这使它成为全世界多数软件平台脚本的对接编程语言，目前正被生物医药领域所广泛应用。Python 官网下载：https://www.python.org（图 16-2）

三、Plotly

Plotly 是基于 javascript 开发的开源软件，与 Python 具有很强的交互属性，两者联合使用能表现能对图表进行精修和渲染以凸显其精美的高画质，此外它的另一特点是与其他主流数据分析软件亦能够做到良好对接。Plotly 官网下载：https://plotly.com（图 16-3）

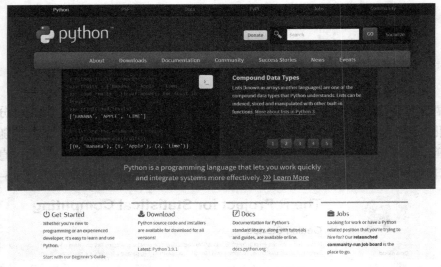

图 16-2　Python 的官网下载页面

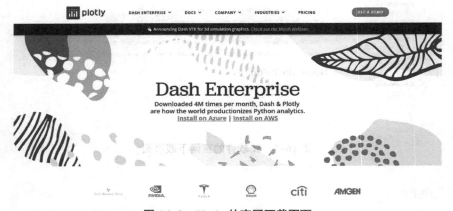

图 16-3　Plotly 的官网下载页面

四、Excel

Excel 几乎是我们所有人都熟知的软件，在生物医药领域多用于构建数据库和进行简单统计分析。随着计算机技术的不断发展，Excel 软件计算功能也得到了巨大的提升。目前该软件能够独立实现绝大部分的数据处理、统计分析、数学计算、制图和数据可视化。Excel 官网下载：https://www.microsoft.com/zh-cn/microsoft-365/excel（图 16-4）

五、Weka

Weka 在数据挖掘领域具有一定优势，它最突出的特色之一在数据的分类与聚类功能，结合可视化功能将数据转变为有实际意义的规则和模式。Weka 官网下载：https://www.cs.waikato.ac.nz/ml/weka/（图 16-5）

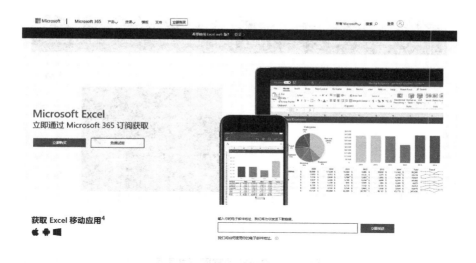

图 16-4　Excel 的官网下载页面

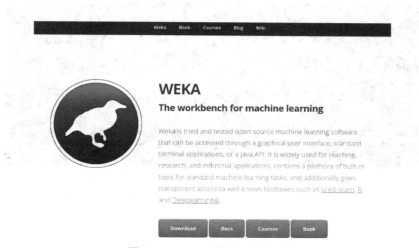

图 16-5　Weka 的官网下载页面

六、Gephi

Gephi 是一个开放式的可视化平台，其突出特点在于进行网络可视化，是最受研究者欢迎的网络可视化分析软件之一。使用者无须具备编程基础便可产出高质量可视化图表。此外，Gephi 还可以压缩大型数据集和整理数据。Gephi 官网下载：https://gephi.org/（图 16-6）

七、Cytoscape

Cytoscape 主要用于生物学领域，能够绘制高质量可视化图表，目前最常应用于系统生物学的研究。Cytoscape 官网下载：https://cytoscape.org/（图 16-7）

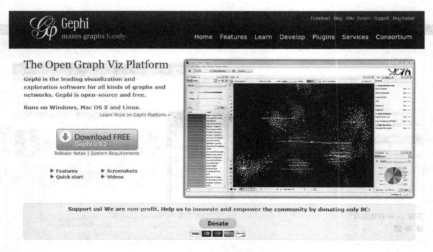

图 16-6　Gephi 的官网下载页面

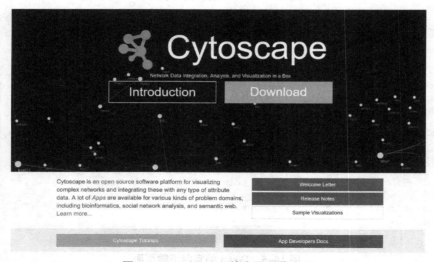

图 16-7　Cytoscape 的官网下载页面

八、NodeXL

NodeXL 是一个功能强大且操作便捷的交互式网络可视化和分析软件，其特点是基于 Excel 软件界面直接执行高级网络分析和可视化制图。NodeXL 官网下载：https://www.nodexlgraphgallery.org/Pages/Registration.aspx（图 16-8）

九、NetMiner

NetMiner 不仅是一款具备可视化功能的专业社会网络分析软件，拥有较为丰富的网络描述和统计功能，能够实现描述性统计、方差分析和回归等，更适合于对大型社交网络数据进行分析和可视化。研究人员可应用该软件采用交互方式分析数据，以了解网络的模式和结构，并在此基础上进行数据转换和统计、网络分析和可视化制图等，可能更为适合真实世界研究数据的分析。NetMiner 官网下载：http://www.netminer.com/download_buy/buy/buy-view.do（图 16-9）

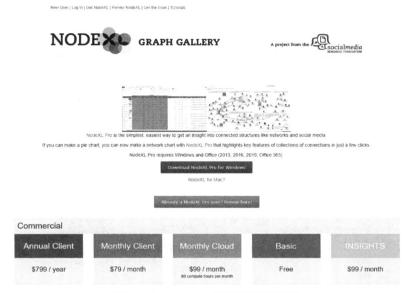

图 16-8　NodeXL 的官网下载页面

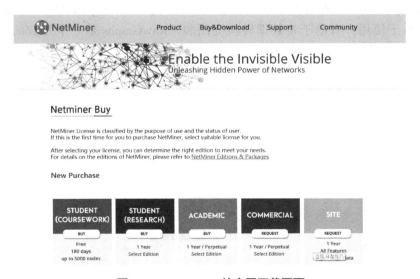

图 16-9　NetMiner 的官网下载页面

十、Leaflet

Leaflet 是一个开源 JavaScript 库，允许研究中基于网络和数据制作交互式地图，以求空间数据可视化功能。Leaflet 官网下载：https://leafletjs.com/（图 16-10）

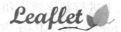

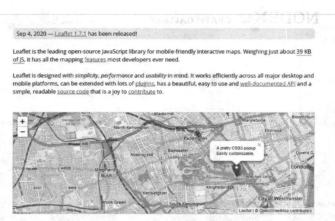

图 16–10　Leaflet 的官网下载页面

十一、RawGraphs

RawGraphs 是一个开源平台，可帮助您可视化 TSV，CSV，DSV 或 JSON 数据。免费工具易于使用，有助于将数据转换为图表。RawGraphs 是一个开放的 Web 工具，具有高度可定制性和可扩展性，可接受用户定义的新自定义布局。RawGraphs 官网下载：https://rawgraphs.io/（图 16–11）

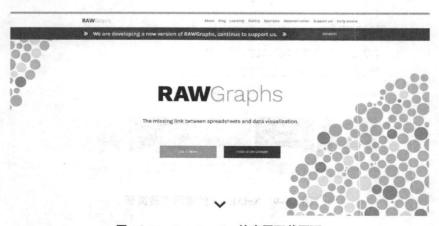

图 16–11　RawGraphs 的官网下载页面

十二、Tableau Public

Tableau Public 是 Tableau 系列中的一款开源软件，Tableau public 提供了很多分析

和可视化功能，允许用户创建和共享交互式图表、图形、地图和应用程序，并可连接多种格式的数据，简单易用，可视化内容丰富，Tableau Public 下载网址：https://public.tableau.com/s/（图 16–12）

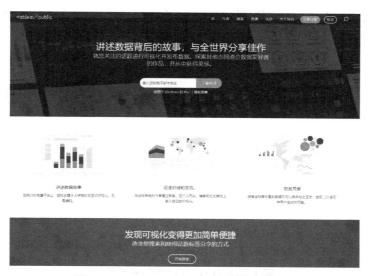

图 16–12　Tableau Public 的官网下载页面

十三、Polymaps

Polymaps 是一个免费的 JavaScript 库，用于在浏览器中创建动态的交互式地图。您可以使用该工具在实现真实世界研究数据和地图数据的交互可视化。且该工具使用可缩放矢量图形（SVG）来显示图像，具有高质量制图的能力。Polymaps 官网下载：http://polymaps.org/（图 16–13）

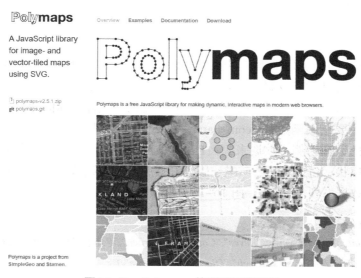

图 16–13　Polymaps 的官网下载页面

十四、Echart

一款基于 Javascript 的数据可视化库，可在 Web 端高度定制可视化图表，能处理大数据量和 3D 绘图。Echart 官网网址：https://echarts.apache.org/zh/index.html（图 16–14）

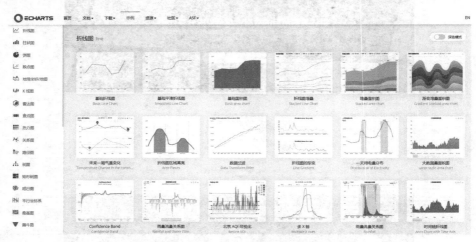

图 16–14　Echart 的官网下载页面

第三节　可视化基础图形绘制方法

本文着重介绍基于 R 语言编程实现的真实世界数据可视化。R 语言因其逻辑运算功能强大，统计制图多样，编程语言简明科学，开源获取和免费使用等优势，始终受到科研工作者的青睐。R 语言更令人印象深刻的是，它拥有的一系列专业的数据可视化程序包，为高质量绘图奠定了基础。

一、条形图

条形图（bar chart）是将类别型或序数型变量映射到横轴，数值型变量映射到条形（即矩形）的高度，用以显示各类别之间的比较情况，也可以用来显示一段时间内的数据变化。通常以相同宽度的直条长短表示相互独立的某统计指标值的大小。

条形图的主要绘图函数是 geom_bar()。以 2020 年发表的一篇中医药治疗新冠肺炎的队列研究中的数据为例（数据来源：Tian J et al. 2020）。直接引用文中的数据，对纳入患者的初始症状，包括发热、咳嗽、腹泻和疲劳，进行频数展示。代码如下，生成如图形所示的单数据系列条形图。（图 16–15）

```
>library(ggplot2)
>mydata<-data.frame(insym=c("Fever","Cough","Diarrhea","Fatigue"), allpats=c(369,199,150,137))
>insym<-as.factor(c("Fever","Cough","Diarrhea","Fatigue"))
>order<-sort(mydata$allpats,index.return=TRUE,decreasing=TRUE) >mydata$insym<-factor(mydata
```

```
$insym,levels=mydata$insym[order$ix])
    >ggplot(data=mydata,aes(x=insym,y=allpats))+
geom_bar(stat = "identity",
        width = 0.8,colour="black",size=0.25,
        fill="tomato",alpha=0.8)+
ylim(0,400)+
theme(
    axis.title=element_text(size=15,face="plain",color="black"),
    axis.text =element_text(size=12,face="plain",color="black")
)
```

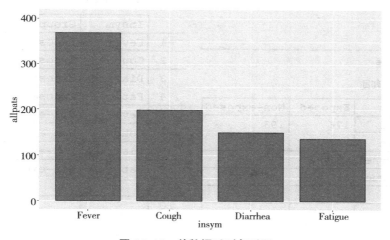

图 16-15　单数据系列条形图

如果考虑按照队列研究中的暴露组和非暴露组分别呈现新冠肺炎的初始症状，则可以考虑多数据系列条形图。数据整理见图 16-16。图 16-16（a）中为原始数据，图 16-16（b）为转换后的数据形式。

具体实现代码如下：

```
>mydata<-read.csv("Multibar.csv",check.names=FALSE,
                sep=",",na.strings="NA",
                stringsAsFactors=FALSE)
>insym<-as.factor(c("Fever","Cough","Diarrhea","Fatigue"))
>order<-sort(mydata$Pats,index.return=TRUE,decreasing=TRUE)
>mydata$Insym<-factor(mydata$Insym,levels=mydata$Insym[order])
>ggplot(data=mydata,aes(Insym,Pats,fill=Group))+
geom_bar(stat="identity",position=position_dodge(),
        color="black",width=0.7,size=0.25)+
scale_fill_manual(values=c("#00AFBB","#FC4E07"))+
```

```
ylim(0,300)+
theme(
    axis.title=element_text(size=15,face="plain",color="black"),
    axis.text = element_text(size=12,face="plain",color="black"),
    legend.title=element_text(size=14,face="plain",color="black"),
    legend.background =element_blank(),
    legend.position = c(0.8,0.8)
)
```

数据编辑器

文件　编辑　帮助

	Insym	Exposed	Non-exposed
1	Fever	176	193
2	Cough	78	121
3	Diarrhea	113	37
4	Fatigue	31	106
5			
6			

(a)

数据编辑器

文件　编辑　帮助

	Insym	Group	Pats
1	Fever	Exposed	176
2	Cough	Exposed	78
3	Diarrhea	Exposed	113
4	Fatigue	Exposed	31
5	Fever	Non-exposed	193
6	Cough	Non-exposed	121
7	Diarrhea	Non-exposed	37
8	Fatigue	Non-exposed	106
9			
10			

(b)

图 16-16　多数据系列图表数据类型的转换

多数据系列条形图如下（图 16-17）：

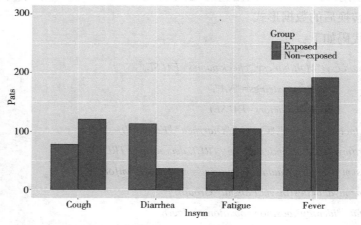

图 16-17　多数据系列条形图

二、饼图

饼图（pie chart）是以圆形总面积作为 100%，将其分割成若干个扇面表示事物内部各构成部分所占的比例。

以队列研究中的四个年龄类别对应的频数作为绘图数据，代码如下：

```
>install.packages("RColorBrewer")
>install.packages("dplyr"))
>install.packages("graphics")
>library(RColorBrewer)
>library(dplyr)
>library(graphics)
>df <- data.frame(value =c(0.8,52.3,31.1,15.8),
           group = c('0-14yr','15-49yr','50-64yr','≥65yr'))
>df <-arrange(df , value)
>df$color<-rev(brewer.pal(nrow(df),"Oranges"))
>labs<-paste0(df$group," \n(",round(df$value/sum(df$value)*100,2),"%")
>pie(df$value,labels=labs,init.angle=90,col=df$color,
border="black")
```

生成饼图如所示。（图 16-18）可以根据需要，调整饼图各类别的排序。

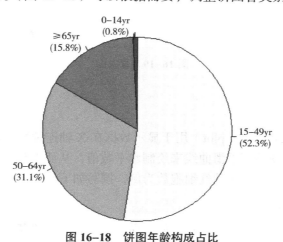

图 16-18　饼图年龄构成占比

三、直方图

直方图（histogram）是以各直方面积描述各组频数的多少，面积的总和相当于各组频数之和，适合表示连续型数值变量资料的频数分布。横轴标出每个组的端点，纵轴表示频数，每个矩形的高代表频数。

以某医院 138 名正常成年女子的红细胞数 (×10¹²/L) 为例（数据来源：孙振球. 医学统计学. 第 4 版. 人民卫生出版社. 例 2–1），撰写如下代码：

```
>mydata<-read.csv("hist.csv",check.names=FALSE,
                  sep=",",na.strings="NA",
                  stringsAsFactors=FALSE)
>ggplot(mydata,aes(x = RBC))+
geom_histogram(colour="white",fill="lightblue")+
labs(title="Histogram of RBC",
x ="RBC")
```

生成直方图如图 16–19 所示。

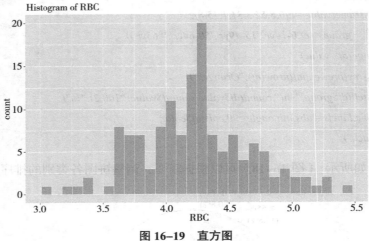

图 16–19　直方图

四、核密度图

核密度图（kernel density plot）用于显示数据在 X 轴连续数据段内的分布情况。相比于直方图，核密度图使用平滑曲线来绘制水平数值，从而得到更平滑的分布。仍以前述某医院 138 名正常成年女子的红细胞数为例，撰写如下代码：

```
>ggplot (mydata, aes (x=RBC ))+
geom_density(alpha=0.55,bw=1,colour="black",fill="lightblue",size=0.25)+
xlim(0, 8)+
theme(
    text=element_text(size=15,color="black"),
    plot.title=element_text(size=15,family="myfont",face="bold.italic",hjust=.5,color="black"),#,
    legend.position=c(0.8,0.8),
    legend.background = element_blank()
)
```

生成核密度图如图所示。（图 16-20）

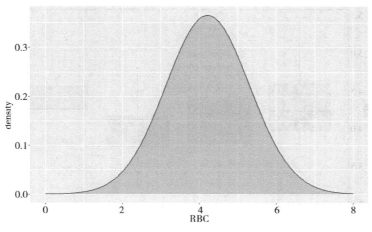

图 16-20　核密度图

五、箱线图

箱线图（box plot）用于比较两组或多组资料的集中趋势和离散趋势，主要适用于描述偏态分布的资料。使用 5 个统计量反映原始数据的分布特征，箱式图的中间横线表示中位数，箱体的长度表示四分位数间距，两端分别是 P75 和 P25。最外面两端连线有两种表示方法：一种是表示最大值和最小值；另一种是去除离群值后的最大值和最小值，对离群值另作标记。显然箱体越长，表示数据的离散程度越大；中间横线若在箱体的中心位置，表示数据分布是对称的，中间横线偏离箱子正中心越远，表示数据分布越偏离中位数。箱式图的纵轴七点不一定从"0"开始。以前述某医院 138 名正常成年女子的红细胞数的分类数据为例，撰写代码如下：

```
>mydata<-read.csv("hist1.csv",check.names=FALSE,
            sep=",", na.strings="NA",
            stringsASFactors=FALSE)
>ggplot(mydata,aes(Class,RBC))+
geom_boxplot(aes(fill=Class),notch= FALSE)+
scale_fill_manual(values=c(brewer.pal(7,"Set2")[c(1,2,4,5)]))+
theme_classic()+
theme(panel.background=element_rect(fill="white",colour="black",size=0.25),
    axis.line=element_line(colour="black",size=0.25),
    axis.title=element_text(size=13,face="plain",color="black"),
    axis.text = element_text(size=12,face="plain",color="black"),
    legend.position="none"
)
```

生成箱线图见图 16–21。

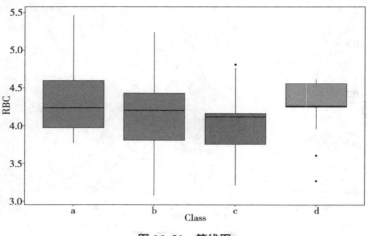

图 16–21　箱线图

六、散点图

散点图（scatter chart）用点的密集程度和变化趋势来表示两指标之间的直线相关关系。如下列 27 名糖尿病患者的血清总胆固醇（X）和糖化血红蛋白（Y）的测量值。代码如下：

```
>mydata<-read.csv("scatter.csv",check.names=FALSE,
            sep=",",na.strings="NA",
            stringsAsFactors=FALSE)
>ggplot(data = mydata,aes(x,y))+
geom_point( colour="orange",alpha=1)+
labs(x="Axis X",y="Axis Y")+
theme(
text=element_text(size=15,color="black"),
    plot.title=element_text(size=15,family="myfont",face="bold.italic",
    hjust=.5,color="black"),
    legend. position="none"
)
```

生成散点图见图 16–22。

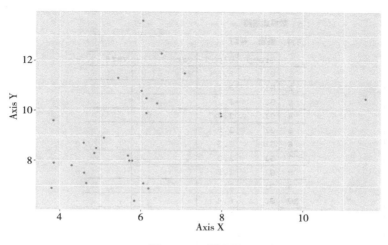

图 16-22　散点图

第四节　基本统计方法相关的可视化

一、统计描述

在统计学中，统计描述属于统计方法体系的一个部分，通常用于描述样本（或者总体）的集中趋势和离散趋势。统计描述的可视化和两大类趋势的统计量密切相关。集中趋势指标中包括均数和中位数，离散趋势指标中的四分位数、最大值和最小值等，可以通过箱线图（图 16-21）进行可视化呈现。此外，对于计量资料，还可以采用前述的直方图（图 16-19）、核密度图（图 16-20）和散点图（图 16-22）进行呈现。

二、检验与分布

以两独立样本 t 检验作为示例。该检验方法适用于完全随机设计的两样本均数的比较，其目的是检验两样本所来自的总体的均数是否相等。完全随机设计是将受试对象随机地分配到两组中，每组分别接受不同的处理，分析比较两组的处理效应。

进行两独立样本 t 检验，需要满足两个前提条件：两独立样本所代表的总体服从正态分布且方差齐性。在 R 软件中，判断是否具有方差齐性可以通过 var.test() 函数进行 F 检验。

和两独立样本 t 检验结果相关的可视化，包括评估检验的前提条件和检验结果的可视化。检验的前提条件可视化，可以通过 QQ 图进行展示。检验结果的可视化，可以通过箱线图或者核密度图进行呈现。例如，在正常含氧环境（正常组）和低氧环境（低氧组）中测定运动后的心肌血流量 [ml/(min·g)] 的数据如下（图 16-23），检验两种环境中运动者的心肌血流量有无差异。

图 16-23　心肌血流量数据录入格式

	Group	Blood	var3	var4
1	G1	3.5		
2	G1	3.1		
3	G1	3.1		
4	G1	2.7		
5	G1	2.5		
6	G1	2.3		
7	G1	2.3		
8	G1	2.2		
9	G1	2.2		
10	G2	6.4		
11	G2	5.7		
12	G2	5.6		
13	G2	5.3		
14	G2	5.1		
15	G2	4.9		
16	G2	4.7		
17	G2	3.5		

数据编辑器
文件　编辑　帮助

```
>mydata<-read.csv("IndepT.csv",check.names=FALSE,
                  sep=",",na. strings="NA",
                  stringsAsFactors=FALSE)
>newdata1<-subset(mydata,Group=="G1")
>newdata2<-subset(mydata,Group=="G2")
>par(mfrow =c(1, 2))     #设置图形参数, 让生成的图像排成 1 行 2 列
>qqnorm(newdata1$Blood,ylab ='Blood(G1)')
>qqline(newdata1$Blood)    #增加趋势直线, 利于比较
>qqnorm(newdata2$Blood,ylab ='Blood(G2)')
>qqline(newdata2$Blood)
```

通过以上代码, 得到如下 QQ 图（图 16-24）。

以上数据的两独立样本 t 检验可通过 t.test(Blood~Group) 实现。其中的 var.equal=T/F 选项, 可以实现方差相等和不等时的 t 检验。

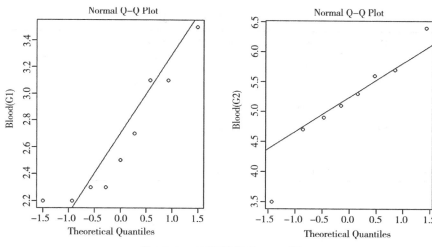

图16-24 两组数据的Q-Q图

三、协方差分析中的可视化

协方差分析（analysis of covariance）是将线性回归分析和方差分析结合起来的一种统计分析方法。协方差分析的基本思想，是将计量资料（定量变量）（指未加或难以控制的因素）对因变量的影响看作协变量（covariate）X，建立因变量Y随协变量X变化的线性回归关系，并利用这种回归关系把X化为相等后再进行各组Y的修正均数（adjusted means）的比较。其实质是从Y的总平方和中扣除协变量X对Y的回归平方和，对残差平方和作进一步分解后再进行方差分析，以更好的评价处理因素的效应。

例如，研究某降血糖药物的有效性及其合用盐酸二甲双胍片的有效性，选择收治90名2型糖尿病患者，并采用随机对照试验，分为三个治疗组，第一组为该降糖药组，第二组为盐酸二甲双胍片组，第三组为该降糖药＋盐酸二甲双胍片组，每组30名患者，治疗3个月，主要有效性指标为糖化血红蛋白。测得每个患者入组前（X）和3个月后（Y）的糖化血红蛋白含量（%）（数据来源：孙振球.医学统计学.第4版.人民卫生出版社.表13-3）的上部，试分析三种治疗降糖化血红蛋白的效果是否不同。撰写代码如下：

```
>install.packages("multcomp")
>library(multcomp)
>fit2<-aov(y~Group*x,data=mydata)
>summary(fit2)
```

得到描述性统计量（表16-1）。

表 16-1　描述性统计量

	Df	Sum Sq	Mean Sq	F value	$Pr\,(>F)$	
Group	2	18.628	9.314	54.117	7.92e−16	***
x	1	30.210	30.210	175.529	< 2e −16	***
Group:x	2	0.064	0.032	0.186	0.831	
Residuals	84	14.457	0.172			
———						
Signif. codes: 0 '***' 0.001 '**' 0.01 '*' 0.05 '.' 0.1 ' ' 1						

第五节　高级统计方法可视化

一、多元方差分析

方差分析是比较两个或两个以上样本均数差别的显著性检验方法，只有一个因素对因变量可能产生影响时，采用单因素方差分析；当有两个及以上因素时，采用双因素方差分析、重复测量方差分析甚至多元方差分析等；则采用可以用多因素方差分析的方法来进行分析。两个及以上因素的方差分析原理与单因素方差分析基本一致，故本文仅进行单因素方差分析举例。需要指出的是，在多元方差分析中由影响因素有多个，故除因素自身对因变量的影响之外，还要考虑因素间的交互效应。

方差分析又称"F检验"，其与 t 检验的区别在于，后者仅适用于统计两组数据间的差异，对两组以上者如用 t 检验则需多次均值的两两比较，不但过程烦琐且因无统一的试验误差，估计的精确性和检验的灵敏度会随着计算次数的增多而降低，故此类涉及多个平均数的差异显著性检验应采用方差分析法。

虚拟一项针对不同中医药干预手段疗效的临床研究。将 50 位患者随机分为 5 组，每组 10 人，每组仅接受推拿、针刺、推拿＋针刺、口服中药 A 和口服中药 B 中的一种干预，一个疗程之后将血液中某指标的下降程度确定为测量值，试比较各组总体均值之间的差别有无统计学意义。该研究设计观察 5 种不同干预手段，属单因素试验，观察值为定量资料。

虚拟临床试验的实例数据（表 16-2）录入 Excel 软件并计算机 D 盘保存名为 database.csv 类型的文件。

表 16-2　虚拟临床试验的实例数据

ID	intervention	response
1	推拿	3.861
…	…	…
11	针刺	10.399

续表

ID	intervention	response
…	…	…
21	推拿＋针刺	13.962
…	…	…
31	中药 A	16.982
…	…	…
41	中药 B	21.512
…	…	…
50	中药 B	17.307

（一）评估检验的假设条件

正态性的检验采用 Shapiro–Wilk 检验，绘制 Q–Q 图（图 16–25），如数据符合正态分布，则采用 Bartlett 检验测试方差齐性。

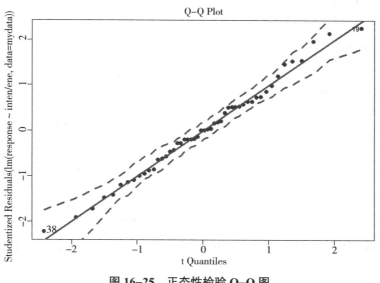

图 16–25　正态性检验 Q–Q 图

输入命令：

```
> data <-read.csv("D:/database.csv")
> shapiro.test(data$response)
> qqPlot(lm(response ~ intervention,data=data),simulate=T,main="Q-Q Plot")
> bartlett.test(response ~ intervention,data=data)
```

输出结果：

```
Shapiro–Wilk normality test data:
W = 0.97721, p–value = 0.4414
Bartlett test of homogeneity of variances
data: response by intervention
Bartlett's K–squared = 0.5798, df = 4, p–value = 0.9653
```

解读：若样本数据近似服从正态分布，那么 Q–Q 图上的散点应均匀地分布在直线 $y=x\sigma+\mu$ 附近，本例数据均落在 95% 置信区间内，说明数据满足正态性假设。绘制的点越趋近于图中直线，表明正态性越好；Shapiro–Wilk 检验结果为 p 大于 0.05，可近似认为数据服从正态分布。Bartlett 检验结果表明五组数据的方差没有显著不同（$p=0.9653$），提示方差齐性良好。

（二）计算各组均值和标准差

输入数据：

```
> aggregate(data$response,by=list(data$intervention),FUN=mean)
> aggregate(data$response,by=list(data$intervention),FUN=sd)
```

输出结果见表 16–3。

表 16–3　各组测量指标的均值和标准差

Group	Mean±SD
推拿	5.7823±2.878336
推拿＋针刺	12.3748±2.923112
针刺	9.2251±3.483065
中药 A	15.3617±3.455031
中药 B	20.9479±3.345065

解读：从输出结果可以看到每 10 位患者接受一种干预，均值显示中药 B 降低指标最多，推拿降低指标最少。

（三）单因素方差分析

输入数据：

```
>f<-aov(response ~ intervention)
>summary(f)
```

输出结果（表 16–4）。

表 16-4 描述性统计量

	Df	Sum Sq	Mean Sq	F value	Pr(> F)	
intervention	4	1351.4	337.9	32.43	9.83e-13	***
Residuals	45	468.8	10.4			

Signif. codes: 0 '***' 0.001 '**' 0.01 '*' 0.05 '.' 0.1 ' ' 1						

解读：结果显示对于干预方式的 F 检验非常显著（$p < 0.0001$），说明五种干预的效果不同。

（四）绘制各组均值和置信区间

```
>plotmeans(response~intervention,xlab="Treatment",ylab="Response",main="Mean Plot\n with 95%CI")
```

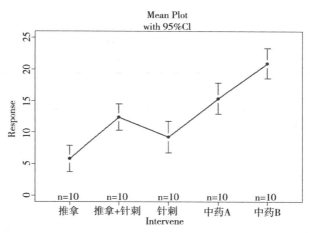

图 16-26 均值和置信区间分布图

解读：均值显示中药 B 降低测量值最多，推拿降低最少，且不同干预之间存在差异，但没有告诉我们哪两组之间有明显差别（图 16-26）。

（五）多重均值比较

输入数据：

```
>   TukeyHSD(f)
>   par(las=1)
>   par(mar=c(5,8,4,2))
>   plot(TukeyHSD(f))
```

输出结果：（表 16-5）

Tukey multiple comparisons of means
    95% family–wise confidence level
Fit: aov(formula = response ~ intervention)
$intervention

表 16-5　多重均值比较

	diff	lwr	upr	p adj
推拿 + 针刺 – 推拿	6.5925	2.4910426	10.6939574	0.0003547
针刺 – 推拿	3.4428	–0.6586574	7.5442574	0.1381627
中药 A– 推拿	9.5794	5.4779426	13.6808574	0.0000003
中药 B– 推拿	15.1656	11.0641426	19.2670574	0.0000000
针刺 – 推拿 + 针刺	–3.1497	–7.2511574	0.9517574	0.2051026
中药 A– 推拿 + 针刺	2.9869	–1.1145574	7.0883574	0.2511290
中药 B– 推拿 + 针刺	8.5731	4.4716426	12.6745574	0.0000037
中药 A– 针刺	6.1366	2.0351426	10.2380574	0.0009608
中药 B– 针刺	11.7228	7.6213426	15.8242574	0.0000000
中药 B– 中药 A	5.5862	1.4847426	9.6876574	0.0030657

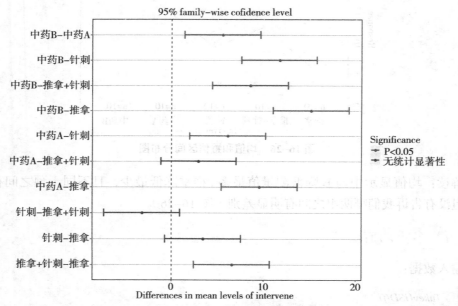

图 16-27　Tukey HSD 均值成对比较图

解读：Tukey HSD 均值成对比较图（图 16-27）和 GLHT 多重均值比较图（图 16-28）显示：中药 B 较其他干预效果、中药效果较针刺联合推拿效果、针刺联合推拿较单纯推拿效果可能更显著（$p < 0.05$）。

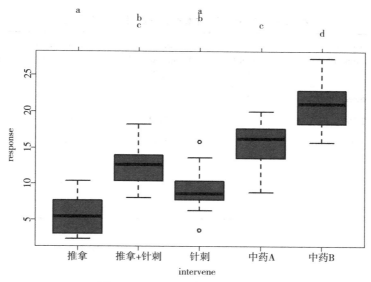

图 16-28　GLHT 多重均值比较图

单因素方差分析在收集数据前，研究者首先要有完善而严格的临床流行病学研究设计和一定的统计学基础。一个切实可行而规范科学的设计不但能够较好地排除不确定因素造成的干扰，使试验误差尽可能降低以确保数据的可靠性，还能达到节省人力物力和提高研究效率的目的。

二、多元线性回归分析

多元线性回归分析是研究多个自变量与一个因变量间是否存在线性变化关系的研究方法，通过建立回归模型来衡量不同自变量对因变量的影响能力，是医学研究中最常用统计学方法之一。多元线性回归分析首先依据研究的目的确定自变量（X_i）与因变量（Y）函数关系，然后进行建模、参数估计和检验，最后进行模型的赋值运用。

（一）函数关系

1. 关系确立　函数关系是根据研究目的和内容进行确立的。我们确定多个自变量为 $X_i(i=1,2,3\cdots,i)$ 和它们对应的因变量为 Y。对应法则 f 的解析式 $Y=f(Xi)$ 表示。

2. 数据整理　本文所选用的数据为孙振球、徐勇勇主编的"十二五"规划教材《医学统计学》第十五章多元线性回归分析中的教学案例：27 名糖尿病患者的血糖及有关变量的测量结果（表 16-6），本例我们在 D 盘建立名为 GLU.csv 的 Excel 表，对"列"名称进行修改，"胆固醇"定义为"CHOL"，"甘油三酯"定义为"TG"，"胰岛素"定义为"Insulin"，"糖化血红蛋白"定义为"HbA1c"，"空腹血糖"定义为"GLU"，并对应每列录入数据，使用 R 语言完成编程和统计分析。

表 16-6　27 名糖尿病患者血糖及可能相关变量

序号 ID(i)	总胆固醇 CHOL(mmol/L) X1	甘油三酯 TG(mmol/L) X2	胰岛素 Insulin (μU/ml) X3	糖化血红蛋白 HbA1c (%) X4	空腹血糖 GLU (mmol/L) Y
1	5.68	1.9	4.53	8.2	11.2
2	3.79	1.64	7.32	6.9	8.8
3	6.02	3.56	6.95	10.8	12.3
…	…	…	…	…	…
26	5.84	0.92	8.61	6.4	13.3
27	3.84	1.2	6.45	9.6	10.4

(二) 模型预测

输入命令:

```
> mydata <-read.table("D:/GLU.csv")
> attach(mydata)
> pairs(mydata)
> cor(mydata)
> newdata <- cbind(GLU,CHOL,TG,Insulin,HbA1c)
> pairs(newdata,lower.panel = panel.smooth,upper.panel=add.cor)
```

解读:执行上述命令后生成全域散点线性拟合图(图 16-29),观察图中最右列除 Insulin 外其余三项均与 GLU 呈现正相关,且散点具有一定的线性回归趋势,故预测本例数据可行建模。

(三) 方程构建

解析式 $Y=f(Xi)$ 可具体为多元线性回归方程: $GLU(Y/X_1,X_2,X_3,X_4)=b_0+b_1CHOL+b_2TG+b_3Insulin+b_4HbA1c$, b_0, b_1, b_2, b_3 和 b_4 为下文模型中偏回归系数的估计值;Y 表示在 X_1,X_2,X_3,X_4 取值时 Y 的平均值。

(四) 参数估计

采用最小二乘法(least sum of squares,LS):令 $(Y_1$实际$-Y_1$预测$)^2+(Y_2$实际$-Y_2$预测$)^2+\cdots\cdots+(Y_n$实际$-Y_n$预测$)^2$ 值最小,从而得到多元线性回归方程 b_0, b_1, b_2, b_3, b_4 参数值。

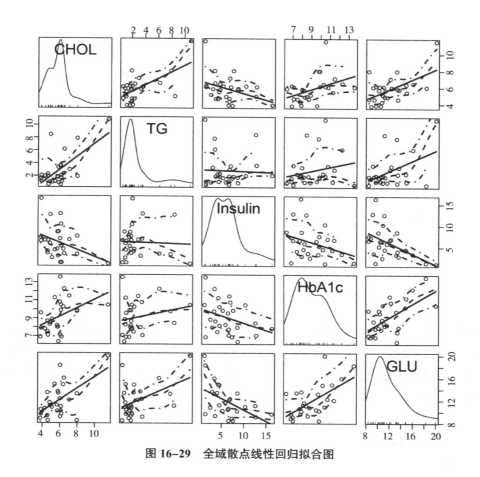

图16-29 全域散点线性回归拟合图

输入命令：

```
> modela<- lm(GLU~CHOL+TG+Insulin+HbA1c)
> modela
```

输出结果：

```
Call:
lm(formula = GLU ~ CHOL + TG + Insulin + HbA1c)
Coefficients:
(Intercept)     CHOL        TG      Insulin      HbA1c
   5.9433      0.1424     0.3515    -0.2706      0.6382
```

解读：模型参数的估计值具体为 $b_0 = 5.9433$，$b_1 = 0.1424$，$b_2 = 0.3515$，$b_3 = -0.2706$，$b_4 = 0.6382$，带入数据后拟合方程为：$\hat{Y} = 5.9433 + 0.1424X_1 + 0.3515X_2 - 0.2706X_3 + 0.6382X_4$。进一步拟合模型中27位患者 X_{1-4} 对 Y 的函数映射关系，对应模型函数 X1-4 与 Y 映射关系如下（图16-30）：

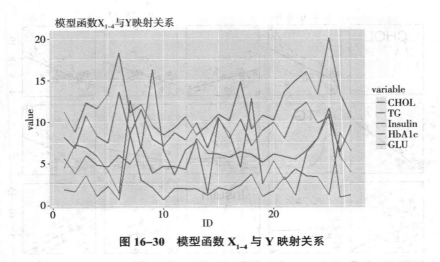

图 16–30　模型函数 X_{1-4} 与 Y 映射关系

（五）多重共线性的识别与处理

共线性程度越强越容易引起建模的不良后果，如参数估计值的标准误过大、t 检验结果过小、回归参数正负符号与客观实际不一致等。因此，我们首先要进行共线性的识别，通过矩阵运算对比自变量之间的相关系数，其绝对值越接近 1 则认为两者共线性越强。

输入命令：

```
> require(ggplot2)
> corr <- cor(data)
> corr
> require(corrplot)
> corrplot(corr,method="circle")+
corrplot(corr,method="number")
```

表 16–7　多重共线性分析

	CHOL	TG	Insulin	HbA1c	GLU
CHOL	1.0000000	0.63150583	−0.35479471	0.4152708	0.5585251
TG	0.6315058	1.00000000	−0.03863221	0.2189743	0.4585096
Insulin	−0.3547947	−0.03863221	1.00000000	−0.3297787	−0.5101213
HbA1c	0.4152708	0.21897432	−0.32977870	1.0000000	0.6096420
GLU	0.5585251	0.45850963	−0.51012130	0.6096420	1.0000000

解读：多重共线性矩阵运算的数值（表 16–7）及对应的相关系数（图 16–31），其颜色参照右侧标尺，越接近深红色和深蓝色表明共线性越强，可视化呈现以期读者一目了然。

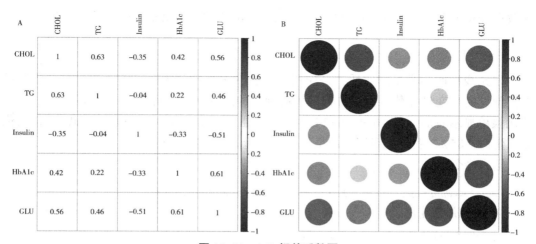

图 16–31　A,B 相关系数图

（六）残差分析

我们可以对函数 lm( ) 结合函数 plot( ) 方法得到残差图，残差图包括两个子图形，即残差图—拟合值图和残差—正态 Q–Q 图。

根据本文数据，输入命令：

```
> par(mfrow=c(1,2))
> plot(modela))
```

输出结果：标准化残差图和残差正态 Q–Q 图（图 16–32）

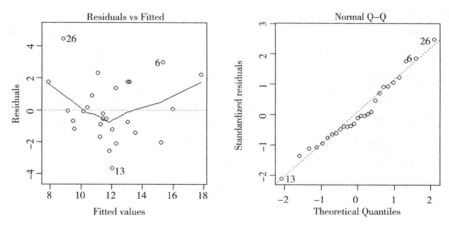

图 16–32　标准化残差图和残差正态 Q–Q 图

解读：左图理想情况为数据点均匀分布在 y=0 两侧，呈现出随机的分布，红色线呈现出一条平稳的曲线并没有明显的形状特征；右图理想情况为数据点按对角直线排列，趋于一条直线，并被对角直接穿过，直观上符合正态分布；求解运算后输出的左侧图形中散点分布不理想，右图除残差最大和最小的 26 与 13，其余基本符合正态分布。

（七）模型应用

多元线性回归模型的实质，是应用多个自变量来预测因变量的有效工具。我们可以把预设的自变量 X 代入回归方程即可对预测的因变量 Y 进行估计。假设有一位患者，其化验单显示总胆固醇 10.50mmol/L，甘油三酯 9.50mmol/L，胰岛素 1.82μU/ml，糖化血红蛋白 9.85%，我们就可以据此推算空腹血糖的上述数值和区间。

输入命令：

```
>data2 <- data.frame(CHOL=10.50,TG=9.50,Insulin=1.82,HbA1c=9.85)
> predict(modela, data)
> predict(modela, data,interval = "pred",level =0.95)
> predict(modela, data,interval = "conf",level =0.95)
```

输出结果：

	fit	lwr	upr
1	16.5717	11.56282	21.58057
	fit	lwr	upr
1	16.5717	13.79310	19.35029

解读：我们输入 predict(model1,newdata) 命令可计算出 Y 的个体预测值为 16.5717，为避免误差，通过参数指定置信水平 0.95 对预测区间可以使用 "interval="pred"" 求解得（11.56282，21.58057）；Y 总体均数的 95% 置信区间使用 "interval="conf"" 求解得（13.79310，19.35029）。

多元线性回归分析在医学领域有着广泛的应用，原因在于多因素混杂分析是医学研究中经常遇到的问题。我们已知的绝大多数疾病都是多种原因共同作用的结果，其预后也往往是由多因素所决定。如本文例子中影响空腹血糖的因素不止上述几种，还可能有年龄、饮食习惯、工作环境和家族史等。我们在这些可疑因素中，还要明确不同因素的影响权重和可能存在的逻辑关系。这些因素可能影响着临床试验的各个方面，造成我们面临可能在难以保证基线相同的混杂情况下需要对不同的干预方法进行比较这样的难题。以上这些问题很多都可利用多元线性回归分析来处理。我们控制其混杂因素的一个简单而有效的方法，就是将具体观测值通过函数的映射关系代入方程进行分析。

三、广义线性模型

广义线性模型是线性模型的扩展，它通过不同的连接函数，建立因变量的数学估计值与线性组合的预测变量间的关系。广义线性模型的特点，是在不改变数据原始度量情况下，可以令数据具有非线性和非恒定的方差结构。我们可以进一步理解为，如果自变量的单位改变引起因变量的变化率是某一常数，则回归模型即是线性模型，即直线型；

反之如果斜率不断改变，则该模型就是一种非线性模型，即广义线性模型，而函数的空间形态各异。广义线性模型包含的种类很多，如 Logistic 回归模型、泊松回归模型、Probit 模型等，其中应用最广泛的是 Logistic 回归模型，掌握该模型的计算对其他模型的实践具重要意义。

Logistic 回归分析模型在临床研究中应用广泛，常用于探讨诱发疾病的危险因素和推断疾病发生的可能性。在该模型中因变量多为"是 / 否"的二分类变量，自变量可以是连续变量，亦可是离散变量。通过 Logistic 回归分析，可以得到自变量（危险因素等）的权重，Logistic 回归模型亦有多种类型，本文仅介绍二分类 Logistic 回归。

本例数据引用 John Maindonald 所著的《Data Analysis and Graphics Using R》中的一组医学数据 anesthetic，每行数据表示单一个体，数据中的变量 conc 为某麻醉剂的用量，变量 move 表示术中患者有移动，nomove 则为无移动。我们令 conc 列数据为自变量，nomove 列数据为因变量，该研究旨在探索随 conc 用量的增加是否会使 nomove 概率增加，数据集见表 16–8。

表 16–8　anesthetic 数据集

ID	move	conc	nomove
1	0	1	1
2	1	1.2	0
3	0	1.4	1
4	0	1.4	1
5	1	1.2	0
…	…	…	…
27	1	1	0
28	0	1.2	1
29	1	1	0
30	0	1.2	1

安装并加载数据包：

```
>install.packages("DAAG")
>install.packages("lattice")
>library(DAAG)
>library(lattice)
```

读入数据，以 nomove 列的二分类变量"是（1）/ 否（0）"的数据进行概率建模，采用 glm() 函数拟合广义线性模型并绘制条件密度分布图：

```
>mydata<-read.csv("D:/anesthetic.csv",header=TRUE,sep=",")
>anes<-glm(mydata$nomove~mydata$conc,family=binomial(link="logit"),data=mydata)
```

```
>summary(anes)
>cdplot(factor(nomove)~conc,data=mydata,main= " 条件密度分布图 ",ylab=" 患者移动概率 ", xlab=
" 麻醉剂用量 ")（图 16-33）
```

输出结果：

Call:

Deviance Residuals:

Min	1Q	Median	3Q	Max
−2.0075	−0.4577	0.1459	0.5350	2.1486

Coefficients:

	Estimate	Std. Error	z value	Pr(>|z|)
(Intercept)	−7.637	2.746	−2.781	0.00542 **
conc	6.792	2.383	2.850	0.00437 **

———

Signif. codes:　0 '***' 0.001 '**' 0.01 '*' 0.05 '.' 0.1 ' ' 1

(Dispersion parameter for binomial family taken to be 1)

　　Null deviance: 41.054　on 29　degrees of freedom

Residual deviance: 24.590　on 28　degrees of freedom

AIC: 28.59

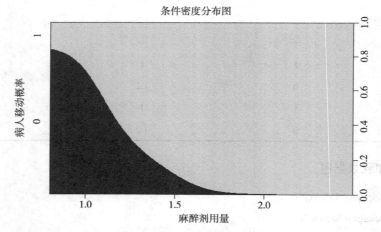

图 16-33　条件密度分布图

　　数据结合图形可知，随着手术使用麻醉剂量的加大，手术患者趋向于静止；Logistic 回归建模后得 intercept 和 conc 的系数分别为 −7.637 和 6.792，这表明该麻醉剂用量超过 1.124 时患者静止的概率超过 50%。

　　下一步使用汇总数据进行建模：

```
> anestot<-
```

```
aggregate(anesthetic [ ,c("move","nomove") ] ,by=list(conc=anesthetic$conc),FUN=sum)
> anestot$conc<-as.numeric(as.character(anestot$conc))
> anestot$total<-apply(anestot [ ,c("move","nomove") ] ,1,sum)
> anestot$prop<-anestot$nomove/anestot$total
```

输出结果汇总数据概率表 16-9：

表 16-9 汇总数据概率表

classification	conc	move	nomove	total	prop
1	0.8	6	1	7	0.142857
2	1	4	1	5	0.2
3	1.2	2	4	6	0.666667
4	1.4	2	4	6	0.666667
5	1.6	0	4	4	1
6	2.5	0	2	2	1

根据上述模型使用 predict 函数来绘制 Logistic 曲线：

```
> x<-seq(from=0,to=3,length.out=30)
> y<-predict(anes,data.frame(conc=x),type="response")
> plot(prop~conc,pch=16,col="red",data=anestot,xlim=c(0.4,3.3),main="Logistic 回归曲线 ",ylab=" 患
者静止概率 ",xlab=" 麻醉剂用量 ")+lines(y~x,lty=2,col="blue")
```

（图 16-34）

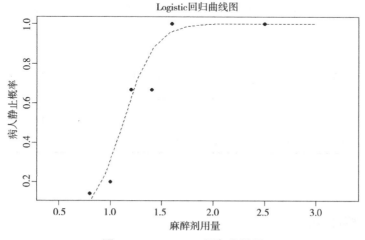

图 16-34 Logistic 回归曲线图

四、高维数据分析

高维数据在这里泛指高维和多变量数据，"高维"指数据有多个独立属性，而"多变量"则指数据有多个相关属性。人眼一般能感知的空间为二维和三维，高维数据可视化的重要目标就是将高维数据呈现于二维或三维空间中。在技术上，分为数据变换和数据可视化。数据变换就是使用降维的方法使用线性或非线性变换去掉冗余属性，把高维数据投影到低维空间，同时尽可能地保留高维空间的重要信息和特征。五维及五维以下的数据我们可以采取直接拟合平面图和三维图，五维以上多采用线性和非线性两大类降维方法，其中最常用的是线性方法中的"主成分分析"。

我们模拟一项真实世界临床研究的 25 名患者的 11 项血液检测指标，将对其进行高维数据可视化分析（表 16-10），"BTR"为"Blood Test Results"的缩写，每列为一个维度，共有 11 个维度。

表 16-10　25 名患者的 11 项血液检测指标

NAME	BTR1	BTR2	BTR3	BTR4	BTR5	BTR6	BTR7	BTR8	BTR9	BTR10	BTR11
张某	11.04	7.58	14.8	2.07	49.81	14.69	43.75	5.02	63.2	291.7	Positive
李某	10.76	7.4.0	14.3	1.86	49.37	14.05	50.72	4.92	60.2	301.5	Positive
朱某	11.02	7.23	14.3	1.92	48.93	14.99	40.87	5.32	62.8	280.1	Positive
孙某	11.34	7.09	15.2	2.10	50.42	15.31	46.26	4.72	63.4	276.4	Positive
赵某	11.13	7.30	13.5	2.01	48.62	14.17	45.67	4.42	55.4	268.0	Positive
方某	10.83	7.31	13.8	2.13	49.91	14.38	44.41	4.42	56.4	285.1	Positive
…	…	…	…	…	…	…	…	…	…	…	…
陈某	10.97	7.19	14.7	2.03	48.73	14.25	44.72	4.80	57.8	264.4	Negative
黄某	10.69	7.48	14.8	2.12	49.13	14.17	44.75	4.40	55.3	276.3	Negative
闫某	10.98	7.49	14.0	1.94	49.76	14.25	42.43	5.10	56.3	273.6	Negative
徐某	10.95	7.31	15.1	2.06	50.79	14.21	44.60	5.00	53.5	287.6	Negative
姜某	10.90	7.30	14.8	1.88	50.30	14.34	44.41	5.00	60.9	278.8	Negative
薛某	11.14	6.99	14.9	1.94	49.41	14.37	44.83	4.60	64.6	267.1	Positive
马某	11.02	7.30	14.8	2.04	48.37	14.09	48.95	4.92	50.3	300.2	Positive

（一）低维数据可视化

1. 二维数据可视化

输入代码：

```
>mydata<-read.csv("D:/patientsdata.csv")
>ggplot(mydata, aes(BTR1,BTR2)) + geom_point(colour = "blue")
```

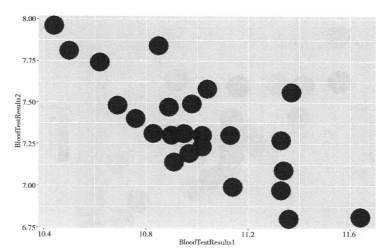

图 16-35 二维数据可视化

解读：分别以 X 轴和 Y 轴代表两维数据（图 16-35）。

2. 三维数据可视化

输入代码：

```
>a<-ggplot(mydata,aes(BTR1,x=BTR2))
>a + geom_point(data=mydata,aes(colour = factor(BTR3)),size=12)
>b<-ggplot(mydata,aes(y=BTR1,x=BTR2,color=BTR3))
>b+geom_point()
>scatterplot3d(mydata$BTR1,mydata$BTR2,mydata$BTR3)
>plot3d(mydata$BTR1,mydata$BTR2,mydata$BTR3,col=rainbow(12))
```

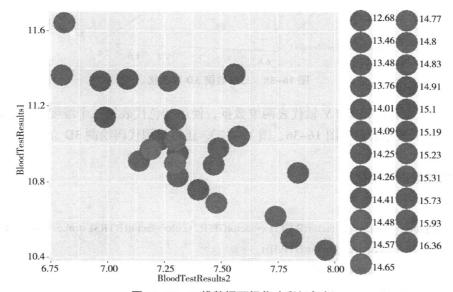

图 16-36 三维数据可视化（彩虹色）

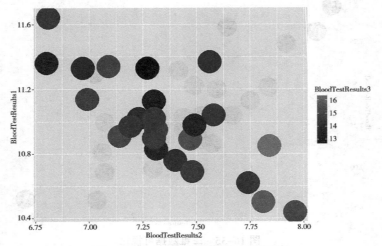

图 16-37 三维数据可视化（渐变色）

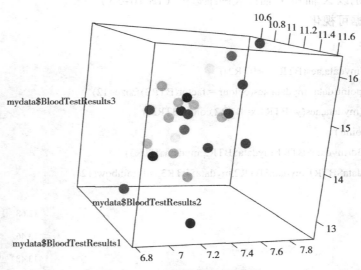

图 16-38 三维数据 3D 可视化

解读：分别以 X 轴和 Y 轴代表两维数据，使用颜色代表第三个维度的数据，分别以彩虹色和渐变色着色（图 16-36、图 16-37），还可采用代码绘制 3D 立体三维图（图 16-38）。

3. 四维数据可视化

输入代码：

```
>c<-ggplot(mydata,aes(y=factor(BTR1),x=factor(BTR2),color=factor(BTR3),stroke=6),size= 16)
>c+geom_point(aes(size = factor(BTR4)))
>p<-ggplot(mydata,aes(y=BTR1,x=BTR2,color=BTR3,stroke=6))
>p+geom_point(aes(size = BTR4))
```

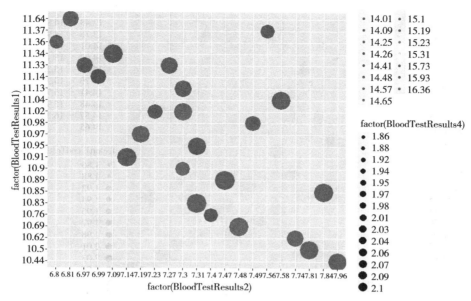

图 16-39　四维数据可视化（彩虹色）

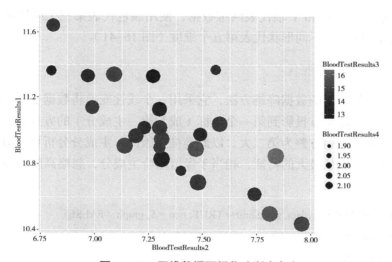

图 16-40　四维数据可视化（渐变色）

解读：分别以 X 轴和 Y 轴代表两维数据，使用颜色代表第三个维度的数据，圆圈大小代表第四个维度，分别以彩虹色和渐变色着色（图 16-39、图 16-40）。

4. 五维数据可视化

输入代码：

```
>p<-ggplot(mydata,aes(y=factor(BTR1),x=factor(BTR2),color=factor(BTR3) ,stroke=8))
p+geom_point(aes(size = factor(BTR4),shape = factor(BTR11)))
```

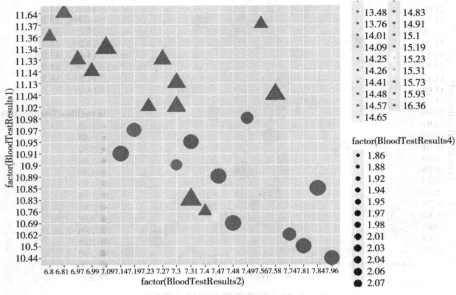

图 16-41 五维数据可视化

解读：分别以 X 轴和 Y 轴代表两维数据，使用颜色代表第三个维度的数据，圆圈大小代表第四个维度，不同形状代表第五个维度（图 16-41）。

（二）高维数据可视化

主成分分析是常用的数据降维方法，它采用一个线性变换将数据变换到一个新的坐标系统，使得任何数据点投影到第一个坐标（成为第一主成分）的方差最大，在第二个坐标（第二主成分）的方差为第二大，以此类推。因此，主成分分析可以减少数据的维数，并保持对方差贡献最大的特征，相当于保留低阶主成分，忽略高阶主成分。

输入代码：

```
> res.pca <- PCA(X = mydata, scale.unit = TRUE, ncp = 5, graph = FALSE)
> get_eigenvalue(res.pca)
> fviz_eig(res.pca)
> get_pca_ind(res.pca)
```

表 16-11 成分特征值

	eigenvalue	variance.percent	cumulative.variance.percent
Dim.1	4.0562258	40.562258	40.56226
Dim.2	1.7297686	17.297686	57.85994
Dim.3	1.2942677	12.942677	70.80262
Dim.4	0.8867626	8.867626	79.67025

续表

	eigenvalue	variance.percent	cumulative.variance.percent
Dim.5	0.6757367	6.757367	86.42761
Dim.6	0.4495431	4.495431	90.92304
Dim.7	0.3352554	3.352554	94.27560
Dim.8	0.2804065	2.804065	97.07966
Dim.9	0.1728493	1.728493	98.80816
Dim.10	0.1191844	1.191844	100.00000

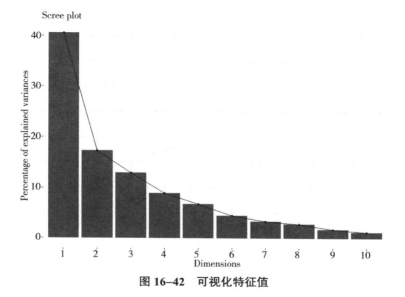

图 16-42　可视化特征值

```
> head(var$coord)
```

表 16-12　变量贡献

	Dim.1	Dim.2	Dim.3	Dim.4	Dim.5
BloodTestResults1	−0.8504857	−0.17531741	0.17729100	0.22477225	−0.2007746
BloodTestResults2	0.7900409	0.26451198	−0.03918506	−0.28540585	0.2196311
BloodTestResults3	0.7292394	0.04735332	0.46987815	0.32929305	−0.2125697
BloodTestResults4	0.6105105	−0.50351210	0.23175506	0.16682588	0.3644963
BloodTestResults5	−0.7017315	0.22166848	0.30262802	0.30932421	0.2826735
BloodTestResults6	−0.7708401	−0.08964824	0.43614847	0.03746142	0.1788064

```
>fviz_pca_var(res.pca, col.var = "cos2",gradient.cols = c("#00AFBB", "#E7B800", "#FC4E07")
```

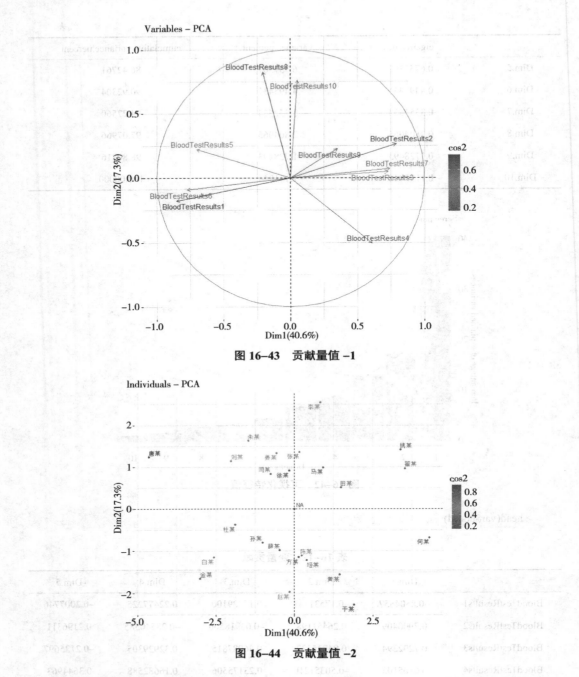

图 16-43　贡献量值 -1

图 16-44　贡献量值 -2

　　解读：计算出特征值和贡献量值并进行权重可视化图（表 16-11、表 16-12，图 16-42、图 16-43、图 16-44）。

五、空间数据分析

　　空间数据是地图坐标基础上的高维几何数据，可对空间中任意实体各种信息数据进行统一，在医学研究中将空间数据和临床研究数据进行综合，往往可以实现多元多维度的可视化分析，目前可进行空间数据分析的软件较多，可采用编程软件、模块化软件或在线程序实现。根据计算机对数据存储方法的差异，空间数据分类较多，其中最常用的是矢量结构数据中的 ESRI Shapefile 格式，然后使用相应软件进行临床数据的空间拟合并绘制表现形式各异的地图，本文可使用 R 语言读取矢量数据并进行绘图示例。

（一）绘制全国范围的区域

输入代码：

```
> china_map= readShapePoly("D:/Chinamap/map.shp")
> ggplot(china_map,aes(x=long,y=lat,group=group)) +
geom_polygon(fill="white",colour="grey") +
coord_map("polyconic")
```

解读：我们需要测试空间数据坐标的投影情况，为循证医学数据拟合作必要的准备，map 为 SpatialPolygonsDataFrame（SP）类型文件，保存各省 / 直辖市的多边形面图。

（二）循证医学数据与空间数据的拟合

输入代码：

```
>mydata <- read.csv("D:/ 各省纳入患者和 RCT 数量 .csv")
>province_city <- read.csv("D:/ 中国省会城市经纬度坐标 .csv")
>china_data <- join(china_map_data, mydata,type="full")
>ggplot(china_data, aes(x = long, y = lat, group = group, fill = 纳入患者 )) +
geom_polygon(colour="grey40") +
coord_map("polyconic")
```

解读：采用 polyconic 投影，数据采用渐变填充色以定性对比，可以看出全国该大规模多中心随机对照试验各省纳入患者和研究数量的差异。

我们最后可将地名信息投影入地图，完成整体可视化过程，输入代码：

```
>province_city <- read.csv("D:/ 中国省会城市经纬度坐标 .csv")
>ggplot(china_data,aes(long,lat))+
geom_polygon(aes(group=group,fill= 纳入患者 ),colour="grey60")+
scale_fill_gradient(low="white",high="steelblue") +
coord_map("polyconic") +
geom_text(aes(x = jd,y = wd,label = province), data =province_city)
```

第六节　图表美化技能

一、图片格式与意义

众所周知，不同格式的图片均有其存在的意义，并非占用硬盘存储空间大的图片就有更高的质量。一般的图片存储，最常用的是矢量图和位图两类格式。多数可视化软件均能生成矢量图和位图，如 Excel、R 语言等。矢量图最大的优势在于放大或缩小图形均不会影响图片的清晰度。

位图（bitmap）是使用无数单一色彩像素点的排列形成图像，图片区域点越小数量越多意味着分辨率越高，相应的图片质量越高。输出图像的质量在制图首次存储时最为关键。我们常用的 BMP、GIF、JPG、TIF、PSD 等均为位图格式。矢量图（vetorgram）的基本元素不再是单一色点而是自成一体的数据实体，具有颜色、形状、轮廓、位置等属性，类似昆虫的复眼成像。位图可以单纯依靠感光元件生成，而矢量图只能依靠软件制作，如 AI、EPS、SVG、DWG、DXF CDR 等均是此矢量图格式。特别需要我们注意的是，研究根据原始数据计算并可视化的图片、表格等往往均是原始矢量图形，首次保存的格式设置至关重要，其原则在于矢量图可以转换为位图，而一旦存储为位图，或粘贴到只能处理位图的软件，或者另存为 JPG、TIF、GIF、PNG 等位图图形的文件格式时就变成位图，无法再恢复到矢量图。在首次制图时，我们建议最初将图表和数据转换成图片时，就将图片格式设定为至少包括 TIFF 位图或 EPS 矢量图两种形式。

二、图片分辨率的意义

图像质量主要取决于图像的分辨率与颜色种类（位深度）。矢量图形不存在分辨率的问题，只有位图才有分辨率。图像的分辨率是图像中存储的信息量，每英寸图像内像素点的多少决定其的高与低，分辨率的单位为 ppi 和 dpi，两者区别可以简单理解为 ppi 相当于电脑屏幕的输出的画质，而 dpi 相当于打印机的输出画质，设置时超过 1000 则二值趋于同一质量。

三、图片色彩模式选择

RGB 和 CMYK 为图片色彩模式的主要类型，两者均是基于"三原色"，但 RGB 更趋于光学色彩，故又称"色光三原色"，而 CMYK 偏于印刷要求，因此又名"色料三原色"，也可以理解为彩色打印机墨盒的颜色（青色、品红和黄色）。CMYK 再加黑色即是我们所熟知的"全彩打印"的基础。我们投稿时应采用 RGB 色彩模式的图片，因为首先 RGB 模式比 CMYK 模式具有更真实自然而绚丽的色彩，适合网络显示，其次出版社可以将 RGB 模式转变为 CMYK 模式而不会损失画质。

四、图片保存

许多数据可视化软件并未配备图片保存功能，这为我们的研究工作带来诸多不便。本文介绍常用的图片辅助存储与处理软件。

（一）ACDsee

ACDSee 是目前十分流行的数字图像处理软件，它已广泛应用于图片获取、管理、浏览、优化甚至和异地分享等诸多领域，基本上成为医学、建筑、美术等从业人员的必备软件。ACDSee 不仅可针对 JPG、BMP、GIF 等图像格式进行任意转换，还有一个很强大的截图功能，且截图后不改变图片的分辨率。ACDsee 官方网站：http://www.acdsystems.com

（二）FastStoneCapture（FSCapture）

FastStone Capture 本质是一款图像软件，具有良好的图像编辑和截屏功能，它支持包括 BMP、JPEG、GIF、PNG、PCX、TIFF 等几乎所有主流图片格式。FSCapture 有光滑以及毛刺处理技术，可以让图片更加清晰，还提供缩放、旋转、减切、颜色调整功能。在此基础上，新版的 FSCapture 兼具了高质量的屏幕录像功能。FSCapture 官方网站：http://www.faststone.org/FSCapturerDownload.htm

五、图片处理

在论文投稿前，研究者还需把图片另存为一定分辨率和格式，作为附件提交杂志社。很多杂志社，特别是一些国外知名期刊，往往对图片的投稿要求十分苛刻，我们推荐两种常用的图片编辑软件。

（一）Photoshop

Photoshop（PS）是我们最为熟悉的图片编辑器，可有效地进行图片编辑工作。Photoshop 虽然功能强大，但是其长于图像处理而非图形创作。Photoshop 官方网站：http://www.adobe.com/cn/products/cs6/photoshop.html

（二）Adobe Illustrator

Adobe Illustrator（AI）是目前比较公认的矢量图形处理工具，广泛应用于出版印刷、生物医药的专业图像处理以及互联网页的制作等。需要指出的是，越来越多的国际期刊倾向于接受的图片格式是矢量图而非像素图，以便杂志社为刊载要求可进一步进行后期处理，如重新着色和缩放而不会损失图像质量。Adobe Illustrator 官方网站：http://www.adobe.com/products/illustrator

第十七章 真实世界研究的伦理学问题

第一节 真实世界研究的伦理审查关注要点

临床研究都应遵循尊重、有利 / 不伤害和公平公正三大伦理原则，真实世界研究有别于一般的随机对照试验设计，但亦应在遵循三大伦理原则的基础上，根据其研究设计及研究特点格外关注研究目的、在真实诊疗环境中涉及伦理问题、知情同意及获取、研究数据来源群体 / 患者权益保障、利益冲突、数据治理的程序 / 制度、研究注册和发表等环节（姚贺之，2019）。

因真实世界研究（RWS）设计的不同、数据类型的不同、数据来源的不同、数据获取方式的不同、以及涉及的利益方不同、特殊人群不同而可能涉及的伦理问题会有差异。

表 17-1 是随机对照试验与真实世界研究的区别对照表，可以简明扼要地看出从研究目的到研究数据的主要区别，从而可以了解在研究的不同各环节会有不同的风险。

表 17-1　随机对照试验与真实世界研究的对比

特点	随机对照临床试验	真实世界研究
目的	以效力研究为主（Efficacy）	研究目的多样，包括效果研究（Effectiveness）
人群	理想世界人群，严格的入排标准	真实世界人群，较为宽泛的入排标准
样本量	根据统计学共识推算获得，样本量较少	根据真实数据环境或统计学共识推算获得，样本量可大可小
时间	较短（多以评估结局指标为终点）	短期或者长期（以获得所有治疗以及长期临床结局为终点）
结果	内部有效性高	外部推广性强
设计	前瞻性、随机对照研究	随机或者非随机抽样，也可观察；可前瞻，也可回顾
实施场景	理想世界；高度标准化的环境	真实世界：医疗机构、社区、家庭
数据	标准化、收集过程较严格规范	来源多样、异质性高

1. 研究的科学价值和社会价值　一个合理的临床研究，首先要具有明确或者潜在的社会、科学或临床价值，判断是否有价值关键不在于其统计结果是否有意义，而是能否获得实际有用的知识或解决实际问题（王思成，2013）。伦理审查首要关注的是该 RWS 研究的价值及要解答的科学问题。

2. 研究人群的特征　根据研究目的的不同会有相应的研究设计方法。一般而言，真实世界研究的设计有实效性临床研究、使用真实世界证据作为外部对照的单臂试验、观察性研究（回顾性、前瞻性）等类型，因而纳入的研究人群会有不同。研究人群的纳入特征，是研究设计中风险最小化设计需要考虑的内容之一。真实世界研究由于受试者人群的入选标准宽泛，数量巨大，可能这个人群承受的风险，以及在长疗程的观察中可能出现的疾病变化等情况就需要严谨设计。尤其是在真实世界研究纳入的人群包括弱势群体，比如儿童、老人、孕妇等，对纳入人群特征的伦理考量显得尤为重要。

虽然基于真实世界数据开展观察性研究在数据采集层面可以节约时间、经费，但在设计层面的复杂程度远远超出随机对照试验设计（彭晓霞，2019）。对于前瞻性观察研究的审查，应关注样本人群的纳排标准、选择依据，抽样的方法和抽样的可操作性等。

3. 研究的干预方式及随访　RWS 的干预方式往往与真实诊疗的操作一致，但也会有不同，伦理审查也应关注 RWS 的干预方法可能带来的超出临床诊疗的风险部分，并关注实际能给受试者带来的获益。同时，由于 RWS 常常随访较长的时间，在此过程中纳入研究的人群的隐私及权益就需要有较好的保护措施。

4. 统计分析方法　因 RWS 获得的数据量较大，对数据的治理（见下文分析）要求也就较高，而对于数据的统计方法应区别于传统的随机对照研究，有研究者根据评价治疗结局的不同，设计了相关的统计分析技术（高培，2019）。例如关联规则分析、倾向性指数分析等都是 RWS 常用的统计分析方法。（孙鑫，2017）

5. 研究者的资质与同质性　因 RWS 与临床实践同时开展，研究过程即为诊疗实践过程，医生、护理人员以及产生数据的相关方在开展临床实践前并非都经过一致的严格培训，如何保证研究人员在产生数据的过程中能够遵守真实性、可靠性、完整性原则，需要在 RWS 的设计中做出合理的安排。

6. 研究的透明化　RWS 研究环境更贴近临床实践和日常生活，需要在研究设计中提前做好研究过程的质量控制规范，尽可能实现各环节的透明化（金鑫瑶，2019），使得研究结果更加可靠，具有更好的外延性。

7. 隐私和权益的保护　真实世界研究涉及海量的、来源不同的数据，这些数据的使用和研究应遵循保护隐私和权益的原则，在获取前应获取知情同意，并在数据治理过程中注意隐私和权益的保护。

第二节　真实世界研究知情同意的一般考虑

真实世界研究的知情同意与一般随机对照研究的知情同意有所不同，鉴于不同的研究设计会有不同的知情同意方式，比如泛知情、动态知情的方式（陈晓云，2018），这些不同于传统的知情同意方式需要考虑的伦理问题和伦理关注点又有不同，其实施、操作都值得伦理委员会与研究者不断探索（陈晓云，2019），（訾明杰，2020）。

对于回顾性观察研究及利用人体生物标本及数据的研究（刘海涛，2016），通常采取免除知情同意，但需要关注的是回顾性研究所获取的数据及方式，应是不超过最小风险，且对受试者或数据提供群体没有潜在伤害的研究设计。

1. 一般知情同意　与常规的随机对照临床试验相同，应有完整的知情告知和同意参与的过程并有文件的记录。为适应 RWS 的实际特点，如在采集患者信息或生物样本时已明确采集目的，必须遵照相关规定明确获得患者知情同意。这种具有明确内容的特定知情同意与传统临床研究中所采取的方式基本一致。

2. 泛知情同意　与明确的特定知情同意相对而言，泛知情同意指患者可选择是否同意参与将来某一类型的研究，这种知情同意方式随着生物样本库的广泛建立及应用增多从而逐渐引发更多的关注。泛知情同意并不是无限制的同意（Master Z，2012）；相反，其要求应详细说明下列内容以规范生物样本信息在未来研究中的应用（陈晓云，2018）：比如采集生物样本信息的目的和用途、样本的储存条件和期限、该生物样本信息的使用权限、生物样本信息库管理员的联系方式，以便受试者可随时了解其样本信息的使用情况、包括生物样本信息的预期使用情况（例如受试者的样本信息是否将用于基础研究、应用研究或者商业目的等信息的告知。对于泛知情同意，需要注意的是应该在知情选择退出程序中明确为受试者保留此项权利。"知情选择退出"即指除非患者明确拒绝，否则其相关材料可被留存并用于研究。（姚贺之，2019）

3. 免除知情同意　根据国家卫健委 2016 年《涉及人的生物医学研究伦理审查办法》"第三十九条 以下情形经伦理委员会审查批准后，可以免除签署知情同意书：①利用可识别身份信息的人体材料或者数据进行研究，已无法找到该受试者，且研究项目不涉及个人隐私和商业利益的；②生物样本捐献者已经签署了知情同意书，同意所捐献样本及相关信息可用于所有医学研究的。"该规定对于采用剩余生物样本信息开展的研究可以申请免除知情同意，伦理委员会需基于以下主要方面审核免除的合理性：①获取个人知情同意在操作层面或经费上无法实现。②研究必须具有重要的社会价值。③研究对受试者及其群体造成的风险不超过最小风险。这种情况在 RWS 中涉及调用临床医疗数据或使用既往留存血样时十分常见，伦理委员会需要全面评估该研究是否可免除知情同意。

第三节　因设计不同而采用不同的知情同意方式

从研究类型上去界定和探索知情同意方式很复杂也很难，但从伦理角度，可以不受各类型或概念的困扰，根据真实世界研究的特性，理解为非干预为主地、收集真实世界数据的研究的共性，将真实世界研究简单化为利用真实世界数据进行的研究，从数据的采集、类型和使用决定其知情同意方式。

一、考虑因设计的不同、涉及人群不同、涉及数据来源不同可选用的知情同意的方式

1. 传统的特定知情同意

（1）在确保潜在研究受试者理解了告知信息后，医生或其他适当的有资格的人员必须寻求其自主的知情同意，最好是书面形式。如果不能以书面形式表达同意，非书面同

意必须被正式记录并有见证。

（2）在寻求参与研究项目的知情同意时，如果潜在受试者与医生有依赖关系，或可能会被迫表示同意，医生应特别谨慎。在这些情况下，必须由一个适当的有资格且完全独立于这种关系之外的人来寻求知情同意（赫尔辛基宣言 2013 年，第 27 条）。

（3）对无知情同意能力的潜在受试者，医生必须寻求其法定代理人的知情同意（赫尔辛基宣言 2013 年，第 28 条）。

（4）当一个被视为无知情同意能力的潜在受试者能够做出同意参加研究的决定时，医生除了寻求法定代理人的同意之外，还必须寻求该受试者的同意。该潜在受试者做出的不同意意见应予以尊重（赫尔辛基宣言 2013 年，第 29 条）。

（5）绝不能因患者拒绝参加研究或决定退出研究而对医患关系造成不利影响（赫尔辛基宣言 2013 年，第 31 条）。

2. 泛知情同意

（1）泛知情同意书的制定——注意要点（陈晓云，2018）：①泛知情同意使用的范围——主要是临床诊疗数据的捐赠或临床诊疗样本的捐赠（不牵涉干预措施可能带来的不良反应）；可能的研究目的（可以是用于将来的研究或某个领域的研究）。②生物样本及临床数据可能被多家研究机构共享（也可以申明仅在本机构使用）。③患者是否同意捐赠的结果不会影响其被获取的样本量，也不会影响诊疗措施及其与医护人员的关系。④将隐私保护申明和措施进行告知。⑤患者有权利可以随时提出终止或撤回捐献。⑥知情同意书上应有选项让患者勾选是否同意捐献临床诊疗信息和剩余样本，同意捐赠于哪些方面的研究。⑦泛知情同意书的编写必须简洁易懂明确，最好不要超过一张纸（正反两页），以便节约受试者阅读时间，也有助于避免"不耐烦看完而草率签字"情况的发生。⑧在捐赠者声明页，请患者明确已经完全知晓、理解并同意该同意书的所有条款。⑨对于无完全行为能力的患者需有监护人签字。⑩对于使用剩余样本或信息所取得的研究成果是否会与捐赠者 / 受试者共享，特别是商业目的所带来的经济利益，应当事先约定。

（2）实施路径（陈晓云，2020）

第一步：当医疗卫生机构准备实施系统治理模式前，各职能部门必须进行会议沟通就管理模式和内容达成一致。

第二步：及时制定适用于不同领域的泛知情同意书模板。

第三步：跟踪管理。

泛知情同意书及治理系统中各职能部门的管理职责须提交伦理委员会审查，通过后才能在该医疗卫生机构使用，并根据跟踪审查频率对泛知情同意书及使用情况进行跟踪审查，必要时进行现场访查等跟踪管理。

3. 免除知情同意

①研究目的是重要的。②研究对受试者的风险不大于最小风险。③免知情同意不会对受试者的权利和健康产生不利影响。④受试者的隐私和个人身份信息得到保护。⑤若规定知情同意研究将无法进行，或会影响研究结果准确性。⑥不需要进一步跟踪受试者

信息。

4. 免除数据再次使用的知情同意　在首次研究申请时，在知情同意书中预判到该研究的数据和样本可能用于将来的其他研究，在第一次知情同意时已经对受试者进行了将来研究的知情同意，这样在其他研究中要使用前次研究的数据或剩余样本（不因研究多抽受试者的样本量），这样的情况，可以向伦理委员会申请免除数据再次使用的知情同意。

5. 特殊知情同意方式　包括免知情同意签字／口头知情同意。以下两种情况，伦理委员会可以考虑批准免知情同意签字：

①研究对受试者的风险不大于最小风险，并且如果脱离"研究"背景，相同情况下的行为或程序不要求签署书面知情同意。例如，访谈研究，邮件／电话调查。②当一份签了字的知情同意书会对受试者的隐私构成不正当的威胁，联系受试者真实身份和研究的唯一记录是知情同意文件，并且主要风险就来自受试者身份或个人隐私的泄露。在这种情况下，应该遵循每一位受试者本人的意愿是否签署书面知情同意文件。

二、根据不同 RWS 方式决定知情同意方式

1. 回顾性与前瞻性

（1）回顾性研究：对于回顾性的针对既往诊疗数据及利用临床诊疗剩余人体生物标本的研究，知情同意方式不同。

1）免知情同意：

①对于回顾性 RWS 仅使用临床诊疗数据的研究，可向伦理委员会申请采取豁免知情同意，但伦理审查需要关注的是研究是：研究不超过最小风险；研究样本量巨大，知情同意不可能做到，且回顾性研究所获取的数据及方式，对受试者或数据提供群体没有潜在伤害的研究设计。②对于突发公共卫生事件发生或疫情期间的回顾性研究（包括剩余诊疗样本的研究），采用知情同意可能导致数据获取不全面，或影响数据的完整性，这种情况下，可以向伦理委员会申请免知情同意。

2）泛知情同意：对于回顾性 RWS 需使用临床剩余样本和临床诊疗数据的研究，可采用泛知情同意方式，但伦理审查需要关注的是：临床治疗前或临床样本留取前进行泛知情同意，泛知情同意书中应告知患者临床诊疗数据和剩余样本将用于将来研究，以及泛知情同意的告知要素等。获得泛知情同意的临床剩余样本才可以用于该 RWS（陈晓云，2020）。

3）免知情同意签字：对于一些特殊的 RWS，如涉及遗传性疾病、精神疾患、传染病、性病等可能给受试者带来心理或精神上歧视或差别对待的研究，知情同意签字可能给潜在受试者带来隐私泄漏风险，此类研究可以采用免知情同意签字，可以采用口头知情同意或抄写同意字句来表示知情同意的意愿。

（2）前瞻性研究：

1）免知情同意：前瞻性 RWS 一般不能够免知情同意。根据现有法规，未发现可以支持前瞻性 RWS 豁免知情同意的依据。

对于使用可识别身份的人体材料或数据的医学研究，可能有一些例外的情况，如对某些研究而言，获得受试者同意已不可能或不现实，在这样的情况下，唯有经研究伦理委员会考虑并批准后，研究方可进行。

2）泛知情同意（Petrini C，2010）：对于风险较小的上市药物（如临床常用 OTC 的西药、不含毒副反应报道的中药饮片组方）的安全性信息观察或疗效再评价为目的的 RWS，可以根据研究风险，如果风险不大于最小风险，研究机构有泛知情同意实施的条件（系统治理下的泛知情同意系统）成熟，可向伦理委员会申请泛知情同意后，可免除再次知情同意。

3）特定知情同意：对于风险较大的前瞻性干预性药物的 RWS，必须采用传统的特定知情同意。即使在突发公共卫生事件发生或疫情期间的针对疫情的新药或疫苗的研究，也必须通过严格的一一知情同意后，才可以纳入受试者进行研究。

4）免知情同意签字：对于一些特殊的 RWS，如涉及遗传性疾病、精神疾患、传染病、性病等可能给受试者带来心理或精神上歧视或差别对待的研究，知情同意签字可能给潜在受试者带来隐私泄漏风险，此类研究可以采用免知情同意签字，可以采用口头知情同意或抄写同意字句来表示知情同意的意愿。

2. 试验性与观察性 RWS 根据是否干预可分为试验性研究和观察性研究。

（1）试验性研究：试验性研究的 RWS 主要是实用性临床试验，是在常规或接近常规的临床实践中开展的临床试验，实效性随机对照试验（PRCT）是实用性临床试验的一种重要类型。

实用性临床试验关注干预措施在常规临床实践中的效果，其研究对象是在常规临床实践中应用干预措施的患者群体，可能存在多种合并症；干预措施由于与常规临床实践保持较好一致，从而受干预者技能和经验的影响。因此，研究设计需基于其特点进行全面考虑。

实用性临床试验通常选用常规治疗、标准治疗或公认有效的治疗措施作为对照，观察指标通常选择对患者或研究结果的使用者具有重要临床意义的指标。

实用性临床试验根据研究目的不同，可包括安全性、有效性、治疗依从性、卫生经济等方面，因其注重评价远期结局，随访时间较长，随访频率通常与常规临床随访一致。

● 知情同意方式：①研究目的为安全性、有效性的实用性临床研究，知情同意方式主要参考 RCT 研究，采用传统的特定知情同意方式。②研究目的为治疗依从性、卫生经济等方面的前瞻性研究，如知情同意可能影响研究结果且其研究风险如不大于最小风险，可以向伦理委员会申请豁免知情同意。如此类研究并不影响研究结果、或为回顾性研究、回顾性加前瞻调查研究，应尽可能采用一般知情同意方式，如调查研究无受试者到现场可以由电话或邮件完成的，可以采用口头知情同意方式。

（2）观察性研究：观察性研究包括队列研究、病例-对照研究、横断面研究、病例系列等设计类型。申请人可根据研究目的，选择恰当的研究设计。由于观察性研究更可能出现偏倚及混杂，需预先进行全面识别，并采取有效的控制措施。

知情同意方式：观察性研究采用传统的特定知情同意方式。

（3）其他：在单组试验中，使用真实世界数据作为外部对照，是形成临床证据的一种特殊设计类型。外部对照需充分考虑试验组和对照组的可比性，如研究人群、临床实践、诊断标准、测量和分类等（姚贺之，2019）。

3. 荟萃分析研究　荟萃分析 RWS 研究，因前期的研究中已经获得了知情同意，再做荟萃分析时，可以向伦理委员会申请豁免再次知情同意，但是伦理委员会审查时应注意纳入的既往研究的合理性和全面性，且纳入的研究成果不能够对研究对群体造成精神或心理上造成伤害和歧视可能。必要时，伦理委员会可以要求对该研究进行审查。

三、根据数据的类型、采集和使用决定知情同意方式

真实世界的数据来源广泛，包括但不限于登记数据、医院病历数据、区域健康医疗数据、医疗保险数据、健康档案、公共监测数据、患者自报数据、移动设备产生的数据等。根据数据来源，可以分为基于常规临床医疗情况下收集的数据，以及使用网络环境和数码工具获取的与健康相关的研究数据。

1. 常规临床医疗情况下收集的数据：

①回顾性使用数据，样本量巨大无法溯源的，且研究不产生商业利益的，可以申请豁免知情同意。如有商业利益的，可以在获得患者同意捐献数据的情况下，免再次知情同意。②前瞻性使用数据，应采用传统知情同意，如果研究风险不大于最小风险的 RWS，可以申请采用系统治管理下的泛知情同意。

2. 使用网络环境和数码工具获取的健康相关数据　网络环境和数码工具获取的健康相关数据，在打开采集器或产生数据前已获得使用者的泛知情同意的数据，回顾性使用时，根据研究风险不大于最小风险，可以申请免再次知情同意；如数据的使用、分析、发表过程中可能造成对受试者的名誉、心理、保险造成影响的研究，必须获得潜在受试者的传统特定知情同意（陈鑫伟，2018）。前瞻性使用，应尽可能获得传统的知情同意。回顾性使用，前期已经获得知情同意或泛知情同意，可以申请免再次知情同意。

第四节　真实世界数据治理过程中可能涉及的伦理问题

真实世界研究的数据由于数据来源的多样化各具的特点，且数据库间并不具有良好的一致性（李雪迎，2020），需要有良好的治理措施和技术规范（孙鑫，2019），对数据有适用性的评价和伦理学评价，伦理审查时还应关注数据牵涉各方的利益冲突，对于数据后期的转移、统计分析方法等细节（高培，2019）

1. 应考虑到数据来源的不同所带来的挑战　数据的来源多样化（国家药监局药审中心，2020），并各自相对独立和封闭，对于源数据应有系统的、合理的、科学的质量管理措施。常见的数据源包括卫生信息系统、医保信息系统、患者报告的数据库、生物样本库等信息。

对于不同数据源的采集方式、采集范围、采集的技术支持、采集的条件限定如时间

截点的限定、采集信息类型的限定等都应在伦理审查关注的范围内，同时重要的是还应该对数据来源的隐私保护和知情同意的获取方式（如上文）所述进行必要的论证。

2. 应考虑数据治理过程中的伦理问题　经治理数据的适用性评价，伦理性评价，在相关性、可靠性（包括经治理数据的存贮、清洗、转化、转运等环节）评价中考虑伦理的因素（国家药品监督管理总局，2020）。

在治理数据并将数据进行存贮、清洗、转化、转运等环节，应考虑到治理人员的资质、职责、能力以及在系列过程中的保密等具体的措施。

在数据处理的过程中，还应在接到知情撤回及数据要求撤回时可操作的路径，并在此过程中确保保密及隐私保护的要求。

3. 对于利益相关方的考量　数据的利益相关方如申办方、医疗机构、监察机构、数据提取方、使用方、存贮方的权利、职责，以及过程数据的归属。尤其是在数据共享环节、因真实世界数据产出的无形或有形的产品或相关利益前，应在法律许可的范围内尽可能做好提前的约定（Garrison NA，2016）。

4. 风险获益评估　患者隐私的保密及风险获益的评估。该风险并不仅仅局限于数据泄露或隐私暴露的风险，还应该考虑到数据获取时，受试者或数据产生者可能的获益，当然这个获益还应考虑对于社会或者未来潜在人群的获益。

5. 可能的法律风险　真实世界数据（RWD）成为真实世界证据（RWE），从申办方到研究者，从研究机构到伦理委员会，从践行者到监督管理机构，各方都将承担一定的法律责任（王佳楠，2020）（张海洪，2020），监管机构及研究机构应制定并有相应的追责程序，并借鉴世界范围内其他国家和地区的监管机构已经发布的相关指导文件或部署相关工作，推动我国的真实世界研究合规、合理、科学的稳步发展（国家食品药品监督管理局，2013）（姚晨，2020）。在真实世界研究正式开始前，基于整体研发策略和具体研究方案等，就 RWD 是否支持产生 RWE 与监管机构及时并积极进行交流，使得研究及其过程合规也是真实世界研究能顺利完成的重要内容。

第十八章　中医真实世界研究的组织管理和质量控制

第一节　真实世界研究的组织模式和管理规范

一、研究项目及课题组织模式

（一）分级模式

真实世界研究项目及课题组织模式的确立，是研究项目及课题顺利进行的有力保障。在真实世界研究过程中，由于受到项目及课题类别，病种，受试者来源、区域、种族差异、样本量以及单位级别等条件限制，因此需要根据研究内容和目的的实际需要对课题承担单位进行规范筛选，确定具体分级形式，具体而言主要分为以下两种：

1. 单级模式　即一级模式，课题单位在符合国家政策标准的基础上，可独立完成项目从立项到实施到结题的所有过程，根据研究项目性质和大小，又可分为两类，一是以名老中医经验及临床病案等为中心的研究项目课题；二是项目研究不涉及分区域、参加单位等子课题的研究项目课题。组织模式主要为课题牵头单位，负责真实世界研究项目及课题的完成。

2. 多级模式　即两级或者三级模式，研究项目及课题内容丰富，涉及多区域、多中心，不同中心单位需承担相应子课题任务，以确保整体研究项目的顺利完成。主要分为课题牵头单位、参加单位、协调部门及其他第三方单位，各单位部门分工明确，协同完成研究项目及课题的指定研究任务。

（二）不同承担单位组织模式

课题牵头单位是真实世界研究项目的核心管理单位，在项目实施及完成中处于领导地位。①课题牵头单位负责临床试验方案的顶层设计，通过主持专家论证会等方式，确定最终临床试验方案，经伦理委员会批准后执行。②课题牵头单位具有双重角色，既作为整个研究的组织者，也是研究的一个参加单位，负责整个研究的协调组织。③课题牵头单位科管部门应按照要求进行过程管理，与有关行政管理部门、医疗部门密切配合，从不同角度发挥各自职能，取长补短、优势互补，协同解决主要矛盾，组织协调科室之间、科技人员之间，以致与参加单位间产生的各种摩擦，起到消除隔阂、增进理解、求同存异、增强整体优势的作用，保证各中心单位参加的临床试验研究的合理路径。④课题牵头单位有义务对多中心单位临床试验研究计划的顺利完成提供监督保障，应成立审查监督部门，行使检查监督的职能。根据科研工作的性质，可分季度、半年或全年检查；检查内容可包括科研计划执行情况、科研经费使用情况、实验室管理实施情况等，通过审查项目年度进展报告及结题报告检查课题进度；通过综合考核各课题组投入产出各项指标，考察分析课题组的工作；检查形式可包括自查、监察、稽查、飞行检查等多种方式，根据各中心单位研究完成情况进行奖惩。⑤课题牵头单位的领导重视可为临床试验研究方案的顺利实行提供政治保障，使研究课题遇到的各种困难及时得到解决，减少对整个项目的研究质量带来严重不良影响。

参加单位的核心任务在课题牵头单位的领导下，保证科研课题的顺利执行。执行能力是衡量参加单位科研能力的重要指标。①实行 PI 负责制，多中心研究由一位主要研究者总负责，保证课题方案设计思路的严格执行。②对参加单位相关科研人员组织培训，提升人员专业能力，保障研究队伍的专业素养。③医政结合，参与临床试验科研工作，实行多部门协调管理，保障研究有效进行。④执行严格审查监督职能，保证科技研究活动实施符合国家科技政策，维护单位的利益及科技人员本身的利益，同时也是保证良好科研道德作风的重要环节，防止各类危害科学尊严的恶劣行为。⑤建立考核与激励机制，保证研究质量。

协调部门是课题牵头单位根据研究样本量的大小和参加单位的地域分布及数量，进行分区域设立的一种组织形式，可以单独成立，也可以依托于各参加单位成立。其主要职责包括以下几个方面：①协助选择参加真实世界研究的医院及其研究者。②协助各单位组织培训会议和落实临床监查工作。③监督各单位医院的研究进度和质量控制情况。各个协调部门的负责人由所在单位负责临床科研的相关学科专家担任，在本地区具有较高的学术威望，在课题实施的组织协调和技术指导方面发挥重要作用。

此外，课题牵头单位根据项目研究及课题的需要，可邀请第三方单位参与研究项目，主要承担临床试验方案和病例报告表的设计和咨询、临床试验监查工作、数据管理、统计分析以及统计分析报告的撰写等工作，主要集中在医学统计和临床试验等业务方面。

（三）参加单位的选择标准

参加单位的选择，是多中心临床试验实施过程质量控制的关键环节，直接关系到临床试验的进展和质量。因此，参加单位的选择必须严格把关，具备必要的入选条件。具体可从以下几个方面考虑：

1. 受试者来源、地区性以及种族差异　受试者来源、地区性以及种族差异是关于临床试验样本代表性的问题，不能仅局限于某一个或者几个地区和医院，应该根据临床研究课题的研究背景、研究目的和研究意义，选取能够代表不同区域、不同民族的参加单位，从而保证评价治疗性证据的实用性。

2. 临床流行病学调查　相关的临床流行病学调查结果是选择参加单位的重要依据。充分考虑临床试验相关疾病发病率、死亡率的显著地区差异，不同单位的病源数量、治疗手段的显著差异，各医院病案室统计信息能力以及近两年收集的住院和门诊病例数量，并以此作为参加单位的选择依据，可以充分保证各参加单位真实世界研究任务的按时完成。

3. 参加单位数量确定　课题牵头单位应提前进行必要的调研工作，对纳入的病例数量拟定初步方案，然后根据方案要求的样本数预估需要的参加单位数量，并根据不同参加单位病源收纳能力匹配相应的临床试验任务。整理来讲，参加项目的单位数量不宜过多，避免加大质控工作的难度和资金浪费等；但也不宜过少，避免出现不能按时完成病例入组等研究任务的情况。

4. 参加单位范围选择　临床研究课题不同，大样本多中心真实世界研究可能需要几十家甚至更多参加单位且观察周期从几个月至几年不等，单纯局限于国家批准的临床研究基地，并不能完全满足临床课题研究，因此应根据实际情况和筛选标准适当扩大选择范围。参加单位一般要求参加医院应是三级甲等医院，或者是有专科的二级甲等医院，主要研究者必须是副主任医师以上职称，以保证真实世界研究的顺利实施和研究质量。而且原则上中医院、西医院和民族医院原则上都应该参加。

5. 参加单位重视程度　实施多中心临床试验研究必须考虑到参加医院和科室的重视程度。参加单位不重视课题的研究工作，会给整个项目的研究工作带来不良影响，一方面将导致入组病例迟缓或停顿，影响研究进程；另一方面，在干预性研究过程中，对研究用药的安全性和有效性评价以及监管决策提出了更高要求，大规模、长时间地服用药物必须注意质量控制。研究人员重视程度不够，容易造成受试者的依从性，尤其是出现不良事件后的处理等方面，产生各种差错与问题。

（四）数据和成果共享机制

以公平公正、互利共享为原则，制定真实世界研究中各单位间的数据和成果共享机制，可有效提高研究人员参与度和积极性、保证真实世界研究的规范性、促进"产－学－研"协同发展，实现数据和成果的效益最大化。

1. 数据共享机制

1）首先建立并完善临床研究注册登记平台，实现数据采集和共享的可操作性，真实世界研究的各成员单位根据自身需要决定是否共享研究数据。

2）平台中存储数据归提供者和平台共同所有，平台方使用、匹配、共享任何数据需获得数据所有者及其所在单位授权，数据所有者使用个人数据时需标注平台来源。研究者在使用匹配数据时需向平台支付匹配获得数据所对应的权重值（提供匹配数据方可获得相应的数据信息权重），并在成果中体现提供匹配数据方的贡献。企业方拟基于平台开展回顾性研究时，需提交项目所需数据及统计分析方案、支付平台运营费并向研究者支付数据使用费用，由平台管理方审核后划定数据导出范围并征得数据所有者同意后统一脱敏导出，由平台的统计师负责数据的整体分析。

3）平台方作为数据共享和交易的中介，具有以下几方面职责：①维持平台的日常运营，保障数据的产生、传输、保存、应用的安全，做好数据备份，防止数据的丢失与泄露。②根据研究及行业需求，不断完善平台元素库及模板并定期调整、优化公共库中必填表内容与结构。③管理数据共享申请与审核，保障数据的高效使用。④提供数据统计分析和质控，对平台数据进行定时监测和不定期抽查，确保分析结果的可靠性。⑤负责审批、监督研究人员的数据使用权限。

2. 成果共享机制　主要是指根据参加单位实际完成的工作情况，以及对工作情况质和量的评价，作为所有参加单位进行数据共享和成果共享的排名依据。应当遵循以下几个原则：

1）共享数据和成果的单位及人员进行科研成果申报时，按照贡献度大小进行排序；

2）所有涉及论文、成果、专利、专著等作者排序、增加或修改，均需经得 PI 同意；

3）所有涉及论文、成果、专利、专著在发表前，第一作者须提交稿件至平台进行审核；

4）实施第三方针对研究人员对成果的量、质以及转化价值的贡献度进行评价并排名，规范管理，确保成果共享的公平公正。

二、真实世界研究的管理规范

（一）研究单位管理规范

1. 课题牵头单位　实行医政结合，多层级、多部门联合的模式进行管理，组织协调各部门关系，保障课题研究的顺利进行。建立人员培训考核机制，对有关科研人员进行真实世界研究单位的课题培训。建立监察机制，实行课题牵头单位自查、监察等多种方式结合的监察体系。建立研究队伍和人员执行能力和道德评价体系。

2. 参加单位　各参加单位负责本中心研究课题的顺利进行，与课题研究有关的人员参加真实世界研究中心进行的课题培训，并进行考核。真实世界研究者必须按照实施方案的要求开展病例的入组观察工作。参加单位应进行自查，并指派监察员对科研项目进行监察，而且有义务配合课题牵头单位和协调部门的监察员做好临床稽查工作，及时修正监察中发现的问题。

3. 其他单位部门　协调部门的核心任务是起协调作用，协助所有参加单位参与完成研究项目和课题任务，保障研究项目和课题的顺利完成。加强协调部门负责人、成员培训考核机制，增强培训人员专业意识，确保在组织协调和技术指导方面发挥重要作用。建立监察机制，实现单位自查、监察、稽查等多种方式结合的监察体系，增强人员责任意识。建立人员执行能力和道德评价体系。

（二）人员管理规范

真实世界研究，尤其是多中心真实世界研究是一项需要多专业、各层次、多部门人员协同合作完成的工作。主要包括课题核心研究人员、数据采集人员、数据平台人员、数据监查人员、数据质控人员等。真实世界研究中各类人员具体职责和管理规范如下：

1. 核心研究人员　核心研究人员负责准备研究方案；协调医政科等各部门之间关系，保证研究过程顺利进行；提出统计分析要求；定期对各部门进行多种方式的监督；对研究中遇到的问题作出决断；对研究过程中出现的严重的不良反应作出评价和处理；负责撰写研究总结。核心研究人员作为研究项目和课题的负责人，需具备较高的专业素养和较强的组织协调、管理能力，保证真实世界研究项目和课题的高度性、前瞻性、专业性和可行性。同时，核心研究人员需要定期组织并参加专业培训，组织协调各单位定期参加汇报研讨工作，定期对各部门及参加单位进行多种方式的监督，建立自查、监察、稽查监督机制。

2. 数据采集人员　数据采集人员是负责数据的收集和目视检查；设计并填写对象登记表；准备数据供录入计算机；准备研究进展报告；数据检查和清理。首先，应广泛招募并筛选具备临床试验数据采集能力的科研工作者。其次，根据课题研究项目对数据采集人员进行专业能力培训，并定期进行考核。再次，建立监督机制，对数据采集人员实行自查、监察、稽查等多种方式结合的检查机制，保证临床研究数据的质量。最后，建立数据采集人员的评价以及奖惩体系，调动人员积极性，保证临床试验数据采集的及时性、准确性和真实性。

3. 数据平台人员　数据平台可实现对临床试验研究数据的集中统一管理及提供个性化支持，加强数据平台人员的专业能力和管理水平，可有效提升整个数据平台的运行效率和临床试验数据质量。首先，一名合格的数据平台人员需要具备一定的专业能力，并具备高度的责任心。其次，加强对数据平台人员的培训，一方面是加强临床试验数据采集、录入和处理的能力，另一面是加强对数据平台相关设备的学习，同时进行定期考核，保证临床试验数据平台的核心关键能力。此外，应当在数据平台相关设备方面进行更新，增强设备使用的简便性和有效性，减少人为主客观操纵造成的损失。再次，建立监督机制，通过自查、监察、稽查等多种形式，对数据平台人员进行日常考核，增强人员责任心和积极性。最后，建立数据平台人员的评价及奖惩体系，做到评价公正、奖惩分明，保证临床试验研究数据质量的有效控制。

4. 数据监察人员　数据监察员是负责对整个研究过程的监督管理，包括检查知情同意书以确保研究受试者的权益；核对原始资料以保证研究数据的真实、准确、完整；研究用药及文件的管理等。首先，于本中心或其他临床研究单位广泛招募并筛选数据监察人员，负责真实世界研究质量控制体系的正常运转，保证研究的实施遵循研究方案和一定的原则，并保证研究数据准确、完整，并能由源文件证实；负责对承担研究项目的所有参加单位（包括本机构）进行监查。其次，根据课题研究项目对数据监察人员进行专业能力培训，并定期考核。再次，建立对监察人员的稽查机制，保证临床试验研究进程以及质量。最后，建立数据监察人员的评价以及奖惩体系，调动人员积极性，保证临床试验的顺利进行。

5. 质量控制人员　各单位质控人员负责本中心真实世界研究操作和数据管理的质量控制工作，确保本单位研究者严格按照方案执行受试者纳入、访视；复核所有纳入受试者符合入组标准；审核本中心原始病历和 / 或者数据填写是否及时、准确、完整、规范、真实；记录本单位质控文件并签名；确保本单位文件和研究资料管理符合方案和相关要求；协助监察员对本单位的监查访视。首先，应广泛招募并筛选具备真实世界研究操作和数据管理工作的质控人员。其次，应加强对质控人员进行专业能力培训，并定期考核。再次，建立监督机制，对质控人员实行自查、监察、稽查等多种方式结合的检查机制，保证临床研究的质量。最后，建立质控人员的评价以及奖惩体系，调动人员积极性，保证临床试验研究的可靠性的性。

6. 伦理审核人员　伦理学的发展是人类社会文明的进步，是医学临床研究中必不可少的部分，保护受试者是医学伦理学的核心内容。有条件的单位应设立专职或者兼职伦理审核人员，详细了解医学伦理委员对科学研究和临床试验项目进行科学性审查和伦理性审查的内容及目标，建立与伦理委员会工作关系，对临床试验研究项目提供伦理审核相关内容、流程等方面的指导。

（三）研究方案管理规范

1. 临床试验方案申请　研究方案调整一般由课题牵头单位和参加单位的临床研究人员或相关人员向课题牵头单位提出申请，再由课题牵头单位论证，最后上报伦理委员会审核并登记备案。

2. 临床试验方案注册

（1）临床试验注册的必要性：临床试验注册是指在公开的临床试验注册机构登记足以反映该试验进展的重要研究和管理信息，并向公众开放，以实现临床试验设计和实施的透明化。任何人均可通过互联网免费查询和评价自己感兴趣的研究。

WHO 认为："临床试验注册具有伦理和科学的意义。所有试验参与者都期望他们对生物医学认识的贡献能被用于改善全社会的医疗保健。公开正在进行和已完成试验的信息符合试验参与者的道德责任，并可提高公众对临床研究的信任和信心。此外，临床试验注册不仅能确保追溯每个临床试验的结果，公开在研试验或试验结果信息还有助于减少不必要的重复研究。"

国际医学杂志编辑委员会在其宣言中提道："完整地注册试验是对那些冒险志愿参与临床试验的受试者很好的答谢方式；他们应该知道他们无私奉献的结晶是用于指导医疗决策的公共记录的一部分；他们也有权知道对他们的医疗决策是基于所有的证据，而不仅是由作者决定报告的试验和由杂志编辑决定发表的内容。"这就从伦理和科学两方面阐述了实行临床注册制度的必要性。

总之，临床试验注册是医学研究伦理的需要，是临床试验研究者的责任和义务。

（2）临床试验申请注册程序：

1）全部注册程序均为在线申报；

2）首先在中国临床试验注册中心网站上建立申请者账户：点击 ChiCTR 首页右侧

的"用户登录"区的"注册";

3）弹出个人信息注册表，请将你的信息录入此表后点击"注册"，则您的账户就建立起来了；

4）返回 ChiCTR 首页；

5）在"用户登录"区输入您的用户名和密码，点击"登录"就进入用户页面；

6）点击用户页面左侧"功能菜单"中的"干预试验管理"，右侧出现"课题管理"窗口；

7）点击"新增"功能键，"临床试验注册申请表"弹出；

8）请务必将您网页上方的"工具"栏设置为"关闭弹出式窗口阻止程序"，然后按申请表栏目填入课题内容；

9）注意请随时点击"保存"功能键，保存后此表需要重新打开；

10）填完申请表后，点击"保存"，则完成申请表的提交；

11）凡需伦理审查的试验均需提交研究计划书全文和受试者知情同意书（模版可在本站"重要文件"栏中下载）。

12）中国临床试验注册中心收到注册申报表后即开始审核；

13）如果资料有任何不清楚者，我们均会通过电子邮件或电话与申请者联系，商量、讨论或要求提供更为完善的资料；

14）如资料合格，审核完成后，自提交注册表之日起两周内获得注册号。

（3）伦理审查：按照世界卫生组织国际临床试验注册平台的规定，凡是申请注册的临床试验均需提供伦理审查批件，各单位伦理审查委员会的审查批件均为有效。

3. 研究方案调整原则与内容　在研究方案实施过程中，有的课题组限于临床的实际条件，按照原来的方案难以实现研究目标和研究成果，需要申请对研究方案进行调整，而研究方案的调整是研究过程中的主要问题，调整不当，势必会造成研究失败的可能性大增，以及人力、物力、财力的巨大浪费，因此需要引起课题牵头单位、参加单位的高度重视，并遵循一定的原则和限定调整内容。

总体来说，课题实施过程中的任何变更，均应以确保课题研究目标和研究成果的实现为原则。首先，研究方案的调整应以国家政策为导向。其次，研究方案的调整不能偏离研究目标。再次，研究方案的调整应密切围绕临床实际，确保具备可行性、实用性。最后，研究方案优先性考虑：数据规范性和数据真实性产生冲突时，保证数据真实性优先；临床活动和科学研究产生冲突时，保证临床活动优先；医疗活动和教学活动冲突时，保证医疗活动优先。

具体而言，研究方案的调整包括两方面的内容，一是源数据采集，①对采集内容的调整；②对采集时点调整；③对采集方法的调整；④对采集频率的调整；二是对数据处理和算法方面进行调整，如决策树等算法等，确保数据统计符合临床试验研究目标并具有较好实用性。

（四）研究过程的管理规范

1. 年度执行情况报告制度

（1）主要报告内容："年度执行情况报告制度"即要求课题牵头单位和课题负责人对每年度内的课题实施情况进行总结和报告，课题年度执行情况报告的主要内容包括：①课题总目标及本年度计划。②本年度所开展的工作及计划执行情况。③取得的成果及其应用情况（课题取得的成果类型、数量、成果的创新性及产业化前景；形成拥有自主知识产权的重要核心技术或重大战略产品情况；知识产权与技术标准情况；人才培养与基地建设情况等）。④课题投入情况（本年度课题预算及执行情况、配套经费落实情况；其他配套措施落实情况；本年度参与研究单位及参加研究全时人数等）。⑤组织管理经验及产学研推联合模式与机制（课题管理主要措施与经验；产学研推联合方式等）。⑥存在问题及建议。

按要求特定的"年度执行情况报告"表格，除填写课题名称和编号、课题牵头单位和上级主管单位外，首先统计课题执行情况，包括课题实施周期、进展情况（按计划进行、进度超前、拖延、调整），如拖延或调整时要简要说明情况；课题参与单位的数量及类型；研究人员的数量及分类；培养人才的情况；本年度已取得的成果的情况：①新产品、新材料、新工艺、新装置、计算机软件等各有几项。②发表科技论文数量，包括国外发表论文和出版科技著作的数量。③申请和获得国内、外专利的情况。④获得国内、外专利的情况。⑤研制和完成技术标准的情况，包括国际标准、国家标准、行业标准。⑥成果应用数量和成果转让数量，成果转让获得收入。⑦获得国家和省部级科技奖励的情况。其次是课题资金落实及支出情况，包括总预算、本年度预算、支撑计划拨款及其他资金到位情况，本年度支出情况，特别是购置仪器设备的资金情况。并详细列表统计课题参与单位、各自取得科技成果及成果的经济和社会效益情况。

（2）填报要求：课题牵头单位及课题组负责人应认真总结课题年度执行情况，填写课题执行情况统计表，形成课题执行情况报告，按照规定时间上报相关管理部门。课题执行情况报告要求文字简练，重点突出，以数据和典型事例为支撑。一般上报材料除打印稿一式多份外，同时上报电子版。对涉及需保密的内容应在报告中注明密级。年度执行情况是下一年度课题经费拨款的重要依据。

2. 阶段性评估

（1）阶段性评估的内容和方法：

1）评估的目的："阶段性评估"即在研究情况定期或者不定期进行的研究质量评估，目的是了解项目的组织实施、执行情况及目标的达标情况，发现、分析和解决存在的问题和困难，总结经验和教训，对项目今后的发展前景作出评估，并可以借此机会进行项目内部的调整，以提供更好的条件和环境，保证项目后期更好地实施，最终圆满完成研究工作。

2）评估的内容：一般评估的内容包括：配套经费的落实情况；项目领导、组织、实施情况；机构与队伍建设；研究工作质量：项目阶段目标的达标情况；项目活动的开展情况；项目经费的使用与管理情况；项目设备分配、登记、使用和管理情况。

"阶段性检查报告"要求填报的内容包括课题计划执行总体情况、阶段成果及其应用情况、组织管理经验及产学研联合模式与机制、存在问题及建议四方面。①课题计划执行总体情况包括：根据课题计划安排及设定的阶段目标，课题各项考核指标完成情况，各项研究任务的实施进度。编报说明：应详细说明各项目标任务已开展的研究开发活动及任务完成程度，及相对应的各项考核指标完成情况。课题任务与目标、计划安排是否需要调整及调整原因；所涉及的课题牵头单位、课题负责人、课题经费预算等已调整和申请调整情况。课题预算及执行情况、配套经费落实情况；其他配套措施落实情况。编报说明：在说明课题的投入和支出情况时，须对照课题目标任务和年度实施计划，详细说明课题人、财、物各项投入的计划及实际投入情况；配套经费和其他配套措施落实情况；按照预算科目详细说明课题经费支出情况（按课题经费及其中专项经费支出进行说明）。对课题任务与目标实现的预期。根据目前的课题进展，说明课题能否完成预定的目标任务及其依据。②阶段成果及其应用情况：重点介绍通过课题实施取得的拥有自主知识产权的重要核心技术和重大研究情况；已在国家重大研发计划中发挥作用的情况；以及解决相关技术发展瓶颈制约问题的重要阶段性成果。③组织管理经验及产学研联合模式与机制，主要指课题管理的主要措施与经验；产学研联合方式等。重点对课题组织管理的主要措施、保障机制、产学研联合方式、课题管理的效果等进行经验总结；并说明是否有利于产学研等不同类型责任主体的合作；是否有利于课题关键科研技术的突破和重大成果的取得和推广；是否有利于有效协调承担单位之间的关系；是否有利于课题目标任务的分解及完成等。④存在问题及建议：主要写课题执行存在的问题及建议，包括在组织实施、落实资金等相关条件、完成目标任务等方面存在的问题及建议，以及支撑计划组织管理存在的问题及建议。例如确定课题的具体目标和任务的关键因素是哪些；不同类型的承担单位如何加强协调衔接和集成；支撑计划如何支持参加单位等。

阶段性报告要求文字简练，重点突出，以数据和典型事例为支撑。涉及需保密的内容请在报告中注明密级。

3）阶段性评估的组织实施：科研项目的阶段性评估一般由各主管部门领导，项目承担单位负责组织、实施评估工作，各参加单位按照统一部署，以保证按时完成项目中期评估的各项工作。阶段性评估可以采用以下形式，也常常联合应用。

填报相关表格：由课题研究单位或相关科研管理部门查阅或根据医院等机构及其他单位的工作档案和资料，获得评估指标所需的资料，由经过阶段性评估培训的人员填写相关评估调查表。

现场检查、评估：由相关科研管理部门组织进行，先由课题组进行研究工作进展汇报，汇报承担项目取得的成果、经费安排、遇到的问题及拟采取的解决措施、下一步研究计划或建议等。可以电子演示文件方式进行展示，并对专家提出的问题进行答辩。同时，评估专家现场考察项目开展情况，全部或抽查的方式，查阅研究原始记录、过程文件、数字表格等，对研究质量、进度、预期结果等进行考察、评价，必要时还可以采取量化打分的形式进行评估。

网络评估：对实行网络管理的科研项目可以通过网络实现上一级单位对下一级单位上报数据的审核，也可以由各地各级机构按期将自查及抽查结果如实填入评估调查表，录入统一评估软件，接受上级抽查、验收和评估。

撰写评估报告：各课题研究单位根据阶段性评估所开展的工作，包括组织、实施过程、方法、自查及抽查的结果撰写评估报告，在规定的时间内提交到上一级负责单位。各课题组按照阶段性评估的内容和组织要求，撰写本课题研究的中期报告。

（2）阶段性中常见问题：项目进行中常见的问题主要包括科研资金不足、专业技术队伍薄弱、科研硬件环境不够、基础与临床结合及转化不够、思想上重申报轻过程、课题立项后缺少开题环节等问题。

1）重申报轻过程：由于当前社会上常把课题立项数量、科研经费额和科研成果数量作为衡量科研实力的重要指标，而各单位也把此指标作为考查科研管理部门工作业绩的重要内容之一。因此，科研管理部门和科研工作者将大部分的精力集中于争取立项和成果奖申报，而经常放松了对项目执行过程中必要的监督和协调，这种"两头紧中间松"的管理模式导致一些科研项目完成质量不佳，不仅影响下一步的申报，甚至损害到科研单位和科研工作者的声誉。

2）科研管理部门监管不力：课题立项后经常出现实际到位经费比设计经费少、批准执行时间比设计时间短、经费到位晚，研究工作难以正常顺利开展、课题评审周期过长，造成科学研究错过最佳时机，研究内容失去先进性、主要研究人员流动等问题，科研管理部门应该实行开题制度，保证课题的顺利实施。科研管理部门职责分工不合理，项目阶段性检查流于形式也是问题之一。

3）科研项目经费管理：科研资金不足与卫生投入经费有关，还与单位配套经费未及时到位、经费使用不理想、缺乏其他渠道的筹资、科研课题分散等有关。在项目实施过程中，科研人员很难按预算实施也是问题之一。

4）专业技术队伍薄弱：科研课题研究需要一定的研究周期，少则2年多则5年甚至更久，为保证项目的实施质量，项目负责人和主要参加者一般不得更换。然而现在国内、国际科技合作与交流十分活跃，项目负责人或主要研究人员一般具有较高的科研水平和较强的科研能力，出国、工作调动或离职的现象比较普遍。因此导致项目无人接手、研究被迫中止，或者更换负责人，出现研究工作衔接不顺，甚至研究水平不能保证现象，不可避免地给项目地实施带来障碍。

当课题主要研究人员是临床医生时，其时间、精力主要用于临床工作，从而与科研工作形成冲突，多数医生参加前沿技术的交流、培训的机会很少，而且从事科研的收入偏低，因此造成实际从事科研的人员缺乏，责、权、利不统一，影响项目进展。

5）擅自调整研究方案、技术路线和研究内容：近年来有些研究者为争取立项，在申报中医药课题时盲目追求"基因技术""神经网络"等时髦字眼，实则缺乏对中医药理论体系和自身研究内容的深刻理解，过分夸大自身的科研能力和科研条件，追求不切实际的研究方案、技术路线，这种课题即使获批，也常因科研条件、时间、经费不足等原因无法完成，只好调整研究方案、技术路线，甚至删减大部分研究内容。还有的在研究方案、技术路线和研究内容需要重大调整时，未经过充分的论证，也未报告项目管理部门备案或得到批准。

6）研究进度任意拖延：造成研究进度拖延的原因有许多种，常见的原因有：技术路线不合理、可行性较差，导致项目无法顺利展开。项目组负责人或主要成员因各种原因中断研究或退出该项目研究，项目研究未能按原计划进行。由于临床或教学任务繁重，研究人员在争取到课题后，未调整好各项工作的关系，导致项目执行拖拉延后。疫情等突发事件对课题研究的影响。

7）研究成果标注不规范：有些项目负责人对科研项目管理办法缺乏详尽了解，发表论文时没有标注资助经费来源、资助基金的名称和编号和单位的通信地址等信息，或标注不规范（如非受本项目资助的论文、与本项目相关性极小的论文），这些均会在结题时造成不必要的麻烦。

（3）阶段性评估后的改进措施：科研管理工作中应坚持"以人为本"，不断创新，提高管理水平，加强项目实施过程的监管，把服务科研的理念落到实处。要避免以上可能出现的问题，就要从源头抓起。在立项之初，可以组织课题组根据批准经费、时间、人员变动、研究内容变动情况重新填写任务（合同）书；并组织开题论证会，请专家对研究内容、技术路线把关，尽量做到严谨、可行。其次，监管不能只停留在收发表格和听取汇报等表面的工作层面上，应该主动深入科研工作一线，通过查看原始科研记录、调查研究人员研究状况等来了解课题研究的实际进展情况，及时发现研究过程中存在的问题，并有针对性地解决。最后，在出现问题后，科研管理部门和课题组要充分讨论、分析问题的原因，对课题开展的前景做出客观评估，积极采取措施解决问题。当遇到技术性等问题暂时不能解决时，可以组织相关专家针对技术路线、研究内容进行再次审核与修订，课题组及时做出调整和完善，相关管理部门要追踪提醒，督促其按期完成。对确实不能完成的课题，要及时终止，以免人力、物力资源的浪费。

3. 结题验收　科研项目经过立项、实施，完成计划的研究内容后，就进入结题验收的阶段。

（1）验收工作的组织：一般由项目组织实施管理机构组织进行，对跨行业（部门）、跨省市的重大项目验收，由国家有关部委专项计划部门负责主持。

项目验收工作应在合同完成后半年内完成，由项目的承担者，在完成研究工作总结基础上，向项目组织实施管理机构提出验收申请并提交有关验收资料及数据，经审查合格后，报请相关研究计划部门批复验收申请。一般由项目组织实施管理机构组织、委托有关社会中介服务机构对研究开发成果完成客观评价或鉴定，最终由研究计划部门负责批准项目的验收结果。

项目组织实施管理机构在组织项目验收时，可临时聘请熟悉专业技术、行政管理和科研管理等方面的专家组成项目验收小组。验收专家必须有较强的事业心和较高的学术造诣，且办事公正，一定要回避与项目承担者有频繁联系的人及本单位的专家，做到评审公正、合理、科学。最好选择立项时的评审专家，因为这些专家对该项目的研究内容、预定目标已经心中有数，评审时能得心应手，做出客观的评价。验收专家应认真阅读项目验收全部资料，必要时，应进行现场实地考察，收集听取相关方面的意见，核实或复测相关数据，独立、负责任地提出验收意见和验收结论。参与项目验收工作的评估机构，应遵照《科技评估管理暂行办法》有关规定执行。

（2）项目验收程序

1）验收活动形式：项目组织实施管理机构应将项目验收方式和验收活动安排提前通知被验收者。被验收者准备相关的材料，并应对验收报告、资料、数据及结论的真实性、可靠性负责。验收小组/评估机构，应对验收结论或评价的准确性负责，应维护验收项目的知识产权和保守其技术秘密。一般先由课题负责人进行报告，再进行专家质疑。重点评审内容包括：①计划完成情况。②研究工作的创新性及其作用。③经费使用情况。④课题负责人学术水平及科研组织能力。⑤管理工作。⑥课题效益。

2）验收评审的原则：项目验收以批准的项目可行性报告、合同文本或计划任务书约定的内容和确定的考核目标为基本依据，对项目产生的研究成果水平、应用效果和对临床能力的影响、实施的技术路线、攻克关键技术的方案和效果、知识产权的形成和管理、项目实施的组织管理经验和教训、科技人才的培养和队伍的成长、经费使用的合理性等应作出客观的、实事求是的评价。

评价基金项目完成的优劣，必须以创新性为基准，就其完成的结论是否有新的发现，新的突破是一般性完成，还是创造性完成；主要技术指标与预期目标的符合程度；以及培养人才的状况等作出实事求是的评价。基础研究成果的主要表现形式是科技论文，通过论文的新颖性及学术价值、发表刊物的权威性、引文率来评价。应用基础研究还要有技术指标的对比分析，提供必要的背景材料及可推广应用的新技术、新材料、新工艺等。除研究工作总结报告外，还应提供全部技术报告，技术指标测试分析报告等，以供专家审查研究结论是否达到预期目标，创新程度如何，主要研究成果在国内外的学术地位和水平等。

3）验收结局：项目组织实施管理机构根据验收小组/评估机构的验收意见，提出"通过验收"或"需要复议"或"不通过验收/撤题"的结论建议，由科研计划部门审定后以文件正式下达。

应依据客观事实，慎重提出"不通过验收/撤题"的结论建议。被验收项目存在下列情况之一者，不能通过验收：①完成合同或计划任务书任务不到85%。②预定成果未能实现或成果已无科学或实用价值。③提供的验收文件、资料、数据不真实。④擅自修改对合同或计划任务书考核目标、内容、技术路线。⑤超过合同或计划任务书规定期限半年以上未完成任务，事先未作说明。

除事先合同约定外，项目所产生科技成果的知识产权归科技成果完成者；应当按照科学技术保密、科技成果登记、知识产权保护、技术合同认定登记、科学技术奖励等有关规定和办法执行。

（3）项目验收准备：项目完成以后应认真整理研究的原始资料和数据，全面、系统地进行总结，并按照要求准备相关的文件、报告，以充分展示研究成果，为顺利通过验收打下良好基础。

项目承担者申请验收时应提供以下验收文件、资料，以及一定形式的成果，供验收组织或评估机构审查：①项目合同书或项目计划任务书。②项目的批件或有关批复文件。③研究计划/人员、单位变更书面说明（无变更者不需提供）。④查新报告。⑤项目验收申请表。⑥科技成果鉴定报告。⑦项目研究工作总结报告。⑧项目研究技术报告。⑨发表论文（复印件）、著作目录。⑩项目所获成果、专利一览表（含成果登记号、专利申请号、专利号等）。⑪研究原始数据。⑫有关产品测试报告或检测报告及用户使用报告。⑬建设的中试线、试验基地、示范点一览表、图片及数据。⑭购置的仪器、设备等固定资产清单。⑮项目经费的决算表。⑯项目验收信息汇总表。⑰其他（人才培养情况说明等）。

项目研究工作总结报告可分为前置（含标题、署名、内容摘要、关键词等）、正文、引文注释与参考文献3部分。正文的引论部分包括研究问题概述、研究假设与研究目标、研究的目的与意义、文献综述等。主论部分要求充分反映课题研究的整个过程。①交代研究方法：主要指研究对象、研究工具与材料、测量方法与程序等。要求交代清楚研究的操作定义；研究采用的特殊工具、设备和方法手段；研究对象的确定（总体、样本、抽样方法等）；调查的方法与项目；实验因素的操作、无关因素的控制；资料的收集和处理等。研究方法交代要具体，条理要清楚。有些材料可用附件形式附在报告后面。②分析研究成果：主要指概述研究发现与结果，对假设、问题、目标的结果描述，统计检验的结果等。③讨论相关问题：主要指对结果的诠释，研究的局限性，对理论和实践的意义，对未来的启示等。要讨论课题研究结果的可靠性，对研究结果做理论上的分析，提出自己的看法和意见，包括提出质问；与他人研究结果进行比较、论证和分析。还要讨论课题研究方法的科学性、可行性，以便为同行进行同类研究提供参考。同时，还可根据研究结果提出建设性意见。结论部分包括对结果的概括和推论，针对问题提出建议与措施等。要求简明归纳研究成果的基本要点，即研究了什么问题，有什么结果，说明了什么问题。同时要根据研究情况得出下一步应深入研究的问题。要求客观真实，简洁明确，鲜明集中，让人们能从中获得有用的信息。

结题报告撰写方面存在的常见问题：①报告正文、基金项目研究成果目录和基金资助项目统计数据表数据不一致，给统计工作带来困难。②未按照要求填报数据，如有些报告中论文发表统计只有数字，没有具体说明如作者、论文题目、刊物名称、发表时间、卷期和页码或者书写不规范，参加会议论文摘要未注明。③缺少基金资助的标注或标注不规范（与课题不相关文章标注资助等）。④报告内容填写不全。⑤附件内容不全，如缺少论文复印件和获奖证书复印件等。⑥结题报告成果撰写存在两个极端，一个极端是项目发表论文过多甚至达几十篇，且其中有些所附发表论著内容与基金项目内容不符合，已发表文章的作者并非基金项目承担者或项目组成员，或将获资助前发表的论文计入，或者发表论文很多但高质量的极少等；另一个极端是有些结题报告只写摘要，未撰写任何论文或参加会议，无法判断其研究结果是真的无法成文还是忘记填写了。应充分重视，在项目验收工作中避免发生这些问题。

总之，课题实施的过程管理是一个动态的管理过程，管理人员必须抓住过程管理的各个环节，为课题实施做好指导监督、协调、支持、服务工作，科研人员也必须保证研究全程严谨、规范、认真工作，才能确保课题研究取得预期的成果，为后期的成果申报以及申请更高级别的课题打下良好的基础，以实现可持续发展的目标。

（五）参加单位调整机制

符合临床试验研究入选标准的参加单位，可向课题牵头单位提出申请，承担相应的临床试验研究任务，按时保质保量完成，并签订协作协议，课题牵头单位按程序上报后经批准可加入。在课题研究开展过程中，因参加单位自身主客观原因，不能再满足承担临床试验研究任务时，可向课题牵头单位主动提交退出申请，课题牵头单位按相关程序上报有关部门审批，说明退出理由并加盖公章和课题负责人签名，经批准后可退出。此外，课题牵头单位经审核认定参加单位不符合研究要求时，可主动对参加单位提出退出要求，情节严重者，可直接剔除。

第二节　真实世界研究的质量控制

一、真实世界研究质量控制概述

医疗大数据的构建给真实世界研究提供了前所未有的便利，各级医疗机构、医保部门、医药监管部门积累了大量的医疗数据，各级数据库的电子化，以及各种电子设备的普及，各级数据库平台的建立，极大地增加了利用高质量数据进行真实世界研究的可能性。同时，也为真实世界研究的质量控制提出了新的挑战。目前大多医疗数据分布零散，缺乏系统性收集和结构化处理，且真实世界研究所需样本量相对较大，数据异质性强，混杂和干扰因素多，对研究设计和统计方法的要求比传统研究更高，导致真实世界研究质量良莠不齐。因此，加强临床病案的质控成为真实世界临床研究数据质量控制的重点。通过人员培训、提高临床操作的规范性，加强过程管理，借助移动终端、人工智能等技术手段，保证数据采集的准确性、及时性、完整性和便捷性是真实世界研究数据质量控制的重要内容。同时，建立数据管理规范，提高对数据清洗整理和分析挖掘过程的质量控制，也是真实世界研究质量控制的重要内容。与既往的随机对照临床研究模式不同，借助信息化手段，通过人机结合的方式，是真实世界研究质量控制的重要手段。与医疗质控的目的、方法、手段不同，与 RCT 研究的质量控制方式也有很大的差别，真实世界研究的质量控制重点可以主要从人员培训，规范检查（检查计划、检查方法、检查工作、检查报告撰写、检查问题发现处理）和评价及奖惩三大方面入手。

二、真实世界研究质量控制措施

（一）培训

1. 研究人员培训　研究者在真实世界研究质量控制方面发挥着积极的主观能动性作

用。首先，加强对研究人员的定期培训，提高研究人员掌握研究方法和使用研究设备的能力，保证研究人员在数据采集、管理方面的专业性；其次，针对研究人员实施定期考核，规避研究过程中可能出现的研究方案设计不合理、数据采集管理实施不规范等问题，保证研究人员真实世界研究质量控制方面的可持续性；最后，提高研究过程中的医患关系，通过充分知情、人文关怀、定期提醒、增强沟通等多种方式提高患者依从性，争取患者配合，保证研究过程中数据的及时更新和完整。

2. 质控人员培训

（1）建立质量控制机制并落实人员职责

相对固定的质量控制人员是保证研究的实施，遵循研究方案和GCP，并保证研究数据准确、完整的前提。①临床研究负责人：也就是是课题负责人，负责建立本次所承担的临床研究任务的质量控制机制，负责对临床研究质量保障体系的选择和质控过程中的相关决策。包括委派监察员等建立二级监查制度。②分课题负责人：也可能是多中心临床研究中参加单位负责人，负责建立本单位临床研究的质量控制体系，指定一级监察员，对所有观察病例进行定期检查。③质量控制小组：由临床研究主管单位的上级科研管理部门或独立的第三方专业质量控制部门组成，负责应用临床研究的质量保证体系，评价各项临床研究的质量控制体系是否有效运行，研究的实施是否遵循研究方案，负责委派稽查员，对临床研究进行稽查。④质量控制办公室/项目组织单位：负责委派视察员，对临床研究项目进行视察，评价质量控制与质量保证体系是否有效运行。

（2）培训监察人员

1）关于监察内容培训。首先，要对监查人员进行课题研究方案的培训，使监察员全面掌握被检查课题的试验设计方案、纳入和排除标准、样本量估算方法、治疗方案等相关内容，做到监察时对课题实施方案了然于胸。其次，通过对质检清单中的研究管理、研究记录填写、数据报告、质量控制和资料档案管理等方面具体检查条目的学习和培训，使监察员统一思想，尽量减少歧义。对于难以把握的监察尺度，可以通过监察核心小组讨论的方法互相交换意见，以便最终达成统一认识，保证检查标准、质量控制标准的一致性。

2）关于电子数据采集系统的监察培训。首先是电子数据一致性核查，检查员登录电子数据采集系统，输入用户名、密码、附加密码后登录电子病例报告表和数据管理系统的数据检查端，采用两人读看的方式核对电子病例报告表数据与研究病历等源数据的一致性。在电子病例报告表的监察页面中标记每一个数据的审核单元格以表明被核实过的字段与数据，并完成"数据一致性检查报告"。其次是电子数据填报时间窗核查，在纸质研究病历填写完毕后，应在研究方案规定的时间窗内上传电子数据。若电子病例的上传时间与纸质研究病历填写时间间隔超过规定时间，则视为脱离时间窗填报。最后是发出疑问表，电子病例报告表与研究病历数据不一致时，监察员可以发出疑问表或进行有证据的修改电子病例报告表数据，并在修改原因中填写修改原因。

3）关于监察过程标准操作规范的培训。在明确监察程序确定之后，需对其中主要的现场监查标准操作规范进行培训。包括：伦理管理时如何确定抽查受试者数量；现场电话核实受试者真实性的语言、措辞；随机抽取研究病例的方法；计算研究病历的修改率、差错率等；确定实验室溯源检查的主要内容；电子数据上报率的计算方法；电子数据一致性核查方法以及如何发出疑问等。

4）清单填写。监察员每次访视后，需及时撰写监查报告，监查报告中需包括：监察员姓名与所在单位。接受监察的临床研究机构名称，以及联系人的姓名及身份。监查的目的与范围。接受监查人员以及监察文件。监查发现。监察员基于监查发现做出的评价。改进意见及跟踪监查日期（必要时）。监查报告发送部门（被监察机构、课题负责人、方案优化与质量控制课题组）。监察员的签名与日期。研究机构陪同监察者确认监查报告内容后的签名与日期。其中，对于不能依进度按时完成试验或严重违背试验方案、法律、法规的研究单位或研究者，监察员有义务及时通知优化质控组、项目组织管理部门及药品监督管理部门。根据国际上的做法，检查的结果一般分为 3 种情况：①合格。②基本合格，但需要对某些问题进行限期整改。③不合格。在最后一种情况下，该研究机构所得到的研究数据在结题验收时往往不被接受，因为其科学性和可靠性值得怀疑，不能以此作为证实治疗方案或治疗药物有效性的依据。

5）培训考核。首先培训者要强调临床试验研究质量控制的重要性和必要性，其根本目的就是控制偏倚。其次详细介绍何为偏倚，临床常见的偏倚类型、产生原因及纠正措施。最后介绍科研的基本知识，包括：任务书、实施方案、研究者手册、患者手册、知情同意书等，以及在临床实施的具体操作规范要求。

培训结束后应就培训内容进行书面考核。凡考卷答案仍存在错误者，培训人员应就此内容重新讲解，被培训者集体讨论，在澄清问题后当场修改，考核合格后方可进行临床监查工作。考核后由培训机构根据被培训者的成绩，颁发不同等级水平的培训证书。

（二）检查

1. 检查计划

（1）加强研究方案设计的合理性

研究方案是否合理可行，直接决定了真实世界研究质量的高低，可以从研究类型、研究方法和统计分析计划三方面着手。

1）从研究类型来讲，真实世界研究主要围绕病因，诊断，治疗，预后及临床预测等相关的研究问题展开。针对研究类型不同又可以分为不同亚型。病因研究主要探讨研究危险因素和疾病之间的关系，以及相关发病机制情况。诊断研究主要探讨某类治疗方案对特定疾病的疗效及副作用研究，包括治疗方案对特定疾病疗效研究和治疗方案的不良反应研究。预后研究主要是探讨对疾病发展的不同结局的可能性的预测以及与影响其预后的因素进行研究，包括对疾病预后状况进行客观描述、对影响预后因素进行研究和对健康相关生活质量的研究。临床预测研究则是寻找出对疾病诊断或者疾病转归最佳的预测指标或症状等，包括诊断预测研究和预后预测研究。除上述研究类型外，RWS 也会涉及药物经济学等其他研究类型。通过确定研究类型，可以明确研究目的和核心，缩小研究范围，为研究方案实施打下坚实基础。

2）从研究方法来讲，RWS 主要包括观察性研究和试验性研究。观察性研究分为描述性研究和分析性研究，其中描述性研究有病案个例报告、单纯病例、横断研究三类，分析性研究有（巢式）病例对照研究和队列研究。试验性研究又称为实效性临床研究。此外，病例交叉设计和序贯设计亦被应用于临床研究设计中。研究方法的筛选和制定是研究方案顺利实施的有效保障，应当根据临床场景和不同方法的优劣比较确定合适的研究方法和具体方案设计细则。

3）从统计分析计划来讲，真实世界研究接近临床实际，研究对象纳入限制较少、人群的异质性较大、自主选择治疗措施等容易造成潜在的偏移和混杂，因此在统计方法方面更多是关注如何减小和控制偏移、混杂，方法包括匹配、分层分析和多变量分析。在不同研究中，也可以选择使用成本效益模型、贝叶斯模型等。另外，运用传统的Logistic 回归和 Cox 回归以及列线图方法可以预测疾病转归或并发症的发病概率。

（2）制订质量监察计划：监察员对自己的监查工作要有计划地进行，根据研究项目的规模计划视监察人数，依据被检查机构的研究进度与质量，确定监察频次，并能保证临床研究质量控制的需要。制订总体计划和具体计划，总体计划内容比较宽泛，而具体计划则针对性较强，主要针对问题较多的课题。计划内容应包括：监察时间和地点、被检查课题名称及课题牵头单位、课题负责人和联系人、监查人员组成及联系方式，明确检查所需提供的材料和现场配合检查的人员等。在每次监察前要提前将具体的监察计划告知被检查单位，使其有目的性地进行准备。监察计划的发放不仅局限于被检查课题组，也可考虑通过自上而下的通知方式，即先告知各级卫生管理部门（中医药管理局和卫生局中医处），随后通过各级卫生管理部门将联合监察通知所布置的汇报形式、重点内容、具体时间和地点传达给课题所属大学科研处、医院科研管理部门，进而通知到参与课题组。这样不仅及时地和各级管理部门进行了沟通交流，同时也使得各课题组在准备的过程中有的放矢，保证了监查工作顺利高效地完成。

2. 检查内容

（1）研究实施的条件检查

1）研究队伍：①研究中心：由于多中心研究可以在较短的时间内搜集研究所需的病例数，且搜集的病例范围广，用药的临床条件广泛，因此研究的结果更加具有说服力，对将来的应用更具代表性，所以目前临床研究一般采用多中心研究。但多中心研究给科研管理带来一定的难度，因此前期对参与临床研究的各医院的性质（中医院、西医院和民族医院）、规模、临床专业水平（科室对所研究疾病的门诊或住院收治数）、科研能力（既往承担大课题经验）、预期的可能影响纳入病例数的事件如重大国际事件、研究疾病发病季节和环境因素等的全面审核显得尤为重要，否则会由此带来诸多问题。检查内容与方式：多中心临床研究：要求有 2 个以上单位参加，每个中心的每组病例数一般不少于 20 例为宜。临床研究机构的资质：可以通过检查各种资质证明材料如医院执业许可范围证明文件、财务独立证明文件进行检查，大型中医临床研究要求承担单位具备一定的规模和较高水平，一般要求三甲医院。课题牵头单位要有伦理委员会，能够保障受试者的权益。查看既往完成课题的文字证明材料、研究疾病门诊量和住院患者数报表；实际工作开展能力可以通过检查各研究中心研究进度的一致性、科研质量以及到门诊、病房现场查看等方式进行检查。②研究人员：临床研究项目的实施需要多方面人员参与，研究人员的学科结构、专业能力应能满足课题研究的要求，承担课题的科研团队应包括临床研究者、研究药物管理员、统计人员、数据管理员、监察员等。课题负责人应具备承担该项临床研究的专业特长、资格和能力并保证充足的时间和精力，课题成员要有明确的分工，制定各自的职责。课题成员要参加相关知识培训，熟悉研究方案和岗位职责，可以采取多种形式，培训合格才能参与科研工作。检查内容与方式：资格证明资料检查：包括课题负责人/主要研究者履历、学历、职称、培训经历、工作业绩等；各级质量检查人员具有医学研究背景的证明资料；研究人员的学历、专业构成情况与培训经历。检查研究队伍中所有人员针对本次临床研究的各种培训证明文件，包括培训会议记录、培训资料、培训笔记、培训签到表、培训合格证明等。以现场提问的方式对主要研究者、研究人员和参加临床研究的护理人员、药物管理员、实验人员、质量检查员进行关于临床研究相关知识的考核。核实研究人员能否保证有足够的时间用于临床研究。研究人员稳定性检查，特别是课题负责人和主要研究者，负责人变动要上报项目管理办公室批准，研究者变动要及时进行培训。

2）研究方案制定：临床研究实施方案的设计是否合理，将直接影响临床研究质量和研究水平。必要的方案优化过程，是保证课题顺利开展的根本。课题优化需要在取得课题组共识的前提下，征求行业知名专家意见，并得到医学统计等多学科专家认可后，制定研究方案。研究设计方案及其附件，包括研究病例报告表、知情同意书、知情同意告知书等，都需要经过伦理委员会批准后执行。检查内容与方式：研究方案制定过程的相关记录，邀请课题参加单位及行业内外相关知名专家进行论证的文字证明材料，如会议签名；执行研究方案优化相关会议记录和决议的证明材料，临床研究设计方案优化应召集同行专家进行讨论，包括临床流行病学、统计学等多学科专家的参与；经伦理委员会通过盖章的优化后临床研究方案原件；研究方案的科学性、合理性、可行性。

3）硬件条件：课题牵头单位要为课题研究的实施提供必要的工作条件，才能保证临床研究工作的顺利实施。检查内容与方式：工作场地：包括开展临床研究必要的病房、门诊，能在研究周期内收集到足够的研究病例，保证科研工作的开展。开展中医临床研究单位的设施与条件，必须符合安全、有效地进行临床研究的需要，检查方式主要为实地考察；仪器设备：根据研究工作需要提供必要的试验环境、配备相应的检查治疗设备，放置地点合理，环境条件应符合不同设施的要求。有专人负责保管，有仪器设备保养、校正及使用方法的标准操作规程。对仪器设备的使用、检查、测试、校正及故障修理，应详细记录，确保仪器设备的性能稳定可靠。以实地检查环境条件和仪器设备的运行情况、操作人员资格证明和各种记录、现场提问操作人员等不同方式进行检查；专用药房：设立专门的科研药房存放研究药物，符合药物存放管理要求，包括安全、防火、防潮等。研究用药要专人进行管理。检查主要是现场查看研究药物存放保管条件，有无丢失、发霉、过期等药品，查看各种交接、发放记录。

（2）临床研究资料的管理：医院科研档案，是医院科技人员在从事与医学相关科学研究活动中，直接产生的各种文字、图表、声像等不同形式的历史记录，最原始地记载了科学研究的详细内容和过程，是一种卫生资源，对科研工作的先进性、科学性及实用价值的鉴定起着重要的作用。一套完整规范的医学科研档案既可以随时为研究者提供科研进展状况，又是科研管理规范化、科学化、信息化的一个重要标志。尤其是临床科研有其特殊性，多数研究时间跨度大，周期长，对科研档案资料进行严格管理尤为重要。

检查内容与方式：档案资料存放：所有科研档案存放要有独立资料室或专用档案柜，档案柜要上锁，保证档案存放的安全性，档案资料的保管主要通过实地查看的方式进行；档案资料要设专人进行管理，可以采取现场提问档案管理员的方式进行；各种书面资料按要求整理保存，资料存放安全有序，避免水浸、墨污、卷边，应保持整洁、完好、无破损、不丢失。档案资料包括的内容有：①相关管理文件：中医重大科研项目根据管理机构不同，相关管理文件也不同。②研究工作相关文件：包括课题任务书、研究合同、经费划拨证明；研究方案、研究病历、病历报告表样本、研究者手册、附有签名的方案和方案修正案；伦理委员会及其成员的相关资料、伦理委员会通过的知情告知同意书样本、知情同意书样本、伦理委员会通过的研究相关资料、伦理委员会的所有会议及其决议的书面记录；研究方案优化的过程记录、伦理审查过程与审批结果的记录文件。③标准操作规程目录：包括方案及其附属文件设计、（方案优化）定稿、审查的SOP、临床研究伦理审查体系操作指南、研究人员培训的SOP、知情同意书设计指南、知情同意操作指南、研究方案要求的诊断设备或实验室设备操作的SOP、不良事件记录处理与严重不良事件报告的SOP、临床研究监察的SOP、质量控制与质量保证的SOP、临床研究质量控制保证体系操作指南、质量检查清单、临床研究数据管理操作指南。④研究者履历/培训记录文件：包括课题负责人/主要研究者履历、学历、职称、培训经历、工作业绩等；各级质量检查人员具有医学研究背景的证明资料；研究人员的学历、专业构成情况与培训经历证明文件；临床研究者、研究药物管理员、统计人员、数据管理员、监察员等参加培训的会议记录、培训教材、培训签到记录、培训反馈与评估记录、培训合格证明及培训计划等。⑤质量检查文件：包括质量检查计划，设计完成的质量检查样表，已完成的各级质量检查员的质量检查记录与报告和后续处理的记录文件。⑥会议资料：课题立项会、审批会、启动会、协调会、培训会、专家咨询会、伦理委员会会议、方案优化会、各种检查会等的会议资料、会议内容、会议地点、时间、参加人员签名等记录。⑦研究病例相关内容：已签名的知情同意书、原始医疗文件、病例报告表、研究者致课题负责人的严重不良反应报告、受试者筛选表与入选表等。未完成的研究病例相关材料可保存在病房或门诊。⑧其他：研究相关的实验室检测正常值范围、医学或实验室操作的质控证明、总随机表、研究者签名样张。

（3）研究进度检查：检查内容与方式：研究进度包括总课题及各参加单位病例任务数、筛选病例数、入组病例数、正在进行观察、治疗已完成、随访已完成、剔除病例、脱落病例数以及上述所占比例，采取课题组汇报及现场核对的方式检查；与研究计划方案中预期研究进度计划进行比较，检查实际完成情况；课题组对影响研究进度的原因分析及有效的解决措施。

（4）病例报告表和源文件/原始文件检查：检查内容与方式：①病例报告表的设计：病例报告表中各条项目与内容应与临床研究设计方案保持一致，既要全面、科学，也不能过于烦琐。设计方案应提交课题组讨论并进行预填写测试，以及时发现问题并完善。②规范性检查：研究病例报告表应保持完整、整洁，不得缺页、拆开、损坏；病例记录应使用钢笔或签字笔书写，字迹应规范、工整、清晰；记录应使用规范的专业术语，采用国际标准计量单位；填写规范要符合病例报告表制定的填写说明；临床研究中的化验报告单和知情同意书等应按顺序粘贴在研究病例报告表中。③信息填写完整性和及时性：为了保证临床研究结论的科学性、严谨性，应严格按照病例报告表内容，在规定的时间收集和填写数据，形成完整的病例报告表。④填写错误与不合理修改：试验中的任何观察、检查结果均应及时、准确、完整、规范、真实地记录于病历和正确地填写在病例报告表中，不得随意更改，确因填写错误，需做更正时应保持原始记录清晰可辨，由更正者写明理由并签署姓名和时间。⑤病例报告表与原始资料一致性：原始资料包括门诊病历和住院病历、筛选记录、受试者入选登记表、各种理化检查如检验原始记录、放射、超声诊断原始记录等，病例报告表中的数据来自原始文件，所以应与原始文件保持一致。现场核对研究病历与源文件之间的一致性。⑥研究方案的执行：是否按要求分配受试者随机号码；受试者是否符合纳入标准和排除标准；受试者是否按研究方案规定的访视时点进行访视；实验室检查结果，尤其是异常结果的记录；记录前后的一致性核对。

（5）知情同意：检查内容：①知情同意书设计：知情同意书设计要符合完全告知、充分理解、自主选择的原则。内容包括受试者的义务、责任和权益；研究的安全性以及风险；补偿和赔偿；医疗监护或救护的设施和措施以及保密等；语言表述应适合受试者群体的阅读和理解水平，避免复杂句型和技术术语的使用；知情同意书的修改获得伦理委员会的批准，修改后的知情同意书需再次获得受试者同意。②知情同意书签署：检查知情同意书签署内容是否齐全，如日期、电话号码等；研究者签名是否及时规范；患者或受试者法定代理人签名是否及时规范，是否有伪造他人签字现象，必要时可向受试者电话核实；签字日期是否在入选日期之后，核对真实性；检查签署的知情同意书份数与参加研究的受试者人数是否一致，是否有未签署知情同意书情况；知情同意书应一式两份，一份交给患者，一份留存在病历中。③受试者真实性核对：可以抽查一定比例患者，采取现场电话随访的方式，询问患者病情、服药情况、病情改善情况等，核实受试者真实性。

（6）电子数据管理：数据管理是贯穿临床研究各个环节，以保证研究质量为目的的综合过程，为保证研究数据的真实性及课题及时有效的管理，现普遍采用通过网络即时将各临床研究单位的研究数据上报到数据管理中心的方式。

检查内容与方式：①有无专人负责电子数据管理，一般至少应设2名数据管理员，负责临床课题组研究数据录入、核查、上报、答疑等工作。②查看电子数据管理员的培训证明材料，并进行相关知识的现场提问。③采用的数据管理软件形成的数据库是否合格，是否符合项目组管理和课题统一要求，是否委托第三方进行数据管理。④数据录入及时性：按随访时点实时录入研究数据，一般按照 SOP 要求在完成纸质研究病历的规定时间内录入，否则视为脱离时间窗。同时要求进行数据的独立二次录入，并对数据准确性进行自检。⑤是否按时提交第三方管理，能否及时答复数据管理发出的疑问。⑥数据现场核对：抽查纸质研究病例与已上报电子数据进行一致性核对，尤其是关键指标的核查。

（7）质量管理：临床试验全程质量管理已成为行业普遍关注并亟待解决的问题，加强课题实施过程的动态管理，是保质保量、按计划完成项目任务的关键。

检查内容与方式：①各级质量检查员资格审查，包括具有医学研究背景证明资料、临床研究检查培训、电子病例报告表与数据管理系统使用培训。②现场考核质量检查员对质量检查相关内容的掌握情况。③是否制定切实可行的检查计划并制定质量检查清单。④是否按规定时间、规定数量、规定内容进行检查。⑤参研单位科研管理部门对课题监管情况。⑥查看质量检查报告质量，是否对研究数据的记录、数据报告、药物管理、不良事件的处理与报告等进行了全面检查。⑦对照质量检查报告中问题采取的措施和实际整改情况。⑧第三方质量检查：是否接受项目组织管理部门或委托专门的组织或单位承担稽查工作，对稽查工作发现问题的处理。

（8）依从性检查：尽管有一个确有疗效的试验药物和设计良好的临床试验方案，如果研究者或患者执行临床研究方案不好，则整个临床研究就有可能失败或导致错误的结论，故在临床研究中关注和改善依从性十分必要。

检查内容与方式：①研究者依从性：检查内容主要是研究者对研究方案的了解情况，如是否了解方案的研究目的、纳入标准、排除标准、设计类型。可以通过现场提问、研究实际开展情况与研究方案一致性检查等方式进行。②受试者依从性：在研究过程中，受试者在药物的使用、接受访视、随访等方面不能依从临床试验方案执行，不能按规定完成所有记录内容的病例，势必影响研究结果的真实性，造成研究病例脱落，所以脱落病例比例可以反映受试者依从性。脱落病例的数目占入组病例比例，一般不宜超过 10% ～ 15%；对脱落病例要以家访、电话、信件等方式与受试者联系，记录最后一次服药时间，完成所能完成的评估项目；脱落原因分析及处理：研究者应将受试者退出原因进行分析，如实记录在病例报告表中。在分析原因的基础上，制定提高受试者依从性的有效措施；保留所有脱落病例的观察资料，研究结束时应交组长单位汇总，统计分析。

（9）实验室检查：检查内容与方式：①实验室资格认证文件和实验室接受质量控制相关证明文件。②是否制定实验室设备操作的 SOP，包括仪器使用和维护，试剂、质控品、校准品的使用等，以避免或减少因操作者不同而引起的误差。关键疗效和安全性指标检验操作程序的 SOP，标本采集要求、运送要求、标本预处理、标本的保存条件与时限、检测的仪器与方法、操作人员的资格、指标的正常值范围。对实验人员掌握情况和实际操作进行现场考核。③实验员培训合格证明，相应岗位上岗资格证明。④各参加单位实验室检验结果一致性措施：对于跨省、市或地区的多中心临床研究，不同的医院，实验室条件、所用的仪器设备、实验室化验结果不一样时的处理措施。⑤实验室检验结果溯源：抽查一定比例研究病例报告表中关键指标，对检验报告单进行溯源，核对受试者姓名、检验数据、检验流水号及送检和报告日期与试验过程是否相符。

（10）研究设计方法执行情况检查：临床研究设计类型选择主要取决于临床研究的目的和内容，临床研究设计类型又决定了临床研究实施的主要框架。

检查内容与方式：①参加单位选择及研究病例的分配：多中心临床研究至少包括3个研究单位参与；各参加单位的研究病例分配例数和样本量选择要合理，要求各研究中心的研究组病例一般不少于20例，每组病例数的比例与总样本的比例大致相同，以保证各中心均衡可比。②随机化的执行情况：随机化的方法和过程应在试验方案中阐明；根据确定好的随机分组方案在相应药物或模拟剂的外包装印上观察对象序号；受试者应严格按照试验用药物编号的顺序入组，入组日期与编号顺序相符，查看发放药物记录表，以确定是否按照入组时间的先后顺序发放相应序号的药物；药物发放表应记录每个受试对象的姓名及其获取的药物序号、发放药物和记录人员姓名。

（11）课题经费使用：检查内容与方式：①是否符合任务书预算的使用范围；②是否符合任务书预算的使用额度。

（12）课题的绩效：检查内容与方式：①发表课题相关论文，写明论文的全部作者、论文题名，发表杂志，年卷期起止页码，以备核查；②出版课题相关著作，写明书名、全部作者、出版社，出版年、版次及印刷次数、字数，以备核查；③申请课题相关专利，写明专利或申报书名称、类型、申报年或批准年，提供相关证明材料；④培养研究生，写明研究生的姓名、年级、专业、授予学位单位和时间、学位论文题目，提供相关证明材料。

应该注意的是，数据引导决策，数据管理贯穿临床研究的各个环节，临床试验产生的临床数据为进行科学研究奠定了基础，现场检查中保证临床数据的质量显得尤为重要，因此数据管理的人员应参与到现场检查方案的制定当中。

3. 检查措施

（1）加强病案管理：

1）病案存在的主要问题。首先是门诊病历存在的问题，门诊病历主要存在不完整，不规范的问题，具体包括以下几个方面：缺主诉，主诉不完整；病史不能与主诉结合，不能反映病情起始、演变，缺少与本病相关的既往史；体检遗漏阳性体征；缺乏诊断意见或诊断不规范；诊疗不正确、不及时、不合理；字迹书写潦草，不易辨认，格式不正确，无医师签名等。其次是住院病案存在的问题，住院病历主要存在填写不及时，误填、漏填等问题，具体包括以下几个方面：病例填写不及时。病案首页填写不全，填写错误，如患者姓名、性别、年龄与身份证不一致，同音不同字混用；入院确诊日期与病程记录确诊日期不相符；出院诊断填写不全，出院填写不准确等。病案首页、出院记录、病程记录、手术同意书、长期医嘱等文件，经常因科主任、住院医师漏签名，而成为无效医疗文件。阳性辅助检查回报无记录无分析，不记录于病程记录内。检验报告单原件或复印件未粘贴在病历中。最后是电子病历存在的问题，法律效应问题，如何承认电子病历的合法性；电子化水平落后，目前电子病历内容主要局限于文字方面，检验信息、设备检查信息、图像影音资料尚不能完全录入；标准化问题，缺乏完整的、可以支持区域医疗的电子病历软件；安全性问题，病历的临床记录作为证据作用不可避免地涉及一些与健康甚至生命相关的纠纷，因此，电子病历的签署者需要对签署的文件承担相应的责任。

2）改进病案质量的主要措施。首先，加强宣教和培训。提高研究人员对研究病例填写重要性的认识，增强责任心；加强对研究人员的前期培训，提高研究人员的业务素质。研究人员应认真学习研究方案各项目的定义，研究病例各项目填写的规范要求，严格按照临床试验研究方案执行，以保证临床研究数据记录的准确性。其次，加强病案质量管理。实行病案质量三级管理制度：一级管理：病房（专科）质控医师认真检查每份病案，对病案书写格式、内容、病程记录中的分析、三级医师查房制度的执行情况、诊断依据、鉴别诊断、诊疗计划等全部进行检查、评估。二级管理：病案室质控人员每天检查病案，及时将缺漏项目、错误事项等不足之处反馈给临床研究人员，并于规定时间内予以完善、纠正和修补。三级管理：医务科、质控办负责定期组织病案质量检查，每次抽查的在院病案、出院病案和门诊病案各不少于二十份。再次，提升数据采集的便捷性。设计科学完善的研究病历，既要全面反映临床试验方案的内容，又要做到简单、明了、可操作，便于研究人员填写，同时也要便于总结、统计。可对研究病历进行预填写，不断发现问题及时修订完善。与时俱进，加强计算机技术在病案质量改进中的作用。此外，医政结合提升效率。科研管理部门、医务部门以及多中心研究单位协调配合，提升病案录入的及时性、专业性、准确性和真实性。最后，建立奖惩机制。多中心单位应加强对病案的监督检查力度、频次、数量，定期或者不定期对研究病案的填写进行一致性测评和考核，对于编造数据等行为要严肃处理，对完成及时、准确、真实的临床研究团队或人员予以相应奖励。

（2）提升数据采集的智能化、及时性和准确性：21世纪是数据引导决策的时代。计算机技术支持的临床实践所产生的大量临床数据为进行科学研究奠定了基础。随着机器学习的发展，结合图像识别，文本识别，声音识别等新技术可以快速帮助临床数据结构化，此外，大数据分析方法，云储存及云计算等技术的逐渐成熟以及区域链技术的提出和应用，使多维度数据整合及一体化管理成为可能。这些都给RWS带来了前所未有的便利，为真实世界研究的开展和长期应用奠定了基础。在真实世界研究研究过程中，从技术层面进行技术创新，研究者可充分发挥软件，移动端和人工智能结构等新技术功能。①使用移动APP进行数据源收集，线上中心化录入配合文本识别和智能结构化功能以节约录入成本，保证数据采集的及时和准确。②充分利用在线随访功能，即充分让患者参与，让患者报告结局，自动进行患者随访提醒、问卷量表推送，患者端数据采集及医患沟通，提高随访效率和质量。③远程监察，减少差旅成本的同时提高数据的准确性。

（3）增强真实世界研究的逻辑核查：通过相应的事件之间的逻辑关联来识别可能存在的数据错误。首先，加强程序员与方案执行者合作，编辑程序，实现逻辑检查功能。①制订逻辑检查清单。内容包括数据收集模块名称、主检字段名称、核对字段名称、逻辑检查种类、疑问类型、出错信息等。②进行逻辑检查编程。由数据管理员提出编程需求，再由计算机程序员编写程序。③进行逻辑检查验证。系统逻辑检查运行时自动核查录入数据，自动发出疑问，不受人员与工作时间的限制，大大提高了数据清理工作的效率。但如果逻辑检查程序是错误的，对正确的数据发出了疑问，或输出了错误的受试者编码，或未能对错误数据发出疑问，都可能给研究和数据管理工作带来混乱，因此在数据正式录入数据库之前，所有的逻辑检查程序都要经过严格验证，方可运行。此外，加强电子数据采集系统定制，增强系统逻辑核查功能，充分利用电子化系统进行数据的自动核查，对关键字段，可进行 100% 原始数据核查，其他字段可根据实际情况降低核查率，时时保障数据，尤其是关键数据的质量。

（4）完善人员核查措施：完善人员核查措施，可以从源头上保证 RWS 质量。①自查。研究队伍组织自查小组或指定自查人员，依照 RWS 数据质量标准进行认真检查和评价。针对存在的不同问题，各有侧重，切忌千篇一律；要求自查的事项力求具体详尽，切忌抽象的笼统概念；明确数据质量好坏关键标准，切忌评判标准不一；专职专责落实检查内容和重点，切忌流于形式。②监察。主要负责组织研究项目的临床监察，并负责制定相关项目的临床监察实施计划，确保研究者严格遵循已批准的研究方案，报告和监查临床试验进行的情况并审核数据，确保临床试验报告真实、完整和准确。负责药品临床研究试验方案设计，与各临床研究单位的沟通、协调工作，监督临床试验过程：包括参与产品临床试验方案的制订；确保临床试验方案的执行；保障试验中受试者的权益；对原始数据进行溯源核查，确保临床数据的准确性与完整性；协调各医院临床进度，监督临床方案实施；协调解决临床试验过程中出现的问题，协助处理临床数据；协助召开临床试验各阶段会议，准备临床试验样品资料；做好产品资料及知识积累工作，为产品上市提供技术支持。③稽查。由不直接涉及研究项目的相关部门人员对整个研究过程或者某个阶段进行系统性检查，从而确保项目课题实施、数据记录和分析与研究方案、标准原则以及相关法规指南相符。④飞行检查。简称飞检，是跟踪检查的一种形式，指事先不通知被检查部门实施的现场检查，具有突击性、独立性、高效性等特点。2006 年，原国家食品药品监管局发布了《药品 GMP 飞行检查暂行规定》（国食药监安〔2006〕165 号），2012 年发布《医疗器械生产企业飞行检查工作程序（试行）》（国食药监械〔2012〕153 号），在调查问题、管控风险、震慑违法行为等方面发挥了重要作用。2015 年 5 月 18 日，《药品医疗器械飞行检查办法》通过施行。通过相关法规办法的学习，可以对存在的问题进行针对性的规范，保障研究项目的顺利实施，从而实现 RWS 的真实可靠。

（5）建立源文件和源数据的管理制度：每一项临床研究都会产生一系列的源文件、源数据、原始记录表等。专人保管、专门的存储文件柜和电子计算机是规范管理的必备条件。

1）源文件和源数据管理规定。一般源文件和源数据的管理在研究过程中由专人负责，可以是临床研究负责人任命的秘书，负责所有资料的分类保管。纸质资料的保管要有专门的文件柜（文件夹和档案袋），平时上锁，电子资料的保管要有专门的计算机，建立分类管理的文件夹。体现政策、任务、经费的源文件还要保存在科研管理部门或档案室。

2）源文件和源数据的记录规定。源文件是临床试验数据记录的第一手资料，试验中的任何观察、检查结果均应及时、准确、完整、规范、真实地记录于源文件，源文件记录的责任者是主要研究者和研究者，源文件和源数据的修改必须有充分的证据，否则以首次判断（记录）为准。

3）源文件和源数据保存和查阅规定。源文件保存于临床研究机构/医疗机构；在研的源文件保存于专业科室的临床研究室，已完成的源文件应及时集中归档；应事先规定源文件和源数据的访问权限，以保证其安全性；源文件的保存期限与 GCP 以及医疗文件保存的规定一致，一般规定 5 年。源文件查阅应遵循医院医疗文件查阅的规定，遵循药物临床研究机构档案室文件资料查阅的规定，监察员进行现场监查（SDV）时，临床研究机构应提供方便，并在规定的场所查阅；如果需要源文件的副本，应隐藏受试者的隐私信息。

4）源文件和源数据可溯源系统建立。有条件的单位应建立源文件和源数据的可溯源系统，主要是将源文件和源数据作为唯一的标识被记录，进而根据或利用已记录的标识追溯源文件和源数据的原始记录、应用以及核查的等情况。通过可溯源系统的建立，课题研究单位可从源头上对数据的真实性、准确性以及合理性进行规范，保证数据的质量，也有利于对原始数据进行有效监督管理，保证课题研究的顺利进行，同时也防止了数据造假、数据滥用等不良情况的发生。

5）源文件和源数据安全性保证。保证源文件和源数据的安全是真实世界研究的生命线。加强"两地三中心"（即两个地方、三个数据集群）容灾备份系统建设。其中一地包含生产环境和备份环境，主要是防治因误删或数据库、存储介质等崩坏导致的数据常规丢失，从而可以直接从本地的备份中心将数据恢复过来。另外一地存储的是防灾数据，主要是为了预防因地震、山崩、海啸等不可抗力元素，导致源文件和源数据以及备份数据完全丢失的情况。这样就避免了因人为或者不可抗拒因素所导致的数据和网络系统不安全问题。此外，确保源文件和源数据管理人员经过 CAA 认证，加强 CAA 认证体系在临床研究中发挥的重要作用。

4. 检查报告　质量检查报告是各级质量检查人员（组）根据临床研究质量检查的要求和内容，将检查的发现和评价汇总并向课题牵头单位/者和课题管理部门报告的文件。

（1）制定质量检查报告的目的和意义：①制定质量检查报告的标准文件，便于各级质量检查人员按照统一形式、统一标准进行检查，避免随意性，保证了检查结果评价的一致性和可信度。②质量检查报告作为中医临床研究质量检查的证明文件，可以起到了解、评价、反馈指导、确认和监督管理的作用。③现场检查作为临床研究过程管理的重要内容，质量检查报告是双方认可的重要文字档案，将成为临床研究结题验收和评奖的重要参考。

（2）制定质量检查报告的依据：①临床研究质量检查报告各项检查要求要符合科技

部、财政部等有关管理部门对科研的相关规定。②临床研究质量检查报告各项检查要求要符合《药品临床试验管理规范》等行业管理规定。③临床研究质量检查报告各项检查要求要符合针对本项目制定的各项管理规定和适合本项目特点的检查内容。

（3）质量检查报告制定的原则：①全面性：质量检查报告应全面体现各级质量检查所需涵盖的全部内容，避免对某些检查项目尤其是影响研究质量的重要信息的遗漏。质量检查报告设计得越全面，对课题开展质量整体评价越客观。②科学性：考核指标要保证科学性，在定性指标的基础上，尽可能提取更多的指标进行量化，便于总结、统计，使考核更具说服力。③可操作性：符合各项科研管理要求的前提下，要结合本研究项目的实际情况，制定切实可行的考核指标，避免指标空洞无考核意义。④便捷性：质量考核指标的全面性并不代表烦琐，内容设计要简明扼要，项目齐全而又简单明了，便于检查者填写，提高工作效率。

（4）质量检查报告的内容：①基本信息：包括接受检查的临床研究课题名称、临床研究机构名称、课题负责人/主要研究者、陪同稽查者姓名、陪同视察者姓名、监察/稽查/视察日期、视察员/稽查员/监察员签字。②质量检查清单：是将检查内容进行细化，明确各条目的检查标准，提出具体要求，旨在规范临床研究质量检查标准。研究概况：研究进度、研究中心与主要研究者变动、对课题管理部门文件的执行情况；研究记录：研究者对研究方案的掌握情况、知情同意书签署、受试者选择、按随访时点及时记录、病历记录修改、研究病历随访给药与药物使用记录一致性、受试者真实性核对、不良事件填报、检验检查结果溯源等；实验室主要理化检查指标：实验室经过 ISO 15189/17025 认证、主要疗效指标制定了 SOP、标本采集、仪器、试剂、测试方法执行 SOP、主要疗效指标是否为实验室室间质评指标；数据报告：在规定的时间窗内填报电子病例报告表、在合理的时间窗内答疑、电子病例报告表与研究病历一致性核对；质量控制：一级检查质量检查员依据质量检查清单定期检查记录、机构科技管理部门定期检查记录、二级检查监察计划、监查报告、监察的发现与评价；资料档案：资料档案柜上锁、课题任务书/协议书、临床研究方案、临床研究 SOP/研究工作手册、伦理委员会批件、临床协调会议资料、完成的研究病历与知情同意书已归档/集中保存。③评价及建议：包括检查人员基于检查发现做出的评价和改进建议和措施。

（5）撰写质量检查报告的要求：格式要规范，字迹清晰，表述规范；项目要齐全，对照质量检查清单逐项检查并逐条填写检查结果，避免重要信息的遗漏；检查人员应按照检查方案进行检查，客观真实地记录检查所见，必要时对检查中发现问题以复印、拍照的方式留存证据；检查组在现场检查结束前应对检查中发现的问题进行评议汇总，作出综合评定意见。综合评价要客观、公正，重点是找准突出问题，分析并提出改进措施；检查组应向被检查单位反馈检查结果，质量检查报告应由检查组全体成员和被检查单位负责人签字确认。撰写质量检查报告人员资格：监察员应具有医学专业背景，并经过临床研究的监察培训，熟悉药物临床试验管理规范及有关法规。承担课题监查工作前，接受临床研究方案、电子病例报告表与数据管理系统使用的培训。一级质量检查报告：主要研究者任命的质量检查员，主要研究者审核并签字；二级监查报告：课题负责人任命的参加检查的监察员；三级稽查报告：独立于临床研究部门的第三方质量保证部门委派的稽查员；四级视察报告：上级科研管理部门／总课题组办公室委派的视察员。

（6）质量检查报告的反馈方式：①现场反馈：检查组在现场检查结束前对检查中发现的问题进行评议汇总，作出综合评定意见，进行现场反馈。②书面反馈：检查组在完成现场检查后完成检查数据的统计、分析和汇总，撰写质量检查报告。经项目管理部门审核后，书面通知被检查单位。

（7）报告发送部门：①一级质量检查报告：被检查的研究人员和主要研究者。②二级监查报告：被监察的机构、课题负责人、第三方质量控制部门。③三级稽查报告：被稽查的机构、第三方质量控制部门、总课题办公室。④四级视察报告：被视察的机构、第三方质量控制部门、总课题办公室。

5. 不良事件　在临床研究过程中，受试者出现不良医学事件，无论是否与治疗有关，都应视为不良事件。严重不良事件是试验过程中发生需住院治疗、延长住院时间、伤残、影响工作能力、危及生命或死亡、导致先天畸形等事件。应严格按照《不良事件及严重不良事件处理及报告标准规程》要求处理。①现场考核研究者对不良事件的认识，包括概念、处理、记录、报告等要求；尤其是对不良事件和不良反应进行区分。②检查是否有不良事件，是否有未报告的不良事件。③不良事件的书面记录：包括不良事件的临床表现、出现时间、频率、严重程度、处理措施、转归，判断是否与本研究有关。④是否有严重不良事件，是否有未报告的严重不良事件；⑤严重不良事件的书面记录：严重不良事件除在研究病例中记录，还应填写专门的严重不良事件报告表，并签名、注明日期。⑥严重不良事件的报告：严重不良事件应及时向管理部门、项目负责人、伦理委员会、省食品药品监督管理部门报告，并尽快通知其他参与研究的单位。在原始资料中应记录何时、以何种方式、向谁报告了严重不良事件。

6. 检查问题

（1）参研单位主要研究者对质控工作不够重视，未指定专门的质量检查员、课题牵头单位未指定专门监察员。在多中心试验中，监察员的作用尤为重要。项目组要设立各级质量检查员，不仅有医学研究背景，而且必须接受临床研究检查培训、电子病例报告表与数据管理系统使用培训，要有较强的责任心，认真对待质控工作。

（2）质量检查员／监察员未参加质量检查培训或数据管理培训，对质量检查工作不熟悉。明确各级质量检查人员的职责，包括检查范围、内容、频率、数量。

（3）无切实可行的质量检查计划，未制定质量检查清单或检查清单内容过于简单。质量检查员要制定检查计划、质量检查清单以保证质量检查按规定程序、统一标准进行。

（4）各级质量检查不到位，包括未按规定时点／规定数量进行检查、质检报告流于形式，不能及时发现问题并监督整改，检查报告无签名及日期等。发挥、调动参研单位科研管理部门作用。

（5）参研单位科研管理部门未参与到课题管理中来，无定期检查的任何记录。采取向上一级质量管理组织定期上报质量检查总结报告的形式，督促质量检查工作。目的是保证各中心严格按方案执行，对严重违背方案者及时上报。

（6）对第三方稽查反馈的问题无整改措施。对于检查发现的问题不仅要督促整改，还要积极为研究者解决问题，以取得研究者的配合和信任。

（三）建立评价和奖惩体系

建立和完善一套科学的真实世界研究评价和奖惩体系，是从根本上督促临床试验研究者确立科学的态度，更加勤奋严谨研究的保证，同时也是引导科研工作者克服急功近利、提升科学素养，确立研究项目及课题顺利完成，树立长期发展目标的正确导向。

1. 实行对项目研究及课题参与者的正确考核和激励，关键在于确立科学的价值导向

第一，以是否按照项目研究及课题方案实施为准则作为基本原则。临床试验研究方案，是由课题牵头单位负责顶层设计，通过专家论证会等方式最终确定，经伦理委员会批准后执行，是临床试验研究实施的基本原则，具有很高的指导性。各参加单位不能随意更改，应当严格按照方案执行，如有异议，需提出申请，经课题牵头单位审核后形成方案，报伦理委员会批准施行。

第二，以项目研究及课题完成质量作为衡量科研工作者评价和奖惩关键内容。评价研究者工作的质量的高低，应当以项目研究及课题完成质量作为关键内容。临床试验研究涉及课题设计、数据采集、数据平台、监督等各个方面，相对应的应当从各个方面保质保量的对照落实，既不能忽视研究的量，也不能忽视研究的质，两者缺一不可，如此才能确保研究的顺利健康进行。

第三，以科学严谨，求真务实的态度作为科研工作者实现研究任务的重要前提。在临床试验研究中，应当始终要求各参与单位科研工作者以科学严谨、求真务实的工作作风勤恳踏实地进行科学研究，一方面可有效促进科研工作者按科学规律办事，找准自己的优势和定位，实现科研项目和自身能力的最大优化；另一方面，在很大程度上能减少工作失误，避免阻碍科研项目的推进和对科研经费的浪费。

2. 必须形成一套对项目研究及课题参与者考核奖励的科学考评体系和制度

第一，坚持机制创新，建立一套衡量项目研究及课题研究进展的考核机制。科学的考核机制，也是一种全面的考核体系。在具体考核时，一是关注各参与单位、参与人员相关工作完成的量，而且关注工作完成的质；二是关注研究项目在实施过程中的发展现状以及所表现出来的发展潜力和空间，具体存在的问题和解决措施，这些决定了项目实施的前景；三是要不断推进课题牵头单位和参加单位、协调部门之间的组织关系，以及各参与单位的管理规范。完善执行机制，全面施行课题牵头单位负责制，各参与单位和协调部门负责，层级分明，建立良好的责任落实机制；完善评价和决策机制，作为研究人员，应自觉自查或接受监督人员的考核评价，涉及决策时应透明公开，作好记录和审批流程。

第二，坚持体系创新，形成课题牵头单位到各参加单位、各参加单位内部之间的组织考核体系。一是正确处理课题牵头单位和各参加单位之间的关系，建立高效沟通机制。研究方案是课题牵头单位和各参加单位联系的纽带，课题牵头单位确定好研究方案，各参加单位严格执行。执行过程中出现的问题，课题牵头单位有权进行监督问责，但应考虑参加单位的具体实际情况，不能一概否之，参加单位可以进行申请说明，但前提是遵照研究方案科学及时实施，避免出现因沟通不畅导致阻碍研究实施。二是正确处理自查、监察、稽查、飞行检查等多种监督方式关系，保证协同发挥作用，实现真实世界研究全方位、全过程监督。三是处理科研人员个人与单位负责关系，真实世界研究是一个团队的任务，不是某个人承担或者某个人执行的单一形式，应对个人和参加单位进行科学合理的量化考核。

第三，坚持制度创新，完善好激励科研工作者工作积极性，约束不良行为的奖惩制度。一是实施选拔招募制度，应该广泛选拔招募并筛选具有专业科研能力的人员，充实丰富临床试验研究的人才储备库。二是实施切合实际的奖惩制度，对临床试验研究参加单位和参与人员进行相关奖励和惩罚，既有精神奖励，又有物质奖励，反之进行精神和物质惩罚。三是建立以课题牵头单位、参加单位以及相关部门为主体，针对临床试验研究任务的科学考核制度，确定以科研诚信、科研质量为考核的关键指标，具体可根据不同单位不同阶段的不同任务进行评价，最终形成以目标考核为手段，以科研诚信、质量为考核出发点和落脚点的制度。

下　篇

第十九章　真实世界研究在中医证候研究中的应用

　　中医学的主要优势是辨证论治。在辨证论治中，辨证是论治（立法、处方、用药）的前提。证指证候，是对疾病发展到一定阶段的病因、病性、病位、病势等的高度概括，具体表现为一组有内在联系的症状和体征。症状是中医诊断的基本要素，症状规范是建立中医诊断共同语言的重要基础之一。中医症状包括自觉症状和体征两部分。

　　中医证候及症状的规范化、标准化，对于中医证候相关的研究，尤其是证候分布及演变规律的真实世界研究来说，是不能回避的关键基础问题。真实世界研究比随机对照试验面临更多的复杂性和多样性，RWS 一定要基于大数据才会有好的指导效果，而大数据的产生需要规范化，因此，中医术语标准化是获取高质量大数据的基础，也是证候分布及演变规律研究成败的关键。

　　此外，客观化、可重复以及量化数据的获取，可以减少辨证论治过程中对医生技能及主观因素的依赖，提高信息收集、存储和利用的效率，也是未来真实世界证候研究利用中医大数据的重要需求和方向。其研究内容主要涉及：利用西医检测指标进行中医微观辨证，以及开发和使用中医诊疗设备，进行"四诊"的量化、信息化、智能化并对其所采集到的信息进行综合分析研究等。

　　随着医疗信息化建设进程的推进，可获得的真实世界医疗卫生数据越来越多，真实世界数据可来源于 HIS、医保系统、疾病登记系统、国家药品不良反应监测哨点联盟、自然人群队列和专病队列数据库、组学相关数据库、死亡登记数据库、患者报告结局数据、移动设备端的数据等。如何利用好这些数据，获取满足中医证候研究适用性的真实世界数据，进行中医证候分布及演变规律的研究，产生中医证候诊断、疗效评价等真实世界证据，是本章要讨论的问题。

第一节 中医证候及症状的规范化、标准化

古代中医典籍中，证候、症状的名称、术语由于时代背景的不同，有各自的特点，多不统一，这种情况不利于中医证候诊断以及疗效评价相关科学研究的开展。近几十年来，中医学者持续开展中医证候及症状的规范化、标准化研究，编写了《中医药学基本名词术语》《中医症状鉴别诊断学》《中医证候鉴别诊断学》《实用中医诊断学》等专著，制定了常见疾病的证候诊断标准，如血瘀证、脾虚证、肾虚证等的诊断标准；在国家政府层面，相继颁布了《中药新药临床研究指导原则》《中医病证诊断疗效标准》《中医病证分类与代码》《中医临床诊疗术语》等成果。为中医证候研究、真实世界研究，以及更大范围的大数据积累奠定了基础。

一、证候及症状名称与名词术语标准化、规范化

"症状""证候"等术语的规范化研究，指利用国际、国家、行业等中医药术语标准对实际诊疗中的术语进行规范。

（1）中医诊断学术语规范化的原则：中医诊断学术语的规范化原则能让学者们更加严谨的学习和教学指导。一般有以下五大原则：①术语与临床概念相一致：术语的规范要与临床相结合。②具有诊疗属性：能够更好地指导临床诊疗疾病。③必要性：中医诊断学术语的规范化是十分必要的，能够更好地发展中医诊断学，使之走向国际化。④普遍性：能够普遍适用于临床及教学。⑤明确性：术语的命名应该准确、明确，不能够模棱两可。不论原则怎么规范，最后是为了更好地服务于临床，帮助医务工作者治疗疾病，所以我们要灵活运用于临床以及学校的教学工作。

（2）中医诊断学术语规范化的方法：一般由研究者制定进行术语规范的规则，常见的中医诊断学术语规范化的方法有以下几种：①症状加临床意义相结合：有的以证为主，有的以病为主，有的以病证为主。②以主症加主要病机相结合为主，与症状术语提示的临床意义前后关联。③与临床发展需要相结合：易为临床所掌握运用的名称作为正式名称。④构建中医诊断学术语体系、相关网络、词语表、量表等。

比如：首选按照中医名词委颁布的《中医药学基本名词术语》对文献中辨证分型、症状的名称进行规范。对于《中医药学基本名词术语》中不涉及的证候、症状名称再按照《中医诊断学》《中医证候鉴别诊断学》进行规范。对于以上3种规范标准中没有叙述的证候、症状类型按原文献予以保留。

在操作层面，在以往的证候研究中，中医诊断学术语的规范化工作在两个环节必不可少，一是调查问卷和量表的制作环节，需要采用规范的术语来描述问题和作为备选症状；二是在数据处理环节，数据录入后，需要对不规范的术语进行标准化处理，以便得到准确的结果。

在真实世界研究中，术语规范化作为基础性工作，已提前融入信息系统的构建、数据录入时的即时纠错等环节中，但由于涉及的数据量和面都更广更多，以术语规范化为

代表的多源异构数据的处理和规范化，有可能会在人工智能的帮助下更快速高效地完成，在未来很长一段时间内，它将与信息系统的便捷性和人工智能的智能化程度高度相关，仍将是真实世界研究中的重要基础工作。

二、症状的鉴别诊断与量化分级

（1）症状鉴别诊断：症状鉴别诊断是对临床表现相类似的疾病所出现的症状进行鉴别比较。即根据"异病同症"的思想，对相似症状所代表的不同疾病和不同病机进行鉴别和判断。也就是说从临床症状的分析着手，以望、闻、问、切四诊为手段，应用中医辨证常用的八纲辨证方法，按照中医理论来确定疾病的阴阳、表里、寒热、虚实，病在哪脏哪腑、哪经哪络，按照中医的病因学说找出引起疾病的原始病因，从而拟定中医的治疗原则和选方用药。

对于中医临床辨证来说，临床症状相互之间关系的研究也很重要。例如舌质颜色的研究分析：舌色的红色和紫色在颜色程度上是什么关系？重度的红色和紫色是什么关系？两者是否属于重复？是否可以替代？必须注意到舌色从正常的淡红色开始，到红色再到紫色是一个连续不断的发展过程，是一个整体。

（2）症状量化分级：症状名称的内涵外延明确是对症状的定性，用量化的症状标明病情的轻重缓急也显得尤为重要。当然在中医典籍中已有对症状进行量化处理的范例，如《伤寒论》中就将汗出分为无汗、微似汗、微汗、汗出、汗多、大汗等情况，这些模糊定量及半定量的症状，主要用于反映病情的轻重，同时也成为辨证的组成部分，有时则成为辨证的关键。

近年来，受西医学和心理学中一些对主观症状的量化分级方法的影响，中医临床研究中也会采用相关的量表来对症状进行计量，在此基础上开展证候的量化诊断及疗效评价研究。

1）Likert 五点评分法：对症状条目可以采用用 1 ～ 5 分别代表：1—根本没有；2—有，较轻；3—有，一般；4—比较严重；5—很严重。对舌脉等体征条目采用二值化处理，即分"无""有"两个等级。为了与症状条目的计分相对应，使后续的量表赋权和积分处理更加合理，舌脉条目的"无"和"有"分别计 1 分和 3 分。这种四诊条目量化方法比较科学客观，且可操作性强，便于选用恰当的统计学方法，是目前较为可行的一种四诊条目量化模式。

2）适合疗效评价的自拟 4 级计量规则（王俊文，2012）：由于目前对于症状信息的计量尚缺少公认的标准，因此一般都采用自拟的症状信息计量规则。如针对中医复诊医案的自拟 4 级计量规则，包括：0 无相关症状，1 症状轻微，2 一般或未特殊说明的症状，3 症状严重这四个等级，可对中医复诊医案的症状信息进行模糊计量。

治疗前症状信息以规范后的每一个证候或症状群为一个录入单位，"有"或"无"分别记作"2"或"0"，特别表明症状严重者记"3"，特别表明症状轻微者记"1"。

治疗后症状信息记录症状减轻者，在原症状分值的基础上减 1；记录加重者，在原症状分值的基础上加 1；治疗后中未再提及的症状记"0"；治疗后出现治疗前未记录的症状按治疗前症状的记分方法,"有"或"无"分别记作"2"或"0",特别表明症状严重者记"3",特别表明症状轻微者记"1"。

3)通用量表和症状评估工具:现代医学和心理学中对于主观性症状的描述和评估工具,在国内外经过了较多的研究实践,可以借鉴用于中医症状的计量。如汉密尔顿抑郁量表(HAMD)、焦虑自评量表等对抑郁和焦虑等症状的量化评定,以及视觉模拟评分法(VAS)测量疼痛强度等。

中医界研究者也制作了一些症状评估量表,如王天芳等借鉴心理测量学的研究方法,对疲劳进行量化研究,研制出疲劳自评量表,可用于疲劳评定和分级计量。

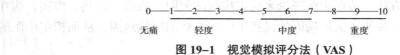

图 19-1　视觉模拟评分法(VAS)

4)多参数综合量化模型:针对中医症状中包含的多参数体征,有学者提出根据症状出现频率、持续时间、性质程度、与外界刺激的关系等多参数综合量化。症状分级计分后采用相加计数法、分类记数法等进行指标积分记数,然后根据指标出现率和指标积分高低,结合临床实际进行诊断,应属半定量诊断方法。进一步研究中引入权重概念,以权重反映症状主次,以计分反映症状轻重,使其发展成为定性与定量相结合的计量诊断,为量化研究启迪了思路。

总之,必须有整体观念,在掌握全部研究症状的整体高度的基础上,弄清楚症状相互之间的关系,才可以探讨对症状的量化处理,这些都需要组织相关专家进行讨论,然后进行规范与统一确定。只有科学的症状量化才能成为中医证候量化的前提和基础,运用于临床试验或者真实世界研究中才更科学。

三、证候诊断标准的建立

(一)中医证候诊断标准体系

建立"中医证候诊断标准体系"的最终目的是为了区分不同的人体状态,以便于对其进行研究与干预。一个客观、可用的中医证候诊断标准体系应该是对现实中客观存在的各种人体状态之特征的客观、真实描述,其对任一人体状态分类下所属的任一子情况都应有所描述,且其可以确实地将人体不同状态区分开来,此外还需特征选择恰当,便于准确比对。

中医证候判断和临床疗效评价等均面临一个共同的难题,就是证候诊断"金标准"的缺乏。目前的研究中,常用的中医证候诊断标准有4种:用相关专业委员会制定的证候标准;总结专家经验建立辨证标准;应用流行病学方法建立初步辨证标准;以收集的病例资料中的临床医生做出的原始中医辨证为准;这些方法只能在一定程度上满足对于中医证候标准的需求,难以提供一致认可的辨证结果,更难以保证其准确性和客观性。

现阶段证候量化诊断研究模式初步概括为筛选相关因素范围、确立证候诊断条目及赋权、确立证候诊断阈值 3 个关键步骤（刘槟 2020）。在病证结合的基础上建立宏观与微观相结合、定性与定量相结合的证候诊断标准的模式既具有现实可行性，又具有一定的客观性和规范性，是中医标准化的一条途径。建立该模式的证候诊断标准其主要方法有以下几种方式。

1）文献分析的研究方法：辨证论治体系就是古代医家在临床实践过程中不断形成和完善的，其流传至今的许多著作、论述都是我们今天进行证候诊断标准研究的基础和前提。对历代中医典籍进行系统发掘整理、阐释评价，确为当前继承中医的中心环节，是建立中医证候诊断标准的必要前提。另外，随着网络技术的迅猛发展，与证候相关的文献数量相当可观。因此，对公开发表的与证候相关的文献资料进行系统整理和分析，是当今为建立证候诊断标准提供依据的一条有效途径。尤其是当前有关西医的疾病与中医证候的关系的认识，主要通过现代文献体现。

2）临床流行病学调查的研究方法：按照循证医学的原则，通过临床流行病学调查，收集西医某一疾病的中医症状表现，并分析其分布特征，可为建立证候诊断标准提供较为客观的依据。

3）基于数理统计分析的研究方法：在证候诊断标准的研究中，引入多种适宜的数理统计方法对无事先辨证的数据和有事先辨证的数据分别进行无监督和有监督的分析，可增加研究结果的客观性。如近年来的一些研究已将聚类分析、因子分析、基于嫡的关联度理论、神经网络、隐结构法等数理统计分析方法尝试运用到证候诊断标准的研究中，在一定程度上为阐述中医证候或证候要素与症状之间的多重对应关系及症状对不同证候或证候要素的贡献度提供了依据。

4）基于专家集体智慧的研究方法：组织和发动全国的中医专家、学者及具有丰富经验的临床医生参与证候诊断标准的讨论，充分吸收专家学者的意见，在基于专家经验的基础上，通过会议形式的专家论证及专家问卷咨询等形式建立证候诊断标准也是建立中医证候诊断标准的常用途径。通过该方法所得到的专家共识，既能反映现代中医的学术水平和辨证水平，也能在一定程度上确保证候标准的权威性先进性和指导性。

几种建立中医证候诊断标准体系的方法初步探讨建立中医证候诊断标准体系，若干方法的相关问题先明确两个概念：一是"指标"，是为多个特征的代表，在统计学中的表述为"变量"，在中医的表述为"某症状的有无"或是"某症状的严重程度"。二是"事件"，即指某个具体的特征，在统计学中的表述为"变量的具体取值"，在中医的表述为"某症状的有无"或是"某症状的轻重"。

目前，中医证候诊断标准的研究尚存在很多难以解决的问题，比如证候诊断的金标准缺失，临床资料收集不完善使研究结果不能全面反映临床现象，研究中没有建立疑似病例诊断标准等，有待于真实世界研究更大样本量，更全数据信息被纳入中医证候研究中来建立更优化的中医证候诊断标准体系。

（二）证候的量化诊断

现阶段证候量化研究普遍先对某一疾病的某具体证候可能涉及的相关因素（包括相

关症状、体征、舌脉等四诊信息）进行筛选，然后再从筛选范围内收集临床数据并进行统计分析，以提高研究效率和准确度。临床上相关因素主要通过文献调研、临床信息采集以及专家问卷的途径获得，涉及的主要方法包括频数法及德尔菲法等。

即在脏腑辨证、气血津液辨证的基础上，采用单证的研究方法，将证候分层至不能再进一步划分，然后分别制定各个层级证候的诊断标准，最终形成一个完整的辨证体系。如肺气虚证的一级诊断为虚证；二级诊断区分表里，如里虚证；三级诊断在二级基础上再分气、血、津、液、寒、热，如气虚证；四级诊断加上病位因素，例如肺气虚证，并逐级完善各级的诊断标准。结论显示四级层次诊断的思路具有较高的条理性，且与八纲辨证理论相切和，使研究结果能充分用中医理论进行解释；同时这种基于单证的研究起到了证候"降维升阶"的效果，也避免了复合证候易出现的概念界定困难而造成偏倚。

（三）证候要素和证素

为了建立能够揭示辨证普遍规律且操作性强的中医辨证理论体系和方法，更好地辨证而提高临床疗效，中医研究者提出了证候要素和证素的概念，其定义为中医辨证的最小分类单元，揭示辨证的基本规律、实质与关键。将辨证的基本内容规范为"病位"和"病性"，如肺脾气虚证，对应病位为肺和脾，病性为气虚，三个证候要素。可以将证候拆分成证候要素，也可以将证候要素组合成证候。相较于证候辨识的复杂、模糊和不规范，证候要素和证素的概念更易操作，因此是中医证候规范化标准化研究的一个突破点。近年来已经有较多研究者采用证候要素建立证候诊断模型，进行证候分类、分布及演变规律研究。

证候要素和证素的概念略有区别，结合疾病进行辨证分型时，证候要素的概念更为精准和适用（梁昊 2015）。在病机层面，证候要素一共有 6 类 29 个，包括外感六淫：风、寒、暑、湿、火；内生五气：内风、内寒、内火、内湿、内燥；气相关：气虚、气滞、气郁、气逆、气脱、气陷；血相关：血虚、血瘀、血脱、血燥、出血；阴阳相关：阴虚、阳虚、阴盛、阳亢；其他：毒、痰、水。在病位层面，要在传统的脏腑、六经、经络、卫气营血、三焦等辨证方法的基础上，将证候要素进行病位层面上的交叉。在证候要素的提取和证候靶点的厘定后，辨证体系的初步框架基本形成，再应证组合回归完整的辨证体系。

第二节　诊法与辨证的客观化研究

传统中医讲究"四诊合参"，望、闻、问、切都是中医诊病以及传承的重要内容。古代中医没有现代检测技术，医生根据经验进行望闻问切四诊合参来诊断和判断疗效。随着现代科学技术的发展，尤其循证医学及真实世界研究时代的到来，研究者希望纳入相关实验室及物理器械等检查内容，通过仪器设备来帮助中医诊病，并记录下辨证过程中的客观化、可量化的信息，诊法客观化的研究应需求而生。

常见的诊法与辨证的客观化研究包括两个方面，一是微观辨证，即利用现代医学的检测手段和检测工具进行中医证候的辨识，二是根据中医基础理论，开发和使用中医诊断装备进行辅助辨证。

一、微观辨证研究

微观辨证，是指在中医基础理论的指导下，运用现代医学影像学检查、内镜检查、实验室检查、病理组织检查、甚至基因检查等先进技术，旨在从器官水平、细胞水平、亚细胞水平、分子水平、基因水平等较深层次上辨别证候，从而为临床诊断治疗提供一定客观依据的辨证方法。可见，"微观辨证"对于中医传统四诊司外揣内的"宏观辨证"是一种很好的补充，不仅有助于提高中医临床的早期诊断水平、促进中医证候诊断的规范化，也有助于中医药临床疗效的客观评价。

由于涉及的指标多，受到检测条件的限制，传统的微观辨证研究多有严格的纳入排除标准，样本量较小，现有的微观辨证研究样本量多在几十例到几百例这样的数量级，难以全面覆盖人群，和获得全面的证候诊断信息。真实世界研究中，可以通过临床科研一体化平台，开展回顾性或者进行前瞻性研究设计。

在未来，不仅可以利用现有的医疗卫生信息系统数据获得样本量大、且检验检查更为全面的客观指标资料，更可以按照研究目标的需要，设计更为详细适用的信息系统，打通医院诊疗数据和公共卫生系统健康数据，定制各类信息系统间的数据接口，收集宏观、中观、微观等各个层次的临床诊断信息，甚至接入来自诊疗设备以及家庭、可穿戴设备的检测数据，在现有研究结果的基础上，在真实世界的诊疗环境中进一步验证、拓展相关结论。

二、常用中医诊断设备的使用

中医诊断装备是指能辅助中医望闻问切和辨证论治的仪器、设备、器具、材料及其他物品（包括所需软件），是在中医理论指导下应用现代科学技术和方法研发的医疗装备。其研发活动和中医临床使用需求情况密切相关。

20 世纪 70 年代起，国内就开始了中医脉诊、舌诊等诊法客观化、仪器化的研究，为中医装备辅助诊断奠定了重要基础（崔骥 2018）。目前我国生产中医诊断装备的企业一共 14 家，已拿到批件的上市产品包括舌面仪、脉象仪、红外仪、经络检测仪等。由于中医讲究整体观念，需要综合和集成各种诊法研究的新成果，采用一些新的诊法合参算法，将多源信息融合到一起，做到智能四诊合参，或者四诊融合，这是更符合传统中医理论的模型。

1）望诊仪：望而知之谓之神，与中医望诊对应的仪器设备包括舌面仪、目诊仪、步态分析等，舌诊、面诊、目诊等仪器检测原理多基于中医全息分区诊断理论，通过识别特定全息分区下的疾病特征来为疾病诊断提供参考。其中，舌象分析由于特征较为直观且共识度较高，得以受益于图像分割算法的快速发展，目前已经能自动提取齿痕、裂纹等多个特征，据内部数据，在正确拍摄、图片清晰的情况下，识别准确率能达到 85%。舌象检测长期作为中医辨证客观依据，且有临床疗效评价价值（吴喜庆 2014，Lee S 2015）。

2）脉象检测：与舌象仪相比，脉象仪在原理等各方面差异较大。分别基于压力压强检测的，以及光电、超声等不同的原理，市面上已出现了各种各样的脉诊仪器，如 BYS-14 型四导脉象仪，YGJ 医管家多功能辨证仪等，主要是采用的传感器不同，郑行一研制的多维脉象检测仪通过在寸、关、尺的不同位点记录脉象信号来对脉象进行分析（郑行一 1986）。罗锦兴教授利用 PVDF 脉搏传感器开发了自动加压的三部脉象仪。Xue 等人建立了五维非接触式光学计量脉搏信号获取系统，实现了实时 10fps 震动模式观测。

3）红外仪：在中医领域应用发展较快，其检测原理是温度成像，根据中医全息理论对体表划分五脏六腑、十二条经络区域，然后对温度分布进行分析。文献研究中发现红外成像与在疼痛及炎性疾病中应用较多（谢庆 2018，张喜 2019，曾靓妮 2019）；尤其对于膝关节骨性关节炎（knee osteoarthritis，KOA），有研究认为红外检测可能有诊断价值（石奇琳 2019），与中医辨证分型相关（寇赵淅 2019），且有作为疗效评价工具的潜力（石奇琳 2019，刘国科 2019）。

红外成像可能与经络相关（朱小香 2019），且 KOA 属于中医痹症范畴，其诊断和治疗常用到经络原理，因此本研究拟选择经络仪与红外仪配合进行局部检测，并与舌象和红外面部检测后的全身辨证一起组合使用，以提升整体诊断效能及多源信息合参辨证的效率。

4）经络仪：实现了对十二正经原穴及人体脏腑器官之"全息裸点"（如脚背内外侧敏感点等）等 48 个全息点的电阻值、电压值、电容值、温度值的变化进行采集。经络仪曾被用于鼻咽癌和鼻咽炎的鉴别诊断（魏福垣 2016）。与经络仪检测原理相似的电阻抗成像技术在西医界也运用较多。

5）四诊仪：目前国内市场上除了单独的舌诊仪或者脉诊仪外，上海道生、天中依脉、芜湖圣美孚、通化海恩达等公司均推出了四诊仪，在形式上将望诊、脉诊和问诊的仪器集成到一起，并致力于将中医四诊数字化、客观化和智能化。但真正将舌诊图片、脉诊特征、以及问诊的文本等多源四诊信息融合处理，进行中医四诊合参并辅助智能诊断或决策，尚需要学术界在基础研究方面的突破。

第三节　中医证候的分布及演变规律研究

证候的分布是指患病人群中证候出现的频率，同一疾病中不同证候的构成比，或不同疾病、不同地区证候构成的异同等。从流行病学的角度来说，证候在患病人群中的分布状况和分布规律是我们必须掌握的信息。近 30 年，许多学者致力于运用临床流行病学方法探讨冠心病中医证或证候分布与演变规律、揭示证与理化指标的关系、明确辨证依据，并取得一系列成果。

中医讲究"异病同治""同病异治"，这决定了真实世界研究在证候分布和演变规律方面，一是研究同一证候在不同疾病中的分布情况及其特点，二是研究同一疾病下不同证候的构成比及其相关影响因素，寻找并确定常见证候（指出现频率较高者）、次常见证候、非常见证候（多与并发症、体质或地域环境等有关）、主要证候（指由疾病本质所决定的证候）等。

为了让获取的数据能具有适用性，在真实世界证候分布研究正式开始之前，需要进行严格的临床研究设计，确定研究目标、内容，确定疾病诊断标准，以及辨证标准，选择合适的纳入排除标准，确定所需要的症状、体征以及客观检测数据，选择合适的数据来源以及信息采集、存储和统计分析的方法、手段、工具和设备。

与之前的中医证候分布及演变规律研究相比，中医证候的真实世界研究的研究类型主要涉及横断面研究和队列、病例对照研究设计，数据来源多为医院信息系统，涉及的统计方法包括频数统计分析和聚类分析、关联规则分析等数据挖掘方法。

一、中医证候分布规律临床横断面调查研究

横断面调查（又称现况调查）可研究疾病发生发展过程中的某一时点或阶段的证候特征，理论上讲难以观察证候的动态演变过程，但是如果调查人群中包括同一疾病（如中风）不同阶段或时点（如急性期、恢复期、后遗症期）的患者，可以对其证候特点和构成比进行比较分析，也有助于对证候动态变化的认识。若对几个横断面调查加以综合分析，也可以得出不同时点上的证候特征，并推导证候的演变规律。由于是从不同人群、不同时点上所得出的结论，横断面研究真实性低于纵向研究，但因其较易实施，仍不失为纵向研究的有益补充，目前在中医证候分布及演变规律研究中应用较多。

早期的证候分布规律横断面研究主要为手工填写纸质问卷，再由专门的信息录入员将纸质问卷上的信息录入到信息系统进行统计分析；比如王传池等运用临床流行病学横断面调查方法，采用"痰湿证＋血瘀证"组合形式的《冠心病痰瘀互结证宏观诊断标准》，对来自全国 6 大地区 48 家临床研究中心的 1383 例健康人群及冠心病不同阶段患者痰瘀互结证的分布规律进行描述，并对证的量化评分进行分析。

由于过去十年医院信息系统建设的进展，使得回顾性的横断面调查成为可能。医生从信息系统里抽取合适的数据，便可开展相关的研究。如徐正伟（徐正伟 2016）通过新疆医科大学附属中医医院临床科研一体化平台，纳入诊断为稳定型心绞痛、不稳定型心绞痛、ST 段抬高型心梗、非 ST 段抬高型心梗、缺血性心肌病等病例进行了基于真实世界数据的回顾性研究。在中医理论的指导下根据中医辨证分型标准，研究中医证型与血脂以及冠脉病变积分，各项血脂与冠脉造影病变之间关系。充分考虑纳入者的年龄、性别、病史、是否吸烟、伴随疾病情况等多种危险因素，结合现代检查手段如冠脉造影、生化（血脂）等，进行综合分析，阐述中医证候与冠脉病变程度和血脂的相关性。

前瞻性证候分布规律临床横断面研究的研究步骤包括：确定研究设计，包括诊断标准、纳排标准等；采用自制量表、问卷等形式收集患者四诊信息，进行数据采集和存储；对收集的四诊数据信息通过统计方法分析，归纳总结证候分布规律。

（1）确定诊断标准：诊断标准包括疾病诊断标准、疾病西医分期分型标准、中医辨

证分型标准等。疾病诊断标准和疾病西医分期分型标准一般参考西医特定疾病的新版临床指南来制定。而中医辨证分型标准的确定通常需要参照《中药（新药）临床研究指导原则》《中医内科学》《区域性临床诊疗规范》中有关目标疾病的中医辨证标准执行。

（2）数据采集和存储：真实世界研究中，可通过建立临床科研一体化信息平台，与医院 HIS、LIS 等信息系统对接，手工操作环节大量减少，可获取的数据却能成倍增加，因此同样的时间和经费投入成本下，可以收集到更大样本量的数据。这对于中医证候分布规律研究尤为重要。

（3）统计分析方法：主要以频数统计、相关性分析、聚类分析、关联规则分析等数据挖掘方法，以及以图谱和可视化展示的方法来展示不同疾病、地区和证候类型的构成比等中医证候分布情况。

中医证候分布规律研究并不总是独立存在，可能和微观辨证研究、证候演变规律研究，以及治疗性研究叠加出现。在真实世界环境下，由于相关检测指标的可获取程度大大提高，中医证候分布规律研究和微观辨证研究叠加，一次数据采集，可以达到更多的分析能力，能提高研究效率。如贺忆培（贺忆培 2019）采用多中心横断面研究的方法，在上海地区 7 家三级综合性医院收集 804 例慢性肾脏病患者的人口学、实验室检查资料、中医证候学、以及生活质量指标，分析指标间的关系，探讨中医证型的分布规律及中医证型与临床生化指标、生活质量指数的关系。

二、中医证候演变规律（队列／病例对照）研究

队列研究是属于流行病学观察性的研究范畴，是区别于干预性研究的一种更加贴近真实临床的研究方法，从因到果的研究设计，对事件的因果关系具有较强的论证强度。而前瞻性队列研究是根据研究对象在加入研究时的暴露情况分组，以后通过直接观察或其他信息渠道确定其中在某段时间内发生的病例或死亡，最后比较各组的发病率或病死率。就其在疾病的证候演变规律而言，可以引入此类研究方法，由于在长期的随访观察中，没有干预药物的影响导致证候变化，因此它可以动态观察同一患病人群在发病后不同时点的证候特征，对了解证候的形成、演变与转归具有非常重要的价值，更加真实地反映了疾病在发生、发展过程中的证候规律。

与横断面调查相比，前瞻性队列研究可观察同一患病人群不同时点的证候特征，借此以分析在疾病的发生发展过程中证候的形成、演变与转归，因此是研究中医证候动态演变规律的最佳方法，但纵向研究实施难度较大，需较多人力物力，耗时长，尤其应注意提高患者依从性，减少失访过多造成结果的偏倚。目前采用纵向研究方法进行中医证候演变规律研究，多通过动态观察疾病不同时点（不同阶段或不同分期）中基本证候（或证候要素）及其不同组合所占百分比进行比较。

部分前瞻性中医证候学研究多是在随机对照试验的基础上进行不同时点证候学分析，严格地讲并不是观察性研究，而是干预性研究中的部分内容，因为在设计随机对照试验的前期，为了得出更加有意义的结果，对入选人群已经进行了严格的筛选，使得观察的目标人群比较"纯"，这与临床实践中的真实人群存在一定的差异，不能全面反映

罹患该疾病人群的证候演变规律。

真实世界环境中的中医证候分布及演变规律研究采用前瞻性队列研究的方法，结合中医"天人合一"的哲学观点，它不仅仅将人体作为一个独立系统，而且将人与环境看作是一个完整的系统，来研究遗传因素和环境因素对疾病发生、发展和转归的影响，以及在此过程中出现的证候演变，这对中医证候学研究的发展具有十分重要的意义。而且前瞻性队列研究是纵向研究，可以获得人全生命周期，及从出生到成年、老年，从未病到疾病发生、发展过程中各个阶段的证候情况，这是其他研究所不能取代的。

下面以糖尿病肾病证候演变为例进行前瞻性队列研究科研设计：

（1）提出研究内容和研究目标：探索糖尿病肾病早、中、晚期的证候特点和证候演变规律，为了解该病的病机转变和治疗提供思路。

（2）确定纳入研究的观察队列：包括确定所纳入研究者的因素及其特征，其中包括了暴露组（糖尿病肾病组，可从开始出现一过性尿微量白蛋白入选）和非暴露组（单纯糖尿病组）样本大小及各组人数的比例，实验室检查内容，采用的证候调查表的选择，调查分析方法、内容和时间以及可能发生的偏倚及其控制方法，调查人员的培训等。

（3）测量暴露和随访调查：是在经过培训的调查员协助下，由调查者采用自填法，或者由调查员逐条询问填写，让被调查者对自己的状况作出评价。调查者逐条检查，确认资料合格。

根据研究计划中确定的中医证候学指标对观察对象进行定期测量、记录和采集，如对暴露组和非暴露组人群进行不同时点的（如6月、12月、18月、24月等）证候学调查。由于随访时间较长，研究小组应考虑到如何提高患者依从性，包括电话随访、上门调查、通过免费的化验等避免目标人群的流失。

（4）资料管理与统计分析：前瞻性队列研究需根据证候调查表的内容建立相应数据库，由数据管理员采用两人双机独立录入数据并进行核查。

（5）保证流行病学调查一致性的措施：课题组在进行严格的科研设计基础上，应严密控制流行病学调查方案具体实施的质量，确保流行病学调查的一致性。如对参加观察收集临床资料的研究人员及证候调查表填写者进行系统的科研培训，病例的纳入、诊断的确定，由多名医师共同做出，确保所得信息的客观性。

（6）临床研究记录：要求对所有参与调查的患者，均须认真、详细、逐条记录证候调查表中的任何项目，不得空项、漏项。

（7）统计分析：研究结束时，分别对两组患者不同时点证候学研究内容采用聚类分析得出符合临床特点的证候分类，然后继续根据得出的分型进行验证性因子分析明确不同证候之间的关联。此外对同一人群疾病发展不同阶段的证候演变进行分析，明确该病的病机转化过程。

近30年中医临床流行病学调查研究已在证候分布等方面积累了一定基础，为今后的深入研究提供了有力支撑。同时也存在缺乏特定疾病尤其慢性病全程中医证候演变规律研究，纵向研究样本量较少、地区代表性不足、缺乏随机抽样及分层分析，中医辨证标准不规范、不统一、缺乏诊断权重等问题，研究质量及报告规范亟须进一步提升。

第二十章　真实世界研究在中医脑病防治研究中的应用

第一节　中医脑病领域真实世界研究概况

近十年来，国内外对真实世界研究（real world study，RWS）的关注度日益增加。美国食品药品监督管理局（Food and Drug Administration，FDA）在 2016 年 7 月发布了《采用真实世界证据支持医疗器械的法规决策》草案，并于 2017 年 8 月发布最新版，该决策表明了 FDA 对真实世界证据用于医疗器械法规决策中的态度。中国国家食品药品监督管理总局（National Medical Products Administration, NMPA）也于 2020 年 1 月发布了第 1 号通告，即真实世界证据支持药物研发与审评的指导原则（试行）。文中明确了 RWS 定义，RWS 是指针对预设的临床问题，在真实世界环境下收集与研究对象健康有关的数据（真实世界数据）或基于这些数据衍生的汇总数据，通过分析，获得药物的使用情况及潜在获益 – 风险的临床证据（真实世界证据）的研究过程。RWS 的类型主要分为观察性研究和干预性研究。前者包括不给予干预措施的回顾性和前瞻性观察性研究，其中患者的诊疗、疾病的管理、信息的收集等完全依赖于日常医疗实践；后者则是主动给予某些干预措施，如实用性临床试验（Pragmatic Clinical Trial, PCT）等。RWS 的发展为中医药研究提供了重要的契机，伴随近年来建立的多种类中医药科研平台技术保障，以及统计方法日臻成熟，RWS 正越来越多地在中医药多种病证临床研究中积极开展。

在诸多的疾病领域中，脑病研究成为富有挑战性的科学研究领域之一。中医学对脑及脑病的认识积累了丰厚的理论基础和实践经验，中医脑病是指各种致病因素直接或间接作用于脑、脊髓而导致脑和脊髓功能障碍或异常的一类疾病。其内容极广。通常包含外感性、内伤性、外伤性、先天性、中毒性、心因性及一些原因所致脑病。包含着现代医学的神经、精神两大类疾病在内。外感性脑病是指由于感受风寒暑湿燥火六淫邪气及疠气而导致脑功能失调的一类脑病。包括春温、暑温、暑厥等，以发热、神昏、惊厥等神志异常变化为主要特点。内伤性脑病是指由于气血津液和脏腑等生理功能的异常而导致脑功能失调的一类脑病。包括中风、痴呆、痫证、癫狂、不寐等，其症状表现多样。外伤性脑病是指由于外界物理性因素如枪弹、金刃伤、跌打损伤等引起脑功能失调的一类脑病,有明显的外伤史,随受损部位及受损程度不同而可出现不同的症状。2007 年王永炎院士与张伯礼院士主编的《中医脑病学》一书汲取了历代中医脑病有价值的学术思想和鲜活的临床经验,全面系统地总结现代中医脑病学术成就和经验。全书收集了中医病证 37 种,西医疾病 49 种,内容十分广泛,为后续开展临床研究规范病证定义打下了坚实基础。

近年来,中医脑病的 RWS 在循证医学的大背景下取得了长足进步,研究数量逐年提升。以重大疾病卒中为例,2021 年 1 月检索中国知网(https://www.cnki.net/),以"中医药"、不同 RWS 研究类型及卒中相关表述为检索词,检索到 374 篇文献(图 20-1),虽然上述检索策略存在一定的局限性,如检索中使用了 RWS 采用的研究设计的不同表达作为检索词,期望能够提高查全率,但很多研究设计类型并不是数据库已有的主题词,数据库并未对此类研究方法进行标化,在一程度上可能会漏检部分文献,但是仍可见近 10 年来中医药防治卒中 RWS 的数量呈增长趋势。从该领域文献主要主题分布我们可以见到"相关性研究(阅读全文发现疗效评价研究为主)""中医证候研究"占有较高比例(图 20-2)。通过对不同中医脑病 RWS 文献合并检索可以发现,目前中医脑病 RWS 主要集中在:①上市后中药的有效性与安全性评价。②中西医结合治疗方案优化研究。③中医脑病证候分布、演变规律研究。④中药处方随证加减规律研究。⑤基于临床数据的有效方药发现研究。⑥中西药相互作用研究。⑦中医经验传承研究等几方面内容。在本章内容中,我们也将聚焦于中医脑病领域 RWS 的设计常见类型、指南中 RWS 应用情况、典型案例分析及研究展望等详细叙述。

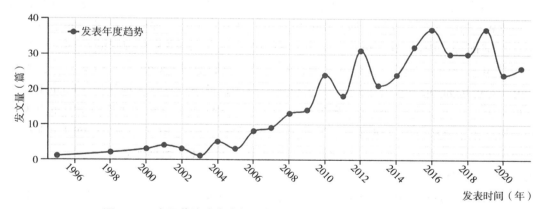

图 20-1 中医药治疗卒中领域真实世界研究文献发表的时间趋势

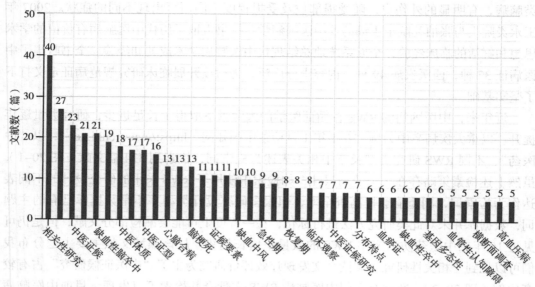

图 20-2　中医药治疗卒中领域真实世界研究文献主要主题分布

第二节　中医脑病领域真实世界研究的常见设计类型

　　RWS 设计类型主要分为试验性研究和观察性研究，在既往中医脑病研究领域都有过较好的实践。图 20-3 展示了 PubMed 数据库自建库至 2021 年 1 月收录的中医脑病领域 RWS 相关文献 436 篇，涉及疾病包括卒中及其后遗症、血管性痴呆、帕金森、偏头痛及抑郁等。由图 20-3 可见，近五年来中医脑病领域 RWS 在国际同行评议期刊中发表数量呈现明显增多，且有继续增长的趋势。我们通过 Carrot 的文档聚类分析平台（http://search.carrot2.org/），将其文献进行聚类算法，最终可视化为泡沫树（FoamTree），可见文献反映了以疗效评价为主题的研究为主流，生活质量及安全性都是研究重点关注的领域。由于其中部分文献涉及系统评价和荟萃分析，因此 RCT 与 RWS 同时出现在一些研究的纳入类型中。这些可视化图形直观表达了 PubMed 数据库收录杂志所刊载的中医脑病领域 RWS 的研究类型。

　　在 RWS 设计中，PCT 是在常规或接近常规的临床实践中开展的临床试验。PCT 关注干预措施在常规临床实践中的效果，其研究对象是在常规临床实践中应用干预措施的患者群体。国家高技术研究发展计划（863）课题一 "缺血性中风早期康复和避免复发中医方案研究"（课题编号：2007AA02Z4B2）即是采用实用性随机对照试验（pragmatic randomized controlled trial, pRCT），中医综合方案与卒中单元模式下的西医方案作对照。共纳入缺血性中风患者 260 例，按照 2:1 的比例经中央随机系统分为中医综合治疗组 175 例和西医对照组 85 例。中医组采用缺血性中风早期中医康复方案，住院期间康复治疗方案为 "内科基础治疗 + 中医综合康复技术"。出院后在西医组干预的基础上，增加了口服 6 个月灯盏生脉胶囊或脑栓通胶囊及中医药特色健康教育。PCTs 通常选用常

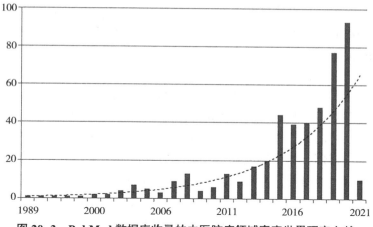

图 20-3　PubMed 数据库收录的中医脑病领域真实世界研究文献
（建库—2021.01.25）

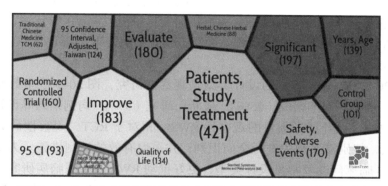

图 20-4　PubMed 数据库收录的中医脑病领域真实世界研究文献在
Carrot2 可视化泡沫树（建库—2021.01.25）

规治疗、标准治疗或公认有效的治疗措施作为对照组干预，在这项研究中，对照组采用卒中单元模式指导下的西医康复方案，住院期间康复治疗方案为"内科基础治疗＋现代康复技术"。出院后有针对性地根据不同病因制订合理的出院后康复计划，主要包括抗血小板聚集、抗凝药物、血压、血脂与血糖管理、健康宣教及行为危险因素的干预如戒烟、限酒、合理膳食等。PCTs 观察指标通常选择对患者或研究结果的使用者具有重要临床意义的指标，根据研究目的不同，可包括安全性、有效性、治疗依从性、卫生经济等方面，此研究中，住院期间疗效评价指标采用美国国立卫生研究院卒中量表（National Institute of Health stroke scale, NIHSS）评价神经功能缺损程度。PCTs 因其注重评价远期结局，通常设计中随访时间较长，如这项研究中，其随访周期设置为一年。此研究中，中医治疗方案采用复杂干预，即由多种相互作用成分构成的干预，其特点包括：①实施或接受这项干预措施涉及的行为数量多且复杂。②干预的目标单位可能是多个组织或机构。③具有若干多样化的结局变量。④干预措施实施的灵活度大。这类干预措施往往很难对所有患者采取统一、规范的实施方式，实施者的专业知识水平、执业经验及医疗机构的整体医疗水平等因素都会影响干预的实施，从而影响干预效果的评估。PCT 设计赋予中医脑病研究者较大的灵活度，无须严格规定干预的实施细节，非常契合复杂干预的试验要求。

除了复杂干预以外，以针刺为干预措施开展的 PCT 研究也是中医脑病研究领域的重要组成部分。针刺作为一种卫生保健资源在世界范围内被广泛认可，且被许多发达国家纳入医疗保险体系。国内外对针刺的科研投入力度不断增加，截至 2021 年 1 月，PubMed 收录 9 项针刺治疗中医脑病的 PCTs（表 20-1），这些研究旨在对比针刺和不针刺或假针刺干预抑郁、卒中恢复期、头痛、血管性痴呆等疾病的疗效，样本量从 30 例～ 700 余例不等。国内外 PCT 研究具有不同设计特点，以针刺优势病种之一的抑郁症为例，国内在评价针刺效应的同时还会探索最优的治疗方案，如优化穴位处方。国外则更多是对针刺治疗抑郁症效应的验证，多单独观察针刺疗法，对照组干预也以假针刺为主。针刺手法方面，国内期刊文献在针刺细节上描述更细致完整，但 PubMed 收录的文献在针灸师资历、穴位单双侧等细节上较国内文献更重视，在电针参数设计上更精确，并且重视随访与长期效应的观察。这些以研究尽量模拟常规医疗环境，在分析过程中应采用意向性治疗分析（ITT）原则，关注干预方案的实用性和可行性，为政策制定提供了证据和建议。

相对于 PCT，RWS 中多见的设计类型是观察性研究，图 20-3 中多数研究是队列研究（27%）、病例—对照研究（25%）、横断面研究（9%）、病例系列等设计类型。中医脑病研究领域，也开展过大量的观察性 RWS。相对于 RCT，观察性研究更可能出现偏倚及混杂，特别需要预先进行全面识别，并采取有效的控制措施。为了系统了解中医脑病 RWS 临床问题及常见设计类型，更好推动 RWS 在中医脑病研究领域中的应用，我们基于中国临床试验注册中心（Chinese Clinical Trial Registry, ChiCTR）平台注册的研究信息进行了系统分析总结，以期对未来中医脑病领域 RWS 的开展提供参考。以 ChiCTR 网站为检索平台，检索从建库截至 2021 年 1 月 17 日，检索词包括：病证名称采用《中医脑病学》中医病证 37 种，西医疾病 49 种，研究类型关键词包括实用性试验、实效性试验、队列研究、病例对照研究、回顾性数据研究、电子病历、集中监测、真实世界、注册研究、注册登记、登记研究等相关表述。纳入标准为中医脑病领域 RWS，包括观察性研究、实用性临床试验。研究评价的干预措施包括中成药、方剂、饮片、针灸等，也包括其他中医适宜技术。由 2 名评价者独立阅读注册信息，排除不符合纳入标准的研究，交叉核对，确定纳入的研究后，提取资料，再次交叉核对，保证数据提取的准确性。如遇分歧，经讨论解决。采用预先设计的 Excel 表格对纳入文献进行资料提取，主要内容包括：注册号、注册题目、试验设计、注册时间、干预措施、研究对象、样本量、注册状态、研究实施时间、结局指标等。数据分析根据注册信息的内容，提取对应详细资料后形成表格，对相关参数进行描述性分析，以下就是相关内容总结。

（1）中医脑病领域的注册登记（表 20-2）：注册登记研究运用观察性研究方法，针对特定人群，在一段时间内前瞻性或回顾性收集既定项目的临床数据或其他相关数据，并且不断更新数据，通过合理的统计分析，据此评估某一特定疾病、特定产品或特定治疗方案的特定效果或结局，从而回答真实世界下的研究需求（Fleurence RL 2019）。近年来，中医药领域开展了多项注册登记。中医脑病领域的注册登记类型可以根据其预期目的分为产品注册登记、疾病注册登记及混合类型等。表20-2列出了四项中国临床试验注册中心注册的中医脑病领域注册登记研究，涉及三项产品登记（ChiCTR1900025053，ChiCTR1900023273，ChiCTR-ONC-13003230）及一项疾病登记（ChiCTR2000041003），样本量最大为5000例，其研究设计均为前瞻性。

（2）中医脑病领域的队列研究（表20-3）：观察性研究中的队列研究是目前真实世界研究使用最为广泛的设计方案，包括前瞻性、回顾性或双向性队列研究。患者接受的干预措施通常是事先存在的，并且是由患者和医生根据患者实际情况共同决定而不是研究实施者随机分配的，通过比较两组或两组以上人群在这段时间内某一临床时间发生概率的差别，从而判断暴露情况与该临床事件的关系。表20-3列出了九项中国临床试验注册中心注册的中医脑病领域的队列研究，涉及的中医脑病种类包括脑卒中（ChiCTR-TNRC-07000035, ChiCTR-OCH-09000335, ChiCTR-OPC-16008451, ChiCTR-ONC-17012326, ChiCTR2000040747, ChiCTR2100041961），脑炎脑膜炎（ChiCTR1900023284），脑出血后脑积水（ChiCTR1900023738），焦虑及抑郁（ChiCTR2000040492），样本量从70例~1625例，其研究设计均为前瞻性。

（3）中医脑病领域的病例对照研究（表20-4）：病例对照研究通过比较特定疾病的患者（病例）与不患有该病的个体（对照）之间可能的风险因素的区别，来判断风险因素和疾病之间的关联性。因近年来随着医药数据库电子化和计算机技术的快速发展，积累了大量纵向原始数据，如医保数据库、区域医疗健康数据库，为开展病例对照设计的临床研究提供了基础。表20-4列出了三项中国临床试验注册中心注册的中医脑病领域的病例对照研究，涉及的中医脑病种类包括抑郁（ChiCTR-COC-15007342、ChiCTR-ROC-17013002）和帕金森病（ChiCTR1800018493）。

以上是根据不同研究设计类型在ChiCTR检索到的中医脑病领域的RWS。实际上，随着流行病学的不断发展，在经典流行病学研究方法的基础上，又不断衍生出许多新的研究设计类型，也在中医脑病领域有应用。针刺对产后抑郁障碍的临床疗效及肠道菌群影响的巢式病例对照研究（Nested Case-Control study, NCC）（ChiCTR2100041687）即为改良的病例对照研究，又称队列内病例对照研究（case-control study nested in a cohort），这类研究一般在研究开始时，按照队列研究进行设计，选择一定条件的人群作为研究队列，收集研究对象的基线资料，并留存生物学样本备用（如本研究采集的粪便、血清等），然后开始进行随访。随访结束后，将新发的病例全部挑选出来，作为病例组。然后按照1:1或1:n的比例，以病例进入队列的时间、疾病出现的时间以及年龄、性别等信息作为匹配条件进行匹配，再从同一队列中随机抽取未发生疾病的研究对象作为对照组。由于这项研究刚刚注册，还未见到详细方案的发表，因此，还不能全面了解到巢式设计在该研究中的应用情况。在这里，我们也呼吁更多中医脑病领域RWS进行预注册和公开发表研究方案，RWS的临床方案是研究计划制订、实施、汇报和评估的基础，其规范化将确保研究质量，也可为研究者、受试者、申办者、赞助者、研究伦理委员会/机构审查委员会、同行评议专家、期刊社、决策者、监管者和其他各种相关人员带来便利。既往 RCT 方案的报告规范 SPIRIT（Standard Protocol Items: Recommendations for Interventional Trials）2013 版就是一个完整的、系统的规范，但观察性研究的临床方案一直缺乏报告规范，直至 2020 年 10 月，JMIR Research Protocols 在线发表了 Standardized Protocol Items Recommendations for Observational Studies (SPIROS) for Observational Study Protocol Reporting Guidelines: Protocol for a Delphi Study。其主要适用对象为临床观察性研究（observational studies, OSs），其目的是制定 OSs 方案报告指南的标准化方案项目建议，重点涉及流行病学的 3 类主要研究设计：队列研究、病例对照研究和横断面研究。这些报告规范的发布，也为之后中医脑病领域 RWS 的方案制定和发表提供了重要的参考依据，也希望相关的研究者针对中医药研究特征发布其拓展版本。

表 20-1　PubMed 收录的针刺治疗中医脑病实用性随机对照研究特征

发表年份	标题	杂志	疾病	研究目的	样本量		试验组	对照组	主要结局指标
					试验组	对照组			
2004	针刺治疗慢性头痛：大型、实用性、随机试验（Becker 2004）	British Medical Journal	慢性头痛	疗效评价	205	196	针刺	标准治疗	SF-36
2014	针刺、咨询或常规护理治疗抑郁症及其并发疼痛：一项随机对照试验的二次分析（Hopton A 2014）	British Medical Journal Open	抑郁症及其并发疼痛	疗效评价	302 302	151	针刺 咨询	常规护理	EQ-5D
2014	针灸联合抗抑郁药治疗住院抑郁症患者：一项实用性的随机对照试验（Wang T 2014）	Acupuncture In Medicine: Journal of The British Medical Acupuncture Society	抑郁症	疗效评价	45	26	针刺+SSRI	SSRI	汉密尔顿抑郁量表（HDRS-17）
2015	针灸治疗血管性痴呆：实用性随机临床试验（Guang-Xia S 2015）	Scientific World Journal	血管性痴呆	疗效评价	24	24	针刺+常规护理	常规护理	简易精神状态检查（MMSE），日常生活活动量表（ADL）和痴呆生活质量问卷（DEMQOL）
2018	肌筋膜释放和微波透热联合针刺对比针刺治疗紧张型头痛的疗效：一项实用性随机对照试验（Georgoudis G 2017）	Physiotherapy Research International	紧张型头痛	疗效评价	24	20	针刺/伸展+物理疗法（物理疗法包括微波透热疗法和肌筋膜的释放）	针刺/伸展	机械压力疼痛阈值（PPT）
2019	针刺或电针疗法作为抑郁症SSRI的附加疗法：一项随机对照试验（Zhao B 2019）	Journal of Psychiatric Research	抑郁症	疗效评价	161 160	156	针刺+SSRI 电针+SSRI	SSRI	第6周汉密尔顿抑郁量表

续表

发表年份	标题	杂志	疾病	研究目的	样本量 试验组		样本量 对照组	试验组	对照组	主要结局指标
2019	针刺联合 SSRIs 能改善抑郁症状和生活质量患者的临床生活质量吗？一项实用随机对照试验的次要结局（Zhao B 2019）	Complementary Therapies In Medicine	抑郁症	疗效评价	161	160	156	针刺 + SSRI，电针 + SSRI	SSRI	第 6 周汉密尔顿抑郁量表
2020	针刺作为产前抑郁的辅助干预措施的可行性：一项实用性随机对照试验（Ormsby SM 2020）	Journal of Affective Disorders	产前抑郁	疗效评价	19	19	19	针刺 + 进行性肌肉松弛 + 常规治疗，针刺 + 常规治疗	常规治疗	爱丁堡产后抑郁量表 EPDS
2021	电针治疗中风后痉挛：一项实用随机对照预实验的结果（Cai Y 2021）	Journal of Pain and Symptom Management	中风后痉挛	疗效评价	15		15	电针 + 常规护理	常规护理	改良 Ashworth 量表

表 20-2　中国临床试验注册中心（http://www.chictr.org.cn/）注册的中医脑病领域注册登记研究

注册号	题目	注册时间	疾病	药物	样本量	预计实施时间	前瞻 / 回顾	主要疗效指标（如适用）	次要疗效指标（如适用）
ChiCTR-ONC-13003230	丹红注射液医院注册登记研究	2013 年 5 月 19 日	脑梗死、冠心病	丹红注射液	5000	2013 年 6 月 22 日～2015 年 6 月 22 日	前瞻	14 天 NIHSS；3 ~ 6 个月结局（死亡率、复发率、致残率）	总死亡率、中医证候疗效、临床症状体征改变、患者满意度
ChiCTR1900023373	培元通脑胶囊治疗缺血性中风中经络恢复期优势人群的产品临床登记研究	2019 年 5 月 20 日	缺血性中风	培元通脑胶囊	3300	2018 年 11 月 1 日～2020 年 12 月 31 日	前瞻	mRS	神经功能缺损程度 NIHSS 量表、日常生活活动能力 ADL 量表、认知水平 MoCA 量表、患者情绪变化医院焦虑抑郁自评量表、优势人群缺血性中风证候要素诊断量表

续表

注册号	题目	注册时间	疾病	药物	样本量	预计实施时间	前瞻/回顾	主要疗效指标（如适用）	次要疗效指标（如适用）
ChiCTR1900025053	脑栓通胶囊基于"毒损脑络"理论治疗缺血性脑卒中病例注册登记研究	2019年8月9日	缺血性脑卒中	脑栓通胶囊	5000	2019年4月1日～2022年3月31日	前瞻	mRS、NIHSS、ADL、MMSE、缺血性中风证候要素诊断量表、疗效要素终点（病死率、复发率）	—
ChiCTR2000041003	基于真实世界的中医治疗偏头痛的前瞻性登记注册队列研究	2020年12月16日	偏头痛	/	未提及	2020年12月1日～2022年2月28日	前瞻	偏头痛发作频率	每月偏头痛天数、有效率、头痛持续时间、头痛程度NRS分数、止痛药剂量量（运用药物量化表）、偏头痛生活质量量表、广泛性痛焦虑量表、患者健康问卷、失眠指数、疗效评价的5点李克特量表

表 20-3　中国临床试验注册中心（http://www.chictr.org.cn/）注册的中医脑病领域队列研究

注册号	题目	注册时间	疾病	药物	样本量	预计实施时间	前瞻/回顾	主要疗效指标（如适用）	次要疗效指标
ChiCTR-TNRC-07000035	脑梗死恢复期中医综合干预前瞻性队列研究	2007年12月19日	脑梗死恢复期	针刺治疗结合中药、推拿VS康复治疗	302	2006年10月1日～2009年10月31日	前瞻	心脑血管事件发生率	患者运动功能、神经功能缺损、肢体痉挛程度评价、卫生经济学评价

续表

注册号	题目	注册时间	疾病	药物	样本量	预计实施时间	前瞻/回顾	主要疗效指标（如适用）	次要疗效指标
ChiCTR-OCH-09000335	中西医结合卒中单元治疗缺血性脑卒中疗效评价的示范研究	2009年2月22日	急性缺血性脑卒中	1.基础治疗；2.早期开始中治疗；3.早期介入针刺以及融合推拿、运动疗法和功能训练等为一体的综合康复方法	328	2006年10月1日~2009年10月31日	前瞻	mRS、Barthel index、病死率	复发率、二次住院率
ChiCTR-OPC-16008451	中医药早期干预方案治疗急性缺血性脑卒中多中心、前瞻性队列研究	2016年5月9日	急性缺血性脑卒中	醒脑静注射液 VS 中药配方颗粒 VS 规范化内科治疗	1625	2015年10月31日~2016年12月31日	前瞻	依从性	发病第90天日常生活能力"相对独立"、发病第90天日常生活动能力、神经功能缺损情况、中风病基于患者报告的结局评价量表
ChiCTR-ONC-17012326	针刺及rTMS治疗单侧大脑半球卒中后期吞咽障碍的多中心队列研究	2017年8月10日	单侧大脑半球卒中后吞咽障碍	针刺 VS 重复经颅磁刺激	100	2017年1月1日~2018年12月31日	前瞻	电视透视吞咽评分	
ChiCTR1900022284	脑炎脑膜炎症候群前瞻性队列研究	2019年5月20日	脑炎脑膜炎症候病例	无	300	2017年1月1日~2020年12月31日	前瞻	临床特征及实验室检查等的动态监测、中医证候学及其动态监测、治疗方案、结局	

续表

注册号	题目	注册时间	疾病	药物	样本量	预计实施时间	前瞻/回顾	主要疗效指标（如适用）	次要疗效指标
ChiCTR1900023738	急性脑出血后脑积水中医药防治方案的多中心前瞻性临床队列研究	2019年6月9日	急性脑出血后脑积水	活血豁痰中药综合治疗	120	2019年1月30日~2022年1月30日	前瞻	两个队列急性脑出血后脑积水的发生率、急性脑出血后脑积水在治疗前后的脑积水程度、血肿体积、NIHSS评分	生活质量指标、从方案实施到治疗结束的疗程内各研究队列内的死亡终点事件发生情况
ChiCTR2000040492	乌灵胶囊治疗青少年轻中度抑郁、焦虑状态的相关性研究	2020年12月1日	轻中度脑焦虑及抑郁	乌灵胶囊	70	2020年12月31日~2021年6月30日	前瞻	汉密尔顿抑郁量表-17、汉密尔顿焦虑量表-14	儿童抑郁障碍自评量表、儿童焦虑性情绪障碍筛查量表、匹兹堡睡眠质量指数
ChiCTR2000040747	基于磁共振DTI评价急性缺血性脑卒中神经功能缺损程度与肾虚髓亏证的相关性研究	2020年12月8日	急性缺血性脑卒中	无	100	2021年1月1日~2022年7月1日	前瞻	弥散张量成像	Fugl-Meyer量表、改良Barthel指数量表
ChiCTR2100041961	基于真实世界的"三期分治"中医综合方案治疗缺血性脑卒中急性期临床疗效评价研究	2021年1月10日	缺血性脑卒中急性期	"三期分治"中医综合治疗方案	554	2021年3月1日~2022年9月30日	前瞻	改良Rankin量表	美国国立卫生研究院卒中量表、BI指数、中风病证候要素评价量表

表 20—4 中国临床试验注册中心（http://www.chictr.org.cn/）注册的中医脑病领域病例对照研究

注册号	题目	注册时间	疾病	药物	样本量	预计实施时间	主要疗效指标（如适用）	次要疗效指标
ChiCTR-COC-15007342	应用功能磁共振技术对抑郁症中医肝郁证与肾虚证的脑功能影像学差异的病例对照研究	2015 年 11 月 3 日	抑郁症	无	60	2015 年 6 月 1 日～2016 年 6 月 1 日	脑区的血氧水平依赖	/
ChiCTR-ROC-17013002	抑郁症肝气郁结证与肾气亏虚证的生物标志物及脑功能影像学作用机制病例–对照研究	2017 年 10 月 16 日	抑郁症	逍遥散、金匮肾气丸	120	2016 年 6 月 1 日～2019 年 12 月 31 日	生物标志物、血氧水平依赖	/
ChiCTR1800018493	帕金森病生物标记物与中医辨证分型的关联研究	2018 年 9 月 20 日	帕金森病	无	2400	2017 年 9 月 12 日～2022 年 9 月 12 日	肠道微生物组成	血清 microRNA 表达水平、鼻腔微生物组成、口腔微生物组成

第三节　中医脑病领域真实世界研究在临床指南中的应用
——以失眠中医临床指南为例

RWS 目的是利用真实世界数据产生证据，能否成为临床实践指南所采用的真实世界证据需要看其数据的质量。临床实践指南（Clinical Practice Guidelines, CPGs）作为当前医疗实践中最常用的指导性文件，是大规模降低医疗成本和患者负担，改变医疗资源分布不均的有效途径，是提高医疗服务整体水平的重要手段，是健全医疗体制改革的重要支柱。自 20 世纪 80 年代以来，国家对中医药事业的发展逐渐重视，中医药 CPGs 的数量不断增长并更新。不仅限于 RCT，部分队列研究和病例对照研究等 RWS 也进入了临床指南。在中医脑病领域 CPGs 的作用日渐显著，然而中医药 RWS 在其中的应用如何未见系统分析与研究，其潜在的问题可能包括：

对于队列研究的评价，需要知晓：①分组方法是否与潜在的混杂因素有关。②设计或分析时是否考虑了对混杂的控制。③基线时两组主要混杂和预后因素是否相似。④两组是否仅仅暴露不同。⑤研究对象是否知晓暴露状态。⑥两组随访时间是否相同。⑦两组结局数据完整性是否相似。⑧研究随访时间是否合适。⑨对结局的定义是否明确。⑩结局测量方法是否有效可靠。⑪研究者是否知晓暴露状态。⑫研究者是否知晓其他重要的混杂或预后因素。

对于病例对照研究的评价，我们需要了解：①所关注的问题是否恰当。②病例与对照是否来自相似的人群。③病例与对照的排除标准是否相同。④参加研究者与未参加者特征是否相似。⑤病例的定义是否明确。⑥对照与病例的区别是否明确。⑦识别病例时是否知晓暴露状态。⑧暴露判定方法是否有效可靠。⑨设计与分析时是否控制了主要混杂因素。⑩是否提供了效应估计的可信区间。这些林林总总的问题需要指南制定者在纳入 RWS 对其进行严格评估，那么，我们的指南中，这些评估是否都得以正确实施呢。

这里我们将以中医优势病种失眠（不寐）为例，了解 RWS 在失眠 RWS 临床指南的应用情况并对其进行质量评价，为 RWS 在未来中医脑病 CPGs 的应用提供借鉴。我们对检索中国知识资源总库、中国科技期刊数据库、万方数据检索系统、中国生物医学文献数据库、PubMed 及国内指南相关网站，并且结合手动检索，收集国内外中医、中西医结合治疗失眠相关临床指南。按照预先制定的纳入、排除标准对检索结果予以筛选，对所获 CPGs 应用纽卡斯尔 - 渥太华量表（The Newcastle–Ottawa Scale, NOS）评价纳入其中的病例对照研究和队列研究。最终，共计 5 个符合纳入标准的失眠（不寐）CPGs（表 20-5），其发表时间 2012 ～ 2017 年，开发组织主要有世界卫生组织、中国中医科学院、上海市中医医院、山东中医药大学附属医院等。从这 5 项指南可见，RWS 进入指南的数量仍然较少，以自身前后对照研究类型为主。其中有进入指南的研究，被认证为证据分级为 Ib 级前瞻性队列研究，而实际研究进行随机化分组。这种不合理的引用将导致指南推荐意见强度大大降低，这将是未来中医脑病领域指南研制中需要给予密切关注的。

表 20-5　失眠中医临床诊疗指南中纳入真实世界研究的情况

序号	指南名称	指南提供或发布机构	发布年份	引用次数
1	失眠症中医临床实践指南（WHO/WPO）	世界卫生组织、中国中医科学院、上海市中医医院、山东中医药大学附属医院	2016	216
2	基于个体化的失眠症中医临床实践指南	世界中医药学会联合会中医心理学专业委员会和世界中医药学会联合会睡眠医学专业委员会	2016	56
3	睡眠障碍中西医结合诊疗（失眠指南）	原沈阳军区总医院睡眠调节中心	2015	/
4	不寐（非器质性失眠症）中医诊疗方案（试行）	国家中医药管理局不寐协作组	2015	20
5	广东省中医不寐诊疗方案	广东省中医院	2012	/

*指南纳入真实世界研究基本情况见表 20-6

表 20-6　失眠中医临床诊疗指南纳入真实世界研究基本情况

发表年份	标题	研究类型	研究时间跨度	样本量	治疗措施	主要结局指标
1999	温胆宁心颗粒治心胆气虚失眠临床观察	自身前后对照的病例系列研究	/	30	温胆宁心颗粒	睡眠时间及深度增加，证候积分值
2004	加味血府逐瘀汤治疗失眠48例	队列研究	1998年2月～2002年4月	治疗组48例 VS 对照组16例	血府逐瘀汤加减 VS 安神补脑液	疗效评价
2006	甲乙归藏汤加减治疗失眠70例	队列研究	1995～2002年	治疗组70例 VS 对照组30例	甲乙归藏汤加减 VS 脑乐静口服液	参照《中药新药临床研究指导原则》疗效标准
2007	安神定志丸合酸枣仁汤治疗顽固性失眠36例体会	自身前后对照的病例系列研究	1998年6月～2005年12月	36	酸枣仁汤加减	参照《中医病证诊疗标准与方剂选用》和《中药新药临床研究指导原则》中失眠疗效标准。
2007	耳穴治疗失眠症60例	自身前后对照的病例系列研究	/	60	神门、皮质下、心、脑点；随症配穴	疗效评价
2011	中药穴位贴敷治疗失眠症72例的护理体会	自身前后对照的病例系列研究	2009年1月～2009年12月	72	基本穴：双侧涌泉穴。配穴：昆仑穴、膻中穴、风池穴	参照《中医病证诊断疗效标准》相关标准

续表

发表年份	标题	研究类型	研究时间跨度	样本量	治疗措施	主要结局指标
2012	针灸治疗失眠30例 疗效观察	自身前后对照的病例系列研究	/	30	针刺主穴：百会、四神聪、印堂、安眠、内关、神门、阴交、照海、申脉穴；随症配穴	疗效评价
2012	针灸治疗失眠证	自身前后对照的病例系列研究	/	32	针刺取穴：三间，百会透前顶，安眠穴；随症加减	疗效评价
2012	针灸治疗失眠症60例	自身前后对照的病例系列研究	2011年6月～2011年12月	60	针刺主穴：百会、神门、三阴交、四神聪、安眠；随症配穴	疗效评价
2012	针灸治疗失眠的临床疗效观察	自身前后对照的病例系列研究	2006年8月～2010年5月	46	针刺主穴：百会、神门、三阴交、四神聪、安眠、内关、足三里、后溪；随症配穴	参照《中医内科疾病诊断标准》中有关不寐的疗效判定标准
2012	针灸治疗失眠症62例临床观察	自身前后对照的病例系列研究	2007年5月～2011年5月	62	印堂、涌泉、心俞、肝俞、脾俞、肺俞、肾俞等穴针刺	参照《中药新药临床研究指导原则》疗效标准
2012	针灸治疗失眠症40例	自身前后对照的病例系列研究	2007～2009年	40	涌泉、内关、神门、百会、四神聪、人中为主穴	疗效评价
2012	耳穴治疗失眠42例	自身前后对照的病例系列研究	2004年1月～2005年12月	42	神门、皮质下、肾下脚端；内分泌，交感，脑，心	疗效评价

表 20-7　基于 Newcastle-Ottawa Scale（NOS）量表对失眠中医临床诊疗指南纳入真实世界研究（队列／病例对照／横断面）文献的质量评价

研究标题	设计类型（横断面1；病例对照2；队列3）	条目1暴露组的代表性如何	条目2非暴露组的选择方法	条目3暴露因素的确定方法	条目4确定研究起始时尚无要观察的结局指标	条目5设计和统计分析时考虑暴露组和未暴露组的可比性	条目6研究对于结果的评价是否充分	条目7结果发生后随访是否足够长	条目8暴露组和非暴露组的随访是否充分	总分
加味血府逐瘀汤治疗失眠48例	3	1	1	0	1	2	0	1	1	7
甲乙归藏汤加减治疗失眠70例	3	1	1	0	1	2	0	1	1	7

第四节　真实世界研究在中医脑病领域的应用
——典型案例分析

近三十年来，中医脑病领域一直作为国家科研重点支持领域，也取得了一系列研究成果，涉及预防、治疗、康复等多个层面，显示出了中医药在防治脑病方面的优势，包括减轻患者的神经功能缺损、促进功能恢复、减轻病残程度、提高生活质量等方面。同时，中医药防治脑病具有良好的临床依从性，治疗脑病的中成药在中医医院、西医综合医院已经广泛应用，成为我国脑病相关疾病的治疗优势。为了更加深入了解 RWS 在中医脑病领域的应用，在本节中，我们遴选了：① RWS 在中医特色研究—证候研究中的应用；② RWS 在中医脑病重点疾病领域——卒中的应用；③ RWS 所依托的特色数据来源——医保数据库；④ RWS 中数据分析方法——倾向性评分应用四个方面的典型研究，对中医脑病领域 RWS 进行案例阐述，以期能给读者在未来的 RWS 设计实施提供一些启示。

一、真实世界研究方法在中医证候研究中的应用

辨证论治为中医药临床实践的核心，证候分型和证素是中医药数据的重要组成部分。由于中医证候的复杂性、非线性、模糊性的特点，RWS 是进行中医证候特征研究的重要方法。20 年来大部分涉及中医证候的 RWS 集中在证候分布及演变规律方面，数据来源多为医院信息系统（hospital information system, HIS），涉及的统计方法包括频数统计和聚类分析、关联规则分析等数据挖掘方法。我们以一项 21 世纪早期的研究为例，这是一项横断面研究，依托国家 973 计划 "缺血性中风病证结合的诊断标准与疗效评价体系研究"（课题编号：2003CB517102），研究采用 RWS 中横断面调查设计初步探讨缺血性中风急性期不同地域之间证候分布的差异，以求为缺血性中风急性期快速而有效的辨证提供一定的依据。研究对象的 119 例患者来自广东省中医院和北京东直门医院两家三甲医院真实医疗环境中的急性缺血性中风住院患者，对患者由纳入之日起到发病 14d 进行逐日临床观察，采集中医望、闻、问、切临床四诊信息，调查结果显示缺血性中风急性期在不同的地域存在着证候的差异，其主旨在于提醒临床医生对于中风急性期的治疗应注意证候的地域性差异，及证候要素演变的地域性差异，使得辨证的准确性进一步提高。在真实世界数据研究的基础上，结合数据挖掘技术，所得出的证候特征可更大程度上实现客观化，避免因临床医生对单一患者进行主观辨证导致的误差。这项早期研究由于实际分析样本较小，其结果仍需要进一步验证。

二、真实世界研究在卒中预测及早期诊断中的应用

2019 年国家脑防委发布了中国脑卒中防治报告。全球疾病负担研究显示，中国人群总体卒中终生发病风险为 39.9%，位居全球首位。我国的卒中发病率、患病率、复发

率、致残率和死亡率较高，带来了严重的医疗经济负担。对于卒中高危人群来说，全周期健康管理以及全流程医疗服务的需求逐渐增长，做好未病先防，有利于促进主动健康理念的践行和卒中风险管理的开展。中医自古重视中风先兆症的症状观察，王清任《医林改错》下卷"记未病以前之形状"，分析中风先兆症的病因病机，以象为主体，观象议病，重在证候思辨。近年来，在积累足够数量观察数据的基础上，RWS 遵循循证医学的理念并应用流行病学、卫生统计学、信息科学等方法和技术，从病证结合的角度为早期鉴别高危患者、中医药干预加强风险防控提供真实世界依据。

我们还是以一项早期研究为例，这是一项病例对照研究，依托于国家"八五"攻关课题，探讨中风病急性期与中风病发病前 24 小时内出现症状的关系。该研究首次采用 1:2 配对 RWS 的病例对照研究设计，应用调查问卷方式对国内 8 个地区的共 3753 例（病例组 1251 例，对照组 2502 例）中风发病前 24 小时内的 133 个相关症状进行调查，在单因素分析基础上进行多因素条件 Logistic 回归分析，该研究发现偏身麻木是中风病发病前 24 小时内的主要首发症状，颈项强急，两目干涩，二便失禁，颜面麻木等为中风病发病前 24 小时的其他重要先兆症状，为中风病的早期诊断和预防提供了科学依据。

三、基于医保数据库的真实世界中医药使用分析

随着现代电子信息技术的迅速发展及各类数据标准化方法的建立，RWS 中海量的数据和非结构化数据进行有效整合。通过对真实世界医疗大数据科学、规范、同步、动态的分析，能更好地发挥其临床指导及循证决策价值，从而为临床医疗决策管理，医保支付决策，及政府卫生政策的制定提供证据支持。回顾性数据库研究是真实世界研究的常用类型，运用积累的常规医疗和健康信息，采用流行病学方法形成证据，从而解决临床医疗和决策问题。回顾性数据库的数据来源主要包含在医疗健康环境中建立的电子病历数据（electronic medical records, EMR）、电子健康档案数据（electronic health records, EHR）、医保数据（claims data）、出生 / 死亡登记数据、公共健康监测数据等，这些数据库储存了医疗大数据的海量、多样化信息，为高质量 RWS 的开展奠定了基础。

一项基于中国台湾群众健康保险数据库的研究旨在探讨中国台湾卒中患者的中医药使用及处方模式（Chang CC 2016）。该研究以中国台湾群众健康保险研究资料库中 2300 万参保者为样本，随机抽取 100 万人进行分析。分析卒中患者的人口学特征、中医药使用、处方类型及死亡率。研究者根据诊断代码（ICD-9-cm430-438）确定了 2001 ~ 2009 年新诊断为脑卒中的 23816 例患者。其中出血性脑卒中 4302 例，缺血性卒中 19514 例。总体数据可见其中 12% 的卒中患者（n=2862）是中医药使用者。卒中发病至第一次中医治疗的中位间隔为 12.2 个月。在中医药使用者中，半数以上（52.7%）的患者同时接受了中药治疗和针灸 / 创伤治疗。传统经典方剂"补阳还五汤"和丹参分别是最常用的中药配方和单味中药。中医药使用者的死亡率低于非中医药使用者（校正危险比：总卒中为 0.44，缺血性卒中为 0.50，出血性卒中为 0.25）。

基于中国台湾医保数据库的分析已经发表了多篇中医脑病领域的研究。虽然我国目前真实世界临床数据库迅速开展，但大部分数据库在各医院仍以孤岛的形式存在，使得

数据的有效共享和利用无法发挥至最大化。因此迫切需要进行在周密顶层设计下的医疗卫生大数据的优化整合，构建区域卫生综合数据平台，最终建立高质量的覆盖面广的真实世界医疗大数据库。

四、倾向性评分在 RWS 中的应用

近年来，真实世界研究及其所产生的真实世界证据已对临床实践、医疗卫生决策等领域产生重大而深刻的影响，同时也带来了方法学的挑战如数据异质性、偏倚的发现及其校正等。因此，RWS 密切关注潜在的混杂因素，需要采用适当的设计和分析方法，尽可能控制混杂效应，使混杂因素的影响达到最小。倾向性评分法（propensity score，PS）作为一种对多个协变量进行调整的降维分析策略，在 RWS 中的应用越来越广泛，通过匹配、分层、加权或协变量校正的方法，不同程度地提高对比组间的均衡性，从而削弱或平衡协变量对效应估计的影响，期望达到"类随机化"的效果。

我们选择的依然是基于中国台湾 NHI 数据的研究，旨在探讨针灸治疗与抑郁症患者卒中风险之间的关系（Chen LY 2019）。研究者选取 1997 ～ 2010 年间新诊断的 18 岁以上抑郁症患者，随访至 2013 年底。采用 1∶1 倾向性评分法，根据性别、年龄和药物使用等特征，匹配针刺组和非针刺组中相同数量的患者（N = 13823）。最终比较的是两个队列中风发生率。研究者使用 Cox 回归模型和 Kaplan-Meier 方法来估计中风的风险。研究者发现与非针灸组相比，接受针灸治疗的患者在校正年龄、性别、药物使用后，中风风险较低（HR=0.49，95% 置信区间 = 0.45–0.52）。关于这两种类型的中风，针灸使用者出血性或缺血性中风的风险也较低（校正 HR 分别为 0.37 和 0.49）。针刺组脑卒中累积发生率显著低于非针刺组（log-rank 检验，$p < 0.001$）。在第 5 年的随访中，7.22% 的针灸使用者出现中风，而非针灸组为 14%。显示针灸可以降低中国台湾地区抑郁症患者中风的风险。研究指出该数据库只提供了抗抑郁药的信息，但没有提供抑郁症的严重程度、生活方式和穴位选择的细节。因此，很多结论需要进一步的临床研究去验证。事实上，在对中国台湾地区医保数据库数据的分析研究中，倾向性评分已经被多次应用（A SWW 2020）。

在这一节中，我们通过对早期证候分布横断面研究、中医脑病风险预测的病例对照研究，以及两项来自大型数据库分析研究，更加深入了解了 RWS 在中医脑病领域的应用。这些早期的研究，在此基础上已经有了很多进一步深入探索。我们研究团队按照国际认可的基于患者报告结局的方法研制了《基于中风病患者报告的临床结局评价量表》，就是通过 RWS 和临床试验数据对量表进行验证，结果表明：该量表与 SSQOL 的比较，信度效度理想且贴近中国国情。该成果已经成为国家食品药品监督管理局新药审评中心 2018 年《证候类中药新药临床研究技术指导原则》的重要依据。这些研究成果具有较强的实用性和较高的行业认可度，具有明显的中医特色，为科学评价中医药起到了积极作用。相对于中国台湾的 NHI，我们很多 HIS 虽然有较好的中医药大数据来源，但存在数据结构化不足等问题，而互联网的发展和 5G 时代的到来，使得我们能够结合现有的科技手段更好地获取和利用医疗数据。因此，应鼓励有条件的研究人员实现临床资料

向结构化数据的实时转化，开展更多中医脑病领域注册登记研究。

第五节　中医脑病领域真实世界研究未来展望

为充分发挥中医药在脑病防治领域的优势，重点需要解决发病、进展、康复等环节的临床难题，以及制约中医药疗效发挥和提高的瓶颈问题。未来中医脑病领域 RWS 仍要围绕中医药干预的疗效优势环节，系统开展中医药防治脑病的循证研究。RWS 目前正经历快速发展，新的概念和理念还在不断涌现，为该领域的发展带来了勃勃生机，未来将可能会呈现以下特征：

数据来源以前瞻性中医脑病注册登记为主。与既往 RWS 基于各家医院 HIS 系统回顾性数据分析不同，未来研究将会更多依托于前瞻性注册登记平台。2018 年 1 月，中华中医药学会成立中风病防治协同创新共同体。依托共同体国内首个覆盖全国范围的中医药治疗中风注册登记研究，同时也是国内最具规模和影响力的中风中医药治疗 RWS 平台，旨在为国内中风中医药治疗临床研究体系建设和能力提升提供了良好的基础。第一，通过覆盖全国的中风注册登记专项，能够更有效地了解我国中风中医药人群的特征，对于区域政策制定，疾病图谱绘制具有重大意义。第二，评估目前临床诊疗对中风患者的获益和风险，开展中西医药物在自然人群中的疗效比较性研究，对神经领域的药品、非药物干预进行有效性、安全性、用药方案以及经济学效益等方面更全面的评估。第三，在中风诊疗过程中，通过临床医学证据探究最佳的中医药治疗方案，为中医药和中西医结合治疗中风提供客观依据。第四，对于已经上市的药物，经过长期临床实践可能会发现有必要扩大适应证。临床实践中存在超说明书用药的情况。2018 年度《中医脑病—中药临床评价年度报告》数据显示，2018 年度共有 1096 个中药治疗中风临床试验发表，这是一个很可观的数字。RWS 作为 RCT 的一个有效补充，可以大幅度降低适应证拓展或脑病中药新药研发的周期和费用。第五，RWS 可帮助回答中风患者规范诊治、合理用药，用药依从性对长期预后的影响等问题，在医疗质控、患者健康管理等环节进行监控，并提出优化方案，为下一阶段研究设计提供依据。

将以病证结合临床研究场景需求为导向。要建立以脑病患者为中心的数据整合模式，对多渠道、多形态的源数据以及随访的集成，不仅要包括中医药院内数据，还要有院外数据。以脑血管病为例，其防治涉及一级预防、二级预防、急性期的诊疗及恢复期、后遗症期的康复等各个环节。目前研究缺乏全程管理与动态监测评价平台，主要关注有效药物的筛选而忽略人群防治基地的建设，重视医院规范化治疗而忽视社区监测与防控等问题，限制了中医药优势的发挥，这些都表明对临床研究场景需求不明确。未来基于患者全数据，建立标准化数据模型，通过标准化治理体系，进行全流程质量核查以确保数据质量，保障数据的安全合规，才能真正做到有临床价值的中医脑病 RWS。

将会出现更多里程碑式的研究。基于真实世界数据的研究成果越来越受权威机构和杂志认可，从图 20-3 可以看到，PubMed 收录的中医脑病领域 RWS 相关文献数量在近 5 年迅速增多。临床研究者高级别临床研究成果得以发表，可能享有后续研究优先权，享有共同申报科技计划、科技成果的权利，出现研究的良性循环。在中医脑病扩大适应证研究、优化中药用法用量研究，特殊人群研究等方面值得继续深入研究。不积跬步，无以至千里。回顾从 2004 年发起的中国慢性病前瞻性研究（KSCDC），到 2015 年中国癌症统计数据登上 CA，这都是开展 RWS 的典型范例，而这些研究本身也产生大量高水平的成果。中医脑病未来将出现更多里程碑式的研究，有助克服中药临床评价等行业难点。

将影响药企的研发布局。通过发起 RWS 项目，中医脑病领域产品的相关企业可以提高产品的学术影响力，占领学术制高点，增加专家团队建设，带动销售增长，开辟新区域额度营销业务等。通过合理、合规学术活动开展培训教育，协助临床开展规范化诊疗、合理用药与临床决策等。有远见的中药生产企业，在化药仿制药一致性评价密切发文的时候，就已开始对产品进行再评价的规划。从中国临床试验注册中心数据可以看出，目前开展 RWS 项目有脑栓通胶囊（众生药业）、培元通脑胶囊（羚锐制药）、丹红注射液及脑心通胶囊（步长制药）等。这些研究可能为药企产品的未来布局提供依据。

本章内容中，我们系统回顾了二十余年来中医脑病领域 RWS 的精彩历程。随着技术的进步和临床研究更加标准化和成熟化，未来 RWS 的应用范围会更广。我们仍然需要以客观的眼光去评判 RWS 在具体环境下的优势和局限性。特别要明确的是，它的作用并不是去替代现有的体系，而是更好地帮助现有系统在某些方面提升效率，或者提供更符合临床实际的多元化证据来支撑中医脑病未来的临床试验、诊疗规范或决策。RWS 方兴未艾、前景光明，相信在监管机构、产业界、学界、医疗机构等多方推动下，RWS 将成为中医脑病发展的新引擎，也将会为更多患者带来福利。

第二十一章 真实世界研究在中医心血管疾病防治中的应用

真实世界研究主要基于实际医疗中医院电子病历系统、临床试验、慢病管理系统或者信息平台、注册登记平台、健康管理报告、电子健康档案、医保系统等真实世界数据。根据心血管疾病中医临床诊疗思路，本章将选取具有代表性的中医心血管疾病真实世界研究，按照疾病危险因素、发病特点及证候特征、诊断、治疗和预后的真实世界研究五部分进行介绍。

第一节 中医心血管疾病危险因素研究

探索疾病的危险因素，对于疾病的发生、发展、预防和预后有至关重要的意义。中医心血管疾病危险因素研究主要包含两大类，一类是心血管疾病系统下，与不同中医证型相关的危险因素研究，即对可能与某类中医证型或中医体质相关的危险因素进行研究；另一类是具有中医特色的心血管疾病危险因素研究，探索可能与心血管疾病相关的某类中医证型或中医体质。采用的临床研究设计类型多为病例对照研究。

1. 心血管疾病系统下，与不同中医证型 / 体质相关的危险因素研究 张米镈等运用病例对照研究设计（张米镈 2019），调查 2018 年 1 月 ~2018 年 12 月就诊于北京中医药大学东直门医院东城院区及通州院区门诊、住院患者及自愿参加本研究的患者家属及附近社区居民，按照 1:1 匹配原则，病例组与对照组各 243 人，探索与中青年高血压痰湿质相关的多重危险因素。运用逻辑回归（Logistic 回归）法进行统计分析，结果显示中青年高血压的痰湿质与年龄、腰围、体质指数（BMI）多重危险因素相关。

2. 心血管疾病具有中医特色的危险因素研究 徐慧芳等运用"太原市区域卫生信息平台"中慢病管理系统中的 585 例高血压患者病例资料，采用流行病学横断面调查法，探索高血压病缓解期人群，包含患者中医体质在内的危险因素（徐慧芳 2019）。运用非条件 logistic 回归分析，结果发现高血压病的危险因素包括：阴虚质、血瘀质、气虚质、血肌酐水平（B–cr）、血钾浓度（B–K+）、血钠浓度（B–Na+）、纤维蛋白原含量（FBG）。

吴建平等采用病例对照研究设计，选取 2016 年 11 月～ 2018 年 8 月收住于湖北省中医院心血管内科、华中科技大学同济医学院附属协和医院心内科，以及在外院行冠心病经皮冠状动脉介入治疗术（PCI 术）治疗的住院及门诊患者（吴建萍 2019）。依据是否发生冠脉再狭窄分为再狭窄组与非再狭窄组，探索冠心病PCI术后再狭窄的发生与可干预危险因素、中医体质及证候要素之间的相关性。采用非条件的二分类资料的Logistic回归分析，结果发现除外传统的冠心病危险因素吸烟史、糖尿病、高血压、血脂异常、高C-反应蛋白与PCI术后再狭窄的发生显著相关外，患者中医血瘀质、气郁质、痰湿质与PCI术后再狭窄呈正相关，说明PCI术后再狭窄的发生与痰、瘀、气滞密切相关。

第二节　心血管疾病发病特点及中医证候特征研究

对于疾病发病特点及证候特征的研究，有助于对疾病更深层次的认识与理解。中医诊疗特点在于辨证论治，而对于疾病发病特点的研究，可以帮助临床医生，更加精准地对不同证候人群制定相应的治则治法，个体化拟定诊疗方案。目前关于心血管疾病的中医发病特点及证候特征研究多集中在冠心病领域，采用的临床研究设计类型多为横断面调查或者病例对照研究。

张伯礼团队运用横断面调查方法，对全国21个省、市、自治区40家三级中医或中西医结合医院的8129例冠心病患者中医病因及证候特征进行临床调查（毕颖斐2012，2017），结果提示冠心病发病与气候、季节、劳累、饮食、情志、缺乏运动以及吸烟、饮酒等因素密切相关；冠心病证候多属本虚标实、虚实夹杂，本虚以气虚为主，标实以血瘀、痰浊为主，同时可兼见阴虚、气滞、阳虚等证候要素，其中气虚、血瘀、痰浊之间关联度最强；证候类型以气虚血瘀、气虚痰瘀、气阴两虚血瘀、痰瘀互结最为多见；男性多见血瘀、痰浊、热蕴，尤其痰浊，女性则多见气虚、阴虚、阳虚、血虚，尤其气虚、阴虚为主；随着年龄增长，气虚、血虚、阴虚、阳虚及水饮证比例呈明显增长趋势，尤以气虚及阳虚较为明显；冠心病中医四诊条目以胸闷、气短、乏力及胸痛最常见。

张秀娟等设计横断面调查研究（张秀娟2018），采集自2017年1月~2018年1月在甘肃中医药大学附属医院心脏介入门诊和住院部就诊的冠心病冠脉介入术后（PCI术后）患者130例，探索中医证型分布情况，分析其与焦虑、抑郁状态发生的相关性，并探讨相关影响因素。结果发现44例伴发抑郁状态患者的中医证型分布由高到低依次为：气滞血瘀证（31.82%）、肝郁气滞证（27.27%）、气郁痰滞证（20.45%）、气郁化火证（5.56%）、脾肾阳虚证（5.56%）、阴虚肝郁证（5.56%）。冠心病PCI术后伴发焦虑状态的主要危险因素为：体重超重、合并脑血管疾病、植入多枚支架，气郁痰滞证患者较易出现焦虑情绪。

袁天慧等针对慢性心衰发病特征等因素设计慢性心衰调查表，选取目前公认的"毒"邪的代表"免疫炎症因子"为切入点，采用病例对照研究设计，按照1:1:1:1的比例选取健康人和慢性心衰患者纽约心功能分级（NYHA）分级心功能Ⅰ-Ⅳ级患者，健康人来自广州中医药大学第一附属医院体检中心，慢性心衰人群来自广州中医药大学第一附属医院住院部。检测肿瘤坏死因子（TNF-α）、白细胞介素1β（IL-1β）、白细胞介素 6（IL-6）、白细胞介素 8（IL-8）、细胞表面糖蛋白 CD14、Toll 样受体 4（TLR4）和白细胞介素 18（IL-18）等免疫和炎症因子的水平（袁天慧 2015）。根据临床医生对慢性中医证候评分，辨别其"毒"邪的有无。并对比慢性心衰有"毒"邪存在患者和无"毒"邪存在患者病位证素、病性证素及临床表现。结果发现，慢性心衰患者免疫炎症因子 TNF-α、IL-1β、IL-6、IL-8 和 IL18 高于正常人，且随着 NYHA 分级心功能的增加而逐渐升高，并且与 LVEF% 和心率等因素密切相关。对中医病位证素调查中发现，除心脏外，慢性心衰患者病位合并脾脏的占人数最多，不仅说明心脾是密切相关，同时脾作为人体重要的免疫器官，为慢性心衰患者免疫炎症反应提供了支持。对判别为"毒"邪的慢性心衰患者，病位证素、病性证素及临床表现结果显示，慢性心衰"毒"邪存在的患者除了病位涉及心，还倾向合并涉及心以外脏腑，如脾、肺、肾、肝；慢性心衰"毒"存在的患者除与气虚和血瘀密切相关，还倾向合并涉及阴虚、阳虚、痰浊及水停等病性证素。

　　黄君毅等采用横断面调查研究，在青海油田生产一线的花土沟、冷湖、格尔木、涩北四个地区（海拔 2800—3000 米）的 1000 名青海油田一线职工进行流行病学调查，筛选出符合纳入标准的高原低氧性心肌肥厚患者 208 人（黄君毅 2015）。采集受试者一般情况、体格检查、急性高原病史、慢性高原病史、高血压及心脏病遗传病史、血常规、生化检查、尿常规、心电图、心脏超声、X 线胸片等疾病相关资料以及中医学四诊信息。结果发现按照八纲辨证可以得出高原低氧性心肌肥厚患者证型从多到少依次为：气虚证（55.77%）、阴虚证（43.27%）、血虚证（28.37%）、阳虚证（20.19%）、血瘀证（18.27%）、痰湿证（17.79%）、寒湿证（12.50%）、湿热内蕴证（6.73%）；脏腑辨证中，肾虚证（62.20%）最多，其次依次为心虚证（57.21%）、肝虚证（37.50%）肺虚证（17.30%）、脾虚证（4.80%）。通过对高原缺氧性心肌肥厚患者中医四诊所获得的临床症状进行因子分析后，得到 15 个公因子，用中医理论对所得到的公因子进行归类后，可得到 6 个中医证型：肺气虚损证、肾阴亏虚证、脾气不足证、肝血亏虚证、肾阳虚衰证、血瘀证，提示气虚、阴虚、血虚、阳虚、血瘀为高原缺氧性心肌肥厚的主要病机要素，主要病位在肺、肾、脾等脏腑。

　　李颖等采用横断面调查研究（李颖，2018），采集 2014 年 1 月～ 2017 年 6 月于中国中医科学院广安门医院心血管内科住院治疗的 147 例室性早搏患者的临床症状及舌脉、中医证候、治法方药等信息，运用 SPSS 22.0 软件及中医传承辅助平台系统对室性早搏的中医证候要素与组合形式、中药组方规律进行统计分析和数据挖掘。结果发现室性早搏患者涉及中医辨证类型共 37 种，前五位分别是：气阴两虚证、痰瘀互结证、气虚血瘀证、痰湿内阻证、痰热内蕴证；拆分成证候要素共包括 11 种，虚性证候依次为：气虚（76 例，占 51.7%）＞阴虚（64 例，占 43.5%）＞血虚（6 例，占 4.1%）＞阳虚（5 例，占 3.4%）；实性证候排列前三者为：血瘀（78 例，占 53.1%）、痰浊（74 例，占 50.3%）、内火（27 例，占 18.4%）；病位以心为主，同脾、肝、肾、胃等脏腑相关；证候组合形式分为单因素证（13 例，占 8.8%）、双因素组合证（69 例，占 46.9%）、三因素组合证（34 例，占 23.1%）、四因素组合证（31 例，占 21.1%），以多组合形式为主，主要为气阴两虚证＋其他证候、痰瘀互结证＋其他证候。

第三节　中医心血管疾病诊断研究

正确诊断疾病，是正确治疗疾病的前提。而对于疾病的正确诊断，仅仅依赖文献研究是不够的，应该从真实世界当中获取患者的临床表现数据，在此基础上进行挖掘分析，探索中医心血管疾病辨病辨证相结合的诊断方法及客观化模式。

1. 基于中医"望闻问切"四诊客观化的中医辨证分型研究　"望闻问切"是中医诊察疾病的手段。而传统的中医四诊手段具有主观性强，难以量化的特点。众多学者针对这一问题，基于真实世界数据，引入机器学习、人工智能、数据挖掘等方法，探索将传统中医四诊方法进行客观化的研究。

李佳佳等采用病例对照研究设计，引入人工智能算法，探索高血压中医色诊客观化方法（李佳佳，2020）。纳入 374 例研究对象，包括高血压病肝火亢盛证组 126 例，高血压病非肝火亢盛证组 130 例，正常组 118 例。观察三组研究对象面部特征，并结合人体特点和计算机识别特点，首次利用"人脸检测算法 MTCNN（Multi-task Cascaded Convolutional Networks）"，在病证结合的基础上提出了高血压病肝火亢盛证的色部界定法，该色部定位采取自然标志物定位法，以左侧瞳孔直下与左侧鼻翼水平交界处为原点，提取与面部成比例的皮肤色块，其皮肤块大小因人而异，体现了中医同身寸、自然标志物取位法的个体化思想。对 MTCNN 算法所提取的三组图像建立子数据库，采用随机裁剪的方式进行数据拓展，对每张皮肤块进行不同尺寸随机裁剪扩展，然后对皮肤块进行筛选，去除特征不明显的皮肤块，按照 7∶3 比例随机生成训练集和测试集，此时训练的皮肤块图片总数为 4835 张，测试皮肤块图片总共 2454 张。通过对实验图像数据进行归一化操作后，利用"深度学习-轻量化网络 Xception"进行模型训练和测试数据。并在 ImageNet 权重系数预训练模型的基础上进行微调，训练分类器参数，得到最终的训练模型。然后对测试数据进行测试，在优化后的神经网络中对网络输出进行正向传播，得到网络输出，并比较实际输出值与标签数据值，确定图像所属的类别，计算出正确分类的图像数据，统计正确率。最终验证正确率为 85.24%，其中高血压病肝火亢盛证识别准确率为 80.79%，高血压病非肝火亢盛证识别准确率为 85.91%，正常人识别准确率为 88.70%。拓展了高血压病肝火亢盛证色诊客观化的道路，并探索了人工智能在中医色诊领域的应用。该方法可进一步推广至其他病证的色诊研究和中医其他领域研究。

郜亚茹等采用定量研究结合定性研究方法，进行中医手诊对冠心病诊断价值研究（郜亚茹 2020）。采用文献分析、专家问卷调查制订大鱼际表征分级规范，此后进一步通过病例对照临床研究，运用多分类（有序、无序）、多因素 Logistic 回归分析以及基于 Apriori 算法的关联规则数据挖掘法，探讨大鱼际异常表征与冠心病及其证素的相关性，为大鱼际异常表征辅助冠心病中医辨证提供依据。结果发现大鱼际皱褶是冠脉非梗阻性狭窄人群气虚、血瘀的重要表征。大鱼际色红和大拇指根部青筋均是冠心病人群血瘀、痰浊的重要表征，大鱼际色红同时也是阴虚的表征。冠心病患者大拇指根部青筋与多支病变相关。大拇指根部青筋在区分冠脉非梗阻性狭窄与冠心病时比耳褶征更具有优势。

栗蕊等以社区建立健康档案的居民为研究对象，利用客观检测的舌面脉信息采集体质辨识系统采集其舌诊信息，分析其舌诊客观化参数与高血压病证候之间的相互关系，并结合其他相关信息构建高血压病肝火亢盛证的诊断模型（栗蕊 2019）。共纳入病例 486 例，分为高血压病肝火亢盛证组、高血压病非肝火亢盛证组、非高血压病肝火亢盛证组、正常组四组。利用舌面脉信息采集体质辨识系统对舌诊客观化参数信息进行采集。研究高血压病肝火亢盛证在舌诊客观化指标上的特异性及高血压病与相关危险因素的关联性。并利用随机森林数据挖掘算法构建高血压病肝火亢盛证的证候诊断模型，用测试集数据对模型进行验证，给出模型预测精确度，并筛选出对模型构建贡献度较大的重要变量，进一步对全样本人群中肝火亢盛证的证候诊断模型进行构建。结果发现舌诊客观化参数对两类人群肝火亢盛证诊断模型的贡献率都最高，且在两个模型中，中医症状"急躁易怒"及舌诊客观化参数右侧舌边 HSV-H（HSV：Hue 舌象颜色色度，Saturation 舌象色泽饱和度，Value 舌象色彩纯度；H 参数指舌象不同部位的光谱颜色的色度）、右侧舌边 RGB-G（RGB：显示舌象颜色的红、蓝、绿三种色彩模型）、右侧舌边 HSV-S（S 参数指舌象不同部位色泽的饱和度）、左侧舌边 LAB-B（LAB 颜色模型指不同区域的舌象色彩亮度，B 通道指从亮蓝色到灰色到黄色）、舌尖 LAB-A 指标（A 通道指从深绿色到灰色再到亮粉色）较为重要。

齐新等利用中医脉象形成作用机制与心血管疾病的联系，运用脉象仪采集患者脉搏波，并利用软件分析脉象参数，提取脉图参数并与脉搏波传导速度（pulse wave velocity，PWV）、臂踝指数（brachial ankle index，BAI）等指标及冠脉造影结果做进一步的比较，综合评估无创与有创检查的一致率，建立新的中西医结合的心绞痛危险分层的评价系统（齐新 2011）。推进了临床中医脉诊标准化、客观化进程。

2. 基于理化检查指标的中医辨证客观化研究　传统中医辨证分型多以临床症状和四诊体征为主，对于理化检查等客观指标应用较少。因此，有学者针对这一问题，开展基于临床常用理化检查、影像学检查等指标进行的中医辨证分型客观化研究。其临床研究设计类型多采用病例对照研究。

杨关林团队采用横断面设计，采集全国 6 家三级甲等医院 240 例研究对象数据，探索冠心病脾虚痰浊证与炎症反应、脂质代谢异常及中枢 - 肠神经（CNS/ENS）轴调节的关系（刘彤 2019，孙宇衡 2019）。结果发现，冠心病稳定型心绞痛脾虚痰浊证严重程度可能与清道夫受体 B、胰高血糖素样肽 -1（GLP-1）水平相关；冠心病稳定型心绞痛脾虚痰浊证的症状中胸痛、便溏、脘痞、纳呆、肢体沉重、面色萎黄、大便不爽、头重如裹的严重程度可能与炎症反应、脂质代谢异常、CNS/ENS 调控异常相关。

张暄尧、高铸烨等应用病例对照研究设计，探索冠心病毒证与炎症因子、血脂水平的相关性（张暄尧 2020）。研究纳入 2017 年 9 月 1 日～ 2019 年 9 月 30 日因胸痛待查于中国中医科学院西苑医院心血管科住院的 554 例患者，经冠状动脉造影术检查后，依据纳排标准将符合冠心病诊断标准的 467 例患者为观察组，其余 87 例冠脉造影结果提示非冠心病的患者作为对照组。采集患者一般资料如性别、年龄、既往病史、过敏史，实验室指标如血小板计数（PLT）、中性粒细胞计数（NEUT）、淋巴细胞计数（LY）、血小板分布宽度（PDW）、同型半胱氨酸（HCY）、超敏 C 反应蛋白（Hs-CRP）、总胆固醇（CHOL）、甘油三酯（TG）、高密度脂蛋白胆固醇（HDL-C）、低密度脂蛋白胆固醇（LDL-C）、载脂蛋白 A1（APO-A1）、载脂蛋白 B（APO-B）、脂蛋白 a（LPa）以及冠状动脉造影结果，运用 logistic 回归法进行统计分析。结果发现冠心病毒证患者的 HDL-C、APO-A1 水平显著低于非毒证组与对照组；冠心病毒证与 CHOL/HDL-C、TG/HDL-C、APO-B/APO-A1 三项指标呈正相关；Logistic 回归结果显示，冠心病毒证患者 NEUT、Hs-CRP、LP（a）水平高于冠心病非毒证患者。

第四节　中医心血管疾病治疗研究

中医药目前已经广泛应用于心血管疾病的治疗。而基于真实世界的中医心血管治疗研究主要集中探索中医药临床疗效评价、临床用药特点以及中草药不良反应及中成药上市后安全性评价等方面。

1. 临床疗效评价研究　真实世界研究的临床疗效评价可选择干预性研究或观察性研究。观察性研究通常选择队列研究设计，而干预性研究通常不再优选传统的解释性临床随机对照试验，而是选择实用性随机对照试验（pragmatic randomized controlled trial）。相对于解释性 RCT，实用性 RCT 更加接近于临床实际，面向更广泛的研究人群，其研究结果的外推性也更优。

一项基于中国心血管病中心的中国 AMI 注册登记研究（China Acute Myocardial Infarction Registry，CAMI），根据是否使用中医药干预措施分为中西医结合治疗组和西医治疗组。收集 2013~2015 年全国 31 个省、直辖市和自治区的 100 余家 ST 段抬高型心肌梗死（STEMI 患者）（发病 12h 内入院并行急诊 PCI 者），登记两组患者人口学、发病特点、就诊信息、急诊再灌注方式、药物治疗、既往病史、出院时情况等一般资料，重点比较两组对各类终点事件发生及卫生经济学的影响（左强 2017）。采用 Logistic 回归方法进行影响院内主要不良心血管事件（MACE）的单因素和多因素分析。结果发现对于发病 12h 内行急诊 PCI 的 STEMI 患者，加用中医药干预能降低院内死亡率和院内心源性休克发生率，且住院费用显著低于对照组。

成冯镜茗、王连心、谢雁鸣等基于电子病例 HIS 系统真实世界数据，采用实用性 RCT（PRCT）优效性试验设计，以血栓弹力图的检测作为客观评价指标，以验证注射用丹参多酚酸盐（SMDS）与阿司匹林联合用药治疗冠心病心绞痛的疗效（成冯镜茗 2020）。结果发现 SMDS 联合阿司匹林可以显著提高血栓弹力图 TEG 中 AA% 的敏感性和中医症状的视觉模拟量表（VAS）评分。

2. 临床用药特征研究　中医药心血管疾病临床用药特征研究多采用横断面调查的设计，基于真实世界临床数据探索中成药临床应用的剂量、疗程、合并用药以及中药组方规律、核心药对及配伍特征。

李贵华、谢雁鸣等运用医院电子病历系统，选择全国 17 家三甲医院中第一诊断为冠心病的住院患者，采集其一般信息、合并疾病、中医证候及中西药使用信息，使用频数分析及关联规则方法对相关指标进行分析（李贵华 2014）。共采集 84697 例冠心病患者数据，结果发现，患者男性、老年人居多。年龄中位数为 71 岁，男女比例约为1.45:1。住院天数多为 8～14 天，住院总费用分布多在 0.5 万～2 万元；冠心病死亡随年龄的增大而增多。该数据库中患者最常见合并的疾病为高血压、糖尿病、脑梗死。中医证候以气阴两虚、气虚血瘀最为多见；血瘀是占比最高的证候要素，占 79.97%，其次为气虚、痰浊、阴虚等。使用最多的西药为阿司匹林，其次为硝酸异山梨酯、氯吡格雷；中成药使用最多的是丹红注射液，其次为疏血通注射液；使用活血化瘀药进行中西医联合治疗已经较为普遍，有 43.46% 的患者共同使用了抗血小板西药及活血化瘀注射液，同时联合硝酸酯类药物的频率也较高。

刘大胜等基于真实世界大数据挖掘方法（刘大胜 2020），采用横断面调查，采集中国中医科学院西苑医院电子病例 HIS 系统中 2015 年 1 月 1 日～2019 年 11 月 30 日的门诊和住院的顽固性高血压（RH）患者，比较 RH 无不良事件人群（RH 人群）和 RH 合并不良心血管事件人群（RH+MACE 人群）的中西医诊断和用药规律的差异，探索 RH 的核心病机及处方思路。该研究对 RH 总人群进行基本信息描述，然后对西医诊断、西药及其分类、中医证素、中药等进行频数统计及关联分析，挖掘中西医核心诊断及用药，结合中医理论，对挖掘结果进行诊疗规律分析；同时对两类人群诊治规律比较：对 RH 人群和 RH+MACE 人群分别采用关联规则的方法挖掘西医诊断、西药用药及分类、中医证素、中药、中医证素与中药之间的规律，分析两类人群核心诊断及用药规律的差异，总结两类人群的病理特点和用药思路，为下一步精准用药提供基础。通过梯度提升机（GBM）和提升树模型（XGBoost）算法筛选 RH 患者发生 MACE 的相关因素，针对关键相关因素挖掘其与用药及中医证素的关联，结合相关因素对 MACE 发生的影响率，挖掘"症－证""症－药"规律，探索由"症－药"的精准用药方法的形成过程。结果发现 RH 病机为本虚标实、虚实夹杂。病理性质以"风、火、痰、瘀、虚"为主。RH 无不良事件时多为阴虚阳亢，风阳变动，兼有气血亏虚，痰瘀阻络；合并不良心血管事件后，痰瘀互结，蕴毒化火，阻遏气机，煎液伤津，"风、火、痰、瘀、虚"互为因果，病性更加复杂多变。RH 治疗当虚实兼顾：RH 无不良事件时应平肝、补气、祛痰，以天麻钩藤饮、当归补血汤、温胆汤等为主，合并不良心血管事件后，应补气活血、痰瘀同治，以当归补血汤、黄连温胆汤、冠心 II 方、芎芍胶囊等为主。本研究首先通过描述性与推断性统计及关联规则的方法，探索了"病－证""证－药"的规律，然后通过 GBM、XGBoost 等提升树算法筛选相关因素，寻求"症－证""症－药"的内在关联，最终得出关键"症－药"的精准用药挖掘方法。该研究基于真实世界临床数据，挖掘临床常见病、难治性的 RH 的中西医用药规律，初步解决了从"病－证""证－药"及"症－证""症－药"的用药过程，为临床用药提供科学依据，为精准方药方案的挖掘提供新思路和方法。

3. 中药不良反应研究及心血管疾病防治中成药上市后安全性评价研究 中医药的安全性越来越受到卫生决策者及研究者的重视，也是中医药临床优势的重要体现。基于真实世界数据能够更加真实地获得反映中草药不良反应，获得中成药上市后的安全性证据。采用的临床研究设计多为队列研究和病例对照研究。

张艳、徐浩等通过病例对照研究依托中国中医科学院西苑医院共享平台凯恩泰系统采集房颤患者真实世界诊疗数据，运用逻辑回归、多因子降维（Multifactor dimensionality reduction,MDR）相结合的统计方法进行分析，探索可能与华法林产生相互作用，从而影响国际标准化比率（INR）水平的中药制剂，为临床用药安全性提供参考（张艳 2019）。结果发现茯苓与椒目、茯苓与海螵蛸、茯苓与党参等 17 种一阶相互作用，茯苓与党参与紫苏、川芎与桂枝与党参、茯苓与川芎与党参、茯苓与桂枝与大枣等 13 种二阶相互作用可能与华法林产生相互作用引起 INR 水平降低；桃仁与甘草、川芎与甘草、艾司唑仑片与酸枣仁、甘草与川芎与桃仁能与华法林产生相互作用引起 INR 水平升高。

丹参注射液通常被用于冠心病、脑卒中等心脑血管疾病的治疗。姚立娟等运用国家药品不良反应监测系统中的 2006 ～ 2016 年江苏地区上报的 1583 例不良反应 / 药品不良事件（ADR/ADE）报告，进行统计归类，对于使用丹参注射液发生 ADR 人群、ADR 症状以及累及器官、发生时间、合并用药情况等进行回顾性分析，对药品监管工作提出启示，对于 ADR 报告存在的质量问题提出合理建议（姚立娟 2018）。结果发现 ADR 主要发生于 50 岁以上人群（占比 68.35%）；原患疾病以冠心病（17.73%）、脑梗死（16.62%）、高血压（15.38%）为主，有既往不良反应史人员可能易发生 ADR；ADR/ADE 涉及多个系统，以皮肤及其附件损害、全身性损害、免疫功能紊乱为主，分别占 24.69%、21.01%、12.98%。通过 FMEA 法分析生产过程风险系数，对各风险点持续性改进，为药品生产监管和风险防控提供有力支持。

参脉注射液主要的功效是养阴生精、生脉、益气固脱等。目前临床上该药物主要是用于治疗气阴两虚所引起的冠心病、休克、心肌炎以及肺心病等疾病。刘欢等通过结合自发呈报系统的 ADR 数据与电子病历系统患者丰富的数据，融合医药专业知识，按照巢式病例对照的方法将发生 ADR 与未发生 ADR 的病例以 1:2 匹配后，利用数据挖掘技术结合数理统计，探讨了患者疾病、药物等因素与 ADR 之间的关系，并建立 ADR 发生的预测模型（刘欢 2018）。结果发现，影响参麦 ADR 发生的重要因素由大到小分别为：药品总种类数、疾病数、静脉滴注速度、单次用药剂量、用药总天数、溶媒量、肝功级别、溶媒种类、心衰等级、年龄；药物因素由大到小分别为：药品总数、影响钾离子药物、静脉滴注速度、醒脑药物、β 内酰胺类抗生素、单次用药剂量、中药成分、止吐药、保肝药、用药总天数、溶媒；疾病因素最重要的为肿瘤和胸部疾病。影响参麦 ADR 预后的影响因素由大到小分别为：不良反应数、更换输液器、合并症指数、药物治疗、ADR 干预时间、ADR 终结时间、非药物治疗。预测模型可预测 ADR 发生的概率最小为 35%，最大为 87%，最大可检出 66.7% 的 ADR，正确率最低 76.64%。该研究为参麦注射液 ADR 的监测与合理用药提供证据支持，为中成药注射液 ADR 影响因素和预测分析的模式提供新的思路。

第五节　中医心血管疾病预后研究

对于中医心血管疾病的预后研究，学者们通常采用前瞻性队列研究和随机对照试验，多通过 Logistic 回归、Cox 回归分析等方法建立疾病预后的预测模型。在模型建造过程中，中医临床表现以及以患者为中心的结局评估越来越受到重视。

林骞等采用前瞻性队列研究，探索舌象与老年稳定性冠心病患者（ESCAD）预后的关系，并建立老年稳定性冠心病中西医结合预后评估模型（林骞 2020）。采集 23 家医院收集 3256 例老年稳定性冠心病患者数据。候选预后因素包括两部分常规预后因素 38 个及舌象相关的预后因素 17 个，共计 55 个。预测结局为心血管事件：包括非预期的血运重建术、不稳定性心绞痛住院（未行血运重建）、非致命性心肌梗死、中风、心源性死亡。将常规预后因素纳入 lasso–logistic 回归模型中。并利用交叉验证法对混杂因素进行调整。结果发现与无舌色淡白、无舌色红的 ESCAD 患者相比，舌色淡白、舌色红的 ESCAD 患者发生心血管事件的风险更高；与无苔色白的 ESCAD 患者相比，苔色白的 ESCAD 患者有更低的风险发生心血管事件。而舌色紫、舌有瘀斑、舌形胖大、裂纹舌、苔质厚、苔质腻、苔质滑、苔质燥、花剥苔以及无苔未发现与 ESCAD 患者心血管事件发生风险的高低有显著关系。舌色淡暗与高血压病 3 级、舌色暗红与房室传导阻滞、舌有瘀斑与房室传导阻滞、齿痕舌与氯吡格雷的服用情况、裂纹舌与氯吡格雷的服用情况、苔色黄与阿司匹林的服用情况、苔色黄与钙离子拮抗剂（CCB）的服用情况、苔质腻与阿司匹林的服用情况、苔质厚与阿司匹林服的用情况在 ESCAD 患者发生心血管事件的过程中有潜在的交互作用。最终由 Logistic 回归模型分别拟合 ESCAD 患者常规预后评估模型、常规＋舌象预后评估模型、以及常规＋舌象（考虑交互作用）预后评估模型。而将舌象加到模型后，可以在保证区分度、校准度以及临床有效性不降低的情况下，进一步精简模型，降低模型的过拟合现象，提高模型的正确分类以及综合判别的能力。

闫思雨等采用前瞻性注册登记研究方法，采集 2016 年 9 月～ 2017 年 2 月在中国医学科学院阜外医院确诊为冠心病并进行 PCI 术治疗的患者。根据实际治疗策略的不同将患者分为西药组和中药联合西药组，建立 Cox 回归模型，以患者两年内心血管复合终点事件（再次血运重建、心肌梗死、全因死亡）为主要疗效指标，以心绞痛症状积分和中医证候量表评分为次要疗效指标，比较不同治疗手段对患者 PCI 术后的预后影响（闫思雨 2019）。结果发现，PCI 术后患者在常规西药基础上联合中药治疗有利于减少心血管复合终点事件的发生，缓解患者的临床症状，相对于单独使用西药治疗的患者获益更多，尤其以再次血运重建和全因死亡的获益更为明显。

第六节　中医心血管疾病真实世界研究中存在的问题与展望

　　综上所述，真实世界研究在中医心血管领域已被广泛应用于疾病的病因、诊断、治疗及预后等问题的探索，涵盖冠心病、高血压、心律失常、心力衰竭、心肌病等众多疾病，涉及多种中草药及中成药品种。真实世界研究模式十分切合中医诊疗特点，在能够满足辨证论治个体化复杂干预的前提下，利用实际诊疗的中医临床数据，经严格和规范设计、测量、评价，获得真实临床证据，形成真实世界临床证据，从而为临床应用提供科学依据。然而，目前中医心血管领域，大规模的真实世界数据采集平台较少，数据的获取和标准化、规范化仍面临诸多问题。大样本、长期随访的真实世界研究较少。对于中医药临床疗效评价尚未构建符合中医药特点的疗效评价方法或模式。缺少真实世界实用性临床随机对照试验探讨中医药临床疗效，中医药临床疗效评估缺乏高质量证据。笔者建议中医心血管研究学界能够团结一致，搭建大规模多中心的临床数据登记平台，未来研究者在深入理解中医药整体观念、辨证论治、个体化诊疗的基本特点的基础上，充分体现临床流行病学不同研究设计特点与优势，着重关注循证医学的证据综合方法，引入人工智能、机器学习等数据挖掘方法，不断优化心血管疾病的中医真实世界研究。

第二十二章　真实世界研究在中医肝病防治中的应用

肝病在现代医学中主要包括病毒性肝病、脂肪性肝病、酒精性肝病、自身免疫性肝病、药物性肝损害、肝硬化及肝癌等疾病，已经成为当今威胁人类健康的主要疾病之一。西医治疗肝病的药物按照功效大致分为抗病毒药物、保肝护肝药物、免疫调节剂等。受到耐药性、不良反应、难以根治等因素的影响，使得西医在肝病治疗中的适用人群受到限制且影响了疗效的发挥，尤其对于病毒性肝病、肝硬化、肝癌的治疗，西医往往只能对症治疗，很难取得较为理想的效果。

中医药博大精深、历史悠久，对肝病的病因病机、诊断和辨证论治都有科学的理论体系，《中医辨证学》《中医五脏病学》《中医脏腑辨证鉴别诊治手册》等古籍经典中就对肝病证候、常用药药性等作了记载。临床上使用中成药及中草药口服、穴位注射及中药灌肠等外治法治疗肝病取得了良好效果，在延缓肝病进展，改善患者生活质量方面得到了国内外专家学者的一致认可。

为了探究和论证中医药疗法诊疗肝病的效果，目前已经发表了大量理论、基础和临床相关研究，且已有学者采用 Cochrane 系统评价的方法对来源于随机对照研究的结果进行综合，包括叶下珠属、小柴胡汤、苦参属、针刺治疗慢性乙型肝炎；水飞蓟制剂治疗酒精性肝病；中草药治疗无症状乙肝病毒携带者、慢性丙型肝炎和脂肪肝等。Cochrane 系统评价结果一方面提示中医药在治疗肝病方面存在一定优势，另一方面也提到纳入的随机对照研究证据尚存在数量较少及质量较低等问题，使得中医药治疗肝病的效果仍得不到确证。考虑到肝病致病作用机制的复杂性，以及中医药治疗多为复杂干预，且随机对照研究并不是所有临床问题的最佳研究设计，因此基于真实世界研究设计的证据可以进一步补充和完善中医药肝病诊疗的证据库，以促进肝病领域中医药临床实践。

第一节　中医药肝病诊疗的真实世界研究现状及设计类型

为了充分了解当前中医肝病防治领域开展真实世界研究的现状，采用系统检索的方式，对包括 CNKI、万方数据库及维普数据库在内的三大数据库，采用"中医药""肝病""真实世界"等相关主题词进行了检索和筛选。筛选结果发现当前中医药肝病诊疗的真实世界研究主要围绕临床特征分析、疗效和卫生经济学评价及预后影响因素分析和预测模型构建展开，涉及疾病包括慢性乙型肝炎、肝硬化、肝癌等。

一、临床特征研究

临床特征研究主要是指基于观察性研究的方法来阐述肝病领域使用中医药的临床特征分布，如疾病证候分型特点，患者舌脉特征，临床处方用药分析及名老专家经验总结等，研究结果可用于产生因果假设，以进一步开展诊断和治疗相关验证分析。

（一）证候分布特点

证候概念是中医诊断学中的基本概念，其来源于致病因素作用于靶器官后的临床表现，具有内实外虚、动态时空、多维界面的表现特征，是对四诊信息表达的机体病理生理变化整体反应状态的概括。一项基于 20 家三甲医院信息管理系统的 35984 例肝硬化患者中医证候分布研究（沙益辉 2016），在参照《国家中医药管理局"十一五"重点专科协作组积聚（肝硬化）诊疗方案》对中医诊断证候信息进行标准化处理之后，统计分析发现脾肾阳虚、湿热蕴结、肝肾阳虚、气阴两虚、气滞血瘀、肝郁脾虚等证型最为常见。有学者对 300 例接受中医药治疗慢性乙型肝炎患者的临床症状及体征进行回顾性分析（杨冬爱 2016），发现慢性乙型肝炎患者共包含 9 个证型，依据出现证型频次进行筛选，发现肝郁脾虚证患者最为常见；采用 Logistic 回归分析方法，将中医证型与症状表现特征相关联，依据变量贡献率，分别筛选 9 个证型对应的特征症状表现，其中肝郁脾虚证慢性乙型肝炎患者主要症状表现为呕吐、头晕和肢冷。

中医治病通过四诊收集临床资料，其中望舌与切脉是中医特有诊法，是中医诊断方法的重要组成部分，其在一定程度上可以反映疾病的性质，用以判断正邪的盛衰，病邪的深浅，病情的进退，以及疾病转归和预后。有研究者采用病例对照研究的方法（郭丰年 2019），选取 166 例合并非酒精性脂肪肝患者与 154 例不合并非酒精性脂肪肝患者进行对比，通过比较两组患者舌质、舌苔、脉象分布情况的差异，判断糖尿病患者中出现非酒精性脂肪肝合并症的舌脉特征，即多见厚腻苔和滑脉，而不含非酒精性脂肪肝合并症的糖尿病患者则易表现为红舌、暗舌和细脉。将舌脉与病因机制进行关联，可以判断痰湿可能是糖尿病患者发生非酒精性脂肪肝的重要因素，可以作为未来诊断和治疗方案选取的参考依据。

（二）临床处方用药分析

中医经典古籍及中医诊疗经验中累积了数量庞大的方药，如《中华本草》收录药物 8980 味，《中医方剂大辞典》中载方 9 万余首。临床上面对同一种疾病该如何选方用药对于临床疗效的发挥尤为重要。

当前肝病处方用药分析主要涉及特定肝病治疗中不同药物使用频次、常用药对、核心组方构成等方面。如吴辉坤等人采用数据库挖掘的方法（吴辉坤 2015），利用结构化电子病历对肝硬化门诊患者临床资料进行采集、抽取和转化，得出全部中药的使用频次，再利用 Microsoft SQL Server 2008 提供的数据挖掘平台 SQL Server Business

Intelligence Development Studio 对肝硬化治疗用中药进行关联规则分析，获得常用药物配对信息。在此基础上进一步通过关联规则分析方法寻找全部 4549 首处方的核心处方，发现由蛇舌草、半枝莲、乌贼骨、黄连、枳壳、茵陈蒿、丹参、郁金、鸡内金、瓜蒌、五灵脂、蒲黄、半夏、白术、茯苓组成的一组药物反复出现在各个配对药物中，由此构成了以解毒化痰祛瘀扶正为主的治疗肝炎肝硬化的核心处方。将《中医内科学》附录里所载的处方作为可能来源，与 4549 首处方进行匹配，以 75% 相似度作为界值来寻找核心处方的经典方或古籍方，最终得出解毒可用承气汤加减，活血可用定痛活血汤加减，化痰可用苓桂术甘汤或二陈汤或香橘饼加减，补虚可用神交汤或六味地黄丸加减。

此外也有学者对中药与配伍西药联合使用规律进行了探讨（马昆 2015），该研究基于医院信息系统数据仓库，收集全国 17 家三级甲等医院收治的病毒性肝炎患者信息 41180 份，采用频数统计及关联规则方法对中药及中西医结合临床使用情况进行分析，判断治疗病毒性肝炎的常用中药及中西医药对，并分析常用中药的功效主治及其结合使用的西药药理作用。研究结果发现，中药清热利湿类药合并西药降酶类药是病毒性肝炎临床治疗中最常出现的两药联合用药方案，而中药清热利湿类药合并西药降酶类药和西药核苷（酸）类似物是临床最常出现的三药联合用药方案。

（三）名老专家经验总结

名老中医具有深厚的理论知识和丰富的诊疗经验，是中医学术造诣最深、临床水平最高的群体，重视对名老中医临床经验和学术思想的传承，对于推动中医药的进步和发展具有不可替代的重要作用。对中医专家治疗肝病经验的总结包含其学术理念、治则治法、辨证施治、组方规律等。

殷宏振等人通过中医传承辅助平台系统收集黄峰教授运用中医药治疗 90 名非酒精性脂肪性肝病的有效处方 172 张（殷宏振 2020），分析得出黄峰教授认为非酒精性脂肪性肝病病机为脾肾亏虚、肝失疏泄、肺失宣降，临证主要以补虚药、清热药、利水渗湿药、活血化瘀药和理气药为主，尤以补虚药使用频率最高。通过对金实教授诊治 1915 例慢性肝病病案资料进行数据挖掘（许雪莲 2014），发现主要涉及的病位是肝、胆、脾、胃、肾；主要致病因素是热、毒、湿、郁、瘀等；主要病理性质是虚、实及虚实夹杂，其中实邪包括湿热、瘀热、郁热、热毒、气滞，而虚损包括气虚、阳虚、血虚、阴虚等。

在对名老专家经验进行总结的基础上，引入现代化技术构建基于名老专家经验的诊疗平台，可以进一步促进对名老专家经验的临床转化，同时诊疗平台系统中收集的数据又可以反过来对诊疗方案进行优化和完善。早在 20 世纪 80 年代，关幼波教授就率先引进现代电子计算机技术，将其与临床诊疗相结合，基于既往救治肝病的经验，编制并推出"关幼波肝病诊疗程序"，以实现将名老中医经验应用于临床诊疗，为解决肝病治疗中的许多疑难问题提供了宝贵的经验。通过对该诊疗程序软件收集的患者信息进行分析，一方面可以评价该诊疗程序中推荐疗法的效果，另一方面可以作为反馈进一步优化诊疗程序中的治疗方案。关幼波教授为中医现代化做了大胆的尝试，值得借鉴。

二、治疗性研究

治疗相关研究主要是指基于中医药肝病治疗的临床数据，从使用的有效性、安全性以及经济性方面开展评价，产生对中医药使用价值的判断依据。

（一）疗效评价

当前已经开展的中医药防治肝病疗效相关真实世界研究主要是基于医院电子病历系统，按照一定纳入排除标准，连续选取某一时间段内确诊为某一特定肝脏疾病的人群，收集疾病人群基线及一段随访期后的信息数据，按照自然接受的治疗方案进行分组和比较，以判断中医药或中西医结合治疗与常规治疗的疗效比较结果。

有学者采用回顾性队列研究设计的方法收集医院电子病例系统中 2012 年 7 月～2018 年 5 月收治入院的 330 份肝癌晚期确诊患者的病例资料（戴玲 2019），根据治疗方案中是否采用了体现"补肾生髓成肝"方案的中药，包括五养肝方胶囊、抗毒软坚胶囊、和左归丸，或地五养肝方、抗毒软坚方、左归饮的饮片煎剂、颗粒剂和方化裁等，将患者分为常规综合治疗组和"补肾生髓成肝"治疗组，对比分析不同治疗方案下肝癌患者生存率、肝功及血清指标的差异。研究结果提示采用"补肾生髓成肝"方案治疗的患者 6 个月生存率显著高于常规综合治疗组，且白蛋白、血小板计数、血清白细胞水平显著高于综合治疗组，总胆红素、中性粒细胞/淋巴细胞比值、甲胎蛋白水平显著低于综合治疗组，提示"补肾生髓成肝"方案可能有效改善肝癌患者的临床结局。

在开展类似研究时，数据来源除了医院电子病例数据以外，还可以采用实验室信息系统（Laboratory information system, LIS）、图片存档和通信系统（Picture archiving and communication system, PACS）、纸质电子病例数据等。在吴辉坤等人开展的关于从痰毒瘀虚论治乙肝肝硬化的研究中（吴辉坤 2015），除了比较有无中药治疗对疾病效果改善的情况之外，研究者进一步将中医处方按照"毒""痰""瘀""虚"进行分层分析，通过疗效比较结果，探讨治疗乙肝肝硬化的机制，优化治则及方药。除了采用回顾性队列的研究方式开展治疗性研究之外，也有学者采用随机对照研究的方法开展中医药防治肝病真实世界研究，如遵循中医诊疗中的个体化治疗特色，根据不同患者的证型给予不同的治法和方药推荐，以充分凸显中医药辨证论治的优势（郝尧坤 2019）。

（二）安全性评价

中医药诊疗安全性研究主要是对中药或中医技术在使用过程中的安全情况进行评价，如基于医院电子病历系统、集中监测系统、临床上市后再评价研究报告中的不良反应数据，对中药临床合理用药的安全性、中药注射剂的不良反应等问题进行讨论。由于肝病患者本身会表现出一定的肝功能损害症状，而肝功能损害相关指标又常作为中医药安全性评价中的重要组成部分，因此在肝病中医药治疗研究中如何区分肝功损害是否与中医药使用相关是研究的难点。正是基于这一难点，目前尚未检索到专门针对肝炎、肝硬化、肝癌等肝病开展中医药安全性评价的真实世界研究，仅发现一项以药物性肝损害为研究疾病，探讨中药甘草酸二铵联合疗法治疗此病的安全性评价（余梅香 2019），结果表明甘草酸二铵的二联、三联和四联用药中未出现严重不良反应，偶见胃部不适、便秘及皮肤瘙痒，症状均轻微，且治疗组间未见统计学显著性差异。虽然当前研究主要集中在肝病以外的疾病领域开展安全性评价，但其方法在一定程度上可以作为未来开展肝病中医药诊疗安全性研究的参考借鉴。

（三）卫生经济学评价

卫生经济学评价是指在充分考虑中医药干预疗效和安全性的基础上，探讨如何使用最低成本达到最大医疗收益，包括效果、效益和效用。开展卫生经济学评价对于中医药品价格谈判、医保准入等政策制定具有重要意义。

当前研究中未见专门针对中医药治疗肝病开展的系统性卫生经济学评价研究，而是在部分研究结果中涉及治疗费用分析。有学者对 17 家三级甲等医院 HIS 数据库中 41180 例病毒性肝炎住院患者进行分析（李蕴铷 2014），发现付费方式以医保最多，占 69.96%，费用以 0.5 万～ 1 万元和 1 万～ 2 万元比例最高，但是研究中并未明确区分中药所占的费用，以及中医西医治疗费用对比情况。

三、预测和预后研究

临床预测研究主要在于寻找最佳的疾病诊断或转归的预测指标或症状等，包括诊断预测研究和预后研究。预后研究则主要是对疾病发展的不同结局的可能性的预测以及影响其预后的因素研究，主要包括对疾病预后状况的客观描述和对影响预后因素的分析。

（一）影响因素研究

姜天奇等采用登记性研究的队列研究设计方法收集接受纯西医治疗 52 例原发性肝癌患者和 67 例中西医结合治疗原发性肝癌患者（姜天奇 2020），采用 COX 回归模型分析，发现接受中医治疗、手术、病灶个数、病灶大小、腹水、血管侵犯等是影响原发性肝癌患者生存时间的相关危险因素，进一步采用多因素模型进行分析，最终纳入回归方程的因素包括中医药治疗、手术、病灶大小和分期，其中中医药治疗组的死亡率是纯西医组的 0.437 倍。倪颖等人采用相似方法分析了 311 名肝癌患者 6 个月生存期的危险因素，多因素结果表明，患者是否接受"补肾生髓成肝"中药方案是影响肝癌患者生存期的独立危险因素（倪颖 2018）。

王雄等通过回顾分析医院信息系统数据仓库中的 41180 例病毒性肝炎患者病历数据（王雄 2017），探讨中医时间分布与患者生存结局的相关性。中医时间分布概念主要涉及中医的节气和时辰。研究结果发现病毒性肝炎患者在一年之中大暑、寒露节气死亡比例较高，而冬季最低；一天中死亡比例最高的时辰是申时和酉时，由此得出病毒性肝炎患者死亡的时间规律是一年中夏秋季节死亡比例较高，春季次之，冬季最低，而一天之中金时（15 时～ 19 时）最高。

（二）预测模型构建

张群等人基于医院电子病例数据库的数据，采用回顾性队列的方式选取 2008 年 8 月~2016 年 10 月收治的诊断为肝硬化食管胃静脉曲张破裂出血（esophagogastric variceal bleeding，EGVB）并可获得随访 1 年数据的患者，以 EGVB 再出血为主要观察终点（张群 2018）。该研究通过 COX 回归分析筛选 EGVB 患者再出血影响因素，最终建立了一个基于实验室指标、病因及治疗相结合的可以用来预测 EGVB 患者 1 年再出血风险模型，并对该模型预测效果进行了检验。以模型得分 5 分作为分组界值，再出血高危组（预测得分 ≥ 5 分）和低危组（预测得分 < 5 分）1 年内再出血率分别为 66.2% 和 40.0%，差异具有统计学显著性，说明该预测模型可以有效识别出 EGVB 再出血高危人群，纳入模型的指标包括中药治疗、益生菌治疗、总胆红素、国际化标准比值、聚集素和乙型肝炎病毒感染，这些指标均短期内相对稳定且临床上获取方便。

第二节 中医肝病真实世界研究的挑战及策略建议

真实世界研究这一概念是近些年兴起的一种研究理念和模式，相关中医肝病真实世界研究数量目前相对较少，且存在一些问题亟待未来进一步完善，以下将从研究内容、研究设计、统计分析、质量控制和科研转化等角度探讨中医肝病真实世界研究面临的挑战，并提出可能的策略建议。

一、研究内容

虽然中医肝病真实世界研究主题涉及了诊断、治疗和预后等不同方面，但是具体研究方向较为集中和单一，主要集中在疾病证候分布、中药组方规律及中医治疗效果领域，其他领域则或属空白或不系统。以卫生经济学研究为例，虽然当前研究中涉及卫生经济学相关内容，但仅仅停留在费用和不同医保支付类型比例等方面，未见效果、效用、效力等将成本与效益相结合的指标，未来建议深入开展专门针对某一中医疗法应用于某一疾病的卫生经济学评价。

当前中医肝病真实世界研究基本覆盖了肝炎、肝硬化、肝癌等临床常见肝病，通常以单一疾病作为研究对象，将西医诊断标准作为患者入选条件。鉴于证候诊断是中医诊断特色之一，是中医临床辨证论治和组方用药的根本，建议将相关肝脏疾病的证候诊断标准一并纳入作为患者筛选的判断依据，充分贯彻"病证结合"的诊疗模式，凸显中医诊疗特色。其中，证候诊断标准要尽量清晰，以公认的或经过验证的证候诊断量表为最宜，需注明该标准出处来源。针对以一类疾病为研究对象，如肝病、肝炎等，包含了多种疾病的研究，虽然不排除同类疾病可能在致病作用机制及治法方药上存在相似性，但是仍然建议尽量减少此类设计，最好进行疾病拆分，或在研究中添加亚组分析，只有疾病分类更明晰，理法方药才更有针对性。

就中医具体疗法而言，尚未见关于中医非药物疗法诊治肝病的真实世界研究，现有研究几乎全部都是中药研究，且以多方、复方为主，针对单味药的研究相对较少。既往研究表明，中医外治法、针刺等在肝病治疗方面也存在一定优势，如穴位贴敷、针刺治疗慢性乙型肝炎、中药灌肠治疗肝炎肝硬化并顽固性腹水、刮痧治疗慢性乙型肝炎黄疸等。因此未来也有必要对此类中医干预疗法开展相关真实世界研究。考虑到中医外治法及非药物疗法的特性，有必要在设计真实世界研究方案时加以充分考虑。

二、研究设计

当前中医肝病真实世界研究整体设计类型不够丰富，以观察性研究为主，临床特征分析多采用横断面研究等描述性研究设计，治疗性研究和预后分析则多采用回顾性队列研究等分析性研究设计，缺乏大样本前瞻性队列研究和真实世界情景下的随机对照研究。仅发现一篇研究采用随机对照研究设计的真实世界研究，郝尧坤等人将 248 例乙肝肝硬化患者随机分为辨证中药组与非辨证中药组（郝尧坤 2019），辨证中药组患者根据证型服用不同方药，同时所有患者均接受西医治疗并服用软肝丸，在该研究设计中，研究者尽可能遵循中医诊疗中的个体化治疗特色，根据不同患者的证型给予不同的治法和方药推荐，充分凸显了中医药辨证论治的优势。虽然大样本横断面研究和回顾性队列研究可以为中医肝病诊疗提供关于证候分布、理法方药等丰富的信息，还可以帮助筛选疾病可能的危险因素，但是所有结果只能作为因果推断的假设，并不足以得出确证性的结论，尤其是对于治疗相关的问题，前瞻性队列研究和随机对照研究的设计论证强度更强。

当前国内外已经开展了一些肝病相关的大样本前瞻性队列，如一项在江苏省启东市建立的前瞻性肝癌队列研究，最终纳入 1438 名肝癌患者，孙燕等人报告了基于此数据分析得出的肝癌家族史与肝癌关系的结果（孙燕 2014）；正在进行中的前瞻性队列研究，如复旦大学附属华山医院牵头的一项随访期为 5 年的慢性病毒性肝炎真实世界研究（研究注册编号：NCT04025944），预计于 2024 年完成 1000 例患者入组的计划。这些研究中可能会涉及中医药治疗的信息，但尚未见专门针对中医肝病治疗的前瞻性队列研究报道。为了充分体现中医药特色内容，并考虑到中西医结合的诊疗实际，建议未来建立基于"病证结合"模式下的中西医结合多中心大样本前瞻性队列，也可以考虑开展登记注册研究。而开展随机对照研究设计的真实世界研究时，要区分其与传统随机对照研究设计的不同，如研究人群选择上，随机对照临床试验遵循严格的入排标准，而真实世界研究设计则选用较为宽泛的入排标准，更接近真实世界人群特征；前者研究实施场景通常在高度标准化的环境中，而后者则可选取医疗机构、社区、家庭等研究场景；因此随机对照研究内部有效性高，以效力研究为主，而基于真实世界情景的随机对照设计则外部可推性升高，研究目的可以包括效果研究。

三、数据处理和统计分析

中医临床术语使用灵活多变，不同医生具有各自的使用习惯，因此将临床术语进行结构化和规范化处理是开展中医数据分析和挖掘的基本。中医肝病临床基本术语主要分为 27 种主体临床术语和 10 种属性术语。现行国家标准、行业标准、人民卫生出版社、上海科学技术出版社《中医内科学》教材、相关肝病临床研究文献等都可以作为术语标准规范化处理的参考。李晓东等人在《中医症状学》、《中医内科学》等资料基础上，全面系统整理生成了《中医肝病临床基本术语集》，在结构安排和术语内容上侧重满足中医肝病专科辨证特色，且对每个标准术语进行了准确释义，列举了同义词，赋予了性质、部位属性等因素，具有一定创新和优势，也可以作为未来中医肝病真实世界研究数据规范化处理的参考（李晓东 2017）。

由于当前中医肝病真实世界研究多以回顾性队列为主，对混杂因素和偏倚的处理对于结果可信度的保证尤为重要，然而部分研究并未清楚交代混杂因素的处理方法，无法判断其结果是否存在混杂因素偏倚风险。当前常见的控制混杂因素的方式包括多元回归、分层分析、Logistic 回归等，但是有学者认为此类方法并不适用于中医药肝病真实世界研究；针对干预措施复杂，混杂因素较多的情况，倾向性评分和工具变量法更为推荐；在使用倾向性评分来控制或减小混杂偏倚风险时，根据如何使用倾向性评分进行风险调整，可将其具体方法分为倾向评分配比、倾向评分分层、倾向评分回归调整和倾向评分加权（赵瑞霞 2019）。工具变量法是解决模型内生性问题的根本性方法，用于控制选择性偏倚，与倾向性评分相比，当需要处理的是已知混杂因素时，两者均可使用，但当混杂因素未知时，其能更好地解决未知混杂效应（张强 2019）。

四、科研转化

基于真实世界开展的肝病中医诊疗研究不应仅仅停留于学术探讨和科研产出，而是应当遵循从临床中来，到临床中去的原则，完成从真实世界研究数据产生和收集，到形成真实世界研究证据，再到依据真实世界证据指导临床实践，最后根据临床实践结果的反馈情况进一步补充和完善原始研究数据或临床实践内容的闭环。

研究型门诊或研究型医院就是在此理论指导下，坚持临床与科研并举，充分发挥科学技术的水平并提高医院整体医疗核心竞争力，可以作为科研转化的一种重要方式。如早期的"关幼波肝病诊疗程序"就初见科研结果指导诊疗，诊疗实践反馈科研的诊疗科研一体化平台雏形。湖北省中医药中医肝病研究所也基于真实世界研究科研范式，构建了集中医医疗与科研临床信息共享系统、湖北中医临床数据中心、慢病管理体系、和具有中医特色的生物样本资源库于一体的真实世界中医肝病临床研究体系，将研究所发展为一个国际级临床、科研、教学一体化平台。该平台强调"以人为本"，疾病发展覆盖健康、亚健康、和疾病状态，干预措施涉及预防和治疗，地域分布包含医院和社区；"以数据为导向"，搭建临床科研信息共享系统，支撑真实世界的临床研究（湖北省中医院中医肝病研究所 2017）。

五、结语

真实世界研究证据可以补充和完善中医肝病防治的证据体系，一方面可以弥补以传统随机对照试验为代表的研究性科研设计结果较偏离临床实际，且外推性不足的问题，另一方面可以满足中医干预复杂性对评价手段和方法的要求，对于指导和优化中医肝病诊疗实践具有重要意义。当前中医肝病防治真实世界研究数量相对较少，且研究内容较为单一，主要集中在疾病证候分布、方药组方规律及中医治疗疗效等方面，治疗手段以中药为主，研究设计以横断面研究、回顾性队列等观察性研究方法最为常见，数据整理和统计分析方法有待进一步探究和优化。建议未来从研究内容广度和研究方法深度方面着力下手，多加探索基于前瞻性队列和随机对照研究设计的真实世界研究方法，充分借助中医标准化工作的成果，推进中医肝病真实世界研究证据的产生和成果转化，助力中医药发挥其在肝病防治领域的优势。

第二十三章　真实世界研究在中医肾病防治中的应用

第一节　真实世界研究在中医药防治慢性肾脏病中的应用及实例

慢性肾脏病（chronic kidney disease,CKD）具体是指肾脏损伤（肾脏结构或功能异常）≥3个月，可以有或无肾小球滤过率下降，临床上表现为病理学检查异常或肾损伤（包括血、尿成分异常或影像学检查异常）；或肾小球滤过率＜60ml/min/1.73m² ≥3个月，有或无肾脏损伤的证据。CKD是原发性肾脏疾病和各种继发性肾脏疾病以及先天、遗传性肾脏疾病的临床统称，其临床表现多种多样，范围可从无症状、实验室检查异常到肾功能衰竭。本节主要从CKD流行病学概述，中医中药防治CKD的现状以及实例分析中医药干预CKD的真实世界研究等方面进行讨论。关于真实世界研究在中医药治疗IgA肾病、特发性膜性肾病、糖尿病肾脏病等具体病种中的应用将在各论中单独论述。

一、慢性肾脏病流行病学概述

由于人们生活方式、社会环境的改变以及各种药物的不合理使用等原因，CKD的发病率在全球范围呈逐年上升趋势。近年来全球范围内多数国家都在进行CKD的筛查，CKD流行病学的调查从未止步。2012年由北京大学肾病研究所张路霞教授等发布的中国首个全国性CKD流行病学横断面调查结果表明我国CKD的总患病率为10.8%（95%可信区间10.2%～11.3%），以北部和西南地区CKD患病率较高，分别为16.9%（15.1%～18.7%）和18.3%（16.4%～20.4%）。CKD的患病率若以估算的肾小球滤过率（estimated glomerular filtration rate,eGFR）＜60ml/min/1.73m²为标准，其约占CKD的比率为1.7%（1.5%～1.9%）；若以出现蛋白尿为标准，其占比率为9.4%（8.9%～10.0%）。2016年美国肾脏病数据系统数据年报统计成人CKD患病率为14.8%。此外，越来越多的研究显示CKD是增加其他慢性疾病发生率、全因死亡率和心血管事件死亡率的重要危险因素。以上证据表明CKD已经成为全球影响人类健康的重大公共卫生问题，因此预防CKD的发生并延缓其慢性化的进展已成为重要的临床问题，应得到更多重视与深入研究。

二、中医中药在防治慢性肾脏病中的应用及现状

CKD 发生后一般不可逆转，根据病因和病理的不同或快或慢地不断恶化，一旦发展至终末期肾病只能行肾脏替代治疗，严重影响患者的生存质量，这无论对个人、家庭以及社会，都将是巨大的精神心理和经济负担。"未病先防，既病防变"，这是中医学"治未病"的思想精髓，对于 CKD 的防治也是如此。当前相关研究结果表明，不健康生活方式行为的积累，特别是缺乏适度运动，深夜晚餐与就寝前食用零食的行为（Michishita R 2016）；睡眠状态紊乱（Bo Y 2019）以及肥胖（Nehus E 2018）等危险因素都可能与 CKD 发病相关。所以纠正不良的生活习惯，改善睡眠状态，控制体重可以作为预防 CKD 的干预目标。以肥胖为例，充分发挥中医特色协助控制体重，研究提示针刺能够作为减肥的有效工具，当与生活方式的改变相结合时，针刺治疗可以带来比单纯生活方式改变更好的效果（Santos RV 2020）。再以睡眠紊乱为例，睡眠是人类的基本生理过程，健康需要充足的睡眠和良好的睡眠质量，针药结合可以显著改善患者的睡眠状况，提高睡眠质量，具有较高的应用价值（李莉莉 2020），起到"未病先防"的作用。

既病防变也同样重要。蛋白尿作为 CKD 肾功能进展的独立危险因素，同时增加了心血管事件的发生和死亡。如果对蛋白尿进行早期干预，可以显著延缓 eGFR 的下降速度；如果干预较晚，延缓 eGFR 下降的作用则非常有限。因此，应早期干预蛋白尿以便更加有效地延缓 eGFR 下降。中医中药在减少尿蛋白，延缓 eGFR 下降，减慢 CKD 向终末期肾病进展中起到了举足轻重的作用。1 项多中心临床研究结果提示对伴有中度蛋白尿的原发性肾脏病（CKD1~2 期）患者，黄葵胶囊降低尿蛋白的作用确切（Zhang L 2014）。另 1 项队列研究结果表明长期服用中药调虚解毒组方能够降低 CKD1~4 期患者发生主要终点事件（CKD 快速进展，进入 CKD5 期，进入替代治疗，死亡）的风险（李星锐 2019）。如果能够推迟进入替代治疗的时间，这样既有利于病患家庭，也利于国家减少医疗费用开支，可谓获益颇多。此外，对于已经到达终末期肾病或进入透析治疗的患者，同样可以运用中医特色疗法改善症状，提高生活质量。有研究显示穴位按摩能够改善维持性血液透析患者疲劳乏力，睡眠障碍，情绪郁闷等临床表现，简单且有效（Cho YC 2004）。

综上，中医中药在防治 CKD 的整个过程中扮演了至关重要的角色。未来我们需要更好地开展关于中医中药的真实世界研究，采用前瞻，回顾，横断面，队列等研究设计，对目前在临床实施的 CKD 防治方案进行验证并加以推广。

三、队列研究设计在中医药治疗慢性肾脏病中的应用及实例举隅

队列研究是真实世界研究中主要的设计类型之一，具有较好的外部真实性，其证据级别仅次于随机对照试验。最早队列研究应用于病因学的研究，因其能够较好地反映疾病暴露因素，使研究者充分获取疾病自然史，自 20 世纪 80 年代起，国外研究者开始将

队列研究用于评价干预措施的疗效。即把干预措施作为暴露因素，通过收集资料及随访评价该暴露因素与结局之间的关系，称为干预性队列研究，国内研究者近几年也逐渐开始重视这种研究方法。队列研究根据研究对象进入队列及终止观察的时间不同，分为前瞻性队列研究，回顾性队列研究和双向性队列研究。虽然对于前瞻性的研究设计，研究者能够提前制定纳入排除标准、测量指标以及测量标准，观察由暴露（治疗）引起的结果，从而推断因果联系，但耗时耗力，开展起来有一定难度。而回顾性队列研究人力、物力大为节省，可以用来初步探索因果关系，因此疗效评价、预后研究和病因学研究也经常采用回顾性队列研究设计。我们以广东省中医院肾病科团队发表的一项"真实世界益气活血法对慢性肾脏病 5 期（非透析）治疗结局的影响"为例（李虎才 2018），介绍回顾性队列研究在中医药治疗 CKD 中的应用。具体内容详见表 23-1。

（一）研究背景与目的

CKD5 期属于该病的晚期，实验室检查发现血肌酐进行性升高，贫血加重，矿物质骨代谢异常，电解质紊乱，大多数患者具有明显的临床不适症状，包括乏力，头晕、恶心、呕吐、水肿等，病情严重，进一步进展将进入替代治疗。中医中药在减缓 CKD 进展方面有一定优势和特色。该研究旨在观察益气活血药物（中药或中成药）对 CKD5 期（非透析）患者治疗结局的影响。

表 23-1　真实世界益气活血法对慢性肾脏病 5 期（非透析）治疗结局的影响

	暴露组	非暴露组
研究设计	回顾性，队列研究	
研究对象来源	2009 年 12 月～ 2017 年 6 月广东省中医院电子医疗病历数据库中所有慢性肾脏病 5 期（非透析）的患者	
暴露 / 分组	联合使用益气活血药（中药或中成药），且累计使用时间＞ 2 周的患者作为暴露组，共 168 例。	未使用益气活血药（中药或中成药）的患者作为非暴露组，共 349 例
终点事件	出现肾脏替代治疗为终点事件。	
主要研究方法	运用 Generalized Boosted Models（GBM）倾向性评分加权法平衡数据中大量混杂因素。将性别、年龄、入院病情、检查结果、抗凝药、其他合并用药、合并疾病（高血压、糖尿病、心血管病等）等 36 个混杂因素进行平衡，并按照 1:1 匹配。 采用 Kaplan-Meier 生存分析评估两组患者肾脏生存率，单因素及多因素 COX 比例风险回归模型分析慢性肾脏病 5 期（非透析）肾脏预后的影响因素	
研究结果	经 1:1 匹配后两组患者均为 128 例，两组之间混杂因素基本平衡，具有可比性（$P > 0.05$） 联合使用益气活血药的患者肾脏累计生存率高于未联合使用益气活血药组（Log-rank 检验：χ^2=5.257，P=0.022） 未联合使用益气活血药（HR=1.493，95%CI:1.022 ～ 2.182）、糖尿病（HR=1.719，95%CI:1.092 ～ 2.707）、心血管疾病（HR=1.663，95%CI:1.060 ～ 2.609）是慢性肾脏病 5 期（非透析）患者发生终点事件的独立影响因素	
研究结论	益气活血法有利于延缓慢性肾脏病 5 期（非透析）患者病情进展，改善肾脏预后	

（二）讨论

该研究是回顾性队列研究设计，纳入标准宽泛，2009 年 12 月～ 2017 年 6 月广东省中医院电子医疗病历数据库中所有慢性肾脏病 5 期（非透析）患者均纳入研究，未高度选择，研究人群更加具有代表性。研究以是否联合使用益气活血药（中药或中成药）且累积使用时间 > 2 周作为暴露因素分组，出现肾脏替代治疗作为终点事件。CKD5 期患者往往脾肾衰败，瘀血浊毒阻滞明显，益气（固本）、活血（泄浊）是高度概括后的治疗原则，临证根据治则灵活调整具体方药，可选用多种药物剂型（中药汤剂，颗粒剂，中成药片剂，中成药丸剂等），干预方式符合复杂干预的特点，能够充分体现中医药治疗的优势，也符合真实世界研究的特点。但文章中没有叙述患者随访的相关情况，随访时间，随访完整性等信息应该在队列研究的报告中详细说明。

此外，真实世界研究存在混杂因素较多的现象，病例数据库中收集到的数据分布零散，异质性强，这都给临床疗效评价带来了困难，所以尽可能消除混杂因素对临床疗效评价的影响是真实世界研究在中医临床研究中十分关键的问题。亚组分析、多元回归分析、倾向性评分等都是常用的统计分析方法来有效解决真实世界疗效评价中混杂因素干扰的问题。本研究运用 GBM 倾向性评分加权法平衡数据中的大量混杂因素，能显著改善组间基线均衡性，使分析类似于随机对照试验，便于直接比较组间结局。GBM 是一种现代多元非参数回归技术，可用于对倾向性评分的估计。根据数据变量的类型，GBM 利用自适应算法自动估计大量混杂变量与处理变量之间的非线性关系，特别是它们之间线性、非线性或交互关系等函数形式无法确定时，此方法很有优势。研究中还应用 COX 比例风险回归模型分析得出未联合使用益气活血药、合并糖尿病、合并心血管疾病是 CKD5 期患者进入替代治疗的影响因素，因此得出结论益气活血法有利于延缓慢性肾脏病 5 期（非透析）患者的病情进展，改善肾脏预后。但由于不能确定已经将所有可能存在的混杂因素全部平衡，且纳入的研究对象来源于单中心，尚不能较好地代表其他地区的整体情况。所以仍需进一步进行大样本多中心的真实世界研究得出更加可靠的结果以指导临床。

四、基于真实世界研究评价中药治疗慢性肾脏病 3 期临床疗效的实例举隅

按照肾小球滤过率，临床将 CKD 分为 5 期，其中 1-3 期为早中期，5 期为终末期肾病。CKD3 期往往是病情发生变化的拐点，当疾病进展至 4 期时，肾功能会呈现出更快速度地减损，心脑血管并发症明显增多。因此 CKD3 期是延缓肾功能进展的关键时机，这一阶段对整个 CKD 的预后和转归都具有非常重要的临床意义。我们以江苏省中医院肾病科团队发表的一项"基于真实世界研究评价益肾清利泄浊方治疗慢性肾脏病 3 期患者的临床疗效研究"为例（陈继红 2019），介绍中医药治疗 CKD3 期患者的优势所在。具体内容详见表 23-2。

（一）研究背景与目的

中药"益肾清利泄浊"组方是江苏省中医院肾内科治疗慢性肾衰的核心验方。该方由中医肾病学大师邹云翔教授及国医大师邹燕勤教授"补肾固体、固肾为本"的学术思想传承而来，孙伟教授在其基础上将理论继承创新，发展为"益肾清利泄浊"组方，广泛应用于临床。在中医临床实践过程中产生的数据被记录在江苏省中医院肾内科临床－科研－慢病管理数据平台中，所以该研究旨在利用真实世界数据评估"益肾清利泄浊"组方对慢性肾脏病 3 期患者的临床疗效，提供真实世界研究的证据。

表 23-2　基于真实世界研究评价益肾清利泄浊方治疗慢性肾脏病 3 期患者的临床疗效研究

项目		内容
研究对象	纳入标准	2010 年 10 月 1 日～ 2019 年 1 月 1 日在江苏省中医院就诊所有符合慢性肾脏病 3 期诊断标准的患者，数据来源于江苏省中医院肾内科临床－科研－慢病管理数据平台
	排除标准	排除急性肾功能衰竭、妊娠及哺乳期、恶性肿瘤活动期、肝硬化失代偿期、严重感染、消化道出血、精神障碍者以及已知对该研究中某种药物过敏或无法耐受者
干预措施		基础治疗（饮食营养，控制血压，调节血脂）联合中药辨证组方 采用治疗 CKD3 期的中药核心组方—"益肾清利泄浊"方：生黄芪 30g，潞党参 15g，制苍术 15g，生白术 15g，老苏梗 12g，虎杖 15g，炒当归 15g，石韦 15g，河白草 30g，积雪草 30g，六月雪 30g，土茯苓 30g，赤芍 15g，白芍 15g，厚杜仲 15g，怀牛膝 15g，制军 6g。临证根据患者具体病情加减方药。服用疗程：1 年
随访及主要观察指标		随访 1 年。每 3 个月监测治疗前后血肌酐、eGFR 变化。第 6，9，12 月监测血尿酸变化 每 6 个月进行预后转归观察（稳定，好转，恶化） 进入 CKD4 期为终点事件，进行生存分析
研究结果^a	一般情况	共计 98 例，男性 60 例，女性 38 例，平均年龄 59.41±15.02 岁。原发病：慢性肾炎 80 例，高血压肾病 11 例，糖尿病肾病 5 例，痛风肾病 2 例。随访 6 月后有 1 人失访，12 月后有 2 人失访
	主要结局指标	患者治疗 3、6、9、12 个月后的血肌酐水平与治疗前相比，均未上升，差异无统计学意义（$P > 0.05$）
		患者治疗 3、6、9、12 个月后的 eGFR 水平与治疗前相比，均明显上升，差异有统计学意义（$P < 0.05$）
		患者治疗 6、9、12 个月后的血尿酸水平与治疗前相比，均明显下降，差异有统计学意义（$P < 0.05$）
		患者治疗 6 个月后 66 人稳定，17 人好转，14 人恶化；治疗 12 个月后 61 人稳定，18 人好转，17 人恶化
		以进入 CKD4 期作为终点事件进行生存分析，在 1 年的时间内，肾小球滤过率下降的趋势很小
研究结论		中药益肾清利泄浊组方可以在一定程度上稳定 CKD3 期患者的肾功能，值得临床应用推广

*a 使用 SPSS 23.0 软件进行数据分析。单组内差异使用单样本 *T* 检验。

缩略语：慢性肾脏病（chronic kidney disease, CKD）；估算的肾小球滤过率（estimated glomerular filtration rate, eGFR）。

（二）讨论

随机对照试验通过盲法和随机对照设计，保持研究对象的同质化和治疗措施的一致性，具有较好的内部有效性，是临床研究证据中的金标准，但因为与真实世界医疗环境不同，外部真实性受限。江苏省中医院肾病科既往通过多中心、随机、双盲、双模拟设计，开展"益肾清利泄浊"组方治疗慢性肾脏病患者的效力研究，结果显示中药可以增加 CKD3 期患者的肾小球滤过率，延缓肾功能进展，其疗效明显优于安慰剂组。但解释性随机对照试验存在入组患者高度选择，观察时间较短，纳入中医证型不够全面，研究所采用的中药是已制备好的颗粒剂，组方成分固定，不能根据患者的实际情况调整方药等问题，而这些问题导致随机对照试验并不能真实地代表中医药的疗效。真实世界研究从患者的角度出发，观察评估干预措施在广泛真实医疗过程中的效果和不良反应。将研究的干预措施最大程度还原到真实的临床实践条件中是其核心思想。真实世界研究通常无严格的纳入及排除标准以期获得一组无选择偏倚或较少选择偏倚的样本，干预措施不固定，灵活多变，而且需要长期的随访来观察与临床密切相关的终点事件以及患者的生活质量。而中医临床实践强调辨证论治、个体化诊疗以及重视实际疗效，这与真实世界研究的科研范式表现出良好的适应性。

该研究是以慢性肾脏病 3 期患者为研究对象，纳入标准相对宽泛，性别、年龄等均未限制，代表性较强。研究过程中干预措施采用中药益肾清利泄浊方药为核心组方，该组方十分符合慢性肾衰"肾虚湿（热）瘀（浊）"的病机概要。临证根据患者是否合并明显阳虚、阴虚、湿浊、湿热、血瘀、水肿、痛风症状、外感症状、纳差症状等实际病情在核心组方基础上调整用药，灵活加减，属于复杂干预模式，目的在于最大限度提高整体疗效，增加患者依从性。患者随访观察 1 年，监测具有重要临床意义的理化指标（包括血尿酸，尿素氮，血肌酐，eGFR 等）以及进行生存分析（以进入 CKD4 期作为终点事件）。结果显示 CKD3 期患者治疗后血肌酐稳定，eGFR 较治疗前显著上升，患者服药 1 年与服药 6 个月时的肾小球滤过率相比，肾功能恶化患者无明显增加，好转和稳定的患者占主导地位。以 CKD4 期为终点事件，生存分析结果发现随着治疗时间增长，发展至 CKD4 期的时间间隔越来越长，这也说明长期的中药治疗可以稳定和延缓患者肾功能的进展。研究结果为中药"益肾清利泄浊"组方的推广应用提供了依据。但整个研究都在关注干预措施的有效性，而未涉及药物安全性的评价，未提及用药后患者是否出现临床不适症状，未报道血液分析、肝功能、心电图等安全性指标。由于药物的安全性评价也是真实世界研究中重要的组成部分，未来需要引起足够的重视。

另外，真实世界研究还强调综合利用多种数据，包括电子病历数据、医保数据、药品相关数据、公共卫生调查数据等，这些数据涵盖了广泛的人群，可以收集大量长期的随访信息。从真实世界中收集到的数据经过严格清洗处理，正确统计分析以及恰当解读后便可以产生真实世界的证据。该研究数据来源于江苏省中医院肾内科临床 - 科研 - 慢病管理数据平台，数据平台的建立为中医药真实世界研究提供了支撑。随着大数据时代的来临及现代科技的发展，未来临床科研方法及平台将会更加丰富。应充分利用各种科研平台及数据库，将大数据和不断进步的临床研究方法有机地结合起来，在科学范式的正确引导下更好地开展中医药真实世界的临床研究。

第二节　真实世界研究在中医药治疗 IgA 肾病中的应用及实例

IgA 肾病（immunoglobulin A nephritis,IgAN）是以 IgA 为主的免疫复合物在肾小球系膜区弥漫性沉积为特征的肾小球肾炎，是目前世界范围内最为常见的原发肾小球疾病之一，尤其在亚太地区。我国的肾脏活检登记数据显示，IgAN 占所有肾穿刺活检病例数量的 45.26%（Li LS 2004）。IgAN 也是终末期肾病（end stage renal disease,ESRD）的重要原发病，超过 1/3 的患者发病 20 年后进展至 ESRD，是引起我国青年人肾衰竭的常见病因。如何有效控制 IgAN 蛋白尿、血尿，减慢病情进展是目前临床治疗的迫切需要。本节主要从 IgAN 临床及病理特征概述，中医中药治疗 IgAN 的现状以及实例举隅横断面调查在 IgAN 中医证候与相关因素分析中的应用方面进行论述。

一、IgA 肾病临床及病理特征概述

IgAN 临床特征呈现多样性，可以表现为无症状性的血尿、蛋白尿，也可以表现为急性肾炎综合征、急进性肾炎综合征、慢性肾炎综合征和肾病综合征。由于临床表现的异质性，IgAN 的确诊依赖于肾活检免疫病理检查。IgA 为主的免疫复合物颗粒样沉积于肾小球系膜区，同时伴有系膜细胞增生，基质增多是 IgAN 主要的病理特征。IgAN 的血管病变亦不少见，包括血管玻璃样变、管腔狭窄、内膜纤维化的小动脉病变以及微血管病等。

二、中医药在治疗 IgA 肾病中的应用及现状

现代医学对 IgAN 的疗法主要包括生活习惯的调整、血管紧张素转换酶抑制剂（angiotensin converting enzyme inhibitor,ACEI）或血管紧张素 II 受体拮抗剂（angiotensin II receptorblocker,ARB）、糖皮质激素、免疫抑制剂及硫酸羟氯喹。其中，ACEI 或 ARB 的合理应用是 IgAN 最重要的支持治疗。虽然糖皮质激素和免疫抑制剂能够减轻蛋白尿，但对肾脏的长期存活是否有益尚存在争议，加之有感染等潜在风险，提示激素和免疫抑制剂的用量不宜太大、疗程不宜太长。硫酸羟氯喹可以减轻 IgAN 的蛋白尿，但也存在视野缺损、药物性肝损、胃肠道反应等副作用。IgAN 隶属于中医学"血尿""肾风""水肿"等讨论范畴，中医药辨证论治本病具有悠久历史，在控制蛋白尿、血尿、保护肾功能以及改善患者症状等方面取得了较好的临床疗效，具有独特优势。中医药辨证治疗 IgAN 主要是在辨别疾病分期（急性发作期与慢性持续期）以及分型的基础上制定相应的辨证论治方案。风热袭肺与下焦湿热是本病急性发作期的基本病机特点；而本虚标实、虚实夹杂是慢性持续期的基本病机特点。掌握好扶正与祛邪的时机和侧重点，

正确地辨证论治是治疗本病的关键。

聂莉芳教授在治疗 IgAN 急性发作期多选用辛凉清疏之剂银翘散加减治疗风热袭肺证；选用甘寒淡渗平和之剂导赤散加减治疗下焦膀胱湿热证，临证效佳（徐建龙2009）。吕仁和教授在治疗 IgAN 患者合并咽干、咽痒症状时选用祛风清热、活血解毒方药后症状改善（赵晓娟 2011）。在慢性持续期，多项临床研究结果表明中医药治疗 IgAN 蛋白尿与血尿效果显著。中国中医科学院西苑医院肾病科于子凯等观察加味黄芪赤风汤治疗气虚血瘀型 IgAN 蛋白尿患者的疗效，研究结果提示治疗 24 周后，在 24 小时尿蛋白定量方面总有效率达 77%；在中医症状积分方面总有效率达 72%，较治疗前效果显著（于子凯 2018）。武汉市中西医结合医院夏莎等以清热利湿凉血法为主方（小蓟饮子为基础方加减）治疗湿热型 IgAN 患者，临床观察结果表明清热利湿凉血法能够有效减少蛋白尿、血尿，调节血脂，升高血浆白蛋白，减少炎症反应，稳定肾功能，同时能明显改善患者的临床症状，且药物安全（夏莎 2020）。

此外，高效、简便的中成药剂型相继投入临床使用，为 IgAN 的治疗开辟了一条有益途径。临床研究结果提示相较于单用 ACEI 或 ARB 制剂，联合应用雷公藤多苷片（徐磊 2020），黄葵胶囊（苏波峰 2014），肾炎康复片（石峰 2015）等中成药在提高IgAN 患者临床缓解率、减少尿蛋白及尿红细胞计数等方面效果更加显著。

三、横断面调查在 IgA 肾病中医证候与相关因素分析中的应用及实例举隅

我们以解放军总医院肾病科陈香美院士团队牵头完成的一项 "1016 例 IgAN 患者中医证候的多中心流行病学调查及相关因素分析" 为例（陈香美 2006），介绍横断面调查在探讨中医证候分布规律中的应用。该研究采用多中心流行病学现场调查的方法，收集了 1016 例 IgAN 患者的人口学、中医证候学及实验室检查资料，探索 IgAN 中医证候的分布规律。具体内容详见表 23-3。

（一）研究背景与目的

IgAN 是我国最常见的原发性肾小球疾病，也是导致肾衰竭最常见的原因之一。中医药、中西医结合在治疗本病方面积累了丰富的经验，但由于辨证分型和疗效评价体系不规范，不利于临床推广，无法得到国际公认。因此 IgAN 中医诊疗标准的规范化是亟待解决的问题。本研究旨在对 IgAN 的中医证候分布规律及与主要预后指标的关系进行调查，为中医药及中西医结合诊治本病的规范化提供依据。

表 23-3　1016 例 IgA 肾病患者中医证候的多中心流行病学调查及相关因素分析

研究设计	多中心现况调查
研究对象	2001 年 11 月～ 2004 年 11 月在解放军总医院、上海中医药大学附属龙华医院、北京中日友好医院、南京军区福州总医院、北京军区 281 医院、第四军医大学西京医院、北京市中西医结合医院、第三军医大学大坪医院 8 家医院病理确诊为原发性 IgAN 的患者。中医辨证参照《慢性原发性肾小球疾病中医辨证分型方案》

研究设计		多中心现况调查
统计学方法		采用 Epidata3.0 中文版建立数据库，双份录入数据资料。使用 SPSS 软件进行数据分析。计数资料用绝对数和相对数（%）表示。计量资料采用方差分析，多重比较采用最小显著性差异法，计数资料采用卡方检验，等级资料采用秩和检验
资料的信度分析		中医辨证资料的克朗巴赫系数 α 为 0.68，分半信度为 0.60。病理资料的克朗巴赫系数 α 为 0.83，分半信度为 0.80
研究结果	一般情况	共调查患者 1016 例，其中男性 529 例，女性 487 例；年龄 33.63±12.56 岁。临床诊断为急性肾炎综合征 37 例，急进性肾炎综合征 2 例，肾病综合征 102 例，无症状性尿检异常 93 例，慢性肾炎综合征 782 例；伴肉眼血尿 169 例，伴高血压 259 例，伴肾功能不全 162 例。中医诊断尿血 327 例，腰痛 195 例，水肿 192 例，虚劳 193 例，关格 20 例，其他 89 例
	主要研究结果	出现概率在 10% 以上的中医症状包括阴虚、气虚、阳虚、湿热及血瘀证的症状；其中气阴两虚证最多，脾肾阳虚证最少。随着年龄的增长，脾肾气虚证患者比例下降，而脾肾阳虚证患者比例上升；兼证中湿热证和血瘀证最常见
		脾肺气虚、气阴两虚和肝肾阴虚证 24 小时尿蛋白定量、血肌酐、尿素氮显著低于脾肾阳虚证（$P < 0.05$）；脾肺气虚、气阴两虚证血压水平显著低于肝肾阴虚证和脾肾阳虚证（$P < 0.05$）
研究结论		气虚、阴虚是 IgAN 的主要临床表现，中医证型与尿蛋白、高血压、肾功能损害等预后指标密切相关

（二）讨论

　　真实世界研究的设计多种多样，可以根据研究者所拥有的资源及预期要达到的目的而进行选择。横断面研究又称现况调查，属于真实世界研究中的一种研究设计类型。其所获得的描述性资料是在某一时点或在一个较短时间区间内收集的，所以它客观地反映了这一时点特定范围人群的相关特征分布以及某些特征与疾病之间的关联，虽然不能进行因果推断，但能够为日后进一步的研究提供线索。在中医药研究领域，现况调查常用来描述疾病（证候）或健康状况的分布，初步探索影响人群健康和与疾病有关的因素以及医疗或预防措施的效果评价等方面。既往中医学者从不同角度对 IgAN 的病因、病机进行有益的探索，取得了不少成功经验，但以群体为研究对象的大样本流行病学资料较为缺乏。该研究首次采用多中心协作现场调查的方法，研究对象来源是上述 8 家医院，调查地区涵盖北京、上海、福州、西安、重庆、秦皇岛等城市。纳入的病例均为病理确诊的原发性 IgAN 患者，而且中医辨证明确，分别从中医症状和证型两个角度探讨 IgAN 中医证候的分布规律以及其与患者预后指标的关系。研究结果发现 IgAN 本虚证以气虚、阴虚为主，标实证以湿热和血瘀多见的分布特点。中医症状和中医证型均可以不同程度反映尿蛋白、高血压、肾功能损害水平。

　　在现况调查中，减少偏倚与质量控制是成败的关键。该研究在这方面十分重视，一方面制定标准操作指南，规范各中心的病理以及临床资料的采集过程，统一培训所有研究人员，统一记录方式与判断标准；另一方面由双人录入数据资料，建立数据库，解放军总医院肾病中心派专门的临床监查员定期进行监查，对临床检验结果进行核实，确保数据的真实可靠性。在统计分析中，对数据资料中年龄因素进行分层分析，详细描述各年龄段 IgAN 患者中医证候分布差异；并采用 Logistic 多因素分析，筛选出与临床预后指标关系密切的中医症状，全面分析 IgA 肾病中医证候分布规律。

　　一般情况下，患者的中医证候分型（尤其是本虚证型）在短期内是不容易发生改变的，但随着疾病发生发展或者给予特定的药物或干预措施之后，患者原有的证型可能随之变化。所以研究中医病证或证候的演变规律对于指导早期干预，综合治疗十分重要。未来可以运用横断面结合纵向研究设计，强调增加地域的代表性，尽量还原真实世界人群，对目标疾病的中医证候分布及演变规律进行全面深入地探索。

第三节　真实世界研究在中医药治疗特发性膜性肾病中的应用及实例

　　特发性膜性肾病（idiopathic membranous nephropathy,IMN）是全球成人非糖尿病肾病综合征（nephrotic syndrome,NS）的最常见原因。研究表明，IMN 患病比例占 NS 病例的 20%～37%，在 60 岁以上的老年人中这一比例高达 40%（付平 2020）。中国肾脏活检中心统计数据显示 IMN 是我国原发性肾小球疾病的第二大病因，甚至在个别地区已成为首位病因（Tang L 2017），并且是增长速度最快的原发性肾小球疾病。本节主要从 IMN 的临床及病理特征概述，中医中药在治疗 IMN 的现状以及实例分析病例系列研究设计在中医药治疗 IMN 中的应用方面进行论述。

一、特发性膜性肾病临床及病理特征概述

　　IMN 临床通常以肾病综合征（大量蛋白尿、低蛋白血症、高度水肿、高脂血症）为主要表现。其诊断依赖于肾脏穿刺病理，病理特征多为免疫复合物沿肾小球基底膜上皮侧沉积，毛细血管基底膜增厚伴钉突形成。病理诊断要素包括：光镜下可见增厚的肾小球基底膜，免疫荧光显微镜显示沿毛细血管壁沉积的颗粒状免疫球蛋白以及电镜下可见上皮下电子致密物。本病具有反复发作、慢性迁延的特点，不同个体间预后存在较大差异。随病程进展，其自发缓解率为 30%，30%～40% 的成年患者预后较差，最终可能进展至 ESRD。

二、中医药在治疗特发性膜性肾病中的应用及现状

　　目前，现代医学对 IMN 的治疗包括支持治疗和免疫抑制剂治疗，免疫抑制剂又分传统免疫抑制剂（环磷酰胺和钙调磷酸酶抑制剂）和生物制剂（CD20 单抗，如利妥昔单抗）。以上免疫抑制剂作为治疗 IMN 的主要药物，长期使用会有严重副作用，如严重感染、血糖异常、肝功能受损等。同时还存在价格昂贵、容易复发、不能提高患者远期生存率等问题。因此，应用中医药治疗 IMN 值得关注。

根据水肿，大量蛋白尿等主要临床表现，IMN 可归属于中医学"水肿病"，"尿浊病"等范畴，病属本虚标实。大多医家在辨证论治的基础上，结合本病的临床特征，急则治其标，缓则治其本，久病虚实夹杂者标本兼治，临证取得了较好的疗效，不仅改善了患者的临床症状及体征，而且对防止疾病复发起到了良好的效果。另有研究表明对于难治性 IMN（免疫抑制剂无效或不耐受）患者，中医药治疗也表现出优势（Shi B 2018）。

综上，中医药治疗 IMN 具有潜在的应用前景，但其远期疗效及安全性尚需进一步的研究验证。此外，鉴于 IMN 反复发作、慢性迁延，临床治疗难度较大，因此未来需要制定统一的中医辨证分型和疗效评判标准，这样中医药特色疗法运用于临床才更加行之有效。

三、病例系列研究设计在中医药治疗特发性膜性肾病中的应用及实例举隅

病例系列是无对照的观察性研究，涉及对多个患者同一种干预、疾病或结局的描述。病例系列由于未随机分组和设置对照，可能受到多种潜在偏倚的影响。按照牛津证据分级系统或 GRADE（Grading of Recommendations Assessment, Development,and Evaluation）分级系统等，病例系列在证据等级中处于低级别。但在某些情况下（如涉及伦理学问题，罕见病或难治性疾病），随机对照试验、队列研究或病例对照研究可能不适用或尚未开展，病例系列可能是唯一能够获得的研究证据。因此，在真实世界研究中，病例系列的意义和作用逐渐受到重视。

余仁欢教授是我国中医科学院西苑医院肾病科主任医师，"健脾祛湿方"是根据余教授多年治疗肾脏疾病的丰富经验研制出的治疗 IMN 的验方。我们以中国中医科学院西苑医院与北京中医药大学共同完成的一项回顾性病例系列研究"中药健脾祛湿方治疗难治性特发性膜性肾病的疗效观察"为例（Shi B 2018），介绍病例系列研究在中医药治疗 IMN 中的应用。具体内容详见表 23-4。

（一）研究背景与目的

IMN 是我国成人肾病综合征的主要原因，大约有 40% 的患者在诊断后 10 年内最终发展为 ESRD。目前糖皮质激素和烷化剂或者钙调磷酸酶抑制剂是 IMN 持续性肾病综合征患者的首选药物。然而，约 20% 的 IMN 患者仍无法达到完全缓解并且有不良反应发生，20% ～ 30% 的患者在缓解后疾病复发。所以，进一步探讨治疗 IMN 的补充疗法十分必要。既往研究证实参芪颗粒能够减少 IMN 蛋白尿同时具有肾脏保护作用（Chen Y 2013），但目前还没有中草药制剂治疗难治性 IMN 的研究。本研究旨在评价中药健脾祛湿方治疗难治性 IMN 的有效性和安全性。

表 23-4　中药健脾祛湿方治疗难治性特发性膜性肾病的疗效观察

研究设计		回顾、病例系列研究
研究对象	纳入标准	2013 年 10 月～ 2017 年 1 月在北京西苑医院肾病科住院治疗，经肾脏病理活检确诊为特发性膜性肾病（已排除继发性膜性肾病），同时符合脾虚湿盛证诊断标准的医疗记录资料完整的患者。既往每月定期接受糖皮质激素及环磷酰胺和 / 或钙调磷酸酶抑制剂治疗，至少治疗 6 个月后仍未能达到部分缓解；而且所有患者在进入本研究前已停止服用该治疗方案
	排除标准	排除糖尿病或糖化血红蛋白＞ 6.2mmol/L 的患者
干预措施		15 例难治性特发性膜性肾病患者均接受最大耐受剂量的血管紧张素受体阻滞剂（所有受试者收缩压均＜ 130mmHg）和阿托伐他汀。同时每天早晚口服中药健脾祛湿方，疗程 6 个月。基本药物组成：黄芪 30g，党参 15g，茯苓 30g，白术 20g，当归 15g，薏苡仁 30g，猪苓 15g，汉防己 20g，穿山龙 30g，紫苏叶 15g。配方中每种中药的剂量随症状严重程度酌情变化，并且根据患者需要提供三种不同剂型（汤剂、浓缩丸、颗粒剂）以供选择，均由西苑医院中医科制备供应
随访及观察指标		所有患者在 6 个月的治疗后继续 6 个月的随访期 患者被安排在基线和第 3、6、12 个月进行随访。每次随访时立即记录任何不适症状和不良反应。同时监测实验室指标，包括 24 小时尿蛋白，血清白蛋白，血肌酐，肝酶（丙氨酸氨基转移酶和天冬氨酸氨基转移酶）和全血细胞计数
研究结果	一般情况 [a]	2013 年 10 月～ 2017 年 1 月，连续 15 例接受中药健脾祛湿方的难治性特发性膜性肾病患者被纳入研究。包括 5 名女性和 10 名男性患者，平均年龄为 47.6±8.4 岁。所有受试者均已接受过免疫抑制剂治疗至少 6 个月疗程，其中 7 例患者停药后复发，6 例对糖皮质激素 / 环磷酰胺 / 环孢菌素耐药，2 例对他克莫司治疗不耐受。15 例受试者中，14 例均患有肾病范围蛋白尿（＞ 3.5g/d）；1 例 24 小时蛋白尿定量为 3.1g，伴有严重低白蛋白血症（27.1g/L）。15 例受试者基线 24 小时蛋白尿的平均水平为 5.93±2.54g（中位数 5.10，四分位间距 3.10-13.00）；基线血清白蛋白的水平为 23.88±3.28g/L。基线血肌酐水平 80.33±26.42μmol/L，基线内生肌酐清除率为 96.48±28.91ml/min/1.73m²
	主要结局指标缓解率 [b]	15 例患者接受中药健脾祛湿方治疗 6 个月有效缓解率为 66.7%，其中 1 例患者完全缓解（完全缓解率为 6.7%），9 例患者部分缓解（部分缓解率为 60.0%）；随访至第 12 个月时的有效缓解率上升至 80%，其中 2 例患者完全缓解（完全缓解率为 13.3%），10 例患者部分缓解（部分缓解率为 66.7%）。共 3 例患者在第 12 个月时的蛋白尿与基线比较无显著差异
	次要结局指标 24 小时蛋白尿	15 例患者接受中药健脾祛湿方治疗 6 个月时的 24 小时蛋白尿水平从 5.93±2.54g 下降至 3.01±2.02g（P＜0.05）。随访至第 12 个月，24 小时蛋白尿继续下降至 1.99±1.17g（P＜0.001）
	血清白蛋白	血清白蛋白水平从基线的 23.88±3.28g/L 逐渐增加到 12 个月时的 38.96±9.08g/L（P＜0.001）
		血清总胆固醇水平在 12 个月较基线水平下降（P＜0.05）
	血清总胆固醇内生肌酐清除率	24 小时内生肌酐清除率在基线和 12 个月时无明显变化（P＞0.05）
	血肌酐翻倍，终末期肾病和死亡	未发生血肌酐翻倍，终末期肾病和死亡
	安全性评估	在本研究中没有任何不良事件的报道

续表

研究设计	回顾、病例系列研究
研究结论	对于糖皮质激素和免疫抑制剂耐药的脾虚湿盛证型的难治性特发性膜性肾病的患者，中药健脾祛湿方具有良好的安全性和有效性，经过 1 年随访，80% 患者达到缓解，提示中药健脾祛湿方可能成为难治性特发性膜性肾病患者一种可供选择的治疗方法

注：a 使用 SPSS 22.0 统计软件进行数据分析。受试者治疗前后结局指标比较采用配对 t 检验或 Mann-Whitney 检验（采用 Bonferroni 校正）。受试者治疗后缓解率之间的比较采用 Fisher 精确检验。

b 主要结局指标为缓解率，包括完全缓解（24 小时尿蛋白排泄量 < 0.3g/d）和部分缓解（24 小时尿蛋白排泄量 < 3.5g 且与基线相比减少量 ≥ 50%）。达到完全缓解或部分缓解的患者均被视为治疗有效。

（二）病例系列研究质量评价

近年来国内外学者对病例系列的质量评价标准开展了相关研究。在 2012 年曾有学者采用纽卡斯尔—渥太华量表（the Newcastle–Ottawa Scale,NOS）评价病例系列研究的方法学质量，鉴于 NOS 量表主要应用于队列研究和病例对照研究的方法学质量评价，因此并没有在国际上广泛流行。2012 年加拿大卫生经济研究所（Institute of Health Economics,IHE）制定了针对病例系列研究较为系统全面的质量评价工具，该工具为客观评价和恰当使用病例系列的研究结果提供了重要依据。IHE 病例系列方法学质量评价工具的清单中包括 7 个领域（研究目的，研究人群，干预与联合干预，结局测量，统计分析，结果与结论，利益冲突与资金来源）及 2 条新增条目（该研究是否为前瞻性研究，是否对结局评价人员施盲）。依据此清单进行质量评价时不建议使用打分法，而是将每个条目都给出相应选项。一般满足 14 条（70%）以上即算可接受质量的建议。我们将采用 HIS 评价工具对中药健脾祛湿方治疗难治性 IMN 的病例系列研究进行质量评价。领域 1：研究目的：在文章背景介绍中明确指出研究目的是评价中药健脾祛湿方治疗难治性 IMN 的有效性。领域 2：研究人群：在文章研究结果部分对 15 例患者的人口学特征（年龄、性别、既往用药史）及基线特征（尿蛋白定量，血清白蛋白，血肌酐，内生肌酐清除率）均有详细报道。15 例患者全部来源于北京西苑医院肾病科单中心。研究的纳入和排除标准十分明确且合理，有助于读者清楚地理解研究结果的适用对象。为避免选择偏倚，研究以合理、明确的方法连续纳入了符合纳入和排除标准的患者。纳入的研究对象全部为难治性 IMN 患者，均已接受过免疫抑制剂治疗至少 6 个月疗程，目前已经停药，病情未得到缓解，仍表现为肾病综合征（14 例患者蛋白尿 > 3.5g/d；1 例患者 3.1g，但伴有严重低白蛋白血症 27.1g/L），病情基本一致。领域 3：干预与联合干预：文中清楚地描述了每种干预措施，包括药物剂量、实施频率、疗程等，便于临床医生或研究者明确所有干预措施的方法，有助于理解真实疗效。领域 4：结局测量：在文章的方法部分已经事先确定了主要结局和次要结局指标，并明确定义了缓解率，但测量每个指标所用的具体的方法未详细说明。本研究在干预实施前后均测量了结局指标，从而可以确定是干预措施对患者结局产生的影响。领域 5：统计分析：本研究应用了合理的统计学检验方法来评价相关结局指标。领域 6：结果与结论：研究明确了随访时间，纳入后随访观察期为 1 年，没有出现失访病例。研究中未在相关结局的数据分析中提供随机变量（标准误、标准差、可信区间等）的估计。文中在结果部分明确无不良事件发生。研究结果表明治疗后 1 年随访，80% 患者可达到缓解，且未发现不良事件，支持中药健脾祛湿方对于难治性 IMN 患者具有良好安全性和有效性的研究结论。领域 7：利益冲突和资金来源：文章中注明了该研究受到中国中医科学院自主创新基金的支持。同时文中也明确说明该研究无利益冲突。新增条目：研究为回顾性研究。文章中未提到对结局评价人员施盲。综上所述，该研究的方法学质量总体较好。

（三）局限性与展望

本研究通过病例系列设计发现对于糖皮质激素和免疫抑制剂耐药的脾虚湿盛证型的难治性 IMN 患者，中药健脾祛湿方具有良好的安全性和有效性。即使病例系列研究的证据级别较低，但鉴于目前临床对于难治性 IMN 患者的治疗十分棘手，疗效欠佳，中药健脾祛湿方仍可成为一种可供选择的治疗方法。本研究的局限性如下：首先，由于回顾性研究的性质，无法对患者进行长期随访以观察完全缓解率和复发率。其次，中药健脾祛湿方的确切活性成分和作用机制仍不清楚。最后，本研究为回顾性单中心研究，规模有限，缺乏对照组，在这种情况下必须谨慎地解释研究结果。所以今后需要更大规模和更长时间的后续研究评价这种治疗方法的有效性与安全性。

第四节　真实世界研究在中医药治疗糖尿病肾脏病中的应用及实例

糖尿病肾脏病（diabetic kidney disease,DKD）是糖尿病（diabetes mellitus,DM）最常见的微血管并发症，也是 ESRD 的主要原因。DKD 的经典表现是在早期出现超滤和蛋白尿，如果不及时治疗，随着病情不断进展，在持续存在大量蛋白尿情况下，将伴有渐进性的肾功能损害、高血压以及水肿。当疾病发展至终末期出现肾衰竭时，已严重威胁到患者的生活质量与生命安全。与没有合并肾损害的 DM 患者相比，DKD 患者的全因死亡率升高大约 30 倍，并且大多数 DKD 患者在达到 ESRD 之前会死于心血管疾病（Sagoo MK 2020）。如何有效控制 DKD 发病和疾病进展是当前急需解决的关键问题。本节主要从 DKD 流行病学概述，中医中药治疗 DKD 现状以及实例分析前瞻性队列研究设计在 DKD 治疗中的应用方面进行论述。

一、糖尿病肾脏病流行病学概述

随着人均寿命的延长和生活习惯的改变，如营养过剩、高脂饮食、运动减少及生活节奏加快等，DM 的发病率呈上升趋势，随之 DKD 的发病率也在上升。据国际糖尿病联盟最新统计，2011 年世界 DM 患病人数约 3.66 亿，预计到 2030 年 DKD 的人数将增加到 5.52 亿，其中 48% 的增长发生在中国和印度（Whiting DR 2011）。相关研究数据表明，近年来由 DKD 导致 ESRD 的比例可能呈增高趋势，DKD 已经成为 ESRD 和透析的主要原因。根据北京市血液透析登记的资料，在 ESRD 病因中 DKD 所占构成比显著上升，由 2003 年的 10.2% 上升至 2011 年的 35.1%。DKD 带来了巨大的社会和经济负担，已然成为全球性的挑战，时代的灾难。因此如何防治 DKD 及其并发症的发生发展具有重要学术价值和社会意义。

二、中医药在治疗糖尿病肾脏病中的应用及现状

当前，现代医学对 DKD 的治疗包括控制血糖、血压、血脂、蛋白尿及改善生活方式等延缓 ESRD 的进程。ACEI 和 ARB 降低血压、减少尿蛋白虽有效，但治疗作用有限。在传统中医学中并没有 DKD 这一病名，根据其临床表现与病因病机，可将其归属于"消渴病""水肿病"范畴。在辨证论治思想的指导下，中医药充分发挥其特色与长处，在延缓 DM 进展，提高患者生活质量等方面取得较好的疗效。现代中医医家多从益气养阴、活血化瘀、温阳利水、益肾健脾等方面着手辨治。李逆等应用具有益气养阴功效的参芪地黄汤联合缬沙坦胶囊治疗 DKD，在减轻神疲乏力，口干咽燥等症状，保护肾功能方面有显著疗效（李逆 2020）。杨仲秋等研究具有活血化瘀功效的补阳还五汤对 DKD 患者的疗效，经 1 年治疗后 24h 尿蛋白改善明显（杨仲秋 2016）。曾伟平等运用温阳利水法治疗本病，治疗组在对照组基础上加用真武汤，治疗组改善蛋白尿排泄率效果更加明显（曾伟平 2015）。胡经航等应用具益肾健脾通络辨证方治疗 DKD，发现对患者血糖水平有较显著效果，同时能够改善肾功能（胡经航 2018）。此外，近年来中成药，单味中药及其提取物在治疗 DKD 方面的进展亦非常迅速，人们也越来越关注单味中药及其活性成分的药理学研究，并且取得一定成绩。虽然目前中医药治疗本病进展可喜，前景也较广阔，但仍任重而道远，需要继续努力以取得治疗方面的突破性进展。

三、队列研究设计在中医药治疗糖尿病肾脏病中的应用及实例举隅

队列研究，本质上属于观察性研究，是真实世界研究主要的设计类型之一，其既容易满足伦理的要求，也有着较强的外部真实性，同时还能验证因果关系，比干预性研究的典型代表随机对照试验更贴近于临床实际，尤其适用于干预措施较为复杂、无法实施随机和盲法，以及涉及伦理学问题的情况。根据人群进入队列的时间不同，队列研究分为固定队列和动态队列两种类型。固定队列指人群都在某一固定时间或一个短时期之内进入队列，之后对他们进行随访观察直到观察期结束，成员没有因为结局事件以外的其他原因退出，在观察期内保持队列相对固定；而动态队列是在某队列确定后，原有的队列成员可以不断退出，新的观察对象可以随时加入。我们以北京中医药大学东方医院、中国中医科学院西苑医院、国家卫生健康委中日友好医院、北京中医药大学循证医学中心共同完成的一项"中医辨证论治联合常规西医治疗 DKD 的队列研究"为例（李青 2012），介绍前瞻性动态队列研究设计在中医药治疗 DKD 中的应用。具体内容详见表 23-5。

（一）研究背景与目的

目前现代医学对 DKD 的治疗方式可以在一定程度上延缓 DKD 的进展，但治疗作用有限。近年来国内进行了很多有关西药联合中药治疗 DKD 的临床研究，取得了一定的疗效。但大多为随机对照试验，干预措施多为固定的中药配方，中成药或中药提取物，很难体现中医个体化辨证论治的特色。而队列研究不干预疾病的诊疗方案，可以充分发挥中医因人制宜，复杂干预的优势，作为评价中医辨证论治疗效的一种探索性方法。因此，该研究尝试采用多中心前瞻性动态队列研究设计，探讨中医辨证论治联合常规西医治疗 DKD 的有效性及安全性。

表 23-5　中医辨证论治联合常规西医治疗糖尿病肾脏病多中心前瞻性队列研究

		结合组	西医组
研究设计		前瞻，多中心，动态，队列研究	
研究对象	纳入标准	2008 年 3 月～ 2009 年 7 月至北京中医药大学东方医院、中国中医科学院西苑医院以及国家卫生健康委中日友好医院门诊及住院就诊且符合 2 型糖尿病肾脏病诊断标准；疾病分期为 III 期或 IV 期；年龄 18-80 岁；签署知情同意书；职业固定，能提供详细的联络方式，无短期迁移，愿意配合随访的患者作为研究对象	
	排除标准	排除其他引起尿白蛋白增加的疾病；严重脑、心、肝的脏器病变；危急重症病；严重精神障碍病；癌症；24 小时尿蛋白定量＞ 3.5g；血肌酐≥ 132μmol/L；妊娠或哺乳期及近期有妊娠计划妇女	
暴露 / 分组		根据患者随访期间的暴露因素（是否接受中医辨证论治）分为结合组和西医组，其中结合组 116 例，西医组 54 例	
随访		随访观察时点分别为入组后第 3、6、12、18、24 个月。随访者均接受专门培训，用统一的方法、标准、步骤进行随访	
观察指标		主要及次要结局指标（体重指数、收缩压、舒张压、尿蛋白排泄率、24 小时尿蛋白定量、血肌酐、空腹血糖、糖化血红蛋白）和安全性指标（肝功能、血常规、心电图）。结合组需要另外观察中医证型，收集中药处方，统计中药使用频率	
终点事件		随访期间病情出现进展认为终点事件出现。包括糖尿病肾脏病从 III 期发展到 IV 期；从 IV 期发展到 V 期；血肌酐升高 1 倍；接受透析治疗；糖尿病肾脏病导致死亡	
研究结果[a]	一般情况	两组基线资料（性别，年龄，病情分期，病程）比较，差异无统计学意义（$P >$ 0.05） 170 例患者的随访时间为 3 ～ 24 个月，平均 14 个月。患者入组后第 3，6，12，18，24 个月的随访完成率分别为 100%，100%，85.3%，45.3%，14.1%	
	主要结局指标	意向性分析：结合组终点事件发生率为 11.2%	意向性分析：西医组终点事件发生率为 7.4%
	终点事件发生率	意向性分析：组间比较，终点事件发生率无统计学意义（$P > 0.05$）	

续表

		结合组	西医组
研究结果[a]	次要结局指标1 各时间点体重指数，收缩压，舒张压，尿蛋白排泄率、24小时尿蛋白定量，空腹血糖，糖化血红蛋白	与本组随访前比较，结合组随访第3个月时收缩压、尿蛋白排泄率、24小时尿蛋白定量、空腹血糖及糖化血红蛋白水平均降低，随访第6、12个月时收缩压、舒张压、空腹血糖及糖化血红蛋白水平均降低，随访第18个月时收缩压、空腹血糖、糖化血红蛋白水平降低，差异均有统计学意义（$P < 0.05$，$P < 0.01$）	与本组随访前比较，西医组随访第3、12个月时糖化血红蛋白水平降低，随访第6、18个月时空腹血糖、糖化血红蛋白水平降低，差异均有统计学意义（$P < 0.05$，$P < 0.01$）
		随访第6个月时，结合组体重指数、空腹血糖水平均低于西医组，差异有统计学意义（$P < 0.05$）； 随访第12个月时，结合组空腹血糖、糖化血红蛋白水平均低于西医组，差异有统计学意义（$P < 0.05$，$P < 0.01$）； 其余指标两组比较，差异无统计学意义（$P > 0.05$）	
	次要结局指标2 各时间点血肌酐	结合组随访前血肌酐为$96.8 \pm 35.2 \mu mol/L$，西医组为$80.5 \pm 24.6 \mu mol/L$，差异有统计学意义（$P < 0.01$） 对血肌酐按临床中心分层后，差异无统计学意义（$P > 0.05$） 中心2（西苑医院）与中心3（中日友好医院）随访第3、6、12、18个月血肌酐水平比较，差异均无统计学意义（$P > 0.05$）； 中心1（北京中医药大学东方医院）随访第3、6、12个月时结合组血肌酐水平均低于西医组，差异有统计学意义（$P < 0.05$）	
	中医证型分布，中药使用频率	116例患者中医辨证分型：本虚证：气阴两虚、气虚血瘀、肝肾阴虚、脾肾气（阳）虚证型；兼夹证：水湿、痰饮、浊毒、瘀血证。237张中药处方中使用频率前10位药物：黄芪，麦冬，生地黄，丹参，党参，玄参，五味子，红花，桃仁，当归	/
	安全性评价	结合组有2例分别在随访第12、18个月时心电图发生异常改变，西医组有2例在随访第12个月时心电图发生异常改变，差异无统计学意义（$P > 0.05$）。两组随访期间，血常规及肝功能未见明显改变	
研究结论		常规西医治疗联合中医辨证论治能够降低糖尿病肾脏病患者部分时点体重指数、空腹血糖、糖化血红蛋白以及血肌酐水平，具有良好的安全性。中医辨证论治糖尿病肾脏病主要使用"益气滋阴、活血化瘀"类药物	

a 使用 SPSS17.0 软件进行数据分析。计量资料组间比较采用成组设计资料的 t 检验或 Wilcoxon 秩和检验，计数资料组间比较采用 χ^2 检验。必要时以病情分期或临床中心作为分层因素进行分层分析以消除潜在的混杂因素的影响。

（二）队列研究的方法学质量评价

纽卡斯尔—渥太华量表（NOS 量表）是目前最常用于队列研究质量的评价工具。NOS 量表包括研究人群的选择、可比性和结局评价 3 大维度，8 个条目评价队列研究的质量。具体条目包括：暴露组的代表性、非暴露组的选择方法、暴露因素的确定方法、研究起始时有无观察结局的出现；设计和统计分析时是否考虑暴露组和非暴露组的可比性；研究对于结果的评价是否充分、结果发生后随访时间是否足够长、暴露组和非暴露组的随访是否充分。我们结合 NOS 量表评分，分析中医辨证论治联合常规西医治疗 DKD 多中心前瞻性队列研究的方法学质量。本研究暴露分组依据是按照参与者意愿选择的治疗措施，接受中医药治疗者作为结合组（有门诊处方或住院病例记载），未接受中医药治疗者作为西医组，两组受试者来自上述 3 家医院的门诊及住院部，但文中未明确受试者是否均为连续入组。研究的观察结局包括 DKD 分期进展；血肌酐翻倍；进入透析治疗或死亡等终点事件，在研究起始时并无以上观察结局的出现。结合组与西医组在基线资料，包括性别、年龄、病情分期、病程等方面差异无统计学意义，而且必要时以病情分期或临床中心作为分层因素进行分层分析以消除潜在混杂因素的影响减少偏倚。对于结局指标的评价，文中虽未提及是否对结局评价人员施盲，但是体重指数、收缩压、舒张压、尿蛋白排泄率、24 小时尿蛋白定量、空腹血糖、糖化血红蛋白等疗效评价指标，血常规，肝功能，心电图等安全性评价指标均有客观报告；患者的中医证型，具体方药均有医疗档案记录。本研究的预期随访时间为 24 个月，但由于是动态性队列设计，各病例入组时间不一致，实际随访时间为 3 ~ 24 个月，平均 14 个月，因此可能存在随访时间不足的问题。关于研究中随访的完整性，为了提高患者依从性，一方面对受试者开展科普型教育，另一方面主管医生定期提醒受试者的随访时间。此外，研究过程中各中心均指派经过培训的人员对患者的病情、治疗及检查等情况进行随访观察，尽可能控制失访偏倚。因随访第 24 个月时患者的数据资料部分缺失，所以主要分析比较两组在随访第 3、6、12、18 个月时的结局指标，对分类变量的缺失数据采用"最差情况的演示分析"法处理，对计量变量的缺失数据采用"推移"法处理。统计方法采用意向性分析，使得研究结果相对保守，不会刻意夸大两组间的差异。综上所述，该队列研究的方法学质量良好，真实地评价了中医辨证论治联合常规西医治疗 DKD 的有效性与安全性。

（三）局限性与展望

研究结果提示中医辨证论治联合常规西医治疗能够降低 DKD 患者部分时点的体重指数、空腹血糖、糖化血红蛋白以及血肌酐水平，但未观察到中医辨证论治对 DKD 终点事件的影响。主要局限性如下：首先，本研究是动态性队列，各病例入组时间不一致，而研究又因为结题时间提前而不得不终止，导致病例收集不足，未达到预期的样本含量，且部分入组病例的随访时间未能达到预期的 24 个月，故在资料的统计分析阶段，主要分析比较两组在随访第 3、6、12、18 个月时检测的生化指标，随访第 24 个月时的数据分析因为资料的缺失而未能全部进行，从而使得对主要结局指标的评价产生不确定的结果。虽然研究结果提示两组终点事件发生率差异无统计学意义，但下结论时仍需慎重，不能笼统地认为中医辨证论治对控制 DKD 疾病进展无作用，也许是因为样本量偏小，检验效能不足以发现两组之间疾病进展情况的差别。随访是队列研究中重要的组成部分，完善前期工作，最大可能提高患者的依从性，使其能够配合研究实施者完成随访；同时做好后期的数据处理工作，提升数据质量，获得能够客观反映实际情况的研究数据，这对于未来临床决策的制定和科研工作的开展均具有重要意义。其次，临床中心选择方面有局限性。本研究选择了 2 家中医院、1 家西医院，单纯使用西医治疗的病例数较少，两组病例数相差悬殊，这对研究结果也会产生一定影响。因此，考虑到中医药的干预性队列研究有其自身的特殊性，未来选择分中心时需注意不同地区的搭配及中医院、西医院及综合医院的搭配等。期望今后能够开展更大样本、更长周期、更多中心的前瞻性队列研究，进一步探讨中医辨证论治在控制 DKD 病情进展方面的作用，让更多患者因临床试验而获益。

第二十四章 真实世界研究在中医护理领域中的应用

本章在真实世界视角下分析中医护理的研究现状以及此领域真实世界研究现状，并在此基础下就如何在护理及中医护理领域开展真实世界研究进行分析。

第一节 真实世界视角下中医护理领域研究的现状分析

一、中医护理领域开展真实世界研究的优势

中医护理是在古代医家的长期实践中发展而来，它的核心特点是辨证施护和整体观念。它重视和强调以患者为中心和个体化差异，因而限制了中医护理措施在传统的RCT中的数据获取。虽然传统的RCT是目前国际上公认的评价干预措施的金标准，但在护理领域，尤其是在中医护理领域，RCT的应用有明显的局限性，随机和盲法往往难以实施，且护理领域的研究往往因经费等问题，限制了其对干预远期效果的评价，也使得多中心、大样本临床试验的开展受到限制，这在很大程度上限制了临床试验对干预措施效果的验证强度。

真实世界研究是基于医疗实践的场景收集与研究对象健康有关的数据（真实世界数据）或基于这些数据衍生的汇总数据，通过分析，获得药物或非药物干预措施的使用情况及潜在获益 - 风险的临床证据的研究过程。与RCT相比，真实世界研究的纳入排除标准更宽泛，纳入的人群均为临床实际患者，研究周期更长，且观察指标基于真实临床情境设置。因此，真实世界研究的评价结果具有较强的外推性。由于它能获得更符合临床实际的证据，因而具有更广阔的应用前景。

真实世界研究以患者为中心，护理人员可根据患者的实际病情和主观意愿，以及所具备的医疗资源提供最适宜的护理措施，这与中医护理"辨证施护"的特点相契合。同时由于护理措施的选择是以患者意愿为基础，在很大程度上可以提高患者的依从性，有利于开展长期且综合的效应评价。因此，相对而言，规范可靠的真实世界研究可作为传统RCT证据的补充，并在中医护理研究领域中开展真实世界研究也具有一定优势。通过科学收集真实情境下中医护理临床活动中产生的海量数据，并进行科学规范的处理及分析，可以更好地评价中医护理的临床效果。此外，中医护理领域开展真实世界研究可以为中医护理的研究向纵深发展、数据关联和潜在知识的发现提供合理有效的支持，有

助于开拓中医护理领域的研究视角。

二、中医护理领域开展真实世界研究的现况

中医护理领域开展真实世界研究具有一定的优势，那目前中医护理领域开展真实世界研究的现况如何呢？

通过文献检索，发现护理领域真实世界研究的文献数量非常少，中医护理领域真实世界研究的文献数量更少，仅有少数几篇，这些研究主要涉及以下几个主题。

（一）中医护理技术的效果评价

已有研究者尝试了真实世界研究以评价中医护理技术的效果。如关丽等开展了一项基于真实世界的临床试验，初步探讨了耳穴贴压联合穴位按压对重症新型冠状病毒肺炎患者呼吸系统症状及消化系统症状的改善效果。该研究选择了 2020 年 2 月在华中科技大学同济医学院附属武汉协和医院西区住院治疗的重症新冠肺炎患者 20 例，采用非随机方法进行分组，对照组采用对症支持治疗，观察组在对照组基础上加用耳穴贴压及穴位按压。结果表明：治疗后观察组与对照组的慢性阻塞性肺病评估试验（COPD assessment test，CAT）量表积分下降，呼吸系统症状改善（P=0.043），观察组腹胀症状改善优于对照（P=0.01）。该研究采用非随机方法进行分组，此外考虑到重症患者身体情况，量表选择简便，避免大量问题加重患者负担（关丽 2020）。付雪梅等的研究是基于真实世界临床研究评价综合医院推广中医适宜技术的组织管理效应。该研究对来院就诊的患者采取自愿和知情同意原则，根据疾病类型和严重程度选择适宜的中医治疗和保健方案，同时设置仅采用常规方法对患者进行治疗的对照科室。每 3 个月对中医适宜技术推广科室及对照科室医护人员和接受中医适宜技术治疗的患者进行问卷调查，调查他们对中医适宜技术的认识和接受程度，并对住院患者对医护人员实施中医适宜技术满意度、医护人员对开展中医适宜技术工作的积极性和满意度进行调查。结果表明：推广科室接受中医适宜技术治疗的总门诊量、住院患者人数、医护人员对中医适宜技术的认识及接受程度、接受中医适宜技术治疗患者的认知及接受程度和患者满意度、推广科室医护人员满意度均优于对照科室（付雪梅 2016）。

（二）中医护理方案实施现状的分析

自 2013 年起，国家中医药管理局先后推出 52 个优势病种中医护理方案，并在全国中医医疗机构推广实施。已有研究者采用各种研究方法了解中医护理方案的实施现状、实施效果等。也有研究者开始尝试了真实世界研究。如周姣媚等利用中医护理结构化病历系统中的真实数据，对 2018 年 10 月～ 2019 年 6 月中国中医科学院广安门医院风湿科以第一诊断尪痹收入院，并实施尪痹中医护理方案的 211 例病例，从辨证分型、临床常见症状、中医护理技术应用等方面进行了数据分析，发现尪痹中医护理方案在常见症状、中医护理技术等方面还需进一步的优化。同时也发现该病历系统中的数据需要按不同模块分别导出，且需要进行二次整理分析，增加了统计的难度，提出病历系统有待进

一步改善（周姣媚 2019）。

（三）中药注射液所致静脉炎危险因素的分析

张立宏等开展了一项基于真实世界的巢式病例对照研究，样本来自中国中医科学院广安门医院呼吸科自 2010 年 1 月～ 2011 年 12 月 2 年内输注痰热清的患者，发生静脉炎者与未发生者根据性别和年龄按 1∶2 比例进行匹配。采用优势比与条件 Logistic 回归方法，分析痰热清注射液导致静脉炎的相关因素。结果显示，痰热清注射液导致静脉炎与痰热清注射液输注时间以及留置针留滞时间有很大相关性。提示痰热清注射液引起静脉炎与很多因素有关，在临床护理工作中应引起护理人员重视（张立宏 2013）。

（四）循证护理实践方案的临床适应性评价

随着循证护理的发展，中医护理领域也构建了循证护理实践方案，如琚慧等构建了乳痈中医护理技术标准化方案。构建的方案最终要贴近临床，运用于临床，因此方案是否适用于临床就需要进行适用性评价。琚慧等提出应将 RCT 所形成的乳痈中医护理技术标准化方案通过真实世界研究进行推广，通过收集大样本数据进一步评估方案的实施效果。此外，结合真实情境下诊室收益、中医护理技术操作时长、健康宣教时长、患者医疗费用支出、门诊等待时间及复诊率等评估乳痈中医护理技术标准化方案实施所带来的经济 – 社会效益，进一步完善方案，最终形成乳痈中医护理技术标准化方案，将其用于临床推广。该研究方法为方案的临床适用性评价提供了很好的思路（琚慧 2020）。

三、中医护理领域开展真实世界研究的对策分析

通过对中医护理领域真实世界研究现况的分析，发现中医护理领域的真实世界研究较少且研究方向局限。主要涉及的主题为中医护理措施的效果评价、中医适宜技术的临床应用和基于病历数据库中数据的分析等，在临床特征、疾病预后、费用成本效益等其他方向的研究比较缺乏，并且研究方法比较单一，研究不够深入，缺乏高质量的文章发表。这可能与护理人员对真实世界研究的认识不足，利用真实世界数据的能力欠缺等有关。为促进中医护理领域真实世界研究的开展，我们提出以下几点建议。

（一）加强科研队伍的培养和建设

虽然已有学者认识到了真实世界研究在护理学中应用的重要性，但由于我国真实世界的研究起步较晚，真实世界一词 2002 年才出现在《中华医学信息导报》，因此真实世界研究在护理领域尤其是中医护理领域尚处于起步阶段，护理人员对真实世界研究的概念、特点、研究类型及设计要点、数据采集与分析方法等缺乏正确的认识和精准的理解，研究队伍比较薄弱。因此需要重视科研队伍的培养和人才梯队的建设，针对中医护理领域研究者开展真实世界研究的宣传与培训，探索多种研究方法在中医护理真实世界研究中的运用，拓宽中医护理领域真实世界研究的研究范围，加强学科交叉和学科融合，通过研究项目链接临床医护、医药研发、医学影像、数据库构建和维护、数据挖掘

和统计分析等各学科人才，培养多学科交叉背景的复合型人才，注重研究质量与成果转化，促进中医护理领域研究成果的临床应用。

（二）开拓真实世界研究在中医护理领域的研究视角

开拓真实世界研究在中医护理领域的研究视角，通过开展真实世界研究：①了解我国中医护理的现状及真实水平、中医护理的优势病种，评价不同中医护理措施尤其是中医护理技术的有效性、安全性及经济性。②评价中医护理方案／中医护理实践方案的临床适用性。指南／方案发布后，应对其临床应用情况及效果进行评价，以评估其是否能指导临床实践，是否需进一步优化。我们可采用真实世界研究的理念，评价指南及方案在真实世界环境中的应用情况。③在医疗护理大数据的引导下，建立新的护理工作模式，改善护理人力资源和绩效管理方法，从而为提高国内的护理服务质量以及进一步开展临床护理研究提供重要的科学依据。从医院及护理管理层的角度出发，可开展行之有效的护理管理的真实世界研究；从护士的角度出发，可开展以真实世界数据为基础的个体化护理、循证护理等的研究；对患者而言，则可开展不同护理措施所产生的疾病的发展及转归的真实世界研究。

（三）加强真实世界研究的质量和报告规范

基于前面的现况回顾，发现中医护理领域的真实世界研究数量少，且有些研究虽采用了真实世界研究的思路进行了研究设计，但研究设计还存在缺陷，提示中医护理领域真实世界研究不仅要增加数量，还需重视研究的质量和报告的规范。由于真实世界研究体系是一个多学科、跨专业的整合科学体系，为提高其研究质量，需要整合现有的研究力量，通过融合临床医学、流行病学、卫生统计学、循证医学和信息科学等研究团队，形成跨学科协同攻关的联合体；并按照真实世界研究的技术标准和规范，科学设计并规范开展真实世界研究，以确保研究质量。

（四）注重护理真实世界数据库的构建

数据是开展真实世界研究、形成真实世界证据的基础。目前，国内外真实世界的研究以基于真实世界数据为主。由于存在非标准化的护理术语，或缺少护理相关观测指标等的问题，现有的临床真实世界数据并不能完全满足护理科研的需要。因此，有必要开展与护理相关的真实世界大数据库的构建。在研究设计阶段，护理人员应加强与临床团队、方法学团队及信息化团队等的合作，基于研究问题，以前瞻性的视角考量真实世界数据库的构建过程。在数据采集与整理阶段，应在通过具有伦理审核资质的机构审批后，使用规范性的护理术语，采集与护理相关的观测指标，使被采集并记录与医疗系统中的大量护理数据得到充分的挖掘及利用，并将孤岛型的护理数据与其他医疗卫生数据整合起来形成一个真正意义上的大数据库。随着数据挖掘、云计算及机器学习等高级信息技术在临床护理和护理研究中的应用，越来越多的护理真实世界数据将得以被有效利用。

（五）提高真实世界数据的可及性

要开展真实世界研究，我们不仅要有较完善的真实世界数据库，还要提升真实世界数据的可及性。临床实践中产生了大量的真实世界数据，如医院电子病历数据（electronic medical record，EMR）、医保数据、区域健康医疗数据、健康/安全监测数据（如传染病监测数据、医院感染监测数据、药品不良反应自发报告数据等）、死亡登记数据、可穿戴设备数据及其他健康数据（如疫苗接种数据）等。但某些资源（如医疗保险索赔数据）由于许可证和成本问题，研究人员很难获得。因此建议提高真实世界数据的可获取性，使临床一线研究者可在符合医学伦理条件下，有效的获取真实世界情境中产生的诊疗护理数据，通过数据采集、挖掘等方法对数据进行分析。在利用真实世界数据时，同样要关注伦理问题，主要是数据的保密性和安全性。基于既有健康医疗数据的临床研究，仍需要将研究方案提交伦理审查委员会审查和批准；在提交伦理申请时，研究者应说明采用何种方法保证数据安全，保护患者隐私。

真实世界研究是大数据时代带来的科研思维的革命。今后，我国应加强护理临床研究相关平台的建立，实现护理真实世界数据的规范化、标准化存储。在与临床诊疗信息实时对接的基础上，实现对海量临床护理数据的分析与挖掘，从而为临床护理、护理管理及循证决策等方面提供证据支持。

第二节　真实世界研究在中医护理领域的研究方法

一、真实世界研究在中医护理领域的常见研究设计类型

真实性研究包括观察性研究和试验性研究。试验性研究即实效性临床研究。观察性研究又可以分为描述性研究（横断面研究、病例个案报告、单纯病例系列）和分析性研究（队列研究、注册登记研究、病例对照研究）。本节主要介绍真实世界研究在中医护理领域的常见研究设计类型。

（一）试验性研究

传统的 RCT 是检验某项干预措施的金标准，是目前中医护理领域广泛应用的一种研究设计类型，主要用于评价中医护理措施、中医护理适宜技术的效果。

因传统的 RCT 是在理想条件下评价干预措施所能达到的最大期望效果，因此对结果的外推性相对较弱。此外，RCT 对研究对象和干预措施的选择有严格的标准，对随机、盲法和干预措施的标准化也都有严格的要求。因此，在中医护理领域开展 RCT 存在诸多困难，如随机分组、盲法的实施等。一方面，患者对中医护理措施的选择影响了随机分组的实施。中医护理领域的 RCT 多是在中医/中西结合医院实施，患者在这类型医院就诊很大程度上是期望接受中医药治疗及中医护理措施，所以患者会有明显的选择倾向，随机分组违背了患者的意愿，未分到干预组的患者可能会出现依从性差。另

外，中医护理干预措施种类繁多，实施方法、使用的器具外观等差异很大，而且中医护理措施和中医护理技术的实施过程中和患者有密切的身体接触和较长时间的沟通，因此很难对实施干预措施的护士施盲，给患者施盲也很容易被破盲。此外，传统的 RCT 要求执行的是标准化的干预措施，而中医护理注重辨证施护和个体化差异，在真实的临床情境下，临床护士可根据患者的实际病情变化调整护理措施，如调整穴位按压的穴位、拔罐的方法等，在传统 RCT 中中医护理的个体化辨证施护和复杂性干预的特点就无法体现。

实效性临床研究是真实世界研究中的重要设计，侧重于分析真实世界中干预措施的实际效果。在研究过程中，允许研究者根据患者的实际病情和主观意愿，结合自身的专业技能和临床经验，灵活、适度地调整干预措施，以反映研究对象在真实世界中的护理过程。同时，尊重患者的选择和价值观有助于提高患者的依从性。此外，实效性临床研究对研究对象的依从性也给予了足够的灵活度。它并不强调所有研究对象必须按照既定的方案完成整个试验，甚至可将依从性作为一个结局指标进行分析。由此可见，实效性临床研究更适合用来评价以个体化辨证施护、复杂性干预为特点的中医护理的临床效果。

（二）横断面研究

横断面研究是在特定时间与特定空间内对某一人群事件（或疾病）的发生（或患病）状况及其影响（暴露）因素进行的调查分析。由于所获得的资料是在某一特定时间上收集的，又称现况研究或现患率研究。与试验性研究相比，横断面研究的实施难度较小、研究对象也比较容易获取、研究周期较短，因此是中医护理领域比较常用的研究方法。

目前，在中医护理领域的横断面研究主题非常广泛，涉及对中医适宜技术的应用现况、满意度，中医护理方案实施现况、认识水平等的调查。但由于多为单中心、小样本的调查，且调查对象多来自某一医院或某一地区，样本的代表性有限。此外，数据收集多采用问卷调查的方式，较少是对现有的健康医疗数据，如 EMR、医院信息管理系统（hospital information system, HIS）进行分析。

现有的健康医疗数据是真实世界下横断面研究的重要数据来源，研究者对常规收集的健康医疗数据进行分析，可了解干预措施，如中医护理措施、中医护理技术在真实诊疗环境中的实际疗效与安全性，并可比较不同干预措施的治疗效果及在不同人群中的疗效差异，还可以分析患者对现有护理措施的治疗依从性及相关因素。此外，EMR 中还包含了患者疾病转归结局以及重要的影响因素（如年龄、性别、吸烟饮酒史、检验指标、合并疾病等），因此可评估患者预后，分析预后因素相关性和建立风险预测模型。

例如，自 2013 年起，国家中医药管理局先后推出 52 个优势病种中医护理方案在全国中医医疗机构推广实施。随着中医专科的发展和中医护理技术的广泛应用，方案在临床适用性、记录准确性、评价的客观性等方面的问题日益凸显，提示优化方案迫在眉睫。方案在实施过程中已经产生了大量的真实世界的数据，研究者可以利用临床实际工作的数据开展中医护理方案真实世界实施效果的评价，分析方案实施的效果、中医护理措施和中医护理技术的使用情况、患者及护理人员的满意度，以及方案实施中存在的问题及不足等，为中医护理方案的优化提供科学依据。此外，也可以基于 EMR 中的数据了解真实情境下中医护理门诊就诊患者的特征（人口学特征、疾病特征等）、中医护理措施具体使用情况，为规范中医护理措施在临床应用提供参考。

从现有的健康数据库中提取数据可节约成本、提高效率，但由于数据的采集并非为某特定研究目的而设计，会存在数据分散、异质性高、数据质量欠佳（如数据缺失较多或者数据准确性不足）或关键信息不完整，可能无法满足研究的需求，而且如何链接不同功能和不同机构的数据库、如何处理结构化或半结构化数据、如何准确和完整地获取数据，也是目前使用常规健康数据库开展研究亟待解决的主要技术问题。

当现有的数据无法满足研究需要时，我们可以根据既定的研究目的，在实际诊疗环境下主动收集健康医疗数据。例如，在收集真实世界的癌症数据时，为了解癌症患者对中医护理的需求以及对提高生活质量的需求，可能还需要额外收集患者的中医护理需求和生活质量的数据。同时，可将生活质量量表、问卷调查等因研究目的开展的特殊检查等主动收集的数据模块加载到医院电子病历系统，为今后开展真实世界研究提供数据支撑。

（三）队列（注册登记）研究

队列研究基于是否存在暴露于待研究的危险因素或基于不同的暴露水平，从特定人群选择受试者并对其进行分组，并在随访后比较结果的发生率，以评估危险因素与结果之间的关系。由于需要较长的随访周期才能得出因果关系，且耗费资源广、难度大，因此在既往的中医护理领域中开展较少。近年来，随着大数据技术的全面兴起，基于 HIS 系统和 EMR 系统的信息分析和数据挖掘成为真实世界的研究的热点。我们可以基于现有的真实世界数据进行回顾性的队列研究。例如根据肿瘤患者是否接受中医护理技术分为暴露组和非暴露组，探讨中医护理措施的效果等。如果已有的数据缺失比较大，无法重构回顾性队列研究，或尚无回顾性数据，则可以开展前瞻性的队列研究。例如根据肿瘤患者实施中医护理措施与否进行分组，随访其肿瘤症状管理的效果等。

注册登记研究（registry study，RS）是真实世界研究中使用较多的一种观察性研究手段。它是基于预期研究目的，研究者前瞻性或回顾性地收集相关的临床数据，并进行合理的分析统计，从而评价某一特定状态下或暴露在某一特定因素下的人群、产品或医疗服务的特定结局。随着医学研究者对 RCT 应用难度及其局限性的不断认识，以及真实世界研究的兴起，RS 越来越引起临床和科研工作者的关注。国外开展 RS 较早，相较之下，国内的 RS 起步较晚。目前国内大型的 RS 主要有由中国医学科学院阜外医院牵头开展的中国肺动脉高压注册登记研究、中国急性心肌梗死注册登记研究、中国冠心病医疗质量改善研究、中国心衰注册登记研究等。这些 RS 的团队成员包括护理人员，主要职责是患者的健康教育及随访。中医护理研究者可以利用 RS 中的数据，分析患者对某种护理干预措施的依从性及相关影响因素，某种疾病中医护理措施的实施情况及影响因素，以及某种疾病中医护理措施对疾病预后的影响等。目前注册登记系统并不完全是开放获取的，未来期望在保证患者隐私的前提下，对有资格的研究人员进行开放获取，最大程度对数据进行挖掘和分析，同时期望能将护理的内容加载到注册登记系统中，为护理领域 RS 的开展提供数据支持。

（四）病例个案报告和单纯病例研究

单个病例报告是对单个患者接受某种干预措施所产生的某种结果进行描述和评价。病例系列是对曾接受某种相同干预措施的一批患者的临床结果进行描述和评价。适用于描述一种新出现的疾病或罕见病的临床表现、诊疗措施、护理方法或其他保健措施。病例个案报告和单纯病例研究所承载的是真实情境下的诊疗护理过程，由于是对医疗背景和诊疗护理信息（如对患者的既往史、家族史、现病史、过敏史、合并症、生活习惯、社会角色和地位、家庭情况、情绪等）介绍详尽，能够更加准确而透明地反映某一特定患者的具体情况，为新出现的疾病或罕见病的诊疗护理提供参考依据。中医护理的整体观和个体化辨证施护的特点决定了病例个案报告和单纯病例研究非常适合作为中医护理经验传承的载体。由于实施相对简单，这两种研究在中医护理领域得到了广泛的开展，但大多为回顾性研究。建议今后应开展前瞻性或基于循证的病例个案报告或病例研究，以提高证据强度。

真实世界研究为中医护理领域研究提供了新的思路，但因其是开放、非盲的研究方法，部分数据的主观性较强，存在偏倚、失访和混杂因素，使得结论的可靠性需进一步验证。因此，护理人员在开展真实世界研究时，要先确定临床问题，根据研究问题选择适宜的研究方法，严谨设计方案并科学的实施方案，在多领域、多系统、多学科协作保障下开展，以提高结果的真实性、可靠性和客观性。

二、引入循证护理在中医护理领域开展真实世界研究

（一）实施科学、循证护理的概念以及与真实世界研究的关系

1. 实施科学的概念　随着经济的发展和社会进步，不断有新的医学成果在产生和更新。然而，大部分被明确证实有益的研究成果并未直接应用于医护活动中，更不能被用于改善人类健康水平。科研成果的推广和实施中普遍存在不确定性和不可控性，难以直接将知识与实践联系起来。那么，研究证据与临床实践间的鸿沟如何产生？又如何弥合？实施科学（又称实施性研究）应运而生，恰恰解决了上述问题，实施科学是以提高卫生服务的质量和有效性为目的，促进研究成果和循证实践推广到临床日常的系统方法。2013 年 WHO 发表的《健康领域实施性研究的实践指南》中指出，在实施性研究过程中，可以明确哪些干预措施有效、实施成功与否的原因、实施成功的方法和实施效果。

2. 循证护理的概念以及与实施科学的关系　循证护理是指护理人员在计划其活动过程中，审慎地、明确地、明智地将科研结论与临床经验、患者意愿相结合，获取证据，

并将其作为临床护理决策的依据的过程。循证护理实践是实施科学的一项重要分支，是指在循证护理的理念和方法的指导下，结合社会科学、行为科学、社会经济学、社会政策学的知识，充分应用护理领域的研究结果，通过实施性研究的方法探索如何将基于证据的干预在护理的真实情境中实践和应用。

3. 实施科学、循证实践与真实世界研究的关系　WHO 主张开展实施性研究以应对"如何在真实世界中实施经过验证的干预措施"的挑战。由此可以看出实施性研究、循证实践与真实世界研究有着密不可分的关系，实施性研究必须在真实世界中开展，实施性研究的内容包括了在真实世界下描述和 / 或指导将研究转化为实践的过程；可帮助研究者理解和 / 或解释影响实施结局的因素；评估实施情况。在护理以及中医护理领域可依据现有的真实世界数据开展研究；也可将真实世界研究的方法与循证护理实践（实施性研究）相结合，在实施性研究各环节，积累真实世界研究数据，并基于这些数据开展相应的真实世界研究。

目前中医护理真实世界研究的数据来源通常属于常规收集的健康医疗数据，研究者可充分利用真实世界数据，并对其进行分析和处理以形成循证护理实践的证据；护理证据和临床实践之间需要实施性研究作为知识转化和落地的桥梁，实施性研究的开展会面临过程指标和结局指标的选择和相关数据的收集，此过程仍可继续利用已有数据库常规收集的健康医疗数据，同时基于研究目的主动收集其他类型健康医疗数据；各类护理实施性研究的开展和推动可在一定层面上促进护理相关数据库的完善和更新，如：在实施性研究各环节均可积累真实世界研究数据，这些数据又成为开展相应的真实世界研究的数据基础。因此，在护理领域实施科学、循证实践与真实世界研究是密不可分的，三类研究理念相互交叉，相辅相成。

（二）在护理以及中医护理真实世界中开展循证护理的方法

1. 通过护理真实世界数据发现问题以触发循证护理实践项目

（1）护理领域数据的常见来源：①国家护理质量数据平台：2016 年国家护理专业质控中心自主设计构建了"国家护理质量数据平台"（以下简称数据平台）。全国千余家医疗机构首次尝试按照统一的指标定义和统计口径采集护理质量相关数据，测算质量指标，分析质量问题。②医院质量安全与不良事件直报管理平台，分为国家、省市、医院等层级。③护士工作站子系统：护士工作站子系统是协助病房护士对住院患者完成日常护理工作的计算机应用程序。其主要任务是收集患者基本信息，协助护士核对并处理医生下达的长期和临时医嘱，对医嘱执行情况进行管理。同时协助护士完成护理及病区床位管理等日常工作。④医院公司合作构建的延续护理、症状管理类数据库：以"中医特色的睡眠管理智能化系统"为例，其方案主要包含在线咨询问诊、睡眠质量评估、中医辨证、智能推荐护理方案、效果评价、线上问题咨询等功能模块。共有护理端（平板电脑）、患者端（微信公众号）以及管理后台（PC）三个终端，实现从评估、治疗再到评价、改善再治疗、再评价的业务闭环。

（2）通过对护理真实世界数据的研究分析可以发现护理工作中的不足，从而触发实施性研究项目：如对于中风患者，医院可能会跟踪死亡率、出院后总体残废情况、出院特殊照护需求、再入院率等真实世界数据资料，根据这些数据，如发现某医院这类患者急诊的次数明显高于其他医院，医护人员有责任重新评估当前的出院指导方案是否恰当，护士可考虑出院指导是否规范、是否科学，有无必要启动实施性研究项目并更新方案。

2. 真实世界数据触发的实施性研究项目可遵循循证护理实践模式开展　与护理相关的真实世界数据触发的实施性研究项目启动后，仍需要持续的真实世界数据收集和监测以协助了解项目实施过程，并量化项目是否成功实施、分析实施效果的影响因素以及实施项目后的效果评价。为使实施性研究的各个环节更具科学性和逻辑性，数据收集更加真实、全面且确切，研究者通常会选择理论模型指导研究设计。目前循证实践方案的实施性研究项目最广泛使用的理论模型是知识转化模型。加拿大健康研究所将知识转化定义为综合、传播、转换并在符合伦理的基础上应用知识，以提高公众健康，提供更有效的健康服务和产品，加强健康照护体系的动态循环的过程。Graham 及其同事提出了知识－应用循环（knowledge to action cycle），见图 24-1，这一模型是基于对 30 多个计划行为理论的共同点的研究发展而来的。在此模型中，知识－应用循环是动态、循环、复杂的过程，涉及知识产生和知识应用。本部分将以此模型为例，简述循证护理实践方案实施性研究的过程，及各个环节涉及的真实世界数据收集方法。

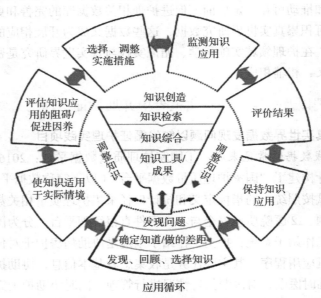

图 24-1　知识－应用循环（knowledge action cycle）

（1）**知识创造**　知识产生由三个阶段组成：知识检索、知识综合、工具／产品研发。当知识进入应用循环时，理想状态下，知识被重新凝练成更加适用于最终用户需求（包括研究者、健康照护者专家、政策制定者和公众）的知识。知识产生可分为不同阶段，第一阶段知识来源于原始研究。第二阶段知识是指综合后的知识，如概况性综述和系统综述。第三阶段知识包括临床实践指南、证据总结等。第四阶段知识包括经过转化后的易于传播的工具和产品，例如决策辅助工具、循证教育素材，其目的是使知识转变成易于理解，便于实施的形式。

　　与护理相关的真实世界数据的综合和分析是知识创造的重要方法之一，但目前学术界对于"真实世界数据"的证据可信度和证据质量分级标准尚未有定论，对于在知识产生环节如何实现"真实世界研究结果"的价值仍在探索过程中。

　　（2）知识应用　知识应用循环的应用圈与真实世界研究数据的收集关系紧密，在应用圈的六个环节会涉及不同的真实世界研究类型，包括：识别证据与临床现状差距时应用到的观察性设计和对循证实践方案实施进行效果评价的实验性设计等。数据收集的类型既包括常规收集的健康医疗数据，也包括针对正在实施的循证实践方案的主动收集的健康医疗数据。以下将根据知识应用循环的核心环节分别阐述可以用哪些真实世界研究方法进行实施性研究。

　　第一，评估知识应用需求或测量证据与具体实践、政策制定之间的"差距"，有许多方法可以测量"差距"的大小和性质，包括运用常规方法收集患者数据进行需求评估（例如，顺产产妇产后的健康需求评估）；使用临床数据库来识别服务模式；利用监测部门的审查数据，如质量和安全数据（医院跌倒、感染以及其他不良事件的数据）进行质量预警。

　　需求评估可以从人群、组织或照护者的角度考虑。①可以使用客观评估测量的流行病学数据（如医疗报销数据库，通常包括诊断、处置过程、实验室检查、费用以及一些人口学资料等方面的信息）来评估人群需求。②组织层面的需求评估可由医院进行。许多国家的医院需要由认证机构，如医疗卫生机构认证联合委员会收集感染控制、死亡率、约束使用等方面的信息。随着医院和社区电子病历信息系统的使用日渐增多，电子病历信息数据库也可用于提取差距评估数据。可通过预设标准，以病历审查方式回顾和评估健康记录。③从护理提供者层面来讲，可使用几种方法进行需求评估，包括病历审查、能力评估等。通过标准化患者或视频记录直接观察护理服务提供者的表现。同样，能力评估可以通过知识问卷进行考核。

　　第二，知识本土化调试，可运用 ADAPTE 或 CAN–IMPLEMENT 进行指南的调适。

　　第三，障碍因素和促进因素的评估，研究者常使用质性研究方法对障碍和促进因素进行评估，如与健康照护专业人员或其他相关知识使用者的一对一和/或焦点组访谈。其他多种方法包括工作坊讨论、观察促进因素、网上调查、实施研究人员头脑风暴、审查记录、障碍及促进因素分析和专家共识。有些研究使用德尔菲法（Delphi）在其各自的知识使用情境中识别和验证障碍及促进因素。也有量性研究的方法，运用一些量表或问卷进行调查性研究，也有可能使用观察性数据库进行真实世界研究。常用的研究工具有"实践指南相关态度（attitudes regarding practice guidelines）"的工具、Wensing 和Grol 开发的用于评估知识使用障碍及促进因素的工具、G.A.Aarons 循证实践态度量表（evidence based practice attitude scale，EBPAS）、BARRIERS 量表、亚伯达组织环境测评工（Alberta context tool，ACT）、情境评估工具（context assessment instrument，CAI）、组织变革准备度评估（organizational readiness to change assessment，ORCA）。

　　第四，制定针对障碍及促进因素的知识转化干预措施，文献研究显示研究者会应用个体访谈、头脑风暴、焦点组访谈法来制定针对障碍因素及促进因素的干预措施。虽然不是纯粹的质性研究，这种方法类似于质性的参与式方法。这类方法在实践中被广泛使用。具体的方法有：①开放式访谈方法：针对个体或小组进行访谈，参与者将已知的障碍及促进因素与临床实践结合考虑，确定和评价潜在的知识转化干预措施。②结构式访谈，首先制定研究证据可能存在的障碍及促进因素的清单，然后由知识使用者的参与，制定针对障碍及促进因素的干预措施。

　　第五，监测知识应用和评价实施效果，在知识应用循环圈中，知识转化干预措施实施后，进入到知识使用监测过程，这个步骤是必要的，通过目标决策者群体来明确知识是如何传播的以及知识传播的程度范围。很多工具可以用于评估知识使用。Dunn 完成了可用于研究知识使用的工具清单。他确定了 65 种研究知识使用的策略，将其分为自然观察、内容分析、问卷调查和访谈。测量知识使用的问卷包括评价使用量表（evaluation utilisation scale）和 Brett 护理实践问卷（Brett's nursing practice questionnaire）。此外还应该考虑知识使用的对象（也就是公众、卫生专业人士、政策制定者）。不同的对象可能需要不同的监测知识使用的策略。对于政策制定者，评估知识使用的策略可以是访谈和文本分析。当评估医生知识使用时要考虑监测治疗路径的使用或相关药物的使用。对于患者，评估知识使用可以监测其锻炼或药物治疗的依从性。

　　实施效果可从以下几方面考虑：①患者层面：测量健康状态的实际变化，如死亡率、生活质量或循证项目特定的相关生理指标；替代指标测量，如患者的住院时间或满意度。②健康照顾提供者层面：测量其满意度、相关的知识和能力。③组织或过程层面：测量健康照护系统的变化（例如患者排队等候时间变化、就诊程序的简化、信息获取时间和途径的变化等）或费用。

　　第六，知识的持续应用，循证实践打破了传统的基于经验的实践模式，重视证据向实践的转化，通过运用最佳证据指导临床和公共卫生决策，促进卫生保健领域服务质量的持续改进。然而作为一种组织变革，循证实践项目不可能一帆风顺，总会遇到各种困难和挑战阻碍其发展。同时由于受到多种主客观因素的影响，短期内循证实践的效果可能不明显，而当证据被持续应用时，实践变革项目的作用和意义才会显现。持续性应用作为知识转化一个重要且必不可少的环节，是维持变革成果，促进循证实践项目可持续发展的关键。相对于其概念框架和影响因素而言，目前在持续性评估工具方面的研究相对较少。Goodman 在 1993 年开发了健康促进项目制度化程度量表，用以评价变革项目融入组织日常实践的程度，是较早用于持续性评估的工具。而后的英国国家健康服务中心（National Health Service，NHS）持续性自评量表，项目持续性评估工具（program sustainability assessment tool，PSAT），持续性的形成性自我评价工具（sustainability formative self-assessment tool，SFSAT）等应用相对广泛。另外也有专门针对具体项目的评价工具，如已经在 14 个国家使用的 HIV/AIDS 项目持续性分析工具（HIV/AIDS programme sustainability analysis tool，HAPSAT）等。

在单一循证护理实践项目的实施性研究过程中上述工具 / 量表 / 访谈的数据收集多为针对研究者的项目而进行的主动数据收集。但随着新的临床问题的出现和最新最佳证据的产出，循证护理实践带来的临床变革将逐渐常态化，实施性研究各环节的数据收集随之嵌入日常健康医疗数据库也将成为大趋势。各中医院大力发展信息系统，包括护理信息化系统，将循证护理与护理质量改进项目有机结合，并融入信息化系统中是未来各中医院努力的方向，这为护理人员开展基于真实世界数据的循证护理研究提供了可能。

第二十五章　真实世界研究在中医非药物疗法临床研究中的应用

第一节　中医非药物疗法特征及临床研究方法学设计挑战

中医的非药物治疗方法囊括多种治疗手段，如针灸、拔罐、导引、气功等，其临床经验丰富，治疗效果显著。然而在中医药非药物疗法疗效评价研究中，因为缺乏实施盲法的"安慰剂"对照，所以在采用经典的随机对照试验（Randomized Controlled Trial, RCT）进行疗效评价时往往可能掺杂着患者自身偏好或价值观的影响，所以经典的随机对照试验设计的研究结果存在外部真实性较差的情况。同时，非药物疗法干预形式的复杂使得试验设计中干预方案的标准化成为难点，尽管像针刺、太极等治疗在某些疾病症状的改善上有一定循证医学证据的支持，但在实施过程中，也会受到诸多因素的影响，比如针刺的手法、针刺最佳频次等在临床实践指南中难有定论。这些都造成了在评价中医非药物疗法疗效的临床研究中研究设计方法面临的一系列挑战。

一、"随机"与"盲法"在中医非药物疗法临床研究中难以实施

在评价干预措施防治疗效时，RCT 是公认的常用方法。该研究设计对各种影响因素进行"控制"，保障研究对象是相对同质性的人群，并对研究人群采用盲法，消除主观因素对疗效评价产生的影响，被誉为临床试验的最佳方法和"金标准"。然而在对中医药干预措施开展 RCT 进行疗效评价时却往往存在研究设计与实施质量不高的问题，影响了中医药疗效证据的级别。其原因一方面是研究者本身对临床研究方法认识的局限性，另一方面则是 RCT 运用在中医药疗效评价领域时存在的挑战。在临床现实世界中，患者就诊时对干预措施的选择或多或少可能带有一定的偏好，尤其是选择中医药治疗的患者通常会对中医药的疗法存在选择性偏好，或是经历了西医治疗疗效不理想而转求中医治疗，故而在对患者实施随机分组时，会遇到依从性差，甚至医学伦理的问题。这种主观意愿的因素无论从筛查入组、实施干预，还是结局测量评价等诸多方面都会对研究结果产生影响，而此影响是无法消除的。由于 RCT 固有的评价体系的设计特点，使得入组时患者自身及施治人员均无法做出选择，忽略了意愿偏好的影响，导致评价的结果不能真实反映干预措施的特异性疗效。对干预措施有强烈偏好的患者，如果不纳入，则会影响试验样本的代表性及存在选择性偏倚的可能性；如果纳入则可能会由于患者意愿

带来报告偏倚。

大部分中医非药物疗法（如针刺、拔罐、艾灸等）都没有理想的安慰剂对照，由此带来的盲法缺失也会产生由患者及治疗者主观意愿造成的实施偏倚。针对这些可能的偏倚，现有的研究在固有模式下均未加以合理的解释，虽然"患者对干预措施的主观判断会对疗效评价产生影响"在理论上是被认可的，但这种影响究竟多大尚未可知，这种空白也从一定程度上造成了非药物疗法疗效评价研究的局限性。

二、理想的试验条件"设置"与真实诊疗环境的"实施"之间存在差异

随着效力（Efficacy）研究或效果（Effectiveness）研究逐渐趋于成熟，大量医学干预措施/疗法的疗效获得了循证医学（Evidence Based Medicine，EBM）的高质量证据支持，实施科学（Implementation Science）应运而生。实施科学的主要目的是评价某干预措施实施的效果，以加强有明确效果的研究结果在实践中的应用。例如，"针罐结合相对于止痛药物是否能有效缓解纤维肌痛综合征患者的疼痛、提升生存质量"这是一个效果评价的问题，而"针罐结合以何种频次和治疗顺序治疗纤维肌痛综合征能更有效缓解患者疼痛并提升患者接受治疗的依从性"就是一个实施科学的问题。

在中医非药物疗法的疗效评价领域，既往大多关注的是效果评价，然而，非药物疗法本身大多是复杂干预，其起效的机制复杂、作用方法多以复合疗法为主（如电针、温针、刺络拔罐、穴位贴敷等），在效果评价的同时也应该关注实施效果的影响因素。以针刺为例，通常 RCT 中针刺的干预频次都是每周 5 次、甚至每天 1 次，而通过既往的定性研究个体化访谈结果发现，患者能接受的针刺干预频次仅为每周 2 ～ 3 次。这就提示了"试验条件"与"真实世界环境"的不对等，实施科学的模式可以探讨低频次的针刺治疗和高频次的针刺治疗及实施先后顺序不同造成的疗效差异，并寻求疗效及患者依从性均最佳的方案，这是在既往的经典 RCT 研究中较难解决的研究问题。

第二节　真实世界研究方法应用于非药物疗法评价的可行性分析

一、常用的真实世界研究方法设计类型

（一）实用型随机对照试验

实用型 RCT 的目的是比较两种干预措施的疗效，或者比较某种干预措施是否优于不治疗。它所要探讨的是干预措施在实际临床环境中的效果，而不是在理想条件下的特异性疗效。相对于经典的解释性 RCT，实用型 RCT 所选择的研究场所往往更贴近临床真实环境；在遵循研究对象选取的随机性、可比性和代表性原则的基础上，尽可能使得研究对象的条件贴近临床实际情况，因此其纳入及排除标准会相对宽松一些（例如研究

对象的年龄范围、合并症的情况、基础用药的情况等不作为限定标准）。在评价干预措施疗效时，实用型 RCT 强调结合临床实际操作特征，可以突出综合疗效、个体化辨证论治、整体观等中医学的特点；而对照类型可能包括空白对照、基础治疗、标准治疗，或其他干预措施对照。以针刺研究为例，解释性 RCT 有明确的固定穴位选择、刺激手法和频次、治疗时间和治疗次数，常常采用安慰针刺的对照（以针尖不刺入皮肤作为安慰针刺）；而实用型 RCT 则只规定针刺穴位总数不能多于多少个、治疗时长共几个月，治疗师可以根据辨证和经验自行选取穴位，其中的治疗频次无明确规定，对照措施一般也不会选取安慰针作为对照，而常常选用常规治疗对照。

（二）考虑患者意愿的部分随机对照试验

针对传统 RCT 在评价非药物疗法疗效时存在的局限性，1979 年就有研究者提出需要一种新的模式来弥补固有研究模式的不足，到 1989 年考虑患者意愿的部分随机对照试验（Partially Randomized Patient Preference Trial, PRPP Trial）的模式就被提出。PRPP 研究模式在纳入同质性较好的研究对象之后，首先考虑患者对所接受的干预措施有无强烈或明显的偏好，当入组患者对所接受的干预措施有强烈或明显的偏好时，可按照患者的意愿分组而不采用随机；当患者无明显偏好时则采用完全随机的方法分组，然后按照研究设计予以相应的干预或对照措施，干预完成后进行结局指标分析（如图 25-1 所示）。该模式能使因存在对干预措施的偏好而不愿参与 RCT 的患者参与到研究中来，较好地反映了真实治疗环境中一般患者的治疗效果，同时将可能导致信息偏倚的"意愿"这一因素考虑到疗效评价中，提高了研究的外部真实性；另一方面，随机分组的患者的试验结果因采用了传统的 RCT 的研究设计，能较好地保证结果的内部真实性。

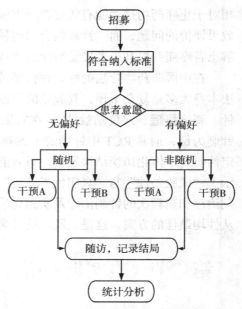

图 25-1 考虑患者意愿的部分随机对照试验设计思路

（三）序列多重分配随机试验

序列多重分配随机试验（Sequential Multiple Assignment Randomized Trial，SMART）属于实施科学研究方法，同所有的研究设计一样，SMART 设计也是围绕着既定研究目的来展开的。对于中医非药物疗法的研究，在开展 SMART 设计时也需要明确研究的目的是进一步验证疗效还是评价实施效果。不同的研究目的，SMART 的不同阶段时点、干预的选择和结局指标的选取是不同的。SMART 设计主旨在于通过多次重复调整干预方案来个性化地针对受试者疾病进程和治疗效果构建高效的适应性干预策略。每个受试者在 SMART 研究中都可能经历多个治疗阶段。每个阶段对应一个决策点，所有受试者至少被随机分配一次，部分或全部受试者也可能被随机分配多次。随机化发生在决策点的开始，用以提供该阶段研究问题所需的不同干预手段的数据。因为不同干预手段的延迟效应的影响，在评估整体方案时先起效的不一定总反应性最佳，故而针对慢性疾病需要随着时间和患者对治疗的反应不断调整方案时，SMART 设计能够评估治疗不同阶段的效果和治疗顺序的效果。相比于多次重复的 RCT，SMART 设计能更好地评估干预措施顺序的影响，因此被广泛应用于肿瘤、神经精神类疾病等慢性疾病的实施科学研究中。

　　图 25-2 展示的是一个两阶段等比例分配的 SMART 研究设计模式，所谓等比例分配（Equal Probability Allocation）指的是每个受试对象都被随机分配两次。根据研究目的的不同，SMART 设计在第二阶段也可以是非等比例分配的。

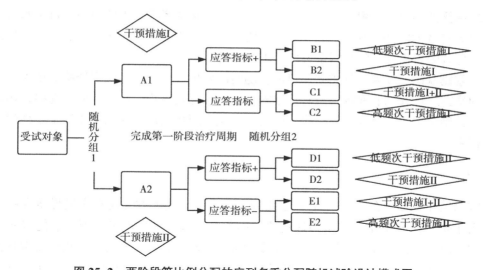

图 25-2　两阶段等比例分配的序列多重分配随机试验设计模式图

　　经典的 RCT 仅为图中呈现的前半段内容，即将受试对象随机分为两组，各组接受不同的干预措施，完成治疗周期后收集结局指标数据进行统计分析。SMART 设计在完成第一阶段治疗周期后，根据患者对治疗的应答情况将他们自然分为应答组和不应答组，这个应答与否的指标就是前文提到的决策点，也是这个设计的关键触发因素（Tailoring Variables）。对所在干预组有应答的受试人群通过二次随机分配到两个组，一个组维持原有治疗，另一个组采用调整方案（本例为原干预措施降低治疗频次和力度）；对所在干预组没有应答的受试人群也通过二次随机分配到两个组，一个组采用原有或调整方案（本例为原干预措施加大治疗频次和力度），一个组采用所观察的两种干预措施的联合治疗（或其他调整方案）。如此，研究者可以比较两种不同干预措施对疾病的干预效果，也可以进而比较不同的干预顺序和组合对疾病的干预效果。

（四）队列研究

本书第四章详细讲解了队列研究的设计方法与报告规范，本章不再重复描述。

对于中医非药物疗法的疗效评价，如果采用队列研究的模式，那么定义暴露时需要考虑的因素包括以下几点。

1. 暴露应当具有可操作性　常用的非药物疗法可能是复合疗法，比如针罐结合就是针刺和拔罐共同干预，穴位贴敷就是穴位刺激和药物渗透的共同干预。队列研究中要明确所关注的暴露（某中医非药物疗法）的定义，如果是复合疗法则需要明确疗法的组成和细节。

2. 暴露是一次性行为还是连续性行为　以穴位贴敷为例，往往患者会在某个时令（如三伏）进行一次干预，此时暴露可以被认为是一次性行为。更多的情况下，非药物疗法队列研究的暴露是连续性行为，如针刺、气功、拔罐等疗法患者会持续一段时间的治疗。

3. 暴露的剂量和剂量反应　计算累积暴露剂量必须考虑暴露的频率、每次暴露的剂量和暴露持续的时间。比如每周三次针刺治疗、每次留针 30 分钟、共治疗 3 个月，那么每个患者的累积针刺的暴露量可以是 1080 分钟。

4. 暴露状态的改变　暴露状态可能会随时间发生改变，产生队列迁移的现象，即从最初的暴露组迁移到非暴露组或其他暴露组。比如针刺治疗痛症的队列研究中，如果暴露组（针刺组）的患者在治疗一段时间后改服止痛药物治疗，那么就相当于迁移到了其他暴露组。

（五）定性研究

本书第十一章已经系统介绍了定性研究（质性研究）方法在真实世界研究中的应用，由于定性研究是用文字来描述现象，而不是用数字加以度量，因此它能以研究者本人作为研究工具，在自然情境下采用多种资料互动对其行为和意义建构获得解释性的理解。相对于药物研究，非药物疗法的研究采用定性研究的方法可以侧重在以下两个方面。

1. 安全性评价　评价一种干预措施治疗某种疾病的效果，不仅应该单纯地关注于症状改善等具体疗效，也同样应该关注于这种干预措施治疗的安全性。要避免干预措施不良反应对患者可能造成的伤害，就要明确不良反应的程度和发生规律。随着非药物疗法在世界范围内的推广应用，其安全性的评价研究也同样受到了重视。虽然，评价干预措施的疗效通常采用 RCT 和非随机临床研究等试验性研究，或队列研究、病例对照研究等观察性研究，但是定量研究方法应用于安全性评价中有一定的局限性。定性研究能让研究者更好地了解到医生和患者对不良反应的认知、担忧和真实体验，近年来，国际上定性研究方法越来越多地运用到不良反应的研究领域。

定性研究中最主要的应用方法就是访谈法。访谈法是指研究者通过有目的地与被访者进行交谈获得资料的方法，主要分为结构化访谈和非结构化访谈。结构化访谈多用于社会调查，非结构化访谈是指在自然情境下的对话中进行自由交流，处于两者中间的是半结构化访谈和深度访谈。非药物安全性的研究同样可以运用访谈法来进行，从而更好地获取临床医师或者患者对于非药物疗法安全性相关态度、体验和事件发生情况的相关信息。

2. 受试者依从性研究　临床试验的患者依从性主要指纳入试验研究并被随机分组的病例是否接受了干预措施的治疗，并且在随访以及治疗过程中是否保持了完整性。根据既往的研究结果发现，临床研究中患者不依从的现象是常见的，仅有 1/3 的受试者是完全依从的。在针刺、拔罐等非药物性的临床试验中，受试者同样会因无法耐受干预措施，或疗效不佳而选择其他的治疗方法退出试验的情况，一定程度上造成了患者失访、脱落或退出等现象，最终造成资料分析过程中的数据缺失，且既往研究表明不同比例的数据缺失对临床试验结果的解释以及结论可信度会有影响，造成研究结果的真实性下降。

为了探讨影响受试者依从性的因素、也为了解相关疾病的患者在选择非药物疗法进行干预时的偏好和意愿，近年来也有很多研究者采用了定性研究的方法（如调查法、访谈法）开展了相关研究。这些研究的结果可以为非药物疗法疗效评价的临床研究的方案设计提出更多建议，提高受试者的依从性、加快试验招募的速度和效率。

（六）其他研究类型

本书中所介绍的其他研究类型均可用于中医非药物疗法的疗效或安全性评价领域，如病例对照研究（第五章）、单组试验设计（第六章）、个案研究（第七章）、横断面研究（第八章）、系统综述研究（第十章）等。这些研究方法应用于非药物疗法评价时其设计理念和研究模式与药物评价并无本质区别，仅需结合非药物疗法自身的特点在细节上加以考量。

二、真实世界研究方法的优势与局限

（一）优势

1. 实用型 RCT　实用型 RCT 的方法学特点使其更适用于评价复杂干预，尤其是中医药非药物疗法的疗效。因其侧重于效果的比较，设计思路更贴合临床实际和现实情况，故而相对于一般经典的随机双盲安慰剂对照试验来说，患者的依从性更高，研究结果的外部真实性更好。

2. PRPP 试验　PRPP 设计集合了 RCT 和队列研究的优点，按照患者偏好给予相应的干预措施，一方面可以帮助增加因存在干预措施偏好而不愿参加 RCT 的患者参与到研究中来，更好地反映真实治疗环境中一般患者的治疗效果，也将可能导致信息偏倚的"意愿"的因素考虑到疗效评价中来，提高了研究的外部真实性。该设计与经典的 RCT 相比能够依从患者意愿，使患者在心理上更好地参与到研究中，一定程度上缩短研究周期、降低脱落率，提高患者依从性及临床研究效率。

3. SMART 设计 针对中医复杂干预的疗效评价，若采用 RCT 来评价辨证论治的效果，往往只能评价一整套辨证论治方案（如针刺处方）的整体效果，并不能分阶段评价每个辨证处方适应性的效果，也不能评价各个阶段处方顺序或剂量变化的效果。而SMART 设计利用患者应答的异质性、共病性及复发可能性，并通过构建和对比 DTR 来获得方案调整策略。它能同时研究治疗的最佳时机和后续疗法的效果，在解决更广泛的问题时可以更接近真实的治疗过程。由于它的设计模式特点及优势，我们认为SMART 设计可以用于中医药非药物疗法综合干预方案的效果评价，或用于最优组合方案的研究。

4. 队列研究 队列研究使用前瞻性的研究设计，研究者可以提前制定纳入标准、测量指标以及测量标准，观察由暴露（治疗）引起的结果，从而可以推断因果联系；可以从结果中计算结局的发生率以及干预措施的效应大小；观察时间通常较长，能够获得客观结局的发生信息；数据来源较容易，成本较 RCT 低。队列研究的结果由观察而来，对常规医疗实践没有人为干预，其结果更加符合临床实际，推广应用的价值较大。

5. 定性研究 首先，中医非药物疗法非常强调医生和患者的体验，其操作过程与起效细节也更加个体化，对此类疗法的评价更需要充分考虑医患双方的感受，并对社会、医疗、文化、信仰及伦理含义有充分理解，也要求对操作过程有真实具体的掌握，这是定量研究无法达成的。其次，安全性评价、满意度评价、依从性评价等问题经常与负面体验关联，与个人主观的经历、背景及信念有较强的关联，收集信息时研究对象有选择回避的倾向，仅通过定量方法不足以挖掘出隐晦微妙的深层次信息。最后，定量研究受到研究设计与研究假设框架的局限，可能对信息的收集出现缺漏，也无法全面描摹医患双方主观的体验、态度和期望等人文属性的信息。定性研究能够解决上述局限，弥补定量研究的不足。

（二）局限性

1. 常见的偏倚 本书第二章中已经探讨了真实世界研究的证据等级。如前所述，真实世界研究中常用的非随机设计、观察性研究、甚至无对照的单组设计不可避免地涉及选择性偏倚、信息偏倚或混杂偏倚。在研究对象的选择上，队列研究、病例对照研究等非随机分组的观察性研究需明确研究对象的代表性和组间可比性；回顾性的设计、患者自我报告的结局、盲法的缺失、无有效对照等都会影响结果的真实性；混杂因素对观察性研究的影响也不容小觑。因此，真实世界研究在设计实施阶段应提高研究质量，力求达到内部真实性与外部真实性的最佳平衡点。

2. 研究设计本身的局限 在上述常见的比较效果研究（Comparative Effectiveness Research, CER）中（包括实用型 RCT、队列研究等），对于干预（暴露）的定义和测量有时难以界定；资料的收集过程中会不断增加患者的失访率以及出现队列迁移现象；由于研究人员对解释测量的方法或结果可能产生偏倚，导致研究结果有时难以被重复。

第三节　真实世界研究方法在中医非药物疗法临床研究中的应用举隅

一、实用型 RCT 在针刺临床研究中的应用实例

2019 年发表的一篇名为《针刺结合选择性 5- 羟色胺再摄取抑制剂（Selective Serotonin Reuptake Inhibitors, SSRIs）能改善抑郁症患者的临床症状和生活质量吗？一项实用型随机对照试验的二次分析》的研究旨在探讨针刺（手针或电针）配合 SSRIs 治疗中重度抑郁症对改善患者主要临床症状和生活质量的影响。

（一）研究设计

1. 受试对象　受试对象是来自全国六家医院确诊为抑郁症的患者，年龄 18–60 岁、汉密尔顿抑郁评分（Hamilton Depression Scale, HAMD）≥ 17 分。

2. 干预措施　受试对象被随机分为三组，三组均按常规剂量口服 SSRIs，疗程 6 周。在 SSRIs 处理的基础上，一组额外给予手针治疗、另一组加用电针治疗。针刺疗法为每疗程 30 分钟，每周 3 次，为期 6 周。两个针刺组的选穴包括 5–7 个主穴、并根据患者的症状选择 1–2 个辅助穴位。电针组在 4 个穴位予以持续的电刺激，手针组在留针 15 分钟后予以手法行针。

3. 结局指标　研究主要结局指标是第 6 周 HAMD–17 总分的有效率及 WHO 生活质量评分（WHO Quality of Life–BREF, WHOQOL–BREF）。次要结局指标包括 HAMD–17 缓解率、早发率和总分、抑郁自评量表总分、临床总体印象分和不良反应评定量表。

（二）研究主要发现

477 例患者被随机分为手针结合 SSRIs 组（161 例）、电针结合 SSRIs 组（160 例）及 SSRIs 组（156 例）。HAMD–17（第 6 周）结果显示手针组在迟缓因子上显著优于 SSRIs 组（p=0.008），而电针组在焦虑 / 躯体化因子（$p < 0.001$）和睡眠障碍因子上显著优于 SSRIs 组（p=0.002）。对于 WHOQOL–BREF（第 6 周），电针组与 SSRIs 单用相比，在总体生活质量、一般健康、身体健康和心理健康方面有更显著的改善（$p < 0.05$）。而手针联用 SSRIs 仅在心理健康方面比 SSRIs 有显著优势（p=0.023）。研究结论为手针或电针联合 SSRIs 治疗可改善中重度抑郁症患者的症状和生活质量，然而研究者也指出该试验的主要局限性是没有使用安慰剂对照，因此不能排除安慰剂效应。

二、PRPP 试验在拔罐临床研究中的应用实例

本研究于 2020 年发表在 *Complementary Therapies in Clinical Practice* 杂志上，名为《考虑患者偏好的部分随机对照试验：针刺与拔罐治疗纤维肌痛综合征的比较分析》。研

究的方案注册于 clinicaltrials.gov（NCT01869712）临床试验注册平台上，并全文发表在 Trials 杂志。研究目的是探讨 PRPP 设计在中医非药物疗法疗效评价的可行性。

（一）研究设计

近年来，中医非药物疗法的有效性已得到国际认可。2017 年，《美国内科杂志》上发布的指南建议使用非药物疗法，例如针刺、拔罐和太极拳来治疗背痛。游泳冠军菲尔普斯，使用拔罐疗法缓解肌肉疼痛，这进一步提高了中医非药物疗法的国际知名度。但是，由于无公认的安慰对照无法实施盲法进行干预，所以无法评估患者偏好对研究结果的影响。

研究纳入符合美国风湿病学会制定的纤维肌痛综合征诊断标准的患者，要求受试者初始疼痛强度评分超过 30mm（根据视觉模拟评分测量）；年龄在 20–60 岁；完全了解研究过程并签署知情同意书。因既往无评估 PRPP 可行性的研究，故该研究样本量估算使用 G*Power（版本 3.1.2）软件依据既往研究的结果预估两种干预在疼痛缓解评分上的可能差异，按照等效性试验的假设估算 1∶1 比例所需的样本量，并考虑脱落率后得到针刺组与拔罐组各需 60 例（共需 120 例）。对针刺或拔罐疗法有选择偏好的患者，根据患者意愿选择；无偏好的患者，按 1∶1 比例随机分为针刺组和拔罐组。拔罐组施以火罐治疗，选取阿是穴，以留罐为主要方法，辅以走罐；每次留罐 10 分钟。针刺组选取阿是穴，快速进针，行针配合行提插捻转手法 15 秒，留针 30 分钟。两组治疗均为每周 3 次，共治疗 5 周。主要结局包括患者对治疗的依从性（脱落率）、对治疗的满意度（七分值量表）和疼痛改善情况（视觉模拟评分法），次要结局包括患者对治疗的期望、不良事件、以及纤维肌痛综合征其他症状改善情况（如抑郁评分、生活质量评分等）。研究对结局测量人员和统计分析人员实施盲法。

（二）研究的主要发现

研究实际纳入 126 例，随机组 60 例（其中针刺治疗 30 例、拔罐治疗 30 例）、非随机组 66 例（其中针刺治疗 39 例、拔罐治疗 27 例）。其中男性 21 人（17.07%）；女性 105 人（82.03%），随机组与非随机组的性别比例差异无统计学意义。分析发现随机组与非随机组的受试对象在脱落率、对治疗的满意度以及期望值几方面，差异均无统计学意义，而非随机组比随机组提前 8 个月完成了受试者的招募和治疗。从主要结局指标的分析来看，PRPP 模式可能比 RCT 容易招募、从而加快研究的进度。当评估针刺与拔罐对缓解纤维肌疼痛的效果时，两者均使疼痛强度减轻，这两种疗法之间在症状改善评估评分之间没有发现差异（VAS 的均数差值为 –0.23cm）。这与既往评估针灸和拔罐疗法的止痛效果的系统评价的结果相似，提示 PRPP 在疗效评价的结果上与 RCT 可能无显著差异。

三、队列研究方法在太极临床研究中的应用实例

本研究名为《早期或轻度帕金森病患者太极拳与常规运动的比较：一项回顾性队列

研究》，于 2020 年发表于 *Brazilian Journal of Medical and Biological Research* 杂志。研究的主要目的是比较和分析常规运动和太极拳对帕金森病患者身体和临床表现的影响，次要目的是检验太极减少患者使用左旋多巴的假说。

（一）研究设计

1. 研究对象　回顾分析 2017 年 12 月 1 日~ 2019 年 1 月 15 日，在中国山东高密市人民医院神经内科和浙江丽水市人民医院神经内科接受康复训练的患者的诊疗资料。纳入 18 岁及以上、确诊为帕金森病的患者，病情严重程度为 I 至 III 级（非常早期、早期和轻度），能够独立活动，没有其他严重的神经系统疾病，在过去 2 个月内没有参加任何形式的物理治疗。

2. 暴露与对照　暴露组研究对象每日进行 80 分钟的太极拳训练，每周 3 次，共持续 2 个月；对照组每日 90 分钟常规运动（包括跑步机跑步、有氧运动、舞蹈），每周 3 次，共持续 2 个月。本研究中的太极拳训练定义为杨氏太极的 6 个动作，研究对象每周连续三天重复进行这 6 个动作。两组研究对象的训练都是在研究人员的指导和监督下进行的。两位研究者在物理治疗、心肺复苏和急救方面都有超过 5 年的经验。

3. 结局指标　身体机能方面的指标包括 15.24 米的速度测试（患者步行 15.24 米距离所需的时间）、定时上下测试（评估参与者从椅子上站起来，步行 3.05 米，然后回到椅子上坐下所需的时间）、功能性伸展测试（16 种常见的功能性活动，例如：卸杂货、铺床、带着行李爬上 3 级平台等），以及跌倒的发生率。

反映临床表现的指标为必须服用左旋多巴或等效治疗药物的患者总数和日服用剂量，以及不良事件记录。

（二）研究主要发现

在研究期限内共有 571 名符合诊断标准的帕金森病患者，排除接受其他康复训练或病情程度高于 III 级的患者，共有 500 例患者符合纳入标准。

数据分析发现，太极拳和常规运动对定时上下测试、15.24 米速度测试和功能伸展测试结果均有改善，但太极拳对这些参数改善的强度高于常规运动。两种方法均能降低跌倒的发生率，但太极拳组的跌倒发生率更高。在随访结束时，太极拳组有 22 例（9%）患者成功停用左旋多巴治疗；而且，该组中必须继续服用左旋多巴的患者，服用剂量也减少了。研究者认为，该研究提供了 III 级的证据证明太极拳有可能减缓帕金森病症状的进展，并减少左旋多巴的使用。

四、定性访谈在推拿临床研究中的应用实例

本研究于 2020 年发表于 *International Journal of Therapeutic Massage & Bodywork* 杂志。目前还没有关于孕期推拿安全性的心理学方面的循证研究，而对于孕妇实施的治疗手段，其安全问题备受关注，且对于负面信息的担忧和处理行为的信息收集较之疗效体验更加困难，一对一访谈解决上述问题具有优势。故而，澳大利亚学者通过给孕期接受过推拿的妇女进行电话一对一深度访谈，询问和分析她们对孕期推拿安全性的观点和经历。

（一）研究设计

研究采用了目的抽样，既往研究指出，此类主题的研究要达到信息饱和通常需要15名左右的参与者。招募对象包括研究者既往开展研究的参与者。研究细节通过电子邮件、社交媒体和传单分发。研究者向潜在的参与者发送了一份信息表，希望参与研究的女性提供了知情同意书（书面或口头），并安排了面谈时间。一位没有参与研究设计的研究者主持了所有的访谈。访谈通过电话进行，内容是关于受访者对怀孕期间接受推拿治疗的感受、经验，及对其安全性的观点。每位受访者被访谈的时间为 20～30 分钟。

（二）研究结果

研究最终对 20 名孕期接受过推拿的女性进行了抽样调查，被访者平均年龄为 35.5 岁，其中 19 名女性是白种人、1 名女性是亚洲人。所有被访者在寻求孕期推拿之前都有过推拿经历。基于主题分析法，访谈结果最终生成五个主题："需求的自主权""孕期推拿不仅仅只是推拿""推拿师富有经验时我感觉更安全""推拿细节的连贯带来安全感""考虑推拿安全性的决策"。这些信息为如何提高接受推拿治疗孕妇的安全感提供了参考。研究者总结道，安全不仅包括推拿师提供的治疗，还包括他们提供治疗的环境以及他们如何管理治疗和咨询。这项研究确定了使妇女感到心理安全的实践特点，如经验和专业知识、自主性、倾听的感觉、咨询的重要性等。

五、SMART 设计在针刺临床研究中的应用实例

本例仅为方案，于 2018 年发表在 *Contemporary Clinical Trial* 杂志上，名为《制定军人慢性疼痛最佳治疗方案的 SMART 设计》。

（一）研究设计

该方案的设计是决定功能恢复和综合治疗的最佳剂量和顺序的 SMART 设计，如图 25-3 所示。在第一个干预阶段，参与者被随机分配到 3 周的标准康复治疗（Standard Rehabilitation Cure, SRC）或补充结合疗法（Complementary Integrative Healing, CIH）组。SRC 组接受物理和职业疗法（occupational therapy）治疗。CIH 组接受脊椎按摩治疗、针刺、瑜伽和泡沫轴（foam roller）疗法；如果需要，也可以同时采用生物反馈。两组都接受由心理技术员给予的疼痛管理的心理教育。在第一阶段干预的第三周，重新评估疼痛影响评分，并与基线评分进行比较。那些疼痛影响评分提高 3 分（美国国立卫生研究院慢性腰痛研究标准工作组建议的广泛的肌肉骨骼的最小临床重要差异）或更高的受试者继续他们原有的治疗 3 周。无应答者被随机分配到 3 周的替换治疗（替换为原来的另一组疗法）或联合治疗（SRC+CIH）。每个阶段 3 周治疗的持续时间是根据研究临床

医生的专业知识确定的，他们发现至少需要 5-6 次治疗来确定患者是否对治疗有应答。

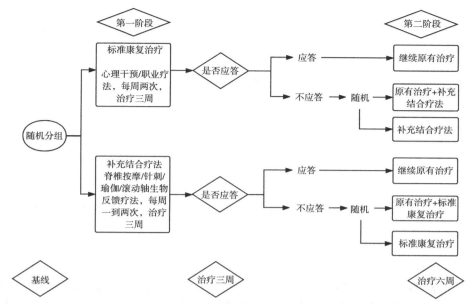

图 25-3　决定功能恢复和综合治疗的最佳剂量和顺序的 SMART 设计示意图

（二）研究假设

该研究的目的有三个，主要目的是确定 3-6 周单用或联合使用 CIH 或 SRC 方案的最佳治疗组合、顺序和持续时间，以及其改善疼痛影响的疗效。第二个目的是确定改善患者次要结局指标（即抑郁症状、焦虑、愤怒、睡眠障碍和疲劳）、功能容量测试、生物指示剂（即皮质醇和 8-OHDG 水平）等治疗结果的最佳组合、顺序和持续时间。该研究的第三个目的是确定在 6 周内能成功预测主次要结局的因素。这些因素可能包括性别、基线健康、疼痛灾难、动眼神经症、创伤后应激、疼痛自我效能、损伤和生物指标。

研究参与者是在马迪根陆军医学中心跨学科疼痛管理中心治疗慢性疼痛、同意参与本研究的现役军人。纳入标准包括：持续 3 个月或更长时间的慢性疼痛；患者自我报告的结果测量信息系统的平均疼痛强度至少低于平均值 1 个标准差和（或）疼痛自我报告评分大于 3 分；以及能运用英语交流、读写。如果患者在过去 6 个月内进行了手术，或即将进行的手术，或有不稳定的心理障碍、或药物滥用则将被排除。主要结局指标为疼痛评价，次要结局指标包括患者自我报告结局、功能评价及执勤能力。

第二十六章 真实世界研究在中药注射剂安全性评价中的应用

第一节 中药注射剂应用现状和存在问题分析

一、中药注射剂发展历史和应用现状

《中国药典》:"中药注射剂"是以中医药理论为指导,采用现代科学技术和方法,从中药或天然药物的单方或复方中提取的有效物质制成的无菌溶液、混悬液或临用前配成溶体的灭菌粉末供注入体内的制剂。中药注射剂以吸收快、作用迅速等特点,成为临床上急症、重症等患者的选择剂型。中药注射剂适用于不宜制成口服剂型的药物,或用于不能接受口服给药的患者,打破了中药只适合治"慢"病的传统思想,为中医药治疗急重症开通了一条新道路。中药注射剂是我国中医药现代化发展过程中的特色产物之一,是中药现代化发展过程中的产物之一。作为中药现代化发展的产物,中药注射剂在继承了传统中药疗效的基础上,通过给药方式的改变,不仅可以更快发挥出药效,提高生物利用度,而且可以扩宽中药的使用范围。自 1940 年我国第一个中药注射剂柴胡注射液出现以来,50 年代到 60 年代初,先后研制出了"板蓝根注射液""抗 601 注射液"等 20 余品种;步入 70 年代,逐步兴起了中药注射剂的研究热潮,中药注射剂品种数量与日俱增,多达 700 余种,如鱼腥草注射液、清开灵注射液和丹参注射液等。到了 80 年代后,中药注射剂研究热度持续,全国中药注射剂高达 1400 余种,如盐酸麻黄碱注射液。90 年代初我国又研制出了第一支中药粉针剂——双黄连粉针剂。2015 年数据分析显示,我国已上市中药注射剂 134 个,涉及批准文号 923 个,生产企业 216 家。1963 年版药典首次收录中药注射剂,1977 年版药典中收录 24 种中药注射剂,达到高峰,并且首次收录中药复方注射液,经过历年的变动改革,最新版药典(2020 年版)只收录 5 个中药注射剂。2017 年医保目录共有 50 个中药注射剂品种,39 个使用受限,26 个限于二级以上医疗机构使用;2020 年医保目录中有 45 个中药注射剂品种,34 个品种使用受限,40 个品种仅限于二级以上医疗机构使用,且使用范围都偏向重症;协议期内谈判药品部分有 7 个中药注射剂品种,仅限于二级以上医疗机构使用,使用范围偏向于重症、慢性病和中晚期肿瘤患者。

中药注射剂在临床上具有广泛应用,尤其在呼吸系统疾病、心血管疾病以及治疗肿

瘤方面都发挥着重要作用。用于治疗呼吸系统疾病的中药注射液大多数具有清热解毒的功效，可起到抗病毒、抗细菌感染等作用，如板蓝根注射液、双黄连注射液等。此类中药注射液的出现，可以用于减少抗生素的使用。用于治疗心血管疾病的中药注射剂，主要涉及慢性心功能不全、心律失常、高血压、心肌炎、心绞痛和冠心病等心血管疾病中，此类中药注射液大多具有活血化瘀、益气强心、开窍醒神、通络止痛等功效，如黄芪注射液、丹红注射液、银杏达莫注射液等。用于治疗肿瘤的注射剂大致可分为驱邪型、扶正型与扶正祛邪兼顾型。驱邪型主要以攻邪抑瘤为主，常见的有华蟾素注射液、复方苦参注射液、鸦胆子油乳注射液等；扶正型主要以提高免疫力为主，常见品种有参芪扶正注射液、康艾注射液、香菇多糖注射液等；扶正祛邪兼顾型的常见品种有艾迪注射液、康莱特注射液等。抗肿瘤中药注射剂的出现，能够用以直接治疗或者间接辅助治疗癌症。

二、中药注射剂安全性问题分析

长期以来，由于成分复杂、药理机制不明确、适应证不确切等因素导致临床不良反应、超说明书用药频发，中药注射剂不良反应和用药安全问题一直饱受争议。大多数中药注射剂品种都获批于 1985 年之前，安全性、有效性基础研究薄弱，也造成了临床有效性数据、安全性数据严重不足。随着中药注射剂在临床上的广泛应用，其不良反应也相继涌现，涉及的不良反应主要有过敏反应、呼吸系统损害、消化系统损害、心血管系统损害、神经系统损害、泌尿系统损害、血液系统的损害、运动系统损害和用药局部反应等。2006 年，包括鱼腥草注射液等 7 个注射剂，因不良反应密集出现，被国家相关部门叫停，引起了国家对中药注射液不良反应的重视。随着我国人民生活水平的不断提高，国民自我保护意识也不断增强，其不良反应的频发，受到社会各界的广泛关注。由于不良反应频发，多种中药注射剂被各省份纳入重点监控目录，甚至不允许进入基层医疗，中药注射剂面临着史无前例的发展窘境。历经近 80 年发展，中药注射剂不良反应代表性事件备受行业关注。

20 世纪 90 年代后国家颁布了一系列法律法规及药品标准来加强中药注射剂监管，以促进中药注射剂的合理规范化发展。2000 年要求中药注射剂在固定中药材品种、产地和采收期的前提下，采用指纹图谱的方法进行质量控制；针对之前药品省级注册没有统一国家标准的历史问题，在地方标准转升国家标准过程中，淘汰大部分标准落后、质量不可控的地方用中药注射剂，只有少部分品种转升为国家标准；2004 年在部颁标准的中药注射剂中推行指纹图谱标准。除少数几个是 2000 年之后研制的新品种，大部分是历经 50 年以上发展，特别是在我国缺医少药或特殊困难时期经过临床淬炼而保留下来的品种，尤其是近十几年，国家又从质量提升、临床监测与风险评估方面淘汰了一批，当前在临床上大量使用的中药注射剂品种，是临床风险可控或有保障的注射剂品种。

在鱼腥草注射液等不良反应事件后，国家取消了一批严重不良反应品种的生产批文，并发布了中药注射剂注册管理的通知，旨在整体提高中药注射剂的质量。2006 年，原国家食品药品监督管理局（SFDA）发布了283号文件，制定了《中药、天然药物处方药说明书格式》《中药、天然药物处方药说明书内容书写要求》，以及《中药、天然药物处方药撰写指导原则》（以下简称《撰写指导原则》）。2007年发布了《中药、天然药物注射剂基本技术要求》，从安全性、有效性、必要性三个方面规范了技术要求，鼓励药品企业及时递交修改说明书申请。2009年原国家食品药品监督管理局发布《关于做好中药注射剂安全性再评价工作的通知》，2010年，国家食品药品监督管理局发布了395号文件，制定了《关于印发中药注射剂安全性再评价生产工艺评价等7个技术指导原则的通知》（以下简称《技术指导原则》），从生产工艺、质量控制、非临床研究、临床研究、风险控制能力评价、风险效益评价、风险管理计划7个方面加以指导，指出应加强相关的临床/非临床研究为说明书的撰写提供参考，并对药品说明书涉及的安全性信息进行评价。2011年发布了《关于做好2011年中药注射剂安全性再评价工作的通知》，要求做好中药注射剂再评价工作，全面开展中药注射剂标准提高工作，分批对中药注射剂开展评价性抽验，加强对中药注射剂品种的不良反应监测，并对重点品种组织开展综合评价，同时要求各省市药监部门和生产企业全力配合，将安全风险评估作为日常监管工作长期开展。2018年3月，国家食品药品监督管理局发布了《2017年度药品审评报告》，报告中指出将研究启动中药注射剂再评价工作，制定再评价技术指导原则作为2018年的重点工作安排。中药注射剂再评价相关政策逐年推进，已成为药监部门重点安排的工作之一。

国家药品不良反应监测中心发布的不良反应监测报告显示，2011—2017年我国中药注射剂不良反应事件发生率持续居高不下，占中药不良反应的一半以上，2017年占比达54%。国家药品监督管理局发布的2017年《国家药品不良反应监测年度报告》中，中药注射剂不良反应/事件报告为13.81万例次，严重不良反应/事件报告1.45万例次，与2016年相比，中药注射剂不良反应报告数量增长2.6%，严重不良反应报告数量增长近2倍，其中过敏反应发生率最高。

2017年6月22日，在召开的十二届全国人大常委会第二十八次会议上，受国务院委托，国家食品药品监督管理局指出中药注射剂特别是早期批准上市的以中药为原料生产的注射液，安全性、有效性基础研究薄弱，部分生产企业偷工减料、使用假劣原料、擅自改变生产工艺，严重影响了药品的安全性、有效性。因此提出未来将建立生产企业直接报告不良反应的监测制度，分期分批推进已上市中药注射剂有效性、安全性评价。实际上，无论是新版医保目录还是国家食品药品监督管理局再次启动中药注射剂的评价工作，核心的考量就是中药注射剂的安全性问题。

三、中药注射剂不良反应的特点

中药注射剂不良反应具有以下特点：①多发性和普遍性，临床上几乎所有的中药注射剂均发生过不同程度的不良反应。②临床表现多样性，中药注射剂可导致对多系统、多器官功能的损害。③不可预知性，中药注射剂潜在的不良反应无法提前准确监测。④不确定性，尚无法确切得出某一中药注射剂会发生多少类不良反应。⑤批次差异性，不同厂家、不同批次的中药注射剂发生的不良反应存在差异。⑥中药注射剂常导致两种类型的过敏反应：Ⅰ型过敏反应及类过敏反应，部分中药注射剂还会引起Ⅱ型过敏反应。在临床发生的急性过敏反应中，类过敏反应发生频率占77%%，在中药注射剂引发的过敏性休克中又约占3/4，由此看来，类过敏反应其发生率远高于Ⅰ型过敏反应，且在临床中有增多趋势。类过敏反应其激发无须免疫系统参与，也无抗体参与，第一次用药即可产生，临床表现和过敏反应类似，其机制为非免疫机制直接刺激或补体途径激活肥大细胞或嗜碱性粒细胞释放组胺、炎症因子等生物活性介质，致使类似过敏症状出现。

四、中药注射剂不良反应的成因

导致中药注射液出现不良反应的因素是多方面的，主要为生产与使用环节，原料药材的质量无法保证、制备生产落后、企业生产过程中GMP问题、超剂量使用、药证不符、溶媒使用不合理、中西药混用等；根源为药材、生产工艺、处方使用的技术原则和评价标准的不完善，缺少安全性评价以明确注射剂的疗效与风险。概括起来有4大主要原因：中药注射剂自身原因、临床应用使用不合理及患者个体差异；监测与管理机制匮乏。

1. 中药注射剂自身问题 中药注射剂的自身尚存在着一些问题，一是中药材自身稳定性不高，常受到产地、生长环境、采收季节、入药部位、炮制方法、储存条件、药材多基源等多方面影响。原料药的质量不稳定，直接造成了中药注射剂的质量不稳定性。二是成分较为复杂，澄明度与稳定性均不理想，含有蛋白质、鞣质、多糖复合物、生物碱、萜类、黄酮、香豆素、皂苷、蒽醌、有机酸、树脂、挥发油等物质，复杂的成分无疑是发生不良反应的一大诱因。在药液混合的过程中，易与氯化钠或葡萄糖注射液发生盐析反应产生不溶性微粒，当不溶性微粒进入血管后，可能引起局部栓塞性损伤和坏死，比如微血管阻塞、肉芽肿等。三是工艺质量难以控制，中药注射剂大多是在国家实施新药审批办法之前就已经开发出来的，受到当时科研水平的局限，其制备工艺、质量标准都尚未完善，生产工艺较为粗放，稳定性差。不同厂家的生产工艺也有所差异，相同厂家也会出现批号间差异。另外，中药注射剂说明书普遍简单，其中"不良反应""禁忌""注意事项""药物相互作用"项下常因缺乏研究而标为"尚不明确"，这给临床应用造成困扰。

2. 临床使用不合理 中药注射剂超说明书用药现象较突出，且大部分为无依据的不合理用药。在临床应用中，由于人为的使用和操作不当，也会引起中药注射剂不良反应的发生。常见的有以下几种情况：①稀释液的选择不当，中药注射剂的成分复杂，常以胶体的状态存在，易随着pH值的改变而析出不溶性微粒，甚至出现变色和产生气泡等现象。比如双黄连注射液在生理盐水中稀释明显优于5%葡萄糖注射液。②滴注速度与滴注时间不合理，一般情况下，滴注速度不高于40滴/分，滴注时间在2h以内。若滴注过快，进入毛细血管的药量瞬间增大，刺激性也随之增加，可能导致静脉炎、静脉变硬等不良反应；若滴注过慢，会产生水解、氧化、变色等不良反应。③超剂量使用，中药注射剂的超剂量使用会使血药浓度增加，若血药浓度超出治疗窗范围会引起毒性反应。中药注射剂剂量的随意增加，不仅不会增强药物疗效，反而会极大地增加药物不良反应发生率。④超疗程使用，治疗一定要以"中病即止"为原则，中药注射剂的超疗程使用无疑属于药物的蓄积过程，易引起中毒反应。⑤联合用药不合理，由于药物配伍后会产生生理化性质的改变，比如 pH 值的升降、不溶性微粒的产生、颜色的变化等。所以中药注射剂适合单独用药，通常不宜与其他药物联合使用。若必须输入两种及两种以上的注射剂，也不可序贯给药，换药时需要间隔一段时间或进行冲管处理，以免两种药物发生相互作用而产生不良反应。⑥配药不规范，中药注射剂的配药环节需要在洁净区内完成，并且遵循"现用现配"原则，提前配制的中药注射剂出现不良反应的概率明显高于现用现配的中药注射剂。⑦输液器的选择，程艳红研究表明使用一次性精密输液器，可有效降低中药注射液不良反应的发生率。

3. 患者个体差异　患者自身也存在个体差异，比如儿童处于生长发育期，各组织器官发育尚不成熟，对药物作用更为敏感；老年人的身体功能逐步衰退，对药物代谢与排泄能力减弱；具有肝肾功能不全的患者，对药物的代谢能力减弱，且对药物的耐药性降低。综上所述，儿童、老年人以及肝肾功能不全的人，更易发生不良反应，应该减少中药注射剂的使用。

4. 监测与管理机制匮乏　中药注射剂上市后缺乏系统规范的监管机制，安全性再评价工作进展缓慢，不良反应报告机制也未完全发挥作用，监测工作开展主要依靠医疗机构相关人员填写药品不良反应监测表进行上报，属于被动应对，且存在医疗机构出于绩效评估等原因迟报甚至少报的现象。

五、中药注射剂安全性评价真实世界研究现状

总体上看，中药注射剂安全风险高于中药口服制剂，但低于化药注射剂。然而由于研究基础薄弱，大部分中药注射剂在临床广泛使用的同时，其安全性缺乏科学的临床证据，中药注射剂安全性风险可知性差，还缺乏有针对性的风险管控，上市后临床安全性再评价工作刻不容缓。中药注射剂上市前的研究，由于样本量小、研究周期短、研究对象单一、合并疾病和合并用药严格限制、用法用量规范，一般只能收集到较少的安全性信息，对药品说明书的支撑不足。中药注射剂在真实情况下和广泛人群中应用的安全性，只能通过真实世界研究来获得。2017 年 9 月某药厂生产的 3 批次喜炎平注射液因寒战、发热等严重不良反应被国家药品监督管理局紧急召回，而此药早在 2009 年～2013 年就完成了大量的药品非临床安全性及药理学研究和上市后临床安全性研究，由此可见，一次性评价无法确保药品的终身安全，安全性评价是贯穿中药注射剂整个生命周期的一项系统工程。中药注射剂上市前的临床研究受到"理想"条件下的研究设计和实施环境的制约，难以全面反映安全性信息（尤其是一些发生率低的不良反应和迟发不良反应）及特殊人群（如老年人、儿童、妊娠或哺乳期妇女、肝肾功能异常患者）用药情况，也不能适应全生命周期风险管控的要求；另外，由于历史原因，有的中药未经过严格的临床评价，而上市后安全性评价也未受重视，导致安全性可知性差，说明书中安

全性信息欠缺等问题。因此，真实世界研究适合中医药安全性的评价研究。2020 年 1 月 7 日国家药品监督管理局发布了《真实世界证据支持药物研发与审评的指导原则（试行）》，提出真实世界研究是药物研发的一种策略和路径，如何通过科学严谨的方法将真实世界数据转化为真实世界证据，是目前研发和监管共同面临的挑战。真实世界证据的价值体现在中药注射剂上市后再评价的方方面面，尤其在明确药物临床定位、完善安全性信息、确定临床剂量、开展药物经济学研究方面更加突出。近年来，行业开展了若干个中药注射剂的真实世界安全性研究，通过登记注册式医院集中监测前瞻性收集安全性数据，并分析国家药品不良反应监测中心自发呈报系统的回顾性数据，将主动监测和被动监测结合起来，为产品说明书安全性信息的完善提供了大量数据。2019 年 10 月发布的《中国中成药真实世界研究技术指导原则》明确定义中成药真实世界研究是指围绕中成药的具体研究问题，综合流行病学、生物统计学、信息学、药物经济学、中医学、临床医学等多学科方法技术，基于真实世界数据开展的研究。该指导原则针对各种常见的真实世界研究方法，从研究立题、方法选择、数据收集、数据处理、统计分析、经济学评价等方面，结合中成药自身特点，进行了细致的阐述和科学指导，原则适用于我国基于真实世界数据的中成药有效性、安全性及经济性评价参考。

　　从 2009 年开始有研究者发表论文论述中药注射剂的真实世界研究，2011 年开始出现中药注射剂真实世界研究实例分析，除 2015 年呈现低谷外，国内有关这个领域研究成果的发表逐年上升。中国中医科学院的研究团队在中药注射剂安全性再评价方法的建立方面进行了有益探索，并整理出版了安全性再评价专著，提出建立中药上市后安全性评价证据体的概念，为研究者与企业提供了方法学借鉴。天津中医药大学团队在中药注射剂安全性医院集中监测研究的规范化方面，以及河南中医药大学相关团队在中药注射剂安全性评价的真实世界研究方面做了大量示范性研究。

第二节　医院集中监测在中药注射剂安全性真实世界研究中的应用

　　目前中药注射剂安全性真实世界研究主要包括医院集中监测、注册登记研究和基于医院信息系统（Hospital Information System，HIS）及自发呈报系统的回顾性研究等，其中以医院集中监测的应用最为常见。以下介绍医院集中监测具体应用要点。

一、医院集中监测概述

　　医院集中监测是指在一定时间（数月、数年）和一定范围（一个地区或者数个地区的一家医院或者数家医院）内，以患者或药品为线索，以住院患者和 / 或门诊患者为目标人群，详细记录 ADE/ADR 的发生以及药物使用情况，研究 ADE/ADR 发生规律的一种研究方法。该方法属于前瞻性研究，对于集中挖掘风险信号、判定 ADE/ADR 与药品及使用等因素的关系具有一定优势，可以计算 ADE/ADR 发生率，弥补被动报告的不足，是目前开展中药注射剂临床安全性评价的主要研究方法，并于近10年得到广泛应用。中药注射剂临床安全性集中监测研究属于真实世界研究范畴，对临床诊疗实践不附加干预，是观察性研究的一种类型。其质量和结果的价值与研究方案的科学性、过程质量控制的严谨性和数据管理、分析及报告的规范性密切相关。应用医院集中监测方法对中药注射剂开展真实世界的安全性研究出现于2010年后。通过对中药注射剂 ADR 的集中监测研究，能够建立一套更加适用于中药注射剂特点的集中监测研究方法，分析中药注射剂 ADR 的详细资料，探讨其发生的原因或易发因素，总结其发生的固有规律和特点，能帮助临床医生、研究人员和政府有关部门更好地进行中药注射剂临床实践和相关医疗政策制订。

为加强我国药品上市后监管力度，保障药品安全，国家食品药品监督管理局于2011年正式提出了开展重点监测的要求，并于2013年进一步制定了《生产企业药品重点监测工作指南》（征求意见稿）。该指南对我国药品重点监测这一新制度的含义、内容、责任主体、程序、标准等进行了初步规定，以指导药品生产企业规范开展重点监测工作，保障重点监测制度的顺利实施。近年来，相关学会和科研院所先后发布了有关临床安全性集中监测的系列技术规范，推动建立了以企业为主体的基于主动获取的中药注射剂安全性监测系统，形成了中药注射剂集中监测模式。其中医院集中监测研究取得的成效最为显著，已经完成了约多个中药注射剂品种的临床风险概貌分析，深化了对中药注射剂安全性的认识，为说明书修订和风险管理策略制订提供证据基础。参考目前行业内有关医院集中监测研究的技术规范和专家共识:《中成药上市后安全性医院集中监测技术规范》《中成药上市后临床安全性重点品种医院集中监测报告规范》《中药注射剂上市后临床安全性评价研究的过程质量控制技术规范（征求意见稿）》《中药注射剂临床安全性集中监测研究设计与实施专家共识》，在开展中药注射剂安全性医院集中监测时，需要注意以下要点。

二、研究设计阶段

1. 明确研究目的　不局限于获得 ADE/ADR 发生率，还以发现新的 ADR 风险信号、确定危险因素为目标，为制定风险管控计划提供依据，通过修改药品说明书等措施，实现目标产品风险最小化，提高合理安全用药水平。

2. 组建研究团队　为实现方案设计的科学性、合理性和可操作性，保障研究质量，研究准备阶段需要设置合理的组织机构，包括专家指导委员会、执行委员会、不良事件评估专家委员会、项目协调工作组、监查工作组、数据稽查工作组、数据管理工作组、数据核查工作组、数据分析工作组等部门。建议不良事件评估专家委员会由多领域交叉学科专家组成，包括临床医学、临床药学、药理学和毒理学等专业。一线研究人员应当收集、记录并报告研究中发生的所有不良事件，不良事件与药物之间的关联性应当经过不良事件评估专家委员会评价确定。监查、稽查、数据管理和数据分析等部门应该相互独立，避免利益冲突。

3. 系统评价文献　在开展研究之前，完成待评价品种前期资料的系统性回顾，包括对目标品种的临床安全性文献（ADE/ADR 病例报告或病例系列，临床试验等）进行系统评价，如已有相关系统评价发表，应予更新；对国家药品不良反应监测中心反馈的监测数据进行全面总结和分析。根据对前期资料的系统梳理，为方案设计提供基线数据，使监测重点、样本量及过程管理更有针对性，提高方案的科学性和可操作性。

4. 估算样本量　应当根据研究目的进行估算，符合统计学要求。建议在前期系统性资料回顾基础上，按照发生率最低的安全性问题为样本量估算依据。由于医院集中监测实际上为观察性研究，为了减少选择性偏倚，应当采取整群抽样，保证监测数据的连续性和完整性。

5. 选择监测医院　对于监测医院的选择，需要考虑地域、级别、类别、条件和数量等多个因素，应根据不同品种实际应用的范围，选择具有代表性的医院。

6. 确定监测周期　考虑到季节变化以及药品存放时间对安全性的影响，通常建议研究周期不短于 1 年。

7. 制定数据采集表　纸质或电子信息采集表的设计要兼顾操作性和信息全面性。病例采集表做到简洁实用，避免繁杂。优化采集，减少无价值信息采集。对于是否采集患者或发生 ADE/ADR 患者的血样，可根据具体研究目的确定。

8. 监测数据统计分析　监测数据应由独立的第三方专业医学统计人员制订统计计划，参与从监测设计、实施至分析总结的全过程。根据监测目的利用适当的统计分析方法对数据进行合理分析，并提供统计报告。

三、研究实施阶段

1. 伦理审查要求　医院集中监测属于观察性研究，按照研究对象分类属于涉及人的生物医学研究。需要同时考虑患者权益保护和研究实施的可操作性。研究方案需经伦理委员会审批，着重审查隐私保护。如果方案不增加患者负担、不损害患者利益，建议豁免患者签署知情同意书。牵头单位组织医学伦理委员会对方案进行审查，报其他参加医院备案或快速审查。

2. 研究方案注册　鼓励进行研究方案的注册，提高研究过程的透明度，提高研究结果的认可度，减少报告和发表偏倚。

3. 研究人员培训　所有参与研究的人员，包括医师、药师、护士、监查员、稽查员、数据管理、数据核查和数据分析人员等，均需要进行培训，通过考核并获得相应资格后方可参加研究。

4. 数据采集模式　医师、护士、药师、CRA、企业等不同主体采集的数据存在差异。基于科学性和可行性，数据采集建议以临床药师与护士相结合为主，临床用药操作部分信息由护士收集，用药信息和患者的临床信息由临床药师收集。临床医生以日常诊疗为主，参与不良事件的分析评价，临床药师负责确定不良反应名称，必要时可咨询临床医生。

5. 数据采集原则和内容　数据采集应当遵循真实、准确、及时、完整的原则，保证数据的可溯源性。特别要强调的是，医院集中监测是前瞻性主动性收集安全性信息，不能从既往病案中回顾性收集事件，也不能根据合并用药情况推测 ADE/ADR。除外以下有关不良事件记录的相关信息外，所有监测病例均需记录：一般人口学资料、既往史、过敏史、家族史等一般信息；中医诊断（包括中医病名、证候）、西医诊断信息；监测中成药的用药天数、规格、用法、用量等，静脉给药需要说明溶媒、滴速、注射室温、配液放置时间，合并用药，辅助疗法等用药信息。

6. 不良事件记录　对于患者在用药期间出现的所有不良事件，不论是否与药物有关，都应当详细记录。对发生不良事件的病例，需要保证数据可溯源。ADE/ADR 信息采集表应参照 2011 年《药品不良反应报告和监测管理办法》（中华人民共和国卫生部令 81 号）中的《药品不良事件报告表》，根据监测中药注射剂特性，收集相关信息，主要包括患者一般信息、可疑中药注射剂信息（批准文号、商品名称、通用名称和剂型、生产厂家、生产批号、用法用量、用药起止时间、用药原因）、ADE/ADR 表现、发生时间、轻重程度、处理及转归，ADR 与可疑中成药的关联性评价等内容，要特别注意监测中药注射剂是否正确辨证合理使用。填写时使用的 ADR 术语应依据《WHO 药品不良反应术语集》，中医方面的术语包括中医病名、证候，应依据相关行业公认标准。

7. 不良事件判定　参照 2011 年《药品不良反应报告和监测管理办法》（中华人民共和国卫生部令 81 号）及 2010 年国家药品不良反应监测中心发布的《常见严重药品不良反应技术规范及评价标准》对不良反应/事件进行判定。不良事件判定建议采用三级判定流程。临床药师做出第一级判定，不明确的情况下可请临床医生协助提供必要信息；医院课题组做第二级判定；不良事件判定专家委员会执行第三级判定，解决有疑义的事件。

8. 质量控制　建立医院、分中心、第三方监查和稽查四级质控体系。独立的第三方监查和稽查是保证研究质量的重要手段。监查组和稽查组都应制订工作计划，保证研究质量。原则上药品生产企业不能作为监查主体。监查和稽查的频次不少于 1 次/月。主要内容包括：监测医疗机构、监测者、监测支撑条件、监测进度、监测是否执行监测方案、监测档案管理、监测文件、数据采集系统、原始数据填报、不良事件判定。

9. 数据管理　医院集中监测研究样本量一般较大，建议采用项目管理和数据管理信息化系统，保证采集、提交、核查和修订的准确性和及时性，提高数据管理的效率和质量。采用标准化术语规范合并用药、ADE/ADR 等信息，建议参照 ICH 国际医学用语词典（Med-DRA）和 WHO 不良反应术语集（WHOART）等术语字典。

10. 监测文件的归档与保存　安全性监测的档案资料均须按规定保存及管理。

四、研究总结阶段

1. 数据的统计分析　按照统计分析计划书，合理处理异常值、缺失值，并选择合理的统计分析方法。对于不良事件，通常需要区分不良事件、严重不良事件、不良反应、严重不良反应，分别计算每个事件的发生率。分析不良事件与研究药物的关系、临床使用的关系、基础疾病和疾病进展的关系、合并用药的关系、患者的个体差异等。不良反应需要区分常见、少见、罕见、极罕见不良反应。

2. 结果报告内容

（1）总结报告应规范，全面，真实。

（2）监测完成情况：监测流程图：负责单位及参加单位的监测起止时间、任务数和完成数、ADR/ADE 总数、严重程度和类型数。

（3）监测人群分析：①监测人群的描述分析：描述全部监测人群的一般信息；报告各变量上存在缺失数据的人数及原因；详细描述失访人群的情况。②所监测中药注射剂临床使用情况：首次使用时间、停药时间、给药途径、剂量、频率、疗程、药品批次、合并使用的药品（提供合并用药的前后顺序及间隔时间）。中药注射剂，需报告溶媒、室温、滴速、浓度、用药持续时间、是否与其他药物混合配制、是否冲管、注射期间的其他措施、不同通路同时使用的其他药物等。

（4）ADR/ADE 病例的描述分析：①报告所采用的 ADR/ADE 术语规范，报告 ADR/ADE 总发生例数、例次、ADR 总发生率及其可信区间和国际医学科学组织委员会（The Council for International Organizations of Medical Sciences, CIOMS）分类（十分常见、常见、偶见、罕见、十分罕见）；报告每种 ADR 的发生率（包括可信区间）及其 CIOMS 分类；报告 ADR 所导致系统损害的发生率及其可信区间和 CIOMS 分类；特殊人群所发生的 ADR/ADE 需单独列出分析。②对 ADR/ADE 描述，包括症状、体征、严重程度、实验室指标异常改变。③报告是否按照国内外公认的 ADR/ADE 分类标准，以合适的统计方法分析 ADR/ADE 发生的危险因素（如时间依赖性、剂量或浓度、人口学特征、合并用药、合并疾病和并发症、批次等）并进行相应因果关系判断。④典型病例报告：新的、一般的、严重的 ADR 分别提供 2~3 例典型病例报告。⑤发生 ADR/ADE 危险因素分析：报告未校正的估计值，如果相关，给出混杂因素校正后的估计值及其 95% 可信区间。阐明按照哪些混杂因素进行了校正及选择这些因素进行校正的原因。⑥亚组分析：如特殊人群（儿童、老人、孕妇及哺乳期妇女；肾、肝或其他重要脏器或系统损害等患者）的基本信息。

（5）应结合临床使用情况提出针对危险因素的风险管控建议：①围绕监测目的，结合结果的临床相关性和重要性，根据已完成的上市后临床安全性监测加以分析，评估本监测结果对产品的风险－受益平衡的影响。②描述和分析 ADR 因果关系判定的过程，以及每种 ADR 特征、严重程度及类型、规律；监测中所发生的 ADR 和既往已知的 ADR 的差异，以及 ADR 发生的影响因素。③估计所监测中成药在不同人群中使用的风险差异，并探讨危险因素和效应。尤其重视新的、罕见或非预期发现的 ADR 或 ADE，评论其所揭示的问题。④此外也可分析是否符合说明书的功能主治，是否符合辨证论治用药对发生 ADR 可能产生的影响。该药品的配伍禁忌，如与其他中成药的配伍禁忌、与其他西药配伍的可能禁忌，中药注射剂，则需考虑溶媒禁忌。⑤尚需说明该注射剂药材资源状况，该注射剂的工艺生产是否符合国家颁布的现行标准，是否含有卫生管理部门或药典颁布的毒性中药材。⑥分析有关合并用药对 ADR 发生的影响。⑦分析监测中存在的局限性，如潜在的偏倚来源和事件的不精确性及其验证，可能会影响数据质量或完整性的各种原因，用来解决这些问题的方法，可能导致高估或低估 ADR 发生率的原因。还应明确说明个体患者或风险患者群所受益或特殊的预防措施，以及其对临床合理用药和风险控制的指导意义。⑧结论的报告：清晰表述所监测中成药的 ADR 总发生率及其可信区间和 CIOMS 分类；每种 ADR 的发生率及其可信区间和 CIOMS 分类。归纳 ADR 的发生特征及类型（新的、一般的、严重的）、影响因素。监测所下结论须审慎，对于监测结果进行自评估，进而得出的结论是否有参考价值。

3. 监测研究的发表和应用　鼓励在学术期刊上发表研究结果。鼓励将研究总结报告提交给药品监督管理部门，建议药品生产企业参考研究结果修改药品说明书。

4. 研究质量评估　研究总结报告或者发表论文应当分析研究存在的不足，分析可能影响研究结果证据强度的因素。比较研究结果与文献研究、监测数据的异同，ADE/ADR 发生率过高或者过低均提示可能存在异常情况，需要认真核查，分析可能产生的原因。

第三节　从证据多源角度构建中药注射剂安全性证据体

一、简介

构建中药注射剂证据体是开展中药注射剂风险评价的基础与关键。药品上市后风险再评价包含 3 个基本维度，即证据的产生、证据的整合解读及决策制定。而目前中药注射剂在证据的产生与转化应用方面还存在很大不足。需要综合应用前瞻性大样本长期注册登记研究、真实世界临床大数据分析、文献系统评价与个案分析、诊疗指南与专家共识、药物经济学评价点线面体等整体构建中药注射剂证据体，为临床决策者、政策制定者提供可应用的直接依据。围绕中药注射剂上市后安全性研究的 PICO 问题，汇集当前可获得的多源证据信息，可从不同维度构建证据体：被动监测和主动监测、临床试验和观察性研究、定量研究和定性研究、ADR 群体报告和个案报告、药监局通报和社会媒体报告、临床研究和作用机制研究、现代研究和古籍记载。

国内有研究者团队提出从点、线、面、体等不同角度来构建"上市后中药安全性证据体"。从点的角度，安全性评价的证据可以来自不同来源的单个研究设计类型，既可以来自常见的 RCT 或其他研究类型中所报告的不良结局，也可以来自单个个案报告，或者以安全性监测为目的的大样本注册登记研究。在此特别强调，若是"死亡"这类严重不良反应，往往证据可以按照"全或无"来定论。从线的角度，来自同一研究类别的证据，如均为来自观察性研究的若干研究，或均为来自干预性研究的若干研究形成针对安全性结局的证据。从面的角度，鉴于安全性事件的发生为"小概率事件"，往往发生一例可能不会引起足够重视，即没有代表性。因此，可以考虑从地域代表性、医院类型、住院部和门诊部、临床研究中的多中心，以及国家自发呈报系统和一些主动监测研究中所发现的证据。从体的角度，可以认为点、线、面的角度是为了更好地理解安全性评价证据不同于既往有效性证据，不能单从研究设计类型的来固化证据级别，应该从证据的多源性来考虑。根据当前可获得的证据，安全性证据评价应该从多源头考虑，而不应局限于某一类型的研究证据。目前安全性证据来源有：前瞻性大样本长期安全性注册登记研究，国家不良反应中心自发呈报系统（SRS）数据分析，系统评价和 RCT 以及其他研究类型中报告的 ADR，真实世界医疗电子数据（HIS）分析，文献中 ADR 个案报告，ADR 专家判读意见和共识，ADR 机制研究。

因此，中药注射剂安全性证据体的概念可以定义为：由针对中药注射剂安全性研究特定的 PICO 问题，全面搜集两种以上的不同来源的证据，比如来自定量研究、定性研究证据、干预性研究、观察性研究、临床研究、机制研究、单个病例报告、大样本研究，自发呈报系统中的 ADR 报告、医院 HIS 数据中有关安全性的处方序列分析。安全性证据体的构成可以是不同来源的多种研究类型以及研究方法产生的证据。由于经典的 RCT 在现有条件下对于安全性评价不具备应用的充分条件，因此，以往将 RCT 推崇为最高级别证据的评价模式，需要有所调整和改变，可以将高质量的观察性研究，如以安全性评价为主要目的的大样本、长期随访的、前瞻性队列研究，视为安全性评价的最高级证据。对于严重的 ADR，如死亡、致畸等结局的评价，可以以全或无的证据形式进行评价，即有一例报告即可视为最佳证据。而对于新发的 ADR、一般的 ADR 则需要从证据的多源角度加以共证，以提高其可信度。需要强调的是，对于安全性证据评价，其主要内容是基于 ADR 的有无来获得证据，如果多个证据源均有相同 ADR 的报告，显然就这个 ADR 的证据评价，其可信度是增加的，这种评价并非基于不同的研究设计类型而划分证据层级，因此，也很少出现证据结果不一致的现象。当然，就研究质量的评价来讲，循证医学中严格评价内容同样适合于安全性证据的评价。不同的研究类型可以参考不同的方法学质量评价标准加以评估。

二、实例分析

1. 概述　为了推进某中药注射剂安全性再评价，为该药制订风险管理计划，通过系统整合该药多源证据，使其成为有机整体，从证据体角度出发，对不同来源的证据信息进行对比，开展完整、连续的安全性证据体循证实践，用于指导该药的临床安全、合理使用。随着该中药注射剂安全性证据积累的不断丰富，安全性信息也由碎片化逐渐得以整合并聚焦。上市前的毒理研究数据来自动物实验，主要从药物是否有毒出发，虽然毒理研究并没有发现该药有明显的毒性，但并不能反映其在临床实际人体的真实反应。而安全性系统评价，数据来自不同研究类型的零散报告，由于样本量的局限，以及研究环境的设置，虽然能够获得相关的 ADR 信息，但除了 ADR 个案报告，其他研究类型均以有效性评价为主要目标，并非专门针对安全性评价。来自 HIS 大样本的探索分析，虽然用药和人群信息都来自真实世界，但因是回顾性分析，存在多种混杂偏倚和不确定性，这部分结果仅为探索性。来自 SRS 中的数据，可以较为纯粹地针对 ADR 病例进行特征性分析，但因其存在漏报，以及不能获得药物使用的全人群信息，故无法计算 ADR 的发生率。专门针对 ADR 主动监测的注册登记研究，能够基于真实世界的大样本人群，在一定时期和一定范围内，获得 ADR 的发生特征和所有使用该药物的人群信息，从而计算出 ADR 的发生率。上市后再进一步开展有针对性的 ADR 作用机制研究，特别是以人体生物样本为主的作用机制研究，将能进一步对 ADR 的发生精准定位。以下是 7 个证据源从不同侧面对该中药注射液安全性获得的评价，见表 26-1。

表 26-1 该中药注射剂证据体证据信息来源

上市前毒理	安全性系统评价和 ADR 个案报告	上市后 700 例的 PRCT	HIS	SRS	注册登记研究	上市后 ADR 作用机制研究
无明确发现	中枢及外周神经系统损害较多，主要为：头晕、头昏、头涨及头痛	试验组 6 例不良事件，但与该中药注射剂无关	不同剂量和疗程对可疑肝肾功能的改变没有发现影响	皮疹、瘙痒、新生儿白细胞减少为多发。ADR 累及系统与器官最多的为"皮肤及其附件损害"，最早出现预警信号的 ADR 为"心悸"	ADR30 例，总不良反应发生率为 0.99‰；心悸，呕吐，寒战、瘙痒、皮疹为多发；新发一般 ADR 有：上消化道出血、大便潜血阳性、腹部烧灼不适、腹泻、肝功能异常、巩膜黄染、黑便、皮肤紫斑、双眼发干；以全身性损害，皮肤及其附件损害，心率及心律紊乱，交感和副交感神经系统损害较多	Ⅰ型过敏反应是该药过敏反应的主要类型；可能同时引发Ⅳ型过敏反应；超滤工艺可能有助于减少该药所含致敏物质

　　该中药注射剂自上市以后，其安全性方面的研究证据在不断积累。上述各个证据源的证据均有所长和有所短，如何将其进行综合和融合，对于药品上市后的安全性评价具有重要意义。为此，从证据体的角度出发，对上述不同证据源所提供的证据信息进行对比，并形成框架，构成一个完整和连续的证据链条，对于该药品的临床安全使用将具有重要的指导作用。从表 26-1 可知，该药的 ADR 主要为Ⅰ型过敏性反应，ADR 总发生率为 0.99‰，属"偶发"。从安全性系统综述、SRS、注册登记研究中的发现有所同，也有所不同，如均报告以神经系统受损较常见，但是文献中报告以头部不适为主，SRS 则以皮疹和瘙痒等为主，而注册登记研究则以心悸、呕吐、寒战、瘙痒、皮疹为主。文献分析的 ADR 个案主要以过敏反应为主，而上市后 ADR 机制研究也以过敏反应为突破口开展，发现Ⅰ型过敏反应是该药的主要类型，同时可能引发Ⅳ型过敏反应，且工艺的改善有助于减少含致敏物质。注册登记研究能够获得该药 ADR 总体发生率（0.99‰），且同样获得了与 SRS 系统中 ADR 的相同信息，如皮疹、瘙痒、心悸、寒战等。安全性系统综述、HIS、SRS、注册登记研究对 ADR 的发生进行了影响因素的分析，但是，显然后两者更具有针对性，是针对有明确因果关系判断的 ADR 病例进行的分析，因此，证据更具直接性。另外，上市后 ADR 机制研究则可以有侧重点去研究某一类 ADR 的发生机制以及某一特殊影响因素，可以进一步明晰 ADR 发生的机制及其影响因素。上述 7 个证据源，各有所长，在对其整合后，可以综合得出该药安全性证据概貌。以下将针对上述 5 个证据源（由于上市前相关毒理研究并无特异性发现，以及上市后 700 例的 PRCT 研究并无相关 ADR 发生，故此处不再赘述），分别论述该药基于证据体的评价实践过程。

2. 解析该中药注射剂安全性证据体的构建

（1）大样本医院集中监测研究

目的：计算 ADR 发生率，实现主动监测，分析 ADR 发生特征与规律及其影响因素。

方法：药品安全注册登记研究

结果：2012年10月～2015年8月，纳入全国共25家医院，监测30233例该中药注射剂使用患者，发生不良反应/事件（ADR/ADE）84例，其中ADR30例。30233例有效监测病例中男性14949例，女性15284例。使用该中药注射剂的患者主要是老年人，年龄中位数为62岁；2553例（占8.44%）有过敏史，过敏药物主要为西药，且多为抗生素类。

84例ADE，经专家三级判读：确定ADR30例，总体不良反应发生率为0.99‰，按泊松分布估计ADR发生率的95%置信区间为0.6‰～1.3‰，属罕见不良反应；54例ADE中，有25例为死亡病例，不良事件发生率为1.79‰（95%CI：1.31‰～2.26‰）。

ADR发生类型为一般的共27例，严重ADR1例（过敏性休克），新发2例。ADR以用药30min以内发生较多，共计16例，占比53.33%。30个ADR病例中，一共有70例次的ADR表现，其中多见的为：心悸11例次，呕吐7例次，寒战、皮肤瘙痒、皮疹均为6例次；所累及系统以全身性损害17例次，皮肤及其附件损害13例次，心率及心律失常11例次，交感和副交感神经系统损害10例次较多。新发一般ADR主要有：上消化道出血、大便潜血阳性、腹部烧灼不适、腹泻、肝功能异常、巩膜黄染、黑便、皮肤紫斑、双眼发干，均为1例次。30例ADR患者中，17人证候中含有"瘀"或"热"，属于符合说明书辨证用药。30例ADR患者均有合并用药，且均合并有西药。ADR人群在使用该中药注射剂的同时，氨溴索与头孢美唑的相互联合用药较常见，或以血小板聚集抑制药与抗血栓形成药的相互联合用药较常见。

对ADR发生的影响因素开展了探索性分析：首先单独对比了各可能影响因素之间ADR发生率的区别，寻找差异较大的因素；其次开展了交叉列联分析，探索了各可能影响因素在不同的前提条件下ADR发生率的差异；最后基于SMOTE+ Group LASSO筛选影响因素，分析主效应及交互效应。结果提示高浓度、女性、有过敏史、不冲管、合并β-内酰胺类抗生素、氨溴索、前列地尔、10%GS溶媒可能是该中药注射剂发生ADR的影响因素。

（2）国家自发呈报系统数据分析及其结果

目的：获得ADR发生预警信号，获得ADR表现和发生规律

方法：报告率比例法（简称"PRR法"）和贝叶斯置信传播神经网络法（简称"BCPNN法"）

结果：对来自2009年1月～2012年12月间报告的846例使用该中药注射剂发生ADR的病例进行分析发现："一般ADR"为785例，占92.79%，"严重ADR"为62例，占7.33%。新发ADR有319例，其中新发一般为288例，新发严重为31例。严重ADR中死亡报告1例。所有病例报告中≥60岁的病例最多，共有453例，占53.55%。共518例报告了性别，男女比例为271/247。当天发生ADR的最多，有422例，占44.94%。所有出现的ADR共有902次，频次排列前十位的ADR：皮疹（111次）、瘙痒（85次）、新生儿白细胞减少（85次）、头晕（67次）、憋气（58次）、恶心（58

次）、心悸（58次）、寒战（54次）、头痛（46次）、发热（33次）。902个ADR涉及系统与器官，最多的为"皮肤及其附件损害"（307次），其次为"全身性损害""中枢及外周神经系统损害"。而61例严重ADR中，ADR共涉及69种，其中以"寒战"（9次）、"憋气"（9次）、"过敏样反应"（8次）最多。

ADR预警信号分析：846例全部ADR病例报告中，出现的ADR有3007次，有10种ADR出现超过100次，分别是皮疹、瘙痒、寒战、憋气、恶心、头晕、心悸、过敏样反应、头痛和发热。对于这10种ADR，每一季度计算一次警戒信号，且同时使用"PRR法"和"BCPNN法"分别进行预警信号计算。该药品最早出现预警信号的ADR为"心悸"（2011年第一季度）。PRR法在6个季度里对"心悸""憋气""头痛""瘙痒"均有预警信号，但是BCPNN法，则只在3个季度里对"心悸""头痛""瘙痒""过敏样反应"有预警信号。在2011年第一季度，两种方法都对"心悸"有预警。2011年第四季度PRR方法对"憋气"和"头痛"预警，而BCPNN则对"过敏样反应"有预警。两种方法在2012年第一季度都对"瘙痒"有预警。此外，PRR法在2012年第二季度、第三季度以及第四季度分别对"瘙痒""憋气""头痛"都有预警，而BCPNN法却没有预警。这和上面分析结果（2012年第一季度和第二季度以及第三季度）相对比，PRR显然更为敏感。两种方法分析发现，其中前三种ADR在所有季度分析里均无预警信号发现。"头晕"PRR分析发现2012年第一季度和第二季度发现预警信号，而BCPNN则在2012年第二季度发现预警信号。"头痛"PRR分析发现2011年第四季度发现预警信号，而BCPNN则未发现信号。

（3）安全性系统评价研究及ADR个案分析结果

目的：系统收集和评价现有文献中常见ADR以及具体表现和ADR发生的可能原因，并估算发生率

方法：系统评价/meta分析

结果：对2016年1月以前有关该中药注射剂的ADR做全面的检索，对使用剂量、溶媒、疾病、厂家、用药方式、不良反应发生时间、表现、处理等方面进行系统分析。最终纳入315篇文献，18072例使用该中药注射剂患者，共计发生ADR/ADE309人。其中RCT230篇，非RCT29篇，病例系列31篇，病例报告25篇。

1）ADR/ADE病例报告：纳入25个病例报告涉及25名患者共发生了25例不良反应。共11例严重不良反应，14例中轻度不良反应。

2）其他研究类型（RCT、非随机对照试验、病例系列）：297个研究共报告了292例ADR，有2例严重不良反应，表现为心脏毒性反应；其余研究均未发生ADR。292例不良反应主要分为11类：中枢及外周神经系统损害；胃肠系统损害；肝胆系统损害；泌尿系统损害；心血管系统损害；心外血管损害；皮肤及其附件损害；血小板、出血凝血障碍及白细胞；用药部位损害；代谢和营养障碍；其他：联合用药导致3例睡眠增多。

3）选择报告最多的中枢及外周神经系统损害（主要是头晕、头昏、头涨及头痛）的ADR进行Meta分析。分别按照疾病、用药剂量和用药时间进行ADR发生率的合并

分析。纳入 36 个研究，合计 2199 例该中药注射剂使用者发生 117 例 ADR，Meta 分析显示，加权合并的 ADR 发生率为 2.9%（95%CI：0.022~0.036；I²=63.24%，P=0.002）。亚组分析显示疾病、剂量、用药时间的 ADR 发生率差别小，各亚组可信区间之间有交叉，提示 ADR 发生率差异无统计学意义。

（4）大样本医院信息系统数据分析——发掘真实世界中 ADR 信息

目的：探索真实世界中超剂量、超疗程 ADR 发生、可疑过敏反应、重要脏器（肝肾功能）的影响

方法：回顾性队列研究、巢式病例对照研究、倾向性评分方法

结果：基于全国 18 家医院信息系统数据 24255 例该中药注射剂使用患者，通过对 71 个混杂因素的倾向性评分估计筛选针对 ALT 异常变化协变量影响的重要程度进行排序计算 KS 值和 P 值，同时将每个协变量及其亚变量进行两组间的平衡。在倾向性评分 GBM 算法平衡混杂因素后，再考虑安全性结局和分组变量之间的关系。按照三种 logistic 回归方法对不同剂量 / 疗程组与肝肾功能异常变化的关系进行对比分析，以便从多个角度说明两组人群之间的差异性。

三种 logistic 方法在不同使用剂量 / 疗程估计肝肾功能四个指标的对比分析显示，四个指标经过三种方法的对比分析发现，所有 P 值都大于 0.05，统计学上表示两组对比没有差异，尚不能说明是否超剂量使用该中药注射剂会导致患者肝肾功能异常变化。另外，结果显示 ALT、Cr、BUN 分析结果显示 P 值都大于 0.05 均无统计学差异，不能说明＞ 14 天使用该中药注射剂会导致 ALT、Cr、BUN 发生异常。虽然针对 AST 的分析显示三种估计方法 P 值都小于 0.05，有显著统计学差异。但综合来说，也不能说明＞ 14 天使用该中药注射剂会对肝肾功能异常变化有影响。巢式病例对照研究发现溶媒可能是导致发生可疑类过敏反应的 1 个影响因素。联合使用维生素 C、利多卡因、呋塞米、甘露醇、泼尼松龙、人参多糖注射液、甘露聚糖肽、兰索拉唑，发生可疑过敏反应的危险增大。

（5）ADR 基础实验研究——探究 ADR 发生作用机制

目的：进一步探究 ADR 发生的机制，明确其影响因素导致 ADR 的作用机制。

方法：豚鼠主动全身过敏试验和被动皮肤过敏实验

结果：通过对该中药注射剂超滤工艺对过敏反应发生影响分析该中药注射剂过敏反应发生的类型和特点，主要有：①Ⅰ型过敏反应是该中药注射剂发生过敏反应的主要类型；②该中药注射剂可能同时引发Ⅳ型过敏反应；③超滤工艺可能有助于减少该中药注射剂所含致敏物质。由 IgE 介导的Ⅰ型过敏反应是该中药注射剂发生过敏反应的主要类型，其主要发生机制可能为该中药注射剂所含大分子物质通过 IgE 介导免疫激发体内各类炎症介质释放产生免疫反应，减少大分子物质可能是防止该中药注射剂发生过敏反应的重要途径。

（6）安全性证据体构建及其循证实践的结论与应用分析

该中药注射剂上市后安全性证据体的形成正是从多源证据的角度出发，从不同角度去获得该中药的安全性证据。这些证据源之间可以相互补充、相互佐证，形成不同层次

的证据信息。第一层次的当是长期、大样本、前瞻性的注册登记监测研究结果和 SRS 数据分析结果发现一致时，如本研究在 ADR 特征表现方面，针对有明确因果关系的 ADR 病例进行了分析，其中对于相同表现的 ADR 以及相同影响因素的分析，可以起到相互佐证的作用；第二层次的是当系统评价和大样本 RCT 中报告的 ADR/ADE 一致时，该研究中系统评价专门从安全性结局评价角度做了比较全面和系统的梳理，为此，并没有单独报告来自大样本的 RCT 中的信息，但是这部分的研究结果可以和第一层次证据的阐述相呼应；第三层次的证据是医院真实世界医疗数据回顾性队列分析结果和来自国家药品不良反应中心 SRS 数据分析结果一致时，对 HIS 数据的探索性分析，并没得出阳性结果，因此，这一层次的证据，仍以 SRS 的分析结果为主；第四层次的证据是多个医院临床实际中 ADR 个案病例讨论报告和文献中 ADR 个案报告以及其他研究类型报告的 ADR/ADE 一致时，这一层次的证据，在安全性系统评价中已经进行了文献 ADR 个案的报告分析，然并没有获得来自医院临床实际中 ADR 病例讨论的信息，所以这一层次的证据仍然以来自安全性系统评价中的个案报告为主；第五层次证据是专家意见和共识以及政府部门颁布的相关规范和标准，这一层次的证据在开展的注册登记研究中，对于发生的 30 例 ADR 病例进行了多次的专家讨论，而该药品并没有被药监局通报，为此主要证据来自前者。

总体来说，基于该中药注射剂安全性证据体的分析，该药的 ADR 总发生率为 0.99‰，为"罕见"。主要表现为：皮疹、瘙痒等症状，SRS 中 ADR 出现了一例死亡病例。为此，该药在临床使用中，通过避开相关影响 ADR 发生的因素，如合并用药情况（氨溴索、前列地尔）、过敏体质者以及改进制作工艺（通过超滤工艺可以减少大分子致敏物质）等方面防范其可能的 ADR。

应用分析：该中药注射剂上市后安全性评价从多源证据的角度构建了安全性证据体，这些证据源之间可以相互补充和佐证，形成不同级别强度的证据信息。根据安全性证据体理念，优先依次考虑以下证据合并的结果：①当长期、大样本、前瞻性的注册登记监测研究结果和 SRS 数据分析结果发现一致时，如本研究在 ADR 特征表现方面，针对有明确因果关系的 ADR 病例的分析，其中对于相同表现的 ADR 以及影响因素的分析，可以起到相互佐证的作用。②当系统评价和大样本 RCT 中报告的 ADR/ADE 一致时，该实例中，虽未从大样本 RCT 中获得有效信息，但系统评价从安全性结局进行了全面综合分析。③大样本 HIS 数据分析结果和国家自发呈报系统数据分析结果一致时，对 HIS 数据的探索性分析，并未得出阳性结果。因此，这一级的证据，仍以 SRS 的分析结果为主。④当多个医院临床实际中 ADR 个案病例讨论报告和文献中 ADR 个案报告以及其他研究类型报告的 ADR 一致时，这一级的证据，在安全性系统评价以及 SRS 中有 ADR 个案的报告，而大样本注册登记研究中也有三级判读的 ADR 病例，三者相互印证。⑤专家意见和共识以及政府部门发布的通报，这一级的证据在注册登记研究中，对 30 例 ADR 病例有三级专家共识评判，而该药品没有被药监局通报。

第二十七章　基于真实世界研究的中药新药、医院制剂的研发与评价

第一节　真实世界研究支持药物及医院制剂研发的相关法规概述

　　2019 年发布的《中共中央国务院关于促进中医药传承创新发展的意见》中提出要加快构建中医理论、人用经验和临床试验相结合的中药注册审评证据体系，同年药监局发布的《CDE 真实世界证据支持药物研发的基本考虑》提出了已有人用经验中药临床研发的两个路径，第一个路径：先开展真实世界数据的回顾性观察性研究，然后开展真实世界数据前瞻性观察性研究，并根据研究结果，可适时平行开展探索性随机对照试验或确证性随机对照试验研究。第二个路径：先开展真实世界数据的回顾性观察性研究，如果研究结论能回答 II 期临床研究的相关问题，就可以直接进入第二阶段开展实用临床试验研究，实用临床试验研究提供的证据可以用于支持其临床有效性和安全性的评价，用于药物上市申请的申报。

　　2020 年 1 月国家药品监督管理局发布《真实世界证据支持药物研发与审评的指导原则（试行）》，是我国首个关于真实世界证据支持药物研发与审评的指导文件，该指导原则指出：真实世界研究是指针对预设的临床问题，在真实世界环境下收集与研究对象健康有关的数据（真实世界数据）或基于这些数据衍生的汇总数据，通过分析，获得药物的使用情况及潜在获益 – 风险的临床证据（真实世界证据）的研究过程。真实世界证据支持药物监管决策的某些应用范围包括：为新药注册上市提供有效性和安全性的证据；为已上市药物的说明书变更提供证据；为药物上市后要求或再评价提供证据；名老中医经验方、中药医疗机构制剂的人用经验总结与临床研发；真实世界证据用于监管决策的其他应用。同年又发布了《用于产生真实世界证据的真实世界数据指导原则》（征求意见稿）、《中药注册管理专门规定（征求意见稿）》及《中药注册分类及申报资料要求》。《中药注册管理专门规定（征求意见稿）》特别提出中药人用经验是指在长期临床实践中积累的用于满足临床需求，具有一定规律性、可重复性的关于中医临床诊疗认识的概括总结，申请注册的中药具有人用经验的，可根据人用经验对药物安全性、有效性的支持程度，合理减免相应的申报资料。以上规定凸显了在中药新药的研发中人用经验

的重要性，同时，也提出申请人应规范收集整理人用经验，并在注册申请时提交评估资料，对资料的真实性、可溯源性负责。

在最新发布的《中药注册分类及申报资料要求》中，也对中医理论、人用经验和临床试验的申报资料提出了具体的要求。明确了要采用中医理论、人用经验和临床证据相结合的证据体系，综合评价中药的临床有效性、安全性。

在院内制剂的研发中，真实世界数据及真实世界研究作用更为重要，食品药品监管总局关于对医疗机构应用传统工艺配制中药制剂实施备案管理的公告（2018年第19号）提出：处方在本医疗机构具有5年以上（含5年）使用历史的，其制剂可免报资料项目包括：主要药效学试验资料及文献资料、单次给药毒性试验资料及文献资料、重复给药毒性试验资料及文献资料。北京市医疗机构应用传统工艺配制中药制剂备案管理实施细则（试行）也明确提出：处方在本医疗机构具有5年以上（含5年）使用历史的，其制剂可免报资料项目包括：主要药效学试验资料及文献资料、单次给药毒性试验资料及文献资料、重复给药毒性试验资料及文献资料。备案申请人应在6号资料中提供连续使用5年以上临床应用情况的文字证明资料，形式包括但不限于医师处方、科研课题记录、发表论文等，内容应包括处方组成、使用剂量、使用时间、病例数分布、功能主治等。提供100例临床病历，附相关安全性数据，并对安全性、有效性进行分析。全国其他省市也基本采用以上规定，真实世界数据及研究结果是医院制剂申报不可缺少的支撑资料。

第二节　真实世界研究在药物研发和院内制剂研发中的作用

2020年5月国家药监局发布了《中药注册管理专门规定（征求意见稿）》，该专门规定强调了申请注册的中药具有人用经验的，可根据人用经验对药物安全性、有效性的支持程度，合理减免相应的申报资料。人用经验能为中药新药Ⅱ期临床试验剂量探索、临床定位、适用人群筛选、疗程探索等提供研究证据，且拟用剂量获得药物重复给药毒性研究结果支持的，可豁免Ⅱ期临床试验。

目前基于真实世界研究支持药物及研发院内制剂研发可能作用主要体现在以下几个方面。

（1）初步探索研发药物的临床定位和目标人群：中药新药的研发，要首先明确研发中药的临床定位和适用的目标人群，中药的临床定位可以定位于治疗现代医学的疾病，如桑枝生物碱片治疗Ⅱ型糖尿病，或治疗符合中医某一辨证分型的疾病、即病证结合，如连花清瘟胶囊治疗流行性感冒属热毒袭肺证，或治疗中医的某一证候，如六味地黄丸治疗肾阴虚证或者是治疗疾病下的某一相关症状，如苏黄止咳胶囊，用于治疗风邪犯肺，肺气失宣所致的咳嗽，咽痒，还要明确是作为治疗用药，还是作为辅助用药等，中药临床定位的确定，既要尊重中药的临床实践经验，又要结合现代疾病的发生发展规律，以解决临床问题，体现临床价值为导向，要重视中药人用经验对确定临床定位、明确临床价值的支持作用，利用真实世界数据研究分析研发药物的临床定位及疗效是否能满足现代医学临床发展需求，是否有明确临床定位和临床价值，是否与同类产品比较有特色。另外，还可以结合人用数据，充分挖掘该药物的最佳适用人群，预测药物对特定人群（亚组）的治疗获益和风险，进而得到真实世界证据以支持更精准的用药目标人群，精准临床定位。传统临床试验中，由于样本量有限，往往在研究计划中忽略或无暇顾及亚组效应，使得潜在的治疗应答者或高风险人群的重要信息不能充分体现，从而导致目标人群失准。基于真实世界数据的真实世界证据为精准医疗提供了这种可能。

（2）初步评价药物的有效性及筛选药物的疗效评价指标：在《中药注册管理专门规定（征求意见稿）》中提出，中药创新药的疗效评价应与其临床定位相适应，体现中药的治疗特点和优势。对疾病痊愈或延缓发展、病情或症状改善、患者生活质量提高、与化学药品合用增效减毒或减少化学药品使用剂量等情况的评价均可用于中药创新药的疗效评价。

真实世界临床研究的有效性评价，是基于系列真实世界临床研究的数据组成，应遵照循证医学的理念，在积累足够数量真实世界数据的基础上，应用流行病学、卫生统计学、信息科学等方法和技术，探索干预措施在实际临床诊疗状况下，临床症状、实验室指标、终点事件、生活质量等指标的变化，是临床评价领域重要组成。真实世界数据有效性评价以研究目的为导向，评价设计涵盖真实世界目标人群选择，用药定义、用药剂量选择、合并用药分析，有效性评价指标定义及评价标准定义等要素。

基于真实世界数据，针对诊断明确、用药相对固定，疗效指标明确的真实世界数据，开展的观察性研究、队列研究、实用临床试验、随机对照等研究，基于以上研究，采用定性与定量相结合的评价方法，进行初步的有效性评价，在中药的新药研发中，要重点分析在药物临床定位、服药剂量、服药疗程、疗效指标及疗效特点等方面的证据是否满足探索性研究的要求等内容，评价基于真实世界数据形成的有效性证据是否满足支持该药物研发的Ⅱ期探索性临床研究的要求。

另外，要充分利用真实世界研究数据筛选有中药特色和优势的疗效指标，初步评价药物的临床应用受益和风险，为后期的确证性评价提供依据，减少研发周期和研发风险，中药临床评价指标的选择要反映中药特色，体现中药临床价值多样性，要基于实际的临床诊疗数据，从人、病、证、症多维筛选评价指标，要重视临床价值的共性指标和反映中药特色的个性指标的结合，阐述中药临床价值的多样性，综合评价中药综合受益的特点和优势。

（3）初步评价药物的安全性及分析可能的不良反应：中药临床研究中，对安全性的要求越来越明确，国家也发布了相关技术指导原则，如《中药药源性肝损伤临床评价技术指导原则》等，规范了安全性的评价标准，中药安全性的评价还需要特别关注证候转化的安全性问题，中药与化学药物联合应用时，药物间相互作用所可能产生的安全性问题，有毒药材长期临床使用的安全性问题等，真实世界数据的安全性评价应以满足初步探索评价药物的安全性为目的，通过真实世界数据及研究获得的药物效果和安全性信息，可以初步评价及分析药物的风险和受益，初步分析药物不良事件、不良反应发生率及安全性信号，为后续的确证性研究提供参考。基于广泛长期应临床诊疗数据，开展观察性研究、队列研究、实用临床试验、随机对照等研究，可以采用定性与定量相结合的评价方法，发现可能的常见或罕见不良反应，重点分析药物在实验室指标异常、不良事件及不良反应等方面的证据，进行初步的安全性评价，发现安全性信号，为后续的评价提供关注方向和研究支持。

第三节　真实世界数据支持药物研发临床研究
需要关注的问题

当真实世界数据及研究结果用药支持药物研发及院内制剂申报时，其数据的质量就要符合药物临床试验质量管理规范（GCP）的相关要求，2020 年 4 月新版药物临床试验质量管理规范（GCP）正式发布，既明确了对临床研究数据质量的要求，即真实、可靠、准确、完整、及时、合法和易读，也明确了在数据应用中各方的责任，在应用真实世界数据进行临床研究时，应对数据的质量进行评价，数据质量的评价内容可包括：数据来源、数据的真实性、数据全面性及数据缺失程度等，需要参考国家药监局对临床研究数据核查的质量要求和责任要求，药物研发申请人是数据真实性的责任人，应规范收集整理人用经验，并在注册申请时提交评估资料，对资料的真实性、可溯源性负责。医疗机构是研究数据的提供者。研究者对数据的利用和研究方案需要获得伦理审批，要规范及完善医疗记录信息。

从数据来源看，真实世界数据在大多数情况下缺乏其记录、采集、存储等流程的严格质量控制，会造成数据不完整、关键变量缺失、记录不准确等问题，这些数据质量上的缺陷，会极大地影响后续的数据治理和应用，甚至会影响数据的可追溯性，研究者也难以发现其中的问题并进行核对和修正，为临床研究及评价带来挑战。由于各种数据管理系统种类繁多、数据存储分散且数据标准不一致、数据横向整合和交换存在困难，对它们的利用也会受到一定限制。为保证研究的质量符合国家相关监管要求，要建立真实世界数据研究的系列质量控制与评价方法，质量控制用以保证数据应用的各个环节符合国家对临床研究数据管理的要求，包括但不限于：数据提取、安全处理、清洗、结构化，以及后续的存储、传输、分析和递交等环节，以保证所有数据是可靠的，数据处理过程是正确的，确保真实世界数据的准确性和可靠性。

此外，利用真实世界数据的方法学有待规范，真实世界证据源于对真实世界数据的正确和充分分析，所采用的分析方法主要是因果推断方法，涉及较复杂的模型、假设甚至人工智能和机器学习方法的应用等，对相关人员提出了更高的要求，开展真实世界研究，行业还需要在数据来源与共享、数据标准与质量、数据统计与分析、数据的基础建设等方面达成共识，形成技术规范。

《真实世界数据支持药物研发的基本考虑》（征求意见稿）中明确指出，若能将真实世界研究与随机对照临床试验相结合，将为中药医院制剂探索出科学可行的临床研发路径和监管决策依据。特别强调了回顾性观察性研究所产生的真实世界证据，可为下一阶段的研究设计提供了依据。丰富的人用经验和数据是中药临床研究中不可忽略的特色，中药的临床应用要重视既往的人用历史和实践经验对确定临床定位、用法用量和预期的临床价值的支持作用，充分利用多种研究方法分析及总结真实世界的数据，利用真实世界数据对药物的有效性及安全性进行初步评价，探索中药新药及院内制剂的临床定位、适用人群、最佳疗程、疗效特色和优势，初步评价其用药安全性，用于指导中药新药和院内制剂的研发，缩短研究周期，提高研究效率。

第二十八章　名老中医经验传承的真实世界临床研究

名老中医在长期的临床实践中累积了丰富的经验，为公认疗效最为卓越的人群。如何准确地开展名老中医临床宝贵经验研究，并把经验通过严格设计、要素解析与评价，使之上升为知识，进而实现传承精华的目的，是中医药传承者亟须解决的问题。

第一节　名老中医经验传承真实世界研究概述

一、名老中医经验传承的必要性与重要性

中医自形成发展以来，一直延绵不断，经久不衰，庇佑着华夏民族的健康。习近平总书记对中医药工作作出重要指示：中医药学包含着中华民族几千年的健康养生理念及其实践经验，是中华文明的一个瑰宝，凝聚着中国人民和中华民族的博大智慧。新中国成立以来，我国中医药事业取得显著成就，为增进人民健康做出了重要贡献。习近平总书记强调，要遵循中医药发展规律，传承精华，守正创新，加快推进中医药现代化、产业化，坚持中西医并重，推动中医药和西医药相互补充、协调发展，推动中医药事业和产业高质量发展，推动中医药走向世界，充分发挥中医药防病治病的独特优势和作用，为建设健康中国、实现中华民族伟大复兴的中国梦贡献力量。名老中医是中医理论发展和临床实践的领军人，他们具备深厚的人文底蕴、理论功底和精湛的临床技能，在总结前人经验的基础上，历经数十年的临床磨炼，不断突破自我，形成新的学术思想和理论体系，为后人继承中医的博大精深奠定坚实的基础。名老中医的经验凝结千百年华夏民族的智慧与实践，是中医思想的精华，是薪火相传的桥梁，是发展的动力之源。名老中医经验的价值即是中医药传承的精华，是守正的重要部分，实现好传承精华，守正精华，才能实现中医药事业的创新发展。

二、名老中医经验传承内容

在中医诊疗过程中，中医辨证论治指导下开具的处方或者针刺具有一定治疗作用，治疗过程中还有许多环节、不同形式的干预措施对疗效也会产生影响，包括建立良好的医患关系，帮助患者树立战胜疾病的信心，进行望、闻、问、切的信息采集和交流，提供生活方式的干预等。患者获得的治疗效果或良好体验是上述诸多因素的共同组合。名

老中医诊疗同样符合以上中医诊疗过程的各种疗效产生过程。名老中医经验是临床实践在大脑中的固化，是在一定层面上的知识积累，是名老中医沉淀数十年的学术研究、临床实践与中医药理论、前人经验相结合的智慧结晶，代表着当前中医学术和临床发展的最高水平，是中医药学伟大宝库中的新财富，具有创新性、可实践性和可传承性。

名老中医宝贵的经验不但是一门治病活人的技术，也是一项艺术。中医起源于中国古代哲学，扎根于中国传统文化，对中医的理解和认识，不能仅局限于科学层面，还包含着许多哲学层面的内容。名老中医具备多方面的素质，医德与医术同样重要。医德表现在和患者的良好沟通交流上和医生的行医原则。良好的医患关系不仅可以提高患者对于治疗的依从性，从而提高疗效，更可以影响患者的心理精神状态，从而可能引起一系列复杂的生物反应，产生一种治疗效应。当前国际上已经有越来越多的学者关注医患交流本身起到的治疗作用，尤其受更多人文因素和传统影响的补充医学（complementary medicine，CM）或替代医学（alternative medicine，AM），针对此问题，有学者开展了定性访谈探索医患关系与疗效的关系，已经肯定了医患关系的治疗作用。

现阶段，名老中医经验主要通过师徒传授、院校培养、科研探究总结的模式，对名老中医的医术（诊疗养生技术、实用医药知识）、医理（理论学说）、医道（思想理念、认知思维和价值取向）进行传承。根据中医理论的自身规律和名老中医临证经验的特点，其研究可初步概括为总结提炼、理性升华，梳理挖掘、理论创新，回归临床、实践检验，现代研究、阐释内涵的四个阶段。对名医经验形成过程进行溯源，传承人很难简单复制，这是因为名医经验并不单纯是理论、技术与临床的结合，而是融合了名老中医特有的思维认知过程，这正是名医经验的精髓所在。

综上，名老中医的传承内容不仅包括临床经验和学术思想，还应包括名老中医的人文文化信息。

三、名老中医真实世界临床研究现状

在中医发展的现阶段，充分利用现代技术手段，收集挖掘名老中医诊疗经验的素材，提炼凝结成利于传播的知识结构，是传承名老中医经验亟待解决、不可或缺的重要问题。

（一）名老中医真实世界研究常用的方法

我国的名老中医传承研究的方法，从传承载体和方法来看，可以归纳为手工病案汇总和各种信息技术两种主要形式。信息技术兴起以前的名老中医经验总结多以病案记录、分析总结为主要手段。真实世界研究围绕相关科学问题，整合来自真实世界的多种数据，综合运用临床流行病学、统计学、循证医学等多学科方法开展研究，从而获得更符合临床实际证据的科研方法。通过科学收集真实世界中医临床活动中产生的海量数据，并进行科学的规范、处理、分析，可以对中医药理论进行创新以及对临床疗效进行评价。目前，用于名老中医经验传承的常用研究方法如下：

1. 数据挖掘（data mining，DM）　又称数据库知识发现（knowledge discover in database，KDD），是指从数据库的大量数据中揭示出隐含的、未知的、并有潜在价值的信息的非平凡过程，旨在探索著名中医专家在实际临床诊疗实践中的经验和知识，组方配伍的潜在规律。基于医案、古籍等数据资源，应用数据仓库、人工智能、认知模型、数据挖掘等方法与思路，利用名医传承系统的研发，深入分析挖掘名医思维过程，已成为传承工作的主流。这些经验和知识的数据是在这些专家完成正常医疗服务后收集的。这一模式的发展也符合其自身的发展规律。该模型的建立是一个系统工程，涉及核心技术（临床术语应用与结构电子病历系统、数据存储与管理、数据挖掘与分析平台）的建设、临床研究方案与系统设计的建立、组织机构的建立、临床科研项目的建立与实施，管理和组建团队。当前主要以运用各种计算机技术、信息技术和数据挖掘等手段，对名老中医的经验进行整理和挖掘研究、提取知识、凝练经验。各种数据挖掘技术也成为当今名老中医经验传承的热点。对名老中医经验的传承从追求应用各种挖掘技术、复杂计算逐渐回归重视名老中医"原汁原味"的传承。

2. 文献调研　中医是祖国的传统文化医学，几千年来都是在积累的基础上传承，多年保存下来的大量有价值的文献资料、众多名老中医多年积累的临床经验以及行之有效的民间验方和特色疗法都急需整理挖掘，充分开发和利用宝贵资源是当代名老中医经验传承乃至整个中医学传承的重要途径。传统文献学的研究方法是实现对名家学术思想理解、传播和利用的有效途径，在中医学中，资料的收集、检索、统计和推理是专家进行学术研究的必要手段和重要方法。通过对名老中医相关研究及经验总结的文献查找，资料的收集、鉴别、整理、汇编等，形成整个研究工作的基础研究素材。综合运用归类分析、归纳演绎、传统阐释、相关对比等方法，例如以《中医杂志》《中华医史杂志》《中医文献杂志》关于理论凝练研究方法为行业标准，按照其行文规范的要求，对名老中医的学术经验进行凝练对比。

3. 定性研究　定性研究方法于20世纪初被广泛应用于人类学、社会学、心理学、民俗学等学科，当前已经被逐渐应用于医学研究领域。随着医学证据体系不断丰富，人们发现医学本身不能用所有的科学规则进行限定，因为人作为生物体，还具有丰富的情感和心理活动，人与疾病都具备相当的复杂性。医学行为本身并不是仅仅为了解决客观世界的科学问题，而是还包含许多更为丰富的主观世界的哲学问题。沿用定量的方法对于探索人类的思维与思想具有局限性，因为这些信息是很难量化的。这不仅仅局限在医学研究领域，在许多社会人文学科中也面临同样的问题。

定性研究是指在自然环境中，通过现场观察、体验或访谈收集资料，对社会现象进行分析和深入研究，并归纳总结出理性概念，对事物加以合理解释的过程。定性研究包括四个基本要素：对纳入研究的对象必须合理、有目的地加以选择，应当与研究问题相关；资料收集的方法必须针对研究的目的和场所；资料收集的过程应当是综合的，能够反映一定覆盖面和代表性，能够对观察到的事件加以适当的描述；资料分析的手段恰当，分析结果与多种来源的信息进行整合，确保研究对象的观点得到合理的解释。

名老中医的诊疗过程是复杂性干预，体现在诊疗过程中多环节、分阶段、不同措施的干预，名老中医取得的疗效是由诊疗过程中许多不同的要素综合作用的结果，不仅仅是中药处方的作用，许多要素隐含在名老中医诊疗的过程中，不易被总结归纳，不易被从复杂的中医整体干预中被抽提出来。名老中医治疗过程中对疗效有作用的因素包括开具处方实施中药或针灸的治疗，建立良好的医患关系，给予患者一定的心理安慰和鼓励，进行望、闻、问、切的信息采集和交流时与患者进行的接触、沟通和倾听，提供生活方式、饮食习惯、运动的建议等。而且这些要素间并不是彼此相互独立，可能还有复杂的交互作用。定性研究可以通过访谈或观察可以获取以上信息。

（二）名老中医真实世界研究的问题

中医药领域真实世界研究已开展多年，与国外相比，国内真实世界的研究起步较晚，尤其在名老中医经验传承方面的应用还很欠缺，存在诸多不足。当今名老中医经验抢救、挖掘、整理、继承的相关工作，在国家的大力支持下，经过几代中医人的努力已经取得了长足的进步和切实的成果。然而目前针对中医某一学术流派的传承研究，以及学术思想、临床经验的抢救、挖掘、整理工作却因为种种客观原因的限制而开展得很少，大部分学术流派的研究还停留在文献梳理、归纳总结阶段，个别研究虽然借鉴了现代数理统计方法与信息技术，但是仍然存在统计方法相对简单，比较研究相对缺乏，推广普及性相对一般，共性个性难以兼顾等局限性。通过对现有文献的总结，主要发现以下困难与不足：

1. 研究队伍不足 有学者通过文献检索整理发现，名老中医真实世界研究领域学者并不多，且发文数量差距大，研究者呈两极分化状态，国内名老中医领域真实世界研究的梯队建设有待进一步加强。

2. 地区不平衡 名老中医领域真实世界研究存在严重的地区不平衡性，接近80%的研究都出自北京市。名老中医真实世界研究在全国范围内的开展存在严重的不平衡性。

3. 数据挖掘模式不成熟 基于名老中医经验的数据挖掘模式的创建是一项系统工程，对医院信息化程度要求更高，同时需要相关部门和学科的协调配合。与其他传承模式相比，提出的经验传承模式更为复杂，实现起来也更为困难。数据挖掘模式的技术平台不完善，成熟度较低。有些模块不便开展实践操作，运行速度慢，必须进一步优化和改进。这种数据挖掘模式的智能化程度尚未达到理想水平，临床研究的低效性有待进一步提高，以满足临床科学研究的需要。

第二节 名老中医经验传承真实世界研究方法与设计要点

一、名老中医经验传承真实世界定性研究资料采集

（一）观察法

观察法是指通过对研究对象的行为、事件的发生过程以及环境的观察中获得一手资料的一种定性研究方法。定性研究观察法从方法学角度讲，非常适合对名老中医个体化

辨证论治过程进行研究，通过对名老中医诊治患者全过程的观察，描述名老中医辨证论治过程，通过分析，抽提与疗效相关的要素，可以更好地传承名老中医的临床诊疗，提高疗效。观察法分为参与者观察（participant observation，PO）与非参与性观察（non-participant observation，NPO）。前者可能以不同形式参与到名老中医的真实诊疗过程中；后者则是以旁观者的身份，不对研究过程做任何干预，尽量客观地呈现诊疗过程。

参与性观察法是一种没有固定结构类型的观察方法，研究者成为他正在观察的自然社会环境中的一部分，与观察对象共同存在于被观察的情景中，观察对象了解观察者的存在。而非参与性观察在整个观察过程中是独立于观察情景之外的，只是客观的进行观察和记录，与观察对象没有接触，研究者的身份在此过程中是不被察觉的。举例而言，如研究者以侍诊身份进行观察，属于使用参与性观察法实现对名老中医诊疗过程的描述。如研究者置身事外，不以侍诊角色出现，则属于非参与性观察法。

观察法系统描述和记录名老中医诊疗过程，例如，名老中医诊疗过程中是否有心理干预的作用，名老中医是如何通过与患者的交流审因论治。以名老中医治疗肝气郁滞为例，情志致病是最常见的病因，除了开具疏肝理气中药之外，对于患者进行心理疏导也是重要的环节。名老中医在诊疗过程中通过与患者的沟通、交流与倾听，给予患者适当的安慰与怡情悦性的建议，例如建议多与亲友沟通、多进行户外活动舒展情志、读什么类型的书、如何修心养性不为琐事所累、常饮玫瑰花茶等。这些都构成了名老中医治疗的要素，都可能对患者的预后起积极作用。通过定性研究观察法可以总结归纳这些现象并进行解释。单纯观察不能解决的问题可以同时结合定性访谈的方法直接从名老中医或患者那里获取答案。

对于病因明确的疾病，针对病因的特异性治疗可以起到很大的作用。但是对于那些病因复杂，疗效不能肯定的疾病，药物的特异性治疗作用就相对有限，甚至不如安慰剂效应。我们应该关注的是某种疗法或治疗措施的整体性疗效，不能仅仅着眼于药物的特异性疗效这一点上，这样则见一隅而失全局。名老中医对于这些慢性病、难治病，不但具有卓越的特异性疗效，非特异性疗效也是需要传承中关注的，传承名老中医的整体疗效组成要素，是可以通过观察获得的。

（二）访谈法

访谈法可以有效地补充观察法所不能获取的内容。两者可以互相补充，互相校对，而且有利于发现问题。访谈是归纳、总结、验证名老中医学术思想与临床经验最直接的方法，其目的是取得名老中医及其传承者对某一现象的观点和理解。可分为以下几类：

（1）结构式访谈（structured interview）：通过使用定式问卷完成访谈，这需要在开始访谈之前培训访问者用标准的方式提问问题。

（2）半结构式访谈（semi-structured interview）：根据研究内容制定一个松散的框架，这一框架由结构式和开放式问题组成。

（3）深入访谈（in-depth interview）：访谈通常由两个人组成，研究者和被访者。访谈由研究者引导和维持。进行定性研究访谈的首要条件是研究者对引出访谈的话题要有充分的准备，使被访者可能"用他自己的话"或基于他自己的想法来回答问题。

（4）焦点组访谈法（focus group interview）：是针对某一特定问题选取具有代表性的 3~12 个参与者进行渐进的、引导式的访谈。访谈通常持续 1 ~ 3 小时，由调解人（moderator）或引导者（facilitator）主持访谈。主持人的身份并不是作为一般研究者，而是在与研究问题相关的小组中激励互相交流和影响，强调的是每个参与者都能够表达自己的观点，而且通过他们之间的倾听和交流，可以启发和产生更多的对某一事物的看法。焦点组访谈的目的不仅仅是同时获得多人对某事物的看法，而是强调通过每个参与者之间的交流互动，研究者获得的信息大于每个参与者提供的信息之和。

值得注意的是，传承者在跟师临床的时候，单纯的模仿名老中医的行为、动作，而不清楚这些外显行为与疗效或医疗之间的隐性相关性，是无意义的。明白隐性知识和意义，即可进行传承，甚至达到发扬的目的。以上各种访谈方法，利于最大程度探索名老中医心理真实想法及与外化行为的关系。

为验证研究的效度，整合不同来源的资料，可以采用三角互证法对文献、观察性研究资料，访谈资料进行互证。例如：通过先观察后访谈的方法，用访谈所得解析整个名老中医诊疗过程名老中医的诊疗行为和心理活动，进行深度解析。破解名老中医复杂对患者的生物干预、心理干预、社会支持干预、环境干预、认知与行为干预等方面的具体信息，有利于名老中医真实世界传承。还可以比较不同数据来源的资料是否具有明确的一致性，若不一致可深入探索访谈 – 观察 – 文献之间的鸿沟。

二、名老中医经验传承真实世界病例资料采集方法

（一）个案病例

采用统一设计、标准规范、项目齐全、重点突出的个案信息采集表，突出名老中医注重的病、证、症项目及其信息表达方式，并注意病案采集重点在于保持诊疗过程的原貌，对于回顾性病例严格控制，过于简单或缺项过多的病例予以剔除。

病案采集过程要求客观反映临床诊治过程，尽量完整的记述或转录相关项目内容。观察、采集、转录具体内容（表 29-1）包括：一般资料姓名、性别、年龄、民族、职业、籍贯、住址、联系方式等；病史资料现病史、既往史、个人史、家族史等；刻下症、体格检查与四诊资料根据病例诊疗经过或病案记载，如实记录名老中医重点关注或描述的症状和体征，如实记录专家本人描述的面色、舌象、脉象、腹诊等中医学特有的辨证要素；理化检查资料按照病例就诊当时或病案描述中所有的资料如实记录；中医诊断、证候诊断和立法根据名老中医对实际病例的亲笔批注、讲解或病案的描述如实记录中医疾病诊断、证候诊断、治则治法等信息；处方用药按照门诊病例或病案资料实际处方如实记录方名、药物组成、药物用量、处方剂量、煎服法等信息；辅助疗法与医嘱记录名老中医采用的辅助疗法及医嘱；临证思辨、语录根据名老中医门诊病例记录或批注、现场讲解、病案资料自按自评等内容记录、归纳名老中医临证思维与辨证信息，可按照辨证要点、病因分析、病机变化、治法思路、遣方用药特色与经验等不同内容进行分类。

名老中医诊疗过程中如果出现全或无（all or none）病例，是属于临床流行病学研究中病例报告研究的一种方法，"全"是指在没有采用此种治疗方法之前，"全部"患者都会发生某不良结局如死亡，而采用此种治疗方法之后，一些患者生存下来；"无"是指在使用此种治疗方法之前，一些患者因病死亡，而使用此种治疗方法之后，无一患者因该病而死亡。在由牛津大学循证医学中心制定的当前国际循证医学领域公认的证据等级中，全或无病例报告或病例系列研究成果属于 Ic 证据，即 I 级证据中的第三等级，位于同质性良好的随机对照临床试验的系统综述（Ia）和可信区间狭窄的大样本多中心单个随机对照临床试验（Ib）之后，高于其他所有类型的临床研究。

另外，需要注意名老中医病例采集注意最佳案例，指某种预后不良的严重疾病经过名老中医治疗后获得完全恢复或长期缓解；最佳病例若符合全或无标准，可按以上全或无病例进行报告。保留最佳病例，可以作为典型案例进行解析，甄选最佳病例可用于数据挖掘，实现有效案例基础上的挖掘。

最差案例，指名老中医治疗后的患者在疾病过程中出现严重后果，如严重的副作用或由于未能及时接受常规治疗而出现的严重后果。对于最差病例的报告，仔细分析原因，厘清名老中医验方的使用范围，提醒误用或使用禁忌，也具有重大意义，避免传承偏倚。最佳－最差病例真正实现影响疗效的因素全面解析与传承。

表 28-1 名老中医个案信息采集表

姓名		性别	
出生日期		籍贯	
婚否		民族	
地址		联系电话	
主诉			
现病史			
既往史			
个人史			
家族史			
体格检查			
理化检查			
初诊	望诊		
	闻诊		
	问诊		
	切诊		
辨证论治			
治则治法			
处方			
给药途径			
医嘱			

（二）病例系列

病例系列（case series）是对曾经暴露于某种相同干预（防治）措施的一批患者的临床结果进行描述和评价的报告方法，包括两种类型：仅有治疗后结果的病例系列和有治疗前后对比的病例系列。传统认为，病例系列是相对于单个病例报告的一种回顾的描述性研究方法，是指发生目标疾病或治疗结局的多个病例资料的归纳和总结，并被沿用至今。20 世纪 90 年代，病例系列方法被赋予了新的含义，即不同于传统意义上的多个病例报告的综合，特指自身对照病例系列方法（self-controlled case series method），简称病例系列方法（case series method）。同个案病例一样，病例系列中也有"全或无病例系列"，最典型的例子就是青霉素的使用。青霉素出现前，肺炎被视为绝症，而青霉素开始使用后，大多数病例得以存活。在拥有高质量的"全或无病例系列"结果时，不需要再进行随机对照试验（randomised controlled trail，RCT）证明其疗效。目前尚缺乏高质量的名老中医全或无病例系列研究。国内发表的大量名老中医临证验案与经验总结或无对照的临床干预性研究均属于病例系列研究，用于观察某名老中医治疗病证效果的研究。

按照统一范式制定名老中医病例系列研究方案。连续纳入病例，根据诊断标准、纳入标准、排除标准筛选合规病案客观记录，符合要求诊次的诊疗记录并有后期随访的病案，组成病例系列。翔实记录名老中医诊疗过程。制定疗效评价指标，灵活通过单组目标值法与当前公认治疗的疗效相比和治疗前后比较进行疗效评价。详述如下。

病例系列按照研究时间分为前瞻性和回顾性两种。回顾性的是指把现有的病例资料进行收集整理，总结临床诊治规律，或者观察疾病的变化规律，通常是无对照的。这种类型的研究在国内的名老中医研究中一直占有重要地位，现有的名老中医临床经验总结大多属于回顾性病例系列。前瞻性的是指不设对照组，有计划、前瞻性地对某名老中医的某种疾病患者使用同一种干预措施，观察一定的例数，进行前后比较，总结疾病发展变化规律或观察疗效。例如，名老中医在总结某些有效个案的基础上，发现一种治疗方法可能有效，并想进一步观察这种疗法的疗效时，可以有目的地设计前瞻性的病例系列研究，通过连续招募病例，观察这种疗法的疗效。

病种选择设计病例系列时要充分考虑对病种的选择。例如，自愈性疾病则必须有对照。自愈性疾病的病例系列不足以提供可靠的、令人信服的证据，因为不能排除疾病自身的发展对患者结局的影响。例如，名老中医治疗流行性感冒，病例系列不能提供可靠的临床证据，必须设置对照组以评价疗效。但如果是比较罕见的或者慢性疾病、符合"全或无"规律的疾病，或者涉及伦理学的问题而不能设置对照，可以使用病例系列方法。

招募病例应该招募连续病例作为研究对象，即只要符合纳入标准即开展知情同意邀请入组，不能仅选择那些疗效好的病例，避免人为夸大疗效。如果为前瞻性设计，应该连续招募病例；如果为回顾性设计，应该选择某时间内接受该种疗法的全部病例。不能仅选取典型病例进行报告，也应该报告那些疗效不好或依从性不好的病例，并分析原因，从而发现治疗的不良反应或导致依从性下降的原因，也具有一定的临床意义。纳入标准可以适当放宽，只要符合诊断标准的患者，充分知情同意后即可纳入。排除标准是指在符合纳入标准的参与者中排除那些不适于参加研究的病例。在名老中医诊治的患者往往病情复杂，在一般疗效评价研究中，往往会排除病情重、病情复杂的患者，在此不必排除，详细观察并记录治疗结局，名老中医治疗的优势往往在于促进病情复杂和预后不良患者的治疗结局。符合真实世界的招募病例情况。

诊断标准应该提出明确的疾病诊断标准，最好采用现行公认的诊断标准。值得指出的是，诊断方法不等同于诊断标准，诊断标准包含了症状、体征、影像学、实验室检查等多项信息，是明确患者诊断为某种疾病的依据，有的名老中医病例系列仅报告诊断方法，而没有报告诊断标准。名老中医宝贵的治疗重大疾病的病例系列，往往没有保存好患者的诊断证据，只关注治疗结果，影响成果的发表。

名老中医病例系列研究对样本量没有统一的标准或公式，大多数病例系列都没有描述样本量的计算过程，一般报告的病例数少则几十例多则上千例。目前中医药的病例系列研究没有可供参考的样本量计算公式，建议参考横断面调查的样本量计算方法，或至少 30 例。

病例系列虽然不要求将每一个患者的信息都详尽地描述，但是名老中医病例系列应该描述辨证分型依据和加减原则，体现名老中医治疗该病的特点。应该详细描述干预措施的具体细节，以便其他中医能够结合自己的临床实际借鉴或使用。中药需描述药物的组成、来源、制剂的质量、剂型、给药途径、剂量和疗程。

病例系列结局指标的选择主要依研究目的而定，即通过病例系列研究想要回答什么临床问题。国内外中医药病例系列的结局指标多选取疗效指标和安全性指标。治疗性的名老中医病例系列应选择医生和患者最为关心的临床事件作为结局指标，尽量选取可以获得的终点结局指标，在无法获得终点结局指标的时候可以选择替代结局指标（中间指标）。

中医药治疗疾病的潜力可能在于能够改善患者的生活质量，所以最好还要注意观察患者的生活质量。依从性也是结局评价的重要内容，通过评价患者对治疗的依从性，来判断干预措施实际应用的可行性。

此外，单组目标值法是指从大量历史数据库（如文献资料或历史记录）的数据中得到的一系列可被广泛认可的性能标准，这些标准可以作为说明某类临床干预措施的安全性或有效性的替代指标或临床终点。进而通过与这些性能标准的比较，分析验证临床干预措施的有效性。即是指：从诸多来源中获得的治疗同一疾病其他相对公认手段疗效的确切数据，然后与病例系列所获得的名老中医的疗效数据进行比较，用来评价名老中医治疗的疗效。

名老中医传承贵在基于有效案例基础上的经验总结进而实现传承。如果没有验证疗效，不适宜开展传承。病例报告和病例系列都可以实现治疗前后疗效比较，可以为传承提供疗效证据。

三、病例资料管理方法

病例资料是名老中医综合运用中医理法方药诊疗疾病的原始记录，属名老中医档案的重要组成部分，也是其核心内容。随着计算机和网络技术的不断发展，以及医院管理模式的改进，目前的病例资料多为电子化存档管理。

（一）保密性

医案中包含了患者信息、医生信息和来源信息。患者信息是患者在就诊时留下的诸如姓名、性别、年龄等相关信息；医生信息是看诊名老中医的相关信息，来源信息是医案的来源，如临床医案、古籍医案等。临床诊疗过程相关的信息形成医案的诊疗信息，主要包括疾病病因、症状和体征、疾病诊断、治则治法、处方用药等信息。这些信息具有较强的私密性，尤其涉及患者个人的信息，医护人员、医疗机构有义务保护患者隐私。

（二）个体化管理

与西医学重循证不同，中医还重视个案研究，具有鲜明的个体性。西医学通常从共性中掌握个体病例的诊疗方法。中医学强调的是辨证论治，强调个案的个性之异，即便是同样的证候也因发病时间、地点、病患个体体质的差异而有所不同，也就是我们常说的"三因制宜"。病例作为医家辨证论治的原始记录，自然具有个体性。

（三）实用性

病例资料的管理应清晰分类，按照医家、诊疗时间、疾病类型等，保证在需要时能够查找并使用，充分发挥病例资料的价值。

中医电子病历是中医医疗工作的数字化记录，包括辨证论治、理法方药和患者的信息，是中医医疗机构对患者临床诊疗和指导的数字化中医医疗服务工作记录。与传统纸质病案相比，电子病案具有无可比拟的优势，例如有利于共享医疗记录资源；传送查询速度快，有利于提高工作效率；数字存储有利于保持医疗记录的完整性，且存储量大，大大减少储存空间等。电子病历经过整理研究之后才算是电子医案，电子医案不仅要反映出电子病案的原始记录性，还应当对医案进行统计分析，提炼出名老中医的学术特点和诊疗特色。

音像类医案主要指以照片、录音、录像等方式反映名老中医诊疗过程的资料。例如现在名医工作室依托于示教诊室进行教学，充分利用摄像教授学生，教学过程生动形象、易于理解。

在整理存储这些电子化信息时应注意保密，保留病例的个体化特征，并兼顾实用性，使病例资料可以妥善管理，有效利用。

第二十九章　远程智能临床试验

　　临床试验的传统方式是基于研究中心（医院）开展，存在患者入组率低、依从性差、进程缓慢、人为错误较多、药物开发费用高昂、研究时间长等问题。为了解决这些问题，推动了临床研究模式的革新，行业内各方尝试开展去中心化的远程临床试验。人工智能（AI）、机器学习（ML）、可穿戴设备等数字化技术的成熟和应用，为远程临床试验提供了更多的技术支撑和安全保障，尤其是在新冠肺炎疫情下，探索临床试验的远程化和智能化，具有突破地域空间限制的现实需求意义和数字化转型升级意义。

第一节　临床研究数字化转型

　　通过临床研究数字化，可以提高临床试验质量和效率，降低成本和周期，最终目标是减轻受试者负担。数字化技术在临床研究中有 3 个阶段性作用，初始阶段解决时间和空间差异问题，也包括信息不对称等；发展阶段赋能临床试验，提高效率，增强质量；成熟阶段使得临床试验完成转型升级（如图 29-1）。

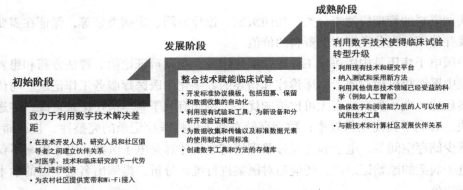

图 29-1　数字化技术在临床研究中的发展阶段

　　数字化技术可以应用于临床试验全过程，在不同的环节有不同的技术和解决方案，应用范围包括电子源数据收集，试验设计，研究中心选择和启动，受试者招募和保留，药物供应链管理，项目监查，数据管理，以及分析报告等，其中，数字化受试者招募和保留，数字化健康数据收集，以及数字化分析是 3 个最常见应用场景。数字化技术可以作为临床试验中的不同环节和功能模块，也可以作为整体上解决方案。

第二节 远程智能临床试验

一、远程智能临床试验的概念

相对于传统临床试验主要依赖以临床试验机构为中心的模式，远程临床试验提供了另一种以患者为中心的分散式模式，又被称为虚拟试验或者分散式临床试验等。根据临床试验转型倡议组织（CTTI）的定义，远程临床试验是通过远程医疗和移动／当地医疗机构进行，使用与传统临床试验不同的流程的一种临床试验模式。

智能化临床试验是指将数字医疗技术在临床试验中的应用。本文中远程智能临床试验同时强调临床试验的远程模式和智能数字化技术应用的结合，远程智能临床试验需要对传统临床试验中的各种电子化系统进行一体化智能化升级。

远程智能临床试验是指可以应用智能设备及远程通信技术，以受试者为中心的新型临床研究模式，包括一体化临床研究平台、电子知情同意、电子健康源数据采集、试验用药品直接送达受试者、可链接设备数据监测、社区或家庭随访等。

二、远程智能临床试验的模式

远程智能临床试验可分为 3 种模式：第 1 种是无研究中心的远程虚拟模式。第 2 种是一部分受试者使用远程模式，另一部分受试者使用传统模式的并行模式。第 3 种为部分流程环节采用远程模块的混合模式。混合模式是从传统试验到完全数字化临床试验的过渡，也是应用最广，最有潜力的模式。由于疫情或者国家之间监管政策的不同，并行模式是根据当地的政策法规环境和条件成熟度做出选择。在特定治疗领域，完全的远程虚拟试验模式也有很多成功案例。

三、远程智能临床试验的流程

远程智能临床试验可根据方案要求灵活设计，用远程解决方案替代传统的操作，如通过远程招募受试者。在与受试者充分沟通后，由受试者签署电子知情同意书，同意参加远程临床试验。

临床试验开始后，申办方和试验机构会安排临床试验药物直达患者的配送，并配合家用医疗设备及可穿戴监控设备采集受试者健康数据。受试者使用可穿戴设备获得的健康数据将会通过物联网技术传输到云端服务器，使得研究者和数据管理员可以看到，并记录电子病历。记录的访视可以通过多方视频会议来进行，由研究护士／临床研究协调员（CRC）发起会话，将研究者和受试者一起连通到远程会议程序中，通过语音和视频来进行面诊和回访相关操作。上门护士或本地医疗提供方在患者居住地或附近提供必要的接触性操作，如采血，测量生命体征，心电图等（如图 29-2）。

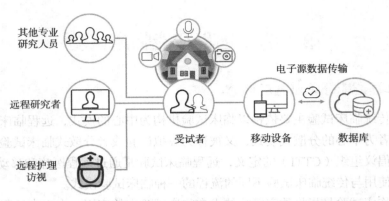

图 29-2　远程智能临床试验框架示意图（改编自 Clinical Ink）

四、远程智能临床试验的案例

案例一：CHIEF-HF 研究

2019 年公布了第一个基于移动健康平台的完全远程的远程智能临床试验 CHIEF-HF 研究：卡格列净对于心衰患者的功能状态，生活质量，健康状态的影响。该试验计划招募 1900 人，收集卡格列净新适应证扩展的真实世界证据，主要终点指标为 12 周时 KCCQ-TSS 评分相较基线的变化。卡格列净已经获批的适应证是治疗糖尿病，而在本项研究中是评估治疗心衰的效果，是一项适应证拓展的真实世界研究。

案例二：BI 1402-0014 研究

1402-0014 是利用远程智能临床试验（DCT）模式进行的一项试点研究，其基于 1402-0011（主试验）并调整成为远程模式。1402-0014 的研究目的为在远程临床智能试验模式下，评估口服药物 BI1358894 与安慰剂在 6 周治疗期内对抗抑郁药治疗不佳的重度抑郁症（MDD）患者的疗效和安全性。患者按照 1∶1 比例分为两组进行对照，共计 164 名受试者。

这项研究包括 3 种访视类型：家庭随访（上门护士）、视频访视和电话访问。具体的研究评估访视包括上门护士在患者家中进行抽血 / 心电图、研究者通过远程医疗（视频）进行临床评估，和登记入住，电话随访患者的状态（如表 29-1）。

表 29-1　临床研究访视类型

研究规程	方法学	执行者
医学检查 / 安全评估	远程医疗	研究者
体格检查	远程医疗（医师指导）	研究者和上门护士
抽血 / 心电图	当面（患者家中）	上门护士
抑郁量表	远程精神病学	认证的 / 培训的评估员
患者问卷	远程	患者（CRC/ 护士监督下）
eDiary/ 数字标记物	远程	患者（应用程序进行文本提醒）
药物治疗依从性	远程	患者（应用程序进行文本提醒）

五、远程智能临床试验的技术平台

远程智能临床试验需要的数字化技术应用主要包括社交媒体，智能移动终端，分析和人工智能，云计算，以及物联网，合并简称为 SMACIT（Social，Mobile，Analytics 和 AI，Cloud，Internet of Things），尤其是智能移动设备和云平台。

FDA 的 Mystudies 项目是一个开放的示范项目平台，可以供临床研究行业用以定制适合各自特点的平台。首先在系统内创建一项研究并配置研究管理和受试者移动端应用软件的参数，然后使用移动端应用软件中进行电子化患者自报结果（ePRO），或者临床医生报告结果（ClinRO）等，受试者数据在云端存储（如图 29-3），相关各方可以访问云平台。

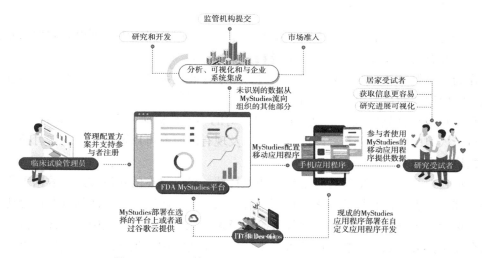

图 29-3　FDA 的 Mystudies 移动端应用和云平台

第三节　远程智能临床试验解决方案

目前我国远程智能临床试验的发展现状是，处于从传统试验到数字化临床试验的过渡阶段。在此将分别介绍远程智能试验在方案设计，项目管理，智能化受试者招募，电子知情同意，电子源数据，药物直达患者，中心化和远程监查，家庭随访与外院随访，实验室检测以及计算机化系统验证等方面的解决方案。

一、远程智能临床试验方案设计

研究设计方案是临床试验的根本大纲，远程智能临床试验的研究设计方案同时整体考虑两方面，一是远程化，即去中心化试验模式，这方面临床研究转型倡议组织（CTTI）提出了试验设计方案的具体考量，可以借鉴并结合中国国情以及业界实践经验，形成在中国能够具体落地的模式。另一方面是智能化，即数字化技术在临床试验中的应用，数字化技术的应用包括硬件如可穿戴设备，医疗大数据技术（如基于真实世界数据的入选/排除标准设定），各种中心化平台和移动端软件应用，以及新型的服务模式如呼叫中心。

在国外的方案设计实践中，申办方、技术平台方、各业务和技术模块代表都需要积极参与临床试验方案的设计讨论会议。尤其是在临床试验目标，方案日程表，入选/排除标准确定（是否包含新型试验终点等），患者招募策略和实施，总体时间表等几个重要方面，需要各方协调配合，充分讨论之后，达成一致方可确定方案。而中国的实践中，由于某些项目干系人的缺失，导致方案设计的深度和复杂度受限，需要寻找合适的方式推进。

二、智能化项目管理

由于智能化系统的引入，不但从根本上缩短了数据从研究中心到申办方数据库的传递时间，并有希望大大提高沟通和执行效率。

作为项目管理者，在计划实施方案时，对于智能化系统的应用，应考虑如何选择不同的智能模块从而最大化提高项目的可操作性。

在项目设计计划阶段，应该根据项目针对的不同目标研究人群，方案的复杂程度，研究目标入组中心数量分布，不同分期，以及现有的研究可用预算对于已有可接受的智能化模块整合。

在项目执行初期，应综合考虑研究药物特性、研究终点的获得方式、数据采集的一致性、和受试者的便利性等因素，根据可行性结果给予研究中心灵活的选取远程智能化应用的选择。申办方也可以考虑在设计阶段考虑专人协调给予研究中心直接支持，有的公司会在申办方团队中设置专门的人员来保证给予研究中心足够的技术支持，直接协调和回答研究中心对智能化系统安装，设置以及使用等的一系列问题。

在新的药物注册管理办法大前提下，国际医药公司的大型项目都在全力协助加速中国项目组更早加入早期研究，然而国际多中心项目中的一些先进的电子化、智能化系统在中国的落地还待进一步磨合。随着中国研发市场和项目启动速度在政府支持下进一步加速，中国发起项目引领电子化智能化革新有望实现。智能临床试验采用更前瞻性和创新性的系统、供应商，需要项目经理有更强的适应能力拥抱变化，更强的学习能力跟上技术革新，更强的风险管理能力动态防控风险，远程管理更复杂的供应商和团队，也对管理能力提出更高的要求。

三、智能化受试者招募

随着科技的发展，互联网的普及，5G 移动技术出现，大数据/云技术的运用，研究中心的医院信息化系统和电子医疗记录（HIS/EMR）互联互通，使智能化的实施有了技术基础，基础设施逐渐走向成熟。这些远程网络技术基础日趋完善，加上业界不断探索人工智能技术在临床试验场景的应用，也为远程智能临床试验带来受试者招募方式的新机遇。美国受试者社区 Patients Like Me 即是这样典型的案例。国内类似的受试者组织建立相关的网络化的受试者社区，例如：淋巴瘤之家、咚咚癌友圈、觅健、罕见病组织四叶草是众多临床研究项目进行受试者招募的合作对象。

目前对于一些远程智能临床研究，不需要围绕特定的研究中心来招募受试者，这就解决了既往的必须在临床研究中心周围 50 公里内寻找受试者的地域限制。受试者可以通过智能设备与试验研究人员保持紧密的沟通，这点也使得临床研究变得更加地有吸引力，可以极大提高受试者依从性。

远程智能临床试验的受试者招募方式主要有三种：互联网招募、线上线下综合招募方式的使用和人工智能筛选精准招募受试者（如图 29-4）。

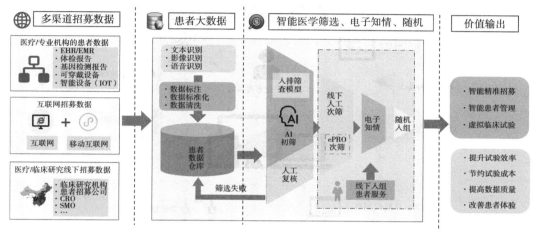

图 29-4　临床研究智能受试者招募示意图（来源：捷信医药）

现阶段研究者更倾向于挑选年轻和文化程度高的受试者，因为他们担心不能顺利操作这类的装置会导致数据的缺失。不过随着老年人对智能手机的灵活使用，他们也更愿意遵循临床试验地要求去做各类任务，因为他们更有时间，也更有责任感。同时也应看到，大数据及人工智能等新技术应用于招募，除了在技术方面需要继续解决数据标准不统一，数据安全要求，数据成本高等问题外，在合规方面的患者充分知情及隐私信息授权，伦理及公平性考量；在市场方面，也需要针对患者进行充分和有效的临床试验科普和教育，在产品设计和实现上有更好的人性化和互动。以上方面，仍然存在诸多亟待解决问题，整个行业也希望更好解决方案的出台和落地。

四、电子知情同意

电子知情同意（electronic informed consent，eConsent）是指通过多元电子化手段获得参与者 / 受试者知情记录的过程。电子知情同意书指的是使用电子系统和程序来传达研究相关信息并获取和记录知情同意，包括使用多种电子媒介，如文本、图像、音频、视频、播客、互动网站、生物识别设备和读卡器等。在临床试验过程中，受试者权益的保护和临床研究结果的可靠性，是临床研究质量管理最重要的环节，而知情同意书则是对于保护受试者权益非常重要的文件。知情同意指受试者被告知可影响其做出参加临床试验决定的各方面情况后，确认同意自愿参加临床试验的过程。

案例：在新冠疫情期间的严峻的形势下，北京市科委牵头成立的政府、医院/科研机构、企业共建的北京市肝病创新药临床试验联盟平台上，为解决疫情期间呈现出的减少面对面接触、降低医院工作负荷、保护受试者及医护人员安全等诸多课题，通过多方协作、共同努力，在全国范围内率先将电子知情同意书及受试者补助电子发放应用于临床试验中。（如图 29-5）

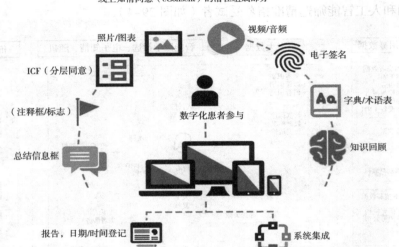

图 29-5　电子知情相关数字化平台结构及功能

电子知情在国内的应用还处于早期的起步阶段。不过可喜的是，目前已有不少企业在项目中积极的尝试使用电子知情的方式开展。随着国家电子知情相关法律法规的完善，电子知情项目使用经验的丰富，未来必然会有越来越多的项目采用电子知情这种适应临床试验信息化发展趋势的方式开展。

五、电子源数据

FDA 给出的电子源数据（Electronic Source Data，eSource）的定义是最初以电子格式记录的数据。它们也可以包括在用于重建和评价研究的临床研究之前或期间采集的临床发现、观察结果或其他活动的原始记录和原始记录的认证副本中的信息。

电子源数据可能有多种来源：

1）临床研究者和委派的临床研究工作人员，如临床研究使用的电子数据采集系统（EDC）或者研究中心的临床试验管理系统（CTMS）；

2）临床研究受试者或其合法授权代表，比如电子化患者自报结果（ePRO）或者电子化临床结果评估（eCOA）系统记录的患者报告结局数据；

3）PACs 系统或者中心影像，如放射科医师报告计算机断层扫描（CT）；

4）医疗器械，如心电图机（ECG）和其他医疗器械；

5）医院信息系统（HIS）或者区域电子健康档案（EHR）；

6）自动实验室报告系统；

7）其他技术如可穿戴设备和 AI 辅助诊断数字化疗法等。

电子源数据和电子源数据直连技术作为一种更高效、实时的临床研究创新应用，从 2013 年 FDA 指导原则首次定义到 2018 年 FDA 和 2019 年 EMA 相关指导原则的出台，在欧美临床研究中已经开始全面、广泛的应用。近年来国内在生物等效性试验、中心实验室数据的传输、电子健康档案（HER）信息用于真实世界研究也有不少案例，相关软件和数据传输技术已经不再是障碍，电子源数据应用的主要挑战还在于患者隐私安全和数据保护，期望行业和监管当局后续能有相关的指导原则和专家共识出台，为行业进一步厘清障碍。

六、药物直达患者（Direct-to-Patient，DTP）

远程智能临床试验的一个重要特点就是受试者在家中就可以远程参与临床试验，目前越来越多的电子化数据采集技术可以解决患者研究数据的远程收集，同样当下便捷的物流网络，也为患者居家直接获得研究药物提供了可能。直接将药物配送给患者可以根据具体试验方案采用一种或多种不同的配送模式（如图 29-6）。

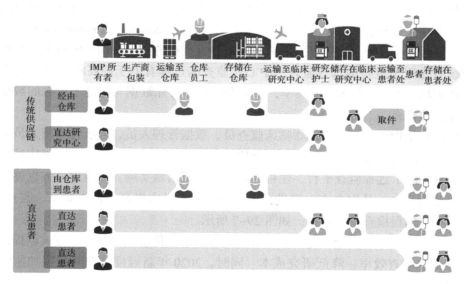

图 29-6　临床试验药物直达患者

药物直达患者可减轻患者负担并优化参与临床试验的体验，但也存在着一些挑战，例如缺乏相应的法规监管、如何保证药物的质量和完整性、以及患者隐私与数据保密。

1）全过程监控与追溯：为确保配送到患者家中药物的质量和完整性，需对整个配送过程的环节进行监控与追踪，例如保存药物的物理条件（温度、湿度等），必要时使用合适的产品包装。无论是短途还是长途运输，都必须制定流程以确保正确存储药物并以良好的质量状况交付到患者。这些过程都需要文件来证明遵守了药品运输的要求以及过程中没有偏差发生。

2）患者隐私保护：将药品直接配送给患者，通常涉及患者的个人信息，例如家庭住址、联系电话等。这些信息都属于受试者隐私数据需要被严格管理，同样要遵从GCP 要求，例如将这些数据对申办方等非相关人员进行隐匿。

案例　参照《药品信息化追溯体系建设导则》和《药品追溯码编码要求》两项信息化标准，阿里健康的"码上放心"临床试验用药编盲和全程追踪在人间充质干细胞治疗新冠病毒性肺炎的临床试验中，实现从生成到临床适用全过程来源可查，去向可追，实现了真实客观记录。

目前我国在药物临床试验中应用 DTP 模式处于探索阶段，当前主要是通过临床试验机构进行邮寄药品到受试者。国家层面正在推动建立药品信息化追溯体系建设，国家药监局组织编制了《药品信息化追溯体系建设导则》和《药品追溯码编码要求》两项信息化标准。我国医药冷链运输行业发展态势良好，符合冷链物流运输标准的企业制定相应的质量管理规范，培训相应的人员，能够提供满足要求的 DTP 药物运输服务。

七、中心化和远程监查

远程智能临床试验中，建议采用现场监查与中心化监查相结合的方式，其目的就是允许不同方法来增加监查的效率和效能。中心化监查（centralized monitoring）定义为：在实施研究的场所之外，由申办方的人员或申办方授权的人员（例如监查员、数据管理人员或统计专家）进行的远程监查。中心化监查的过程有助于提高临床试验的监查效果，降低现场监查的范围和 / 或频率，并能帮助区分可靠数据与可能不可靠的数据，是对现场监查的补充。

远程监查是指由申办方（例如临床监查员，数据管理人员，或统计分析人员）在非临床研究中心进行的远程评估。随着智能化技术和平台的发展，国内一些临床试验机构陆续建立并开放了远程监查平台，使得远程监查真正落地实施。同时申办方也逐步建立了中心化监查平台，从申办方一端进行多维度监查。极大提高了监查效率，监查范围，和监查质量。远程检查技术路径，如图 29-7 所示。

在远程智能临床试验中，建议采用现场监查与中心化监查相结合的方式以提高临床研究的质量和监查效率、降低研究成本。同时，2020 年新冠疫情期间我国加速践行了"远程监查"模式。

案例：北京大学肿瘤医院和南方医科大学南方医院先后部署了"远程监查系统"并正式上线运营。同时北京大学肿瘤医院除了开展远程监查之外，为了更好保护受试者，采用了邮寄药品（DTP），转移受试者 / 更改给药途径，以及受试者在当地进行实验室检查，影像检查等。南方医科大学南方医院等多家医院也开通了远程的数字化平台，既维持了临床试验的持续开展，也减轻了受试者负担。

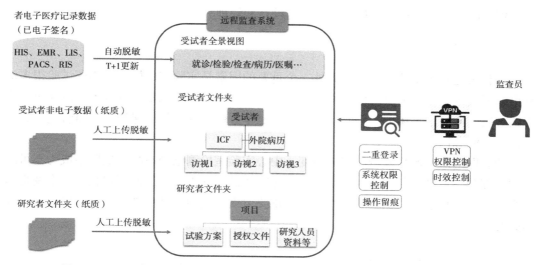

图 29-7 远程监查技术案例（来源：北京大学肿瘤医院国家药物临床试验机构）

八、家庭访视和外院随访

远程智能临床试验是以患者为中心的模式，受试者主要在家或者当地社区医疗机构远程进行临床试验，因此家庭访视或者外院随访是关键。一项名叫 TOPAZ 研究中，护士将在受试者家中使用手指评估肾功能，然后提供唑来膦酸钠或安慰剂。研究的终点是通过调查参与者的电子健康档案（HER）来评估的，或者每 6 个月通过邮件、电子邮件或电话随访来确定骨折患者。参与者通过交互式电子同意书登记，如果被认为有资格参加研究，将安排进行基于视频的远程医疗评估，以确认帕金森氏症的诊断。还将安排一次护士家访，以确认最终合格并服用试验药物。这项研究就是家庭随访的类型。

外院随访为已入组但是由于受疫情影响或其他条件限制，不能回到原研究中心进行随访和用药的患者，根据患者所在地，结合医院众多、分布广泛的优势，为受试者就近匹配医院，对受试者进行访视、随访观察、试验用药治疗及其他所必需的医疗诊治提供相应支持。为确保疫情期间受试者的远程随访和及时给药，及与受试者所在原研究中心的研究者、临床试验领域的专家、CRO 以及申办方展开多方论证，确定了临床试验外院随访服务操作流程。外院随访服务首先从受试者角度考虑，为受试者提供就近医院进行随访观察、药物治疗及其他所必需的医疗诊治提供相应支持。实际案例中，"外院随访，远程研究"定制化临床试验方案得到了受试者所在原研究中心的研究者、CRO 以及申办方很高的评价，充分肯定了疫情期间的外院随访服务模式，为受试者提供了细致周到的随访安排，保障了受试者的权益，为临床试验的顺利开展提供了技术支持。

尽管现阶段鲜有护士受邀加入临床试验的院外随访，但由于患者评估、检查，对执行医嘱和患者教育，是执业护士必须通过规范化培训掌握的基本技能。将执业护士纳入家庭/院外随访模块，可以同时行使家庭护士和临床研究协调员两个角色的职能。在制度允许前提下进一步通过生物标本等诊断资料等采集，以及执行必要的治疗操作，有助于将更多的试验方案进行以患者为中心的设计和管理。

九、实验室检测

远程智能临床试验需要考虑另外一个重要的因素是实验室的检测，临床试验很多流程可以通过远程方式解决，但是受试者血液样本采集及检测在很大程度上难以通过远程方式解决。面对这一挑战，中心实验室需要更全方位考虑如何确保样本的监管链条，及数据的可溯源性。

随着医药研发治疗领域趋势的转变，中心实验室检测已经在临床试验中成为不可或缺的一部分。更早的与中心实验室沟通探讨临床试验的需求，进而制定相关方案变得非常重要。无论从技术领域的可行性，试验重要节点及遗传批件申请方面都可以避免后续不必要的风险。

十、计算机化系统验证

远程智能临床试验的实施高度依赖于智能信息化系统的应用，这些系统直接参与到受试者招募、知情同意、随机、数据采集、监查等各个关键环节，我们如何能相信这些智能信息化系统产生、传输或存储的数据的准确性和完整性呢？计算机化系统（如图29-8）验证就是国际通行的解决方案。

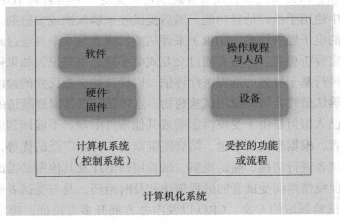

运行环境
（包括其他的联网的或独立的计算机化系统，其他系统、媒介、人员，设备与规程）

图 29-8 计算机化系统验证

计算机化系统验证（Computerized System Validation，CSV，以下简称系统验证），正式写入新版 GCP 的第二章术语部分。并在第五章第三十六条申办方职责中明确要求：申办者使用的电子数据管理系统，应当通过可靠的系统验证，符合预先设置的技术性能，以保证试验数据的完整、准确、可靠，并保证在整个试验过程中系统始终处于验证有效的状态。这意味着在未来临床研究中，特别是大量采用智能信息化系统为关键实施工具的远程智能临床研究中用于创建、修改、保存、传输临床研究数据的信息化系统将被纳入第三方稽查或者监管部门检查的范围中，那么系统验证作为证明系统可靠的关键证据必将受到更多的关注。

各种信息系统从开发到使用过程都不同程度缺乏计算机化系统验证，最终用户更多只是在为了应付稽查而进行的验证，并没有在软件的整个生命周期中落实计算机化系统验证。随着法规落地，监管加强和行业教育，计算机化验证将成为申办方、机构、CRO等参与方不可忽视的关注点，在 GCP 领域下的计算机化系统验证也会越来越规范。

第四节　远程智能临床试验法律法规考量

在临床试验的合法依规方面，远程模式和智能技术应用带来了新的挑战和一些不确定性。当前我国已经初步形成规范远程临床试验的法律体系。受新冠肺炎（COVID-19）疫情影响，我国药物临床试验智能化逐步提上进程，但与美国相比，相关法律的系统性、科学性和可操作性等还有待完善。

在远程智能临床试验及数字化技术应用中，需执行 2020 年新版 GCP 及 ICHE6（R2），保护受试者安全并保障数据的完整性；需对临床试验相关电子化系统进行验证，包括软件系统本身合规性、稳定性及安全性；电子数据采集应符合我国《临床试验的电子数据采集技术指导原则》。随着 2020 年新版 GCP 的实施，远程临床试验的实施不存在实质法规障碍。同时，远程临床试验法规有待进一步完善。

在目前的法律框架下，并未在临床机构的设施和条件方面对提供远程临床试验的临床机构提出区别于传统临床试验机构的特殊要求。国家统一规定药物临床试验机构的资格认定实行备案管理，药物临床试验的申办者可以选择经备案的临床试验机构展开临床试验。远程访视仍需要在经备案的研究机构开展，但受试者可以远程接入。

一方面，国家在远程医疗、电子病历、电子知情同意、药品直达、临床数据记录与传输、受试者隐私保护、物联网和家用医疗器械的使用等领域的立法不断推陈出新，为远程临床试验的推行提供了法律依据；另一方面，我国关于远程临床试验的规定散见于不同法规和规范性文件中，缺乏统一的立法体系。各监管部门需要协调一致，共同对远程临床中的各个环节进行质量把控，严格保护受试者权益及临床数据安全，及时解决远程临床技术可能带来的新问题，明确各临床参与方的权责。

从试验设计角度看，远程智能临床试验需要关注数据安全性、可靠性和合规性等；从实施层面看，远程智能临床试验需要关注医生多点执业、临床试验机构管理、药品运输、患者依从性和伦理要求等。远程智能临床试验涉及的具体解决方案众多，在具体解决方案中需要有针对性的遵守相关法律法规。

第五节 中医药远程智能临床试验中的机遇与挑战

一、中医药远程智能临床试验中的机遇

中医临床所辨和所治的对象主要是"证",而"证"与现代医学所诊断的"病"是有很大区别的。"证"的内涵关键是"病机",它并不受现代医学病种病名的限制,同一病种,因患者体质和当时所处环境气候的差异,其证候及病机则往往并非一致,故宜采取不同的治法,中医称之为"同病异治";而不同的疾病,按中医辨证分析,有可能其证候及病机是相同的,则可以采取同样的治法,即所谓"异病同治"。

1)中医药是以人为本,远程智能临床试验是以患者为中心的临床试验,从根本理念上不谋而合。中医药临床研究也有自身的特点,相比传统临床研究,以数字化技术为支撑,以远程模式开展的远程智能临床试验,为中医药临床研究获得更加精准的结果和证据提供极大便利。

2)与西医相比,中医药更倾向"一人一方"的个性化治疗,其临床使用情况更加复杂,信息采集难度大,需要更高效的采集和数据管理措施,远程智能临床试验中的电子源数据解决方案可以发挥积极作用。

3)部分中草药和中成药药物中起到治疗作用的活性成分不明,剂量把控不准确(草药为主),造成肝肾损害,相比传统化学药物临床研究,更加需要实时监测。可穿戴设备和小型化家庭医疗设备的实时检测,同时结合社区医院随访,以及上门随访,更加能够保障中医药患者的安全。

4)中医认为舌相/面色可以反映患者健康状况,每次面诊医生都会观察,但是舌相/面色很容易变化(如诊疗时进食有色食物/化妆等)从而影响医生判断,远程试验可以由患者选择适当时机自行拍照记录舌相/面色,反映真实情况,记录疾病转归过程。

案例:清肺排毒颗粒是中药注册分类改革后首次按照《中药注册分类及申报资料要求》(2020年第68号)"3.2类其他来源于古代经典名方的中药复方制剂"审评审批的品种。

2020年1月,国家中医药管理局以临床急用实用效用为导向,紧急启动"防治新型冠状病毒感染的肺炎中医药有效方剂筛选研究"专项。该项目研究团队严格按照国家药品监督管理局药品审评中心发布的《用于产生真实世界证据的真实世界数据指导原则(征求意见稿)》的要求,在已获得研究数据使用授权后,依据数据治理计划,在数据治理流程、人员培训、通用模型设计、源数据的获取与备份、数据转化清洗、质控、存储、传输等环节严格执行,确保了经治理的真实世界数据的相关性和可靠性。

二、中医药在远程智能临床试验中的挑战

总体上,中医药采用远程智能临床试验非常适合,同时也面临诸多挑战,并非所有

中医药临床试验都适合采用同一种模式。

（一）中医药药物剂量和配送

"一人一方"的个性化治疗是中医药的最显著的特点，中医药在远程智能临床试验中，要保证中医药（尤其汤剂）剂量，才能得到较为准确的试验数据，有利于评价治疗效果。

这就使得中医药在远程试验中的药物配送方面，需比西成药更加的复杂，首先医生和护士要仔细叮嘱药物的剂量；其次在药物到达参与者手中时，研究人员应通过视频、图片等方式，确保参与者所服用的中药（汤剂）符合药方；最后参加中医药远程试验的患者的回访间隔应远远小于普通患者，通过经常关注患者病情的变化，从而确认参与者所服汤剂准确无误。

（二）远程采集信息的真实性和可靠性

在中医药远程智能试验的过程中，参与者的舌相/面色等会受到光线和设备的影响，那么该如何把控采集信息的真实性，也是研究人员应该重点关注的问题。

解决的办法应该分为两个角度：其一，在参与者确认参加试验后，可以为参与者提供统一的摄像设备，统一的灯光和设备布局方式，并且告知参与者避免其他光源的出现以及尽量保证素颜参诊，最大可能的保证光线和设备的统一性；其二，就是在诊疗系统中，加入图像归一化处理，通过机器学习等手段，在给系统设置一个确定的标准后，系统就能够实现自动消除特殊的环境因素，从而实现医生所观察到的参与者的舌相/面色，有一个固定的参考标准，虽然可能与真实值不符，但在参考标准下，医生也可准确的判断参与者的病情。

（三）如何提高诊断的一致性

中医的望闻问切等诊疗手段相较西医更加主观，不同医生可能会存在判断不一致的情况，作为临床研究，需要提高诊断和评估的一致性。传统方式的化学药品临床试验中，通过中心化和专家再次判定以解决不一致问题，例如中心化阅片，终点事件裁定等。通过数字化技术和流程安排，可以解决或者可以缩小不一致。例如可以让不同的医生在通过一时间通过同一个视频来源对参与者的病情进行诊断；在判断不一致的情况出现时，可以先在研究组内开会讨论，再确定病情和治疗计划；如果情况允许的情况下，可建立参考数据库，将出现争议的病情和最终解决方案记录下来，随着病例的逐渐增多，利用大数据分析，能够得出更加可靠一致的结论。

第六节　远程智能临床试验发展展望

中国幅员辽阔，边远地区患者通过远程医疗获得高水平诊断治疗已经部分试点，我国互联网医院发展迅猛，为远程智能临床试验的应用开展提供了良好基础。参与临床试验成为患者获得救治和药物的重要选项，远程智能临床试验的发展，为临床研究提质增速的同时，也使得先进医疗手段和新药向全国普及，满足患者的不同需求。

　　临床试验智能化、数字化和现代化正处在一个关键的历史性时期，为我们这一代临床试验人带来了机遇与挑战。远程智能临床试验充分利用了现代技术，将临床研究延伸到患者身边，能收集到受试者在接近真实世界环境中的状况。我国应积极观察与探索，鼓励结合我国实际开展尝试与实践，积累经验，逐步提高认识。以既有法规框架为基础，保护受试者安全及维护数据完整性，坚持"以患者为核心"的理念，将远程智能技术与临床试验进行融合，充分发挥远程智能临床试验的优势。

　　致谢：本章部分内容改编自 DIA 数字健康社区蓝皮书专家组 2020 年编写的《远程智能临床试验蓝皮书》，在此对专家组表示感谢：郭彤，戴鲁燕，丁发明，葛永彬，程书彦，宋毅，张艳，刘艳萍，夏素琴，孙雨，张若琳，董剑平，陈君超，马延，金迪蒂，何晓宇，胡阳。同时感谢王晓对本章中医药部分的贡献。

参考文献

［1］Makady A, de Boer A, Hillege H, et al; (on behalf of GetReal Work Package 1). What Is Real-World Data? A Review of Definitions Based on Literature and Stakeholder Interviews［J］. Value Health, 2017,20(7):858-865.

［2］Zuidgeest MGP, Goetz I, Groenwold RHH, et al. GetReal Work Package 3. Series: Pragmatic trials and real world evidence: Paper 1. Introduction［J］. J Clin Epidemiol, 2017 ,88:7-13.

［3］Sherman RE, Anderson SA, Dal Pan GJ, et al. Real-World Evidence – What Is It and What Can It Tell Us?［J］. N Engl J Med,2016,375(23):2293-2297.

［4］温泽淮,李玲,刘艳梅,等.实效性随机对照试验的技术规范［J］.中国循证医学杂志,2019,19(07):794-802.

［5］张贺,李秋忆,樊懿萱,等.单病例随机对照试验在中医药临床研究中的探索与思考［J］.中西医结合心脑血管病杂志,2020,18(18):2945-2947，2954.

［6］Agency for Healthcare Research and Quality. 卢伟，曾繁典，董卫等，主译.Registries for evaluating patient outcomes: a user's guide. 评估患者结局注册登记指南［M］. 2 版.上海：上海科学技术出版社，2013.

［7］杨会生，房繁恭，刘保延，等.基于病例注册登记研究探讨针刺对早发性卵巢功能不全患者窦卵泡计数的影响［J］.中华中医药杂志(原中国医药学报)，2020, 35 (5) :2276-2281.

［8］Stang A. Critical evaluation of the Newcastle-Ottawa scale for the assessment of the quality of nonrandomized studies in meta-analyses［J］. Eur J Epidemiol. 2010 ,25(9):603-5.

［9］Vandenbroucke JP, von Elm E, Altman DG, et al. STROBE Initiative. Strengthening the Reporting of Observational Studies in Epidemiology (STROBE): explanation and elaboration［J］. PLoS Med,2007,4(10):e297.

［10］Stuart J. Head, Darren Mylotte, Michael J. Mack, et al. Considerations and Recommendations for the Introduction of Objective Performance Criteria for Transcatheter Aortic Heart Valve Device Approval［J］. Circulation: An Official Journal of the American Heart Association, 2016: 2086-2093. DOI: 10.1161/CIRCULATIONAHA.115.020493.

［11］FDA Neurological Devices Advisory Committee. Sponsor Executive Summary of WEB Aneurysm Embolization System［Z/OL］. 27 September 2018. https://www.fda.gov/media/123224/download.

［12］徐波,刘保延,王平.基于真实世界挖掘王平辨治失眠经验［J］.中国中医基础医学杂志.2020 :26(7).

［13］沙靖昱,刘岠,谢雁鸣,等.基于真实世界刺五加注射液 5904 例心血管病患者的临床用药

特征［J］.中国中药杂志.2020.15.

　　［14］李洪成,李新平,李新晔.中医证候学.中国医药科技出版社,2008.刘建平.定性研究与循证医学［J］.中国中西医结合杂志 2008,28(2):165-167.

　　［15］Mays N P C. Qualitative research in health care［M］. London: BMJ Books, 1996,24.

　　［16］Teychenne M, Apostolopoulos M, Ball K, et al. Key stakeholder perspectives on the development and real-world implementation of a home-based physical activity program for mothers at risk of postnatal depression: a qualitative study［J］. BMC Public Health,2021,21(1):361.

　　［17］Waterfield J, Bartlam B, Bishop A, et al. Physical Therapists' Views and Experiences of Pregnancy-Related Low Back Pain and the Role of Acupuncture: Qualitative Exploration［J］. Phys Ther, 2015,95(9):1234-1243.

　　［18］Bishop A, Ogollah R, Bartlam B, et al. Evaluating acupuncture and standard care for pregnant women with back pain: the EASE Back pilot randomised controlled trial (ISRCTN49955124)［J］. Pilot Feasibility Stud,2016,2:72.

　　［19］Mazza D, Lin X, Walter FM, et al. The LEAD study protocol: a mixed-method cohort study evaluating the lung cancer diagnostic and pre-treatment pathways of patients from Culturally and Linguistically Diverse (CALD) backgrounds compared to patients from Anglo-Australian backgrounds［J］. BMC Cancer. 2018 Jul 21；18(1):754. doi: 10.1186/s12885-018-4671-4. PMID: 30031382；PMCID: PMC6054738.

　　［20］Hoq M, Ali M, Islam A, et al. Risk factors of acute malnutrition among children aged 6-59 months enrolled in a community-based programme in Kurigram, Bangladesh: a mixed-method matched case-control study［J］. J Health Popul Nutr. 2019,38(1):36.

　　［21］Masjoudi M, Aslani A, Khazaeian S, et al. Explaining the experience of prenatal care and investigating the association between psychological factors with self-care in pregnant women during COVID-19 pandemic: a mixed method study protocol［J］. Reprod Health,2020,17(1):98.

　　［22］Beanlands H, McCay E, Fredericks S, et al. Decreasing stress and supporting emotional well-being among senior nursing students: A pilot test of an evidence-based intervention［J］. Nurse Educ Today. 2019,76:222-227.

　　［23］Guex K, Wicht S, Besson C, et al. From Sedentary and Physical Inactive Behaviours to an Ultra Cycling Race: A Mixed-Method Case Report［J］. Int J Environ Res Public Health. 2020,17(2):502.

　　［24］曾繁典,郑荣远,詹思延,等.药物流行病学［M］.2版.北京:中国医药科技出版社. 2016:80-88.

　　［25］彭晓霞,舒啸尘,谭婧,等.基于真实世界数据评价治疗结局的观察性研究设计技术规范 ［J］.中国循证医学杂志,2019,19(7):779-786.

　　［26］王雯,高培,吴晶,等.构建基于既有健康医疗数据的研究型数据库技术规范［J］.中国循证医学杂志.2019,19(7):763-770.

　　［27］吴一龙,陈晓媛,杨志敏.真实世界研究指南［M］.2018年版.北京:人民卫生出版社,2019.

　　［28］孙瑾.基于纵向研究方法的广西地区中医药治疗 HIV/AIDS 综合疗效评价［D］.北京:北

京中医药大学 .2018.

［29］陶群山，魏骅 . 安徽省中医药按病种支付方式改革效果分析［J］. 锦州医科大学学报 (社会科学版),2019, 17(6):25–31.

［30］吴阶平医学基金会，中国胸部肿瘤研究协作组 .《真实世界研究指南》［M］.2018 年版 ,6–19.

［31］关健 . 真实世界证据的医学伦理学价值和问题［J］. 医学与哲学 (A),2017,10:27–30.

［32］Tian J, Yan S, Wang H, et al. Hanshiyi Formula, an approved medicine for Sars–CoV2 infection in China, reduced the proportion of mild and moderate COVID–19 patients turning to severe status: A cohort study［J］. Pharmacol Res, 2020,161:105127.

［33］孙振球，徐勇勇 . 医学统计学［M］. 4 版北京：人民卫生出版社，2014.

［34］张颖，杨国彦，王禹毅，等 . 因果关系模型在中医药观察性研究中的应用［J］. 现代中医临床 ,2014,21(5):19–21.

［35］张颖，李迅，费宇彤，等 . 倾向指数用于中医药非随机设计临床疗效评价的思考［J］. 世界中医药 ,2014,9(10):1272–1275.

［36］安妮特 J 杜布森，艾德里安 G 巴奈特 . 广义线性模型导论（英文导读版）［M］. 原书第 3 版 . 北京：机械工业出版社，2015.

［37］王斌会 . 多元统计分析及 R 语言建模［D］. 广州：暨南大学出版社 , 2016.

［38］卡巴科弗 .R 语言实战［M］. 高涛，肖楠，陈钢译 . 北京：人民邮电出版社 , 2015.

［39］郭申阳，马克 W 弗雷泽 . 倾向值分析：统计方法与应用［M］. 郭志刚，巫锡炜译 . 重庆：重庆大学出版社 , 2012.

［40］Wedderburn R. Quasi–likelihood functions, generalized linear models, and the gauss–newton method［J］. Biometrika, 1974, 61 (3):439–447.

［41］Liang Y, Yin Z, Wei B, et al. Traditional Chinese Medicine clinical records classification using knowledge–powered document embedding［C］//IEEE International Conference on Bioinformatics & Biomedicine, Shenzhen,2017.

［42］Hu Q, Yu T, Li J, et al. End–to–End syndrome differentiation of Yin deficiency and Yang deficiency in traditional Chinese medicine［J］. Computer Methods and Programs in Biomedicine,2019, 174:9–15.

［43］Huo C M, Zheng H, Su H Y, et al. Tongue shape classification integrating image preprocessing and Convolution Neural Network［C］//Intelligent Robot Systems,Wuhan,2017.

［44］Huang F, Yu L, Shen T, et al. Chinese Herbal Medicine leaves classification based on improved Alex Net convolutional neural network［C］//2019 IEEE 4th Advanced Information Technology, Electronic and Automation Control Conference (IAEAC). Chengdu, 2019.

［45］Huan E Y, Wen G H, Zhang S J.et al. Deep Convolutional Neural Networks for Classifying Body Constitution based on face image.［J］Computational and Mathematical Methods in Medicine.2017.

［46］周辰，刘凤斌 . 基于机器学习的中医诊断客观化和证候量化方法探讨［J］. 中国中医药现代远程教育 .2020(13).

［47］程豪，易丹辉，牟宗毅 . 基于社会网络分析的指标群划分及群间关系研究［J］. 世界科学技

术 – 中医药现代化 .2018(4).

　　[48] 吴喜之 . 复杂数据统计方法——基于 R 的应用 [M].2 版 . 北京：中国人民大学出版社，2013：P45–46.

　　[49] 赵金铎 . 中医证候鉴别诊断学 [M]. 北京：人民卫生出版社,1987.

　　[50] 吴一龙，陈晓媛，杨志敏 . 真实世界研究指南（2018 年版）[M]. 北京：人民卫生出版社，2019.

　　[51] 张米镇 . 中青年高血压与多重危险因素及中医体质类型的相关性研究 [D]. 北京：北京中医药大学 ,2019.

　　[52] 徐惠芳 . 太原市山毛社区老年高血压病缓解期流行病学调查及中医体质分析 [D]. 太原：山西医科大学 ,2019.

　　[53] 吴建萍 . 冠心病 PCI 术后再狭窄患者危险因素、中医体质及证候要素分析 [D]. 武汉：湖北中医药大学 ,2019.

　　[54] 毕颖斐，毛静远，王贤良，等 . "冠心病中医病因及证候临床流行病学调查" 的研究方案 (英文)[J]. 中西医结合学报 ,2012,10(6):619–627.

　　[55] 毕颖斐，王贤良，赵志强，等 . 冠心病现代中医证候特征的临床流行病学调查 [J]. 中医杂志 ,2017,58(23):2013–2019.

　　[56] 张秀娟 . 冠心病 PCI 术后患者伴焦虑、抑郁状态的中医证型及相关因素分析 [D]. 兰州：兰州大学 ,2018.

　　[57] 袁天慧 . 慢性心力衰竭免疫炎症因子与 "毒" 邪致病相关性探讨 [D]. 广州：广州中医药大学 ,2015.

　　[58] 黄君毅 . 高原低氧性心肌肥厚的中医证候分布规律及相关性研究 [D]. 北京：北京中医药大学 ,2015.

　　[59] 李颖 . 室性早搏的中医证候要素分布与治疗规律研究 [D]. 北京：北京中医药大学 ,2018.

　　[60] 李佳佳 . 基于深度学习的高血压病肝火亢盛证面部色诊研究 [D]. 北京：中国中医科学院 ,2020.

　　[61] 郜亚茹 . 基于冠脉 CTA 的冠心病患者大鱼际表征与中医证素的关联性研究 [D]. 北京：中国中医科学院 ,2020.

　　[62] 栗蕊 . 基于舌诊客观化的高血压病肝火亢盛证诊断模型的构建研究 [D]. 北京：中国中医科学院 ,2019.

　　[63] 刘玥，齐新，冀云萍，等 . 臂踝脉搏波传导速度与心血管危险因素的相关性 [J]. 心脏杂志 ,2011,23(4):518–520,524.

　　[64] 刘彤 . 冠心病稳定型心绞痛脾虚痰浊证与 CNS/ENS 的相关性研究 [D]. 沈阳：辽宁中医药大学 ,2019.

　　[65] 孙宇衡 . 冠心病稳定型心绞痛脾虚痰浊证与炎—脂代谢的相关性研究 [D]. 沈阳：辽宁中医药大学 ,2019.

　　[66] 张暄尧 . 冠心病毒证与炎症因子、血脂水平相关性研究 [D]. 北京：中国中医科学院 ,2020.

　　[67] 左强 . 真实世界国内 STEMI 中医药治疗现状及清热活血法干预评价 [D]. 广州：广州中医

药大学,2017.

［68］成冯镜茗,王连心,谢雁鸣.注射用丹参多酚酸盐与阿司匹林联用治疗冠心病心绞痛临床定位的四维度设计［J］.世界中医药,2020,15(1):1–6,12.

［69］Lyu Jian, Xue Mei, Li Jun, et al. Clinical effectiveness and safety of salvia miltiorrhiza depside salt combined with aspirin in patients with stable angina pectoris: A multicenter, pragmatic, randomized controlled trial［J］. Phytomedicine, 2021, 81

［70］贵华,姜红岩,谢雁鸣,等.基于大数据84697例冠心病中医证候及其中西药使用分析［J］.中国中药杂志,2014,39(18):3462–3468.

［71］刘大胜.真实世界下顽固性高血压病不良心血管事件的诊治规律研究［D］.北京:中国中医科学院,2020.

［72］张艳.基于华法林抗凝房颤患者真实世界诊疗数据的中西药相互作用研究［D］.北京:北京中医药大学,2019.

［73］姚立娟.丹参注射液上市后的安全性监测与风险管理研究.扬州大学,2018.

［74］刘欢.基于巢式病例对照的参麦注射液不良反应的数据挖掘分析［D］.成都:电子科技大学,2018.

［75］林骞.老年稳定性冠心病中西医结合预后评估模型的建立与验证［D］.北京:中国中医科学院,2020.

［76］闫思雨,梁晓鹏,苏燕妮,等.中医药治疗冠心病PCI术后心血管复合终点事件的前瞻性临床研究［J］.中西医结合心脑血管病杂志,2019,17(17):2561–2565.

［77］沙益辉,谢雁鸣,王连心,等.真实世界35984例肝硬化患者临床特征探析［J］.中华中医药杂志,2016,31(6):2087–2090.

［78］杨冬爱,陈琳琳.慢性乙型肝炎中医辨证计量诊断及用药特点的探讨［J］.中国当代医药,2016,23(7):167–169.

［79］郭丰年,张秋菊,李勤,等.2型糖尿病合并非酒精性脂肪肝舌脉特征研究［J］.现代中医临床,2019,26(6):3–6.

［80］吴辉坤.基于数据挖掘从毒痰瘀虚治疗肝炎肝硬化的用药规律与效果比较研究［D］.武汉:湖北中医药大学,2015.

［81］马昆,刘燕玲,谢雁鸣,等.基于真实世界的病毒性肝炎患者中西药物临床实效分析［C］.中西医结合北京论坛,北京,2015.

［82］殷宏振.基于中医传承辅助平台挖掘黄峰教授治疗非酒精性脂肪性肝病经验［D］.西安:陕西中医药大学,2020.

［83］许雪莲.基于数据挖掘的金实教授诊治慢性肝病的经验研究［D］.南京:南京中医药大学,2014.

［84］戴玲,倪颖,姚欣,等.基于"补肾生髓成肝"的肝癌第三级预防方案的真实世界研究［J］.中西医结合肝病杂志,2019,29(2):118–120,136.

［85］郝尧坤,邵明义,姬丹,等.软肝丸联合辨证分型治疗乙肝肝硬变［J］.中医学报,2019,34(7):1515–1518.

［86］余梅香，马小琴，杨婉花.联合使用甘草酸二铵治疗药物性肝损伤的疗效及安全性单中心真实世界研究［J］.世界临床药物，2019,40(7):486-492.

［87］李蕴铷，王连心，谢雁鸣，等.基于真实世界的病毒性肝炎患者临床特征与用药分析［J］.中国中药杂志，2014,39(18):3448-3453.

［88］姜天奇.原发性肝癌危险因素 COX 多因素分析［D］.乌鲁木齐：新疆医科大学，2020.

［89］倪颖.基于"补肾生髓成肝"肝癌第三级预防方案的真实世界研究［D］.武汉：湖北中医药大学，2018.

［90］王雄，杨薇，刘峘，等.真实世界病毒性肝炎死亡患者节气与时辰规律分析［J］.世界科学技术 – 中医药现代化，2017,19(7):1136-1140.

［91］张群.肝硬化 EGVB 再出血预测模型的建立及基于真实世界的中医药治疗作用［D］.北京：北京中医药大学，2018.

［92］孙燕，屠红，陆培新，等.肝癌家族史与肝癌关系的 20 年前瞻性队列研究［J］.中华肝脏病杂志，2014,22(10).

［93］李晓东，巴元明，刘建忠，等.真实世界中医肝病临床研究体系构建与应用探索［J］.世界科学技术 – 中医药现代化，2017,19(7):1161-1166.

［94］赵瑞霞，邵明义，符宇，等.基于真实世界中医电子病历数据的原发性肝癌疗效评价难点及解决策略［J］.中医杂志，2019,60(23):2009-2012.

［95］张强，邵明义，刘奕兵，等.基于真实世界中医临床数据构建原发性肝癌临床疗效评价方法探索［J］.中医杂志，2019,60(18):1567-1571.

［96］湖北省中医院中医肝病研究所.基于研究型门诊的真实世界中医肝病临床研究体系构建与应用［J］.世界科学技术 – 中医药现代化，2017,19(7):1075-1077.

［97］王小琴，陈耀龙，渠清源，等.病例系列研究方法学质量评价工具解读［J］.中国循证儿科杂志，2015,10(5):381-385.

［98］王梅，王建华，张抗，等.中医药疗效评价队列研究的方法学质量评价［J］.中医杂志，2016,57(16):1379-1383.

［99］肖琦，曾铁英.真实世界研究及其对护理研究的启示［J］.中华现代护理杂志，2020,26(29):4127-4130.

［100］Graham ID, Tetroe J. The Knowledge to Action Framework (Chapter 10)［M］. In Rycroft-Malone J, Buckneall T (eds), Models and frameworks for implementing evidence-based practice: linking evidence to action. Oxford: Wiley-Blackwell.

［101］曹卉娟，刘建平.SMART 设计在中医非药物疗法疗效评价中的应用探讨［J］.北京中医药.2020, 39(1): 78-80.

［102］Flynn D, Eaton LH, Langford DJ, et al. A SMART design to determine the optimal treatment of chronic pain among military personnel. Contemp Clin Trials. 2018, 73 (2018): 68-74.

［103］廖星，谢雁鸣.上市后中药临床安全性循证证据体评价研究［J］.中国中西医结合杂志，2017,37(1):109-114.

［104］廖星，谢雁鸣，王永炎，等.药品安全性证据分级分类探索研究——构建中药上市后安全

性证据体［J］. 中国中药杂志,2015,40(24):4723-4727.

［105］National Council for Osteopathic Research, University of Brighton, UK. Evidence-based practice tutorial: how to write a case report.［EB/OL］［2007-11-26］. http://www. brigh ton. ac. uk /ncor / osteo- research /EBP- tutorial- case - report. pdf.

［106］Drummond, MF, Sculpher, MJ, Claxton, K, et al. 2015, Methods for the Economic Evaluation of Health Care Programmes［M］. 4th edn, Oxford: Oxford University Press, Oxford.

［107］Barnett PG, Ignacio RV, Kim HM, et al. Cost-effectiveness of real-world administration of tobacco pharmacotherapy in the United States Veterans Health Administration［J］. Addiction, 2019 Aug,114(8):1436-1445.

［108］马爱霞，管欣，田磊，等. 疏风解毒胶囊和蒲地蓝消炎口服液治疗成人急性上呼吸道感染的药物经济学评价［J］. 中国医院药学杂志,2018,(5): 523-528.

［109］陶有青，徐春波，包文虎，等. 名老中医经验传承的内涵及实践要素［J］. 中国中医基础医学杂志，2015, 021(011):1371-1373.

［110］刘建平. 循证中医药定性研究方法学［M］. 北京：人民卫生出版社，2009：60-95.

［111］Martin Peter, Nimer Yusef, Esther Sadler-Williams,et al. A New Approach to Temperature Monitoring in a Changing Clinical Supply Chain Environment［J/OL］. Applied Clinical Trials, 2019, 06. https://www.appliedclinicaltrialsonline.com/view/immunomodulators-and-cancer-research.

［112］王海学，王涛. 远程智能临床试验及数字化技术应用的探讨［J］. 中国食品药品监管.2020,11（202）：110-116.

［113］徐波，刘保延，王平. 基于真实世界挖掘王平辨治失眠经验［J］. 中国中医基础医学杂志. 2020 :26(7).

［114］沙靖昱，刘峘，谢雁鸣,et al. 基于真实世界刺五加注射液 5904 例心血管病患者的临床用药特征［J］. 中国中药杂志.2020.15.

［115］李洪成，李新平，李新晔. 中医证候学［M］. 中国医药科技出版社,2008.

［116］肖琦，曾铁英. 真实世界研究及其对护理研究的启示［J］. 中华现代护理杂志,2020, 26(29):4127-4130.

附录1 《真实世界证据支持药物研发与审评的指导原则（试行）》

一、引言

（一）背景与目的

随机对照试验（Randomized Controlled Trial，RCT）一般被认为是评价药物安全性和有效性的金标准，并为药物临床研究普遍采用。RCT严格控制试验入组、排除标准和其他条件，并进行随机化分组，因此能够最大限度地减少其他因素对疗效估计的影响，使得研究结论较为确定，所形成的证据可靠性较高。但RCT有其局限性：一是RCT的研究结论外推于临床实际应用时面临挑战，如严苛的入排标准使得试验人群不能充分代表目标人群，所采用的标准干预与临床实践不完全一致，有限的样本量和较短的随访时间导致对罕见不良事件探测不足等；二是对于某些疾病领域，传统RCT难以实施，如某些缺乏有效治疗措施的罕见病和危及生命的重大疾病；三是传统RCT或需高昂的时间成本。因此，在药物研发和监管领域如何利用真实世界证据（Real World Evidence，RWE）评价药物的有效性和安全性，已成为全球相关监管机构、制药工业界和学术界共同关注且具有挑战性的问题。

一是需要从概念上厘清真实世界证据的定义、范畴和内涵。

二是真实世界数据（Real World Data，RWD）是否适用于回答临床所关注的科学问题，所生成的真实世界证据能否或如何起到充分的支撑作用，涉及诸多亟待商榷和解决的问题，包括数据来源、数据标准、数据质量、数据共享、数据的基础建设等，也对指南的制定提出了迫切需求。

三是利用真实世界数据的方法学有待规范。真实世界证据源于对真实世界数据的正确和充分分析，所采用的分析方法主要是因果推断方法，涉及较复杂的模型、假设甚至人工智能和机器学习方法的应用等，对相关人员提出了更高的要求。

四是真实世界证据的适用范围有待明确。真实世界证据与传统RCT提供的证据均可以是药物监管决策证据的组成部分，支持监管决策形成综合、完整而严谨的证据链，从而提高药物研发和监管的科学性和效率。因此，需要根据药物研发和监管的现实情况明确真实世界证据的适用范围，并能够随现实情况变化进行调整。

鉴于上述情况，本指南旨在厘清药物研发和监管决策中真实世界证据的相关定义，指导真实世界数据收集以及适用性评估，明确真实世界证据在药物监管决策中的地位和适用范围，探究真实世界证据的评价原则，为工业界和监管部门利用真实世界证据支持药物监管决策提供参考意见。本指导原则仅代表当前的观点和认识，随着研究和认识的深入将不断修订和完善。

（二）国内外监管机构在法规或指南制定方面的进展

2009 年美国复苏与再投资法案对实效比较研究（Comparative Effectiveness Research，CER）起到了巨大推动作用。基于 CER 的真实世界环境的背景，真实世界研究（Real World Research/Study，RWR/RWS）得以更广泛的应用。

美国于 2016 年 12 月通过《21 世纪治愈法案》，鼓励美国食品药品监督管理局（The Food and Drug Administration，FDA）开展研究并使用真实世界证据支持药物和其他医疗产品的监管决策，加快医药产品开发。在该法案的推动下，2017–2019 年 FDA 先后发布了《使用真实世界证据支持医疗器械监管决策》《临床研究中使用电子健康档案数据指南》《真实世界证据计划的框架》和《使用真实世界数据和真实世界证据向 FDA 递交药物和生物制品资料》。

欧盟药品管理局（European Medicines Agency，EMA）于 2013 年参与的 GetReal Initiative 项目，致力于开发出收集与综合 RWE 的新方法，以便更早地用于药品研发和医疗保健决策过程中。EMA 于 2014 年启动了适应性许可试点项目，探索利用真实世界数据包括观察性研究数据等用于监管决策的可行性。2017 年药品局总部（Heads of Medicines Agencies，HMA）与 EMA 联合成立大数据工作组，旨在使用大数据改进监管决策并提高证据标准，其中 RWE 是大数据的一个子集，包括电子健康档案、登记系统、医院记录和健康保险等数据。

日本药品和医疗器械管理局（PMDA）在国际人用药品注册技术要求协调会（International Council for Harmonisation of Technical Requirements for Pharmaceuticals for Human Use，ICH）层面提出更高效利用真实世界数据开展上市后药物流行病学研究的技术要求新议题。

事实上，全球使用真实世界数据对医疗产品进行安全性评价已经积累了丰富的实践经验，例如 2008 年美国 FDA 启动了哨点计划，利用现有的电子医疗健康数据实现对上市后医疗产品安全性的主动监测。

我国系统性开展使用真实世界证据支持药物监管决策的工作尚处于起步阶段。国家药品监管部门在审评审批实践中开始应用真实世界证据，相关示例参见附 2。

二、真实世界研究的相关定义

真实世界研究是指针对预设的临床问题，在真实世界环境下收集与研究对象健康有关的数据（真实世界数据）或基于这些数据衍生的汇总数据，通过分析，获得药物的使用情况及潜在获益 – 风险的临床证据（真实世界证据）的研究过程（如图 1 所示）。

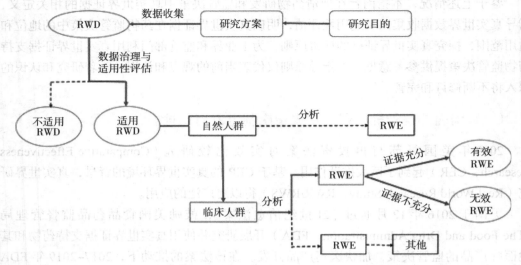

图1　支持药物监管决策的真实世界研究路径（实线所示）

真实世界研究所产生的真实世界证据既可用于支持药物研发与监管决策，也可用于其他科学目的（如不以注册为目的的临床决策等）。本指南主要用于支持药物监管决策、以临床人群为研究对象的真实世界研究，个别情形下也会涉及更广泛的自然人群，如疫苗等健康人群的预防用药。

真实世界研究的类型大致分为非干预性（观察性）研究和干预性研究。前者包括不施予任何干预措施的回顾性和前瞻性观察性研究，患者的诊疗、疾病的管理、信息的收集等完全依赖于日常医疗实践；后者与前者最大的不同是主动施予某些干预措施，如实用临床试验（Pragmatic Clinical Trial，PCT）等。由于真实世界研究的多样性、设计的复杂性、分析方法的高要求和对结果解释的不确定性，对药物的安全性和有效性的评价以及监管决策提出了更高的要求。

（一）真实世界数据

1. 定义

真实世界数据是指来源于日常所收集的各种与患者健康状况和 / 或诊疗及保健有关的数据。并非所有的真实世界数据经分析后都能成为真实世界证据，只有满足适用性的真实世界数据才有可能产生真实世界证据。

2. 真实世界数据的来源

真实世界数据的常见来源包括但不限于：

（1）卫生信息系统（Hospital Information System，HIS）：类似于电子健康档案，包括结构化和非结构化的患者记录，如患者的人口学特征、临床特征、诊断、治疗、实验室检查、安全性和临床结局等。

（2）医保系统：包含患者基本信息、医疗服务利用、诊断、处方、结算、医疗付费和计划保健等结构化字段的数据。

（3）疾病登记系统：特定疾病（通常是慢性病）患者的数据库，通常来源于医院的疾病人群队列登记。

（4）国家药品不良反应监测哨点联盟（China ADR Sentinel Surveillance Alliance，CASSA）：利用医疗机构电子数据建立药品及医疗器械安全性的主动监测与评价系统。

（5）自然人群队列和专病队列数据库：国内已经建立或正在建立的自然人群队列和专病队列数据库。

（6）组学相关数据库：采集患者的生理学、生物学、健康、行为和可能的环境相互作用的组学相关信息，如药物基因组学、代谢组学和蛋白质组学的数据库。

（7）死亡登记数据库：由医院、疾病预防控制中心和户籍部门联合确认的死亡登记所形成的数据库。

（8）患者报告结局数据：由患者自行填报的自我评估或测量的数据。

（9）来自移动设备端的数据：应用医用移动设备，如可穿戴设备，检测受试者获得的相关数据。

（10）其他特殊数据源：部分地区医疗机构根据相关政策、法规，因临床急需进口少量境外已上市药品等用于特定医疗目的而生成的有关数据；为特殊目的创建的数据库，如法定报告传染病数据库、国家免疫规划数据库等。

3. 数据标准

统一的数据标准使递交的资料具有可预测性和一致性，并能与其他数据库之间共享信息。递交的数据应当在数据标准的规划、数据的采集和编码及储存、分析数据的格式、数据的核查和可溯源性、电子递交的格式等方面有统一的标准。

（二）数据的适用性

真实世界数据的适用性主要通过数据相关性和可靠性进行评估。

1. 相关性

评估真实世界数据是否与所关注的临床问题密切相关，其重要因素包括但不限于：

（1）是否包含与临床结局相关的重要变量和信息，如药物暴露、患者人口学和临床特征、协变量、随访时间、结局变量等；

（2）临床结局定义是否准确，相应的临床意义是否明确；

（3）真实世界数据中的患者对于研究的目标人群是否具有代表性；

（4）是否有足够的样本量以及随访时间以证明疗效并获取充分的潜在安全性事件。

2. 可靠性

真实世界数据的可靠性主要从数据的完整性、准确性、透明性和质量保证方面进行评价。

（1）完整性：真实世界数据无法避免数据缺失问题，包括变量的缺失和变量值的缺失。当数据缺失比例超过一定限度时，尤其涉及研究的关键变量时，例如影响研究结局的诸多重要预后协变量缺失或变量值缺失，会加大研究结论的不确定性，此时，需要慎重考虑该数据能否支持产生真实世界证据。

（2）准确性：数据的准确性极为重要，通常需要参照较权威的数据来源进行识别或验证。数据元素和转化数据的算法均应保证其正确。数据的准确性还反映在数据的一致性和合理性上，一致性包括数据库内部的相关数据标准、格式和计算方法等必须一致；合理性包括变量数值的唯一性、合理的区间和分布、相关变量的预期依从关系以及时变型变量是否按预期改变等。

（3）透明性：数据的来源、收集与治理的全过程应透明、清晰，并具有可溯源性，尤其是关键的暴露、协变量以及结局变量等应能追溯到源数据。数据的透明性还包括数据的可及性、数据库之间的信息共享和对患者隐私的保护方法的透明。

（4）质量保证：真实世界数据的可靠性需考虑数据质量，质量保证的措施包括但不限于：数据收集是否有明确流程和合格人员；是否使用了共同定义框架，即数据字典；是否遵守采集关键数据点的共同时间框架；是否建立与收集真实世界数据有关的研究计划、协议和分析计划的时间安排；用于数据元素采集的技术方法是否充分，包括各种来源数据的集成、药物使用和实验室检查数据的记录、随访记录、与保险数据的链接以及数据安全等。

（三）真实世界证据

真实世界证据是指通过对适用的真实世界数据进行恰当和充分的分析所获得的关于药物的使用情况和潜在获益－风险的临床证据，包括通过对回顾性或前瞻性观察性研究或者实用临床试验等干预性研究获得的证据。

三、真实世界证据支持药物监管决策

真实世界证据应用于支持药物监管决策，涵盖上市前临床研发以及上市后再评价等多个环节。例如，为新产品批准上市提供有效性或安全性的证据；为已获批产品修改说明书提供证据，包括增加或修改适应症，改变剂量、给药方案或给药途径，增加新适用人群，增加实效比较信息，增加安全性信息等；作为上市后要求的一部分支持监管决策的证据等。

下面是真实世界证据支持药物监管决策的某些应用范围，但并不排除其他合理的应用。

（一）为新药注册上市提供有效性和安全性的证据

根据不同疾病的特征、治疗手段的可及性、目标人群、治疗效果和其他与临床研究相关的因素等，可以通过真实世界研究获得药物的效果和安全性信息，为新药注册上市提供支持性证据。

常见的为新药注册上市提供有效性和安全性证据的真实世界研究有：使用真实世界数据获得的结局或安全性数据的随机临床试验，包括 PCT 设计等；以及针对某些缺乏有效治疗措施的罕见病和危及生命的重大疾病，而采用基于真实世界证据作为外部对照的单臂临床试验。

（二）为已上市药物的说明书变更提供证据

对于已经上市的药物，新增适应症通常情况下需要 RCT 支持。但当 RCT 不可行或非最优的研究设计时，采用 PCT 或观察性研究等生成的真实世界证据支持新增适应症可能更具可行性和合理性。

在儿童用药等领域，利用真实世界证据支持适应症人群的扩大也是药物监管决策可能适用的情形之一。

总的来说，真实世界证据支持已上市药物的说明书变更主要包括以下几种情形：

1. 增加或者修改适应症；
2. 改变剂量、给药方案或者用药途径；
3. 增加新的适用人群；
4. 添加实效比较研究的结果；
5. 增加安全性信息；
6. 说明书的其他修改。

（三）为药物上市后要求或再评价提供证据

基于 RCT 证据获批的药物，通常由于病例数较少、研究时间较短、试验对象入组条件严格、干预标准化等原因，存在安全性信息有限、疗效结论外推不确定、用药方案未必最优、经济学效益缺乏等不足，需要利用真实世界数据对药物在真实医疗实践中的效果、安全性、使用情况，以及经济学效益等方面进行更全面的评估，并不断根据真实世界证据做出决策调整。

（四）名老中医经验方、中药医疗机构制剂的人用经验总结与临床研发

对于名老中医经验方、中药医疗机构制剂等已有人用经验药物的临床研发，在处方固定、生产工艺路线基本成型的基础上，可尝试将真实世界研究与随机临床试验相结合，探索临床研发的新路径。

应用真实世界证据支持已有人用经验中药的临床研发策略可以有多种，应根据产品的特点、临床应用情况以及数据适用性等方面的考虑，选择不同的研发策略。例如可以探索将观察性研究（包括回顾性和前瞻性）代替常规临床研发中 I 期和 / 或 II 期临床试验，用于初步探索临床疗效和安全性；在观察性研究的基础上，再通过 RCT 或 PCT 进一步确证已有人用经验中药的有效性，为产品的注册上市提供支持证据。如果经过评价，存在适用的高质量真实世界数据，且通过设计良好的观察性研究形成的真实世界证据科学充分，也可与药品监管部门沟通，申请直接作为支持产品上市的依据。

针对观察性研究与 RCT 或 PCT 研究相结合的研发策略，其实现也可以有多种路径，图 2 和图 3 是可能路径中的两种，但不限于此。图 2 是观察性研究与 RCT 研究相结合的路径，第一阶段先开展回顾性观察性研究，此阶段应尽可能地收集既往与使用该

药品有关的真实世界数据，包括所有可能的协变量；制定数据清理规则；选择可能的对照；对数据质量进行评估；采用恰当的统计方法进行全面详细的分析。如果通过回顾性观察性研究得出该药品在临床应用中对患者具有潜在获益，可以进入下一研究阶段，否则研究终止。第二阶段开展前瞻性观察性研究。由于有了第一阶段的研究基础，该阶段可以将前瞻性观察性研究设计得更加周密，包括数据的采集及其系统、数据的质量控制、数据清理的规则、明确定义对照等。在前瞻性观察性研究进展到某一时期，如果数据分析结果与回顾性观察性研究结果一致，且继续显现出该药品在临床应用中对患者具有明显获益，可适时平行开展第三阶段的 RCT 研究。RCT 研究可以先进行探索性 RCT研究，但如果前期的观察性研究证据较充分，也可以直接进行确证性 RCT 研究。从时间上看，RCT 研究的周期可被前瞻性观察性研究所覆盖，后者可以在 RCT 研究开始前结束，也可与 RCT 研究同时结束，甚至在 RCT 研究结束后继续延展一段时间，以积累更充分的真实世界证据，或用于其他目的，如增加适应症或扩大适用人群范围等。

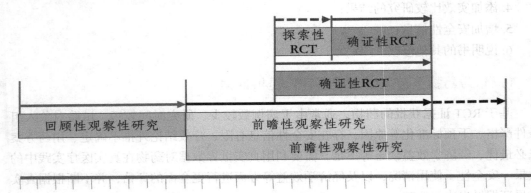

图 2　已有人用经验中药临床研发的路径之一

观察性研究与 PCT 研究相结合的路径如图 3 所示，第一阶段先开展回顾性观察性研究，如果得出该药品在临床应用中对患者具有潜在获益，可以进入下一研究阶段，否则研究终止。第二阶段开展 PCT 研究，它所提供的证据可以用于支持其临床有效性和安全性的评价。

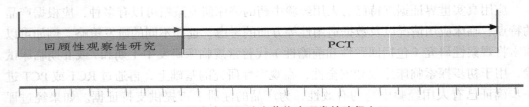

图 3　已有人用经验中药临床研发的路径之二

已有人用经验中药的临床研发应根据产品的特点、基础研究的信息（如毒理试验）、临床应用情况、既往临床实践的有效数据积累等采取恰当的策略，并不局限于上述两种可能的策略。

（五）真实世界证据用于监管决策的其他应用

1. 指导临床研究设计

利用真实世界证据指导临床研究设计有着现实的用途。例如，前述两种中药临床研发的路径，都采用了回顾性观察性研究所产生的真实世界证据，包括疾病的自然史、疾病在目标人群的流行率、标准化治疗的疗效和效果以及与疗效和效果有关的关键协变量在目标人群中的分布和变化等，为下一阶段的研究设计提供了依据。更为普遍的应用是真实世界证据可为入选和排除标准、样本量估计的参数、非劣效界值的确定等提供有效的参考依据，有助于审评中对设计合理性的判断。

2. 精准定位目标人群

精准医疗旨在更好地预测药物对特定人群（亚组）的治疗获益和风险，基于真实世界数据的真实世界证据为精准医疗提供了可能。例如，传统临床试验因样本量有限，往往在研究计划中忽略或无暇顾及亚组效应，使得潜在的治疗应答者或具有严重副作用的高风险人群的重要信息不能充分体现，从而导致目标人群失准。由于真实世界数据往往是不同类型的大数据，通过详尽的分析，可以充分考察不同亚组的治疗获益和风险，进而得到真实世界证据以支持更精准的目标人群定位。

对于靶向治疗药物的临床前和早期临床研究，生物标记物的识别甚为关键。利用人群队列中的组学数据、公共基因库信息以及相关的临床资料等真实世界数据，通过多种机器学习类的目标靶向分析技术得到真实世界证据，可以支持靶向治疗药物的精确人群定位。

四、真实世界研究的基本设计

（一）实用临床试验

实用临床试验又称实操临床试验和实效临床试验，是指尽可能接近真实世界临床实践的临床试验，是介于 RCT 和观察性研究之间的一种研究类型。与 RCT 不同的是：PCT 的干预既可以是标准化的，也可以是非标准化的；既可以采用随机分组方式，也可以自然选择入组；受试病例的入选标准较宽泛，对目标人群更具代表性；对干预结局的评价不局限于临床有效性和安全性；PCT 一般使用临床终点，而避免使用传统 RCT 中可能使用的替代终点；可以同时考虑多个对照组，以反映临床实践中不同的标准化治疗；一般不设安慰剂对照；在大多数情况下不采用盲法，但对于如何估计和纠正由此产生的测量偏倚，需给予足够的重视；数据的收集通常依赖于患者日常诊疗记录。与观察性研究不同的是，PCT 是干预性研究，尽管其干预的设计具有相当的灵活性。

例如，一项以患者为中心的、评价不同剂量阿司匹林的获益和长期有效性的研究采用了随机化的 PCT 设计，研究纳入患有动脉粥样硬化性心血管疾病且具有高风险缺血事件的患者，随机分配到两个不同剂量的阿司匹林治疗组（外加日常医疗保健），主要终点为来自电子健康档案和保险索赔数据库的全因死亡、非致死性心梗导致的住院以及由中风引起的住院的复合终点。

设计 PCT 时还应考虑以下因素：①收集到的数据是否适用于支持产生真实世界证据；②治疗领域和干预措施等是否符合各种形式的常规临床实践；③是否具有足够的可以用于评价的病例数（特别是临床结局罕见的情况）；④参与 PCT 的各试验中心甚至不同的数据库之间对终点的评价和报告方法是否一致；⑤是否采用随机化方法控制偏倚；⑥当盲法不可行时，应考虑非盲对结局变量（特别是患者报告的结局）可能产生的影响，可使用不受治疗分组影响的终点（如中风、肿瘤大小等），以减少非盲带来的可能偏倚。

由于 PCT 需要考虑所有可能的潜在因素的影响，包括各种偏倚和混杂因素的影响，故其研究设计和统计分析较为复杂，所需的样本量通常远超 RCT 设计。PCT 如果采用随机化方法将减小混杂因素的影响从而提供稳健的因果推断。由于是在更接近真实临床实践环境下开展的研究，PCT 所获得的证据在多数情况下被视为是较好的真实世界证据。

（二）使用真实世界证据作为外部对照的单臂试验

单臂临床试验也是验证研究药物有效性和安全性的一种方法。例如，针对某些罕见病的临床试验，由于病例稀少导致招募困难；针对某些缺乏有效治疗措施的危及生命的重大疾病，随机对照试验往往存在伦理问题。因此，以上两种情况可以考虑以自然疾病队列形成的真实世界数据作为外部对照的基础。

外部对照主要用于单臂试验，可以是历史对照也可以是平行对照。历史外部对照以早先获得的真实世界数据作为对照，需考虑不同历史时期对疾病的定义、诊断、分类、自然史和可用的治疗手段等对可比性的影响；平行外部对照则是将与单臂试验同期开展的疾病登记数据作为对照。采用外部对照需考虑目标人群的可比性对真实世界证据的影响；对于接受其它干预措施的病人的数据，应考虑是否有足够的协变量以支持正确和充分的统计分析。

使用外部对照具有局限性，主要包括医疗环境不同、医疗技术随时间变化、诊断标准不同、结局的测量和分类不同、患者的基线水平不同、干预多样化、数据质量难以保证等。这些局限使得研究对象的可比性、研究结果的精确性、研究结论的可靠性和外推性等均面临挑战。

为克服或减少这些局限，一是要确保所采集的数据符合真实世界数据的适用性要求。二是采用平行外部对照设计要优于历史对照，平行外部对照可采用疾病登记模式，保障数据记录尽可能完整、准确。三是采用恰当的统计分析方法，如合理利用倾向评分（Propensity Scores，PS）方法，虚拟匹配对照方法等。四是要充分使用敏感性分析和偏倚的定量分析来评价已知或已测的混杂因素和未知或不可测量的混杂因素以及模型假设对分析结果的影响。

（三）观察性研究

观察性研究所采集的数据接近真实世界，其最主要的局限在于存在各种偏倚、数据质量难以保证、已知或已测和未知或不可测量的混杂因素较难识别等，使得研究结论具有很大的不确定性。

观察性研究所收集的数据是否适合产生真实世界证据，以支持监管决策，关注要点至少应包括：①数据特征：例如，数据来源及其质量、研究的人群、暴露和相关终点的数据采集、记录的一致性、数据治理过程、缺失数据的描述等；②研究设计和分析：例如，有无合适的阳性对照，是否考虑了潜在未测或不可测混杂因素以及可能的测量结果的变异，分析方法是否严谨、透明且符合监管要求等；③结果的稳健性：为保证结果的稳健性，预先确定了何种敏感性分析、偏倚定量分析和统计诊断方法。

观察性研究的主要分析方法是因果推断（见附 3）。

五、真实世界证据的评价

评价真实世界证据应依从两个主要原则：真实世界证据是否可以支持需要回答的临床问题；已有的真实世界数据是否可以通过科学的研究设计、严谨的组织实施及合理的统计分析得到所需的真实世界证据。

（一）真实世界证据和其所支持的临床问题

在决定使用包括真实世界证据在内的任何证据之前，首先应明确需要回答的临床问题。例如，药品上市后和其他药品联合使用的安全性考虑；已获批产品的新增适应症研究；为某罕见病的单臂临床试验建立稳健可靠的历史或者外部对照等。其次需要考虑使用真实世界证据是否能够回答面对的临床问题，应从科学方面的有效性（例如，科学上的可解释性、假设的合理性、I 类误差控制等）、监管要求（是否与其他监管要求冲突、有无特殊疾病领域的监管要求等）、伦理方面的问题（如果不使用真实世界证据是否会带来伦理问题）和可操作性（例如，是否有独立统计师以及确保统计师对结局变量的盲态，以避免匹配时可能带来的偏倚；是否有其他操作上的挑战等）四个方面评价。以上问题综合考虑，是衡量真实世界证据应用的重要准则。

（二）如何从真实世界数据到真实世界证据

一般至少应考虑以下几点：①研究环境和数据采集接近真实世界，如更有代表性的目标人群，符合临床实践的干预多样化，干预的自然选择等；②合适的对照；③更全面的效果评价；④有效的偏倚控制，如随机化的使用，测量和评价方法的统一等；⑤恰当的统计分析，如因果推断方法的正确使用、合理的缺失数据处理、充分的敏感性分析等；⑥证据的透明度和再现性；⑦合理的结果解释；⑧各相关方达成共识。

需要特别注意的是，所有与产生真实世界证据相关的研究设计、假设以及具体定义，均应事先在研究方案中明确阐述。事后补充的数据引用、定义、分析以及解释，通常不能用于监管决策。

六、与审评机构的沟通交流

以药品注册为目的使用真实世界证据，需要与药品审评部门进行充分的沟通交流，以确保双方对使用真实世界证据以及开展真实世界研究等方面达成共识。

申请人计划使用真实世界证据支持药品注册事项时，在研究实施前，应当按照药品审评部门的沟通交流途径主动提出沟通交流申请，就研究目标、真实世界证据使用的可行性、研究设计、数据收集和分析方法等方面进行书面或会议的沟通与讨论。

申请人完成真实世界研究后，计划递交申报资料前，也应当申请与审评部门进行沟通交流，就研究的实施情况、研究结果与结论、申报资料要求等内容进行沟通确认。

【参考文献】

1. 孙宇昕，魏芬芳，杨悦. 真实世界证据用于药械监管与卫生决策的机遇与挑战. 中国药物警戒，2017，14（6）：353-358.

2. 吴一龙，陈晓媛，杨志敏等（吴阶平医学基金会，中国胸部肿瘤研究协作组）. 真实世界研究指南. 2018.

3. 中共中央办公厅，国务院办公厅. 关于深化审评审批制度改革鼓励药品医疗器械创新的意见. 2017.

4. ADAPTABLE Investigators. Aspirin Dosing：a Patient-Centric Trial Assessing Benefits and Long-Term Effectiveness（ADAPTABLE）study protocol. http://pcornet. org/wp-content/uploads/2015 /06/ADAPTABLE-Protocol-Final-Draft-6-4-15_for-post_06-26-. pdf［J］. Published June，2015，5.

5. Berger M，Daniel G，Frank K，et al. A frame work for regulatory use of real-world evidence［J］. White paper prepared by the Duke Margolis Center for Health Policy，2017，6.

6. Cave A，Kurz X，Arlett P. Real-world data for regulatory decision making: challenges and possible solutions for europe［J］. Clinical pharmacology and therapeutics，2019，106（1）：36.

7. Dreyer NA. Advancing a framework for regulatory use of real-world evidence：when real is reliable［J］. Therapeutic innovation & regulatory science，2018，52（3）：362-368.

8. Egger M，Moons K G M，Fletcher C，et al. GetReal：from efficacy in clinical trials to relative effectiveness in the real world［J］. Research synthesis methods，2016，7（3）：278-281.

9. Ford I，Norrie J. Pragmatic trials［J］. N Engl J Med，2016，375（5）：454-463.

10. Institute of Medicine 2009. Initial national priorities for comparative effectiveness research. Washington，DC：The National Academies Press. https://doi.org/10.17226/12648.

11. James S. Importance of post-approval real-word evidence［J］. European Heart Journal-Cardiovascular Pharmacotherapy，2018，4（1）：10-11.

12. Kohl S. Joint HMA/EMA task force on big data established［J］. Eur J Hosp Pharm，2017，24（3）：180–190.

13. Lash TL，Fox MP，Fink AK. Applying quantitative bias analysis to epidemiologic data［M］. Springer Science & Business Media，2011.

14. Makady A，de Boer A，Hillege H，et al. What is real–world data? A review of definitions based on literature and stakeholder interviews［J］. Value in health，2017，20（7）：858–865.

15. Olariu E，Papageorgakopoulou C，Bovens S M，et al. Real world evidence in Europe：a snapshot of its current status［J］. Value in Health，2016，19（7）：A498.

16. Roland M，Torgerson D J. Understanding controlled trials：What are pragmatic trials?［J］. BMJ，1998，316（7127）：285.

17. Sherman RE，Anderson SA，Dal Pan GJ，et al. Real–world evidence—what is it and what can it tell us［J］. N Engl J Med，2016，375（23）：2293–2297.

18. Sugarman J，Califf RM. Ethics and regulatory complexities for pragmatic clinical trials［J］. JAMA，2014，311（23）：2381–2382.

19. US Food and Drug Administration. Framework for FDA's real–world evidence program. December 2018［J］. 2019.

20. Velentgas P，Dreyer NA，Nourjah P，Smith SR，Torchia MM，eds. Developing a Protocol for Observational Comparative Effectiveness Research：A User's Guide. AHRQ Publication No. 12（13）–EHC099. Rockville，MD：Agency for Healthcare Research and Quality；January 2013. www.effectivehealthcare.ahrq.gov/ Methods–OCER.cfm.

21. Von Elm E，Altman D G，Egger M，et al. The Strengthening the Reporting of Observational Studies in Epidemiology（STROBE）statement：guidelines for reporting observational studies［J］. Annals of internal medicine，2007，147（8）：573–577.

附：1. 真实世界研究有关词汇表

2. 真实世界证据应用示例

3. 真实世界研究常用统计分析方法

4. 真实世界研究有关中英文词汇对照

附1

真实世界研究有关词汇表

1. 病例登记（Patient Registry）：根据一个或多个预定的科学、临床或政策目的，使用观察性研究方法收集统一的临床和其他数据的系统，以评价特定疾病、病症或暴露人群的特定结局。

2. 单臂临床试验（Single-arm/One-arm Trial）：一种只设置试验组的非随机临床试验，通常采用外部对照，如历史对照或平行对照。

3. 观察性研究（Observational Study）：根据特定研究问题，不施加主动干预的、以自然人群或临床人群为对象的、探索暴露/治疗与结局因果关系的研究。

4. 回顾性观察性研究（Retrospective Observational Study）：在研究开始时确定目标人群、并根据历史数据（研究开始前生成的数据）开展的观察性研究。

5. 历史事件率比（Prior Event Rate Ratio）：由暴露组和非暴露组在暴露后发生某一事件的率比与暴露组和非暴露组在暴露前发生该事件的率比的比值求得，用以估计消除了不可测量的混杂因素影响之后的效应量。

6. 临床人群（Clinical Population）：接受医疗处置及观察和/或参加临床研究的人群，包括参加药物临床试验的受试人群。

7. 临床试验（Clinical Trial）：属于干预性临床研究，是将一种或多种干预（可能包括安慰剂或其他对照）前瞻性地分配给人类受试者，以评估这些干预对健康相关的生物医学或行为结局的影响。

8. 前瞻性观察性研究（Prospective Observational Study）：在研究开始时确定目标人群、并在研究开始前确定将要收集的暴露/治疗和结果数据的观察性研究。

9. 实效比较研究（Comparative Effectiveness Research）：一种适合大多数研究类型的研究方法，指在尽可能接近真实世界的环境下，从个体或群体层面考虑，通过比较，从临床有效性和安全性、社会人文效应或经济效益等方面评价其利弊，帮助患者、医生、决策者和服务购买者等利益相关方做出改善医疗服务的决策，以使最恰当的干预或策略在最适宜的目标人群和最佳的时机获得最好的效果。

10. 实用临床试验（Pragmatic Clinical Trial/Pragmatic Trial，PCT）：又称实操/实效临床试验，指尽可能接近临床真实世界环境的临床试验，是介于RCT和观察性研究之间的一种研究类型。

11. 数据标准（Data Standard）：是关于如何在计算机系统之间构建、定义、格式化或交换特定类型数据的一系列规则。数据标准可使递交的资料具有可预测性和一致性，使数据具有信息技术系统或科学工具可以使用的形式。

12. 数据治理（Data Curation）：指针对特定临床研究问题，为适用于统计分析而对原始数据所进行的治理，其内容至少包括数据采集（可包含多个数据源）、数据安全性处理、数据清洗（逻辑判断及异常数据处理、数据完整性处理等）、数据导入和结构化

（通用数据模型、归一化、自然语言处理、医学编码、衍生点位等）、数据传输等若干环节。

13. 随机对照试验（Randomized Controlled Trial，RCT）：一种采用随机化分组方法并选择合适对照设计的临床试验。

14. 外部对照（External Control）：在临床试验中，以试验对象以外的数据为对照，以评价所研究的干预效果。外部对照可以是历史数据，也可以是平行观测所获得的数据。

15. 医保数据（Medical Claims Data）：医疗保健提供者向保险公司提交的用以获得治疗和其他干预措施赔付的医疗费用及相关医疗信息汇编。

16. 因果推断（Causal Inference）：基于真实世界数据，刻画干预或暴露与临床结局或健康结局的因果关系路径，充分考虑各种协变量和已测或未测混杂因素的影响，并控制可能的偏倚，采用恰当的统计模型和分析方法，做出干预或暴露与临床结局或健康结局的因果关系的推断结论。

17. 真实世界数据（Real-World Data，RWD）：来源于日常所收集的各种与患者健康状况和／或诊疗及保健有关的数据。并非所有的真实世界数据经分析后都能成为真实世界证据，只有满足适用性的真实世界数据才有可能产生真实世界证据。

18. 真实世界研究（Real-World Research/Study，RWR/RWS）：指针对预设的临床问题，在真实世界环境下收集与研究对象健康状况和／或诊疗及保健有关的数据（真实世界数据）或基于这些数据衍生的汇总数据，通过分析，获得药物的使用情况及潜在获益－风险的临床证据（真实世界证据）的研究过程。

19. 真实世界证据（Real-World Evidence，RWE）：指通过对适用的真实世界数据进行恰当和充分的分析所获得的关于药物的使用情况和潜在获益－风险的临床证据。

20. 自然人群（Natural Population）：又称全人群，包括临床人群和非临床人群。

21. 中间变量（Intermediate Variable）：指处于因果关系链中间、既受药物暴露影响、同时又影响结局的变量，或与结局有关联的变量；前者又称中介变量（mediator）。

附 2

真实世界证据应用示例

示例 1：利用真实世界证据支持新增适应症

申办方在某药上市后发起一项通过真实世界数据评价其在中国女性中减少临床骨质疏松性骨折的有效性和安全性研究。该研究遵循真实世界研究的良好实践，研究方案事先公开。真实世界数据来源具有良好的研究人群代表性，样本量达 4 万余人，该研究的主要终点通过病历审查进行验证，以倾向评分匹配作为主要分析方法，同时使用逆概率加权法、高维倾向评分调整等多种方法进行敏感性分析，并定量评估未测量到的混杂因素的影响。该真实世界研究的结果与全球 RCT 研究相近，并用不同数据来源、不同研究机构的真实世界数据重现出该结果。

示例 2：利用真实世界证据支持扩大联合用药

贝伐珠单抗（Bevacizumab）是一种血管内皮生长因子（Vascular Endothelial Growth Factor，VEGF）人源化单克隆抗体制剂，于 2015 年在中国获批联合化疗（卡铂与紫杉醇）用于不可切除的晚期、转移性或复发性非鳞状非小细胞肺癌患者的一线治疗。真实世界中患者所联合的化疗方案并不局限于卡铂与紫杉醇，还包括培美曲塞联合铂类、吉西他滨联合顺铂等。2018 年 10 月该药获批将治疗方案扩展为联合以铂类为基础的化疗方案，其中三项真实世界研究结果提供了强有力的支持证据。这三项研究回顾性分析了三家医院的患者数据，均显示在含铂双药化疗基础上联合贝伐珠单抗较单纯化疗显著延长 PFS 和 OS，与全球人群数据具有一致性，并且未发现新的安全性问题。此外，相关真实世界研究还提供了 EGFR 突变和脑转移等不同患者亚组中的疗效数据，从多角度证实了贝伐珠单抗联合疗法的有效性和安全性。

附3

真实世界研究常用统计分析方法

相较于 RCT 研究，真实世界研究中的统计分析方法主要是因果推断方法，其中特别需要注意对混杂效应的控制或调整，以避免得出有偏倚的效应估计。以下仅对部分常用的因果推断方法做概括性说明，具体的技术细节和使用参见相关文献（不排除其他方法的合理应用）。

一、描述性分析和非调整分析

对于真实世界研究，正确有效的描述性统计分析可以发挥较为重要的作用。例如，在疾病登记队列研究中，按暴露因素的不同水平对相关协变量进行分层描述统计有助于比较组间的均衡性；在倾向评分匹配数据集中，按暴露因素分组汇总统计相关协变量可帮助发现残余不均衡等。真实世界研究通常需要从大量协变量中考虑可能的混杂因素，利用描述性统计分析对受试者的相关特征进行广泛和全面的探索性分析是非常必要的。

二、调整分析

（一）协变量的选择

对于采用调整协变量的因果推断方法，协变量选择方法大致分为两类，一类是基于暴露至结局相关路径构成的因果关系网络，识别出风险因子、混杂因素、中间变量（Intermediate Variable）、时变型混杂因素（Time-varying Confounder）、碰撞节点变量（Collider Variable）及工具变量（Instrumental Variable），将风险因子和混杂因素作为协变量纳入模型，同时避免纳入中间变量、碰撞节点变量和工具变量，但对于时变型治疗或混杂等复杂情况，可能需要调整中间变量和碰撞节点变量，对此额外引入的偏倚，应注意采用合理的统计分析方法同时进行控制。在实际应用中，当部分因果结构已知时，协变量的选择方法可以基于相关疾病和治疗领域的背景知识，对所有观测到的、可能与结局相关的基线变量，已知的结局相关危险因素，以及治疗或结局的所有直接起因变量，都进行调整。另一类协变量选择方法是基于高维自动变量选择的方法，从数据中经验的学习变量间的相关关系，筛选出与处理因素和 / 或结局变量相关的变量作为协变量。上述两类方法可以结合使用，即首先利用专业经验知识，确定一个变量集合，然后使用适宜的经验学习方法，从中筛选出纳入最终分析模型的协变量。这样做的优点是限制了对经验学习的依赖性，在减小混杂效应的同时也减小了过度调整的风险。需注意的是，协变量的选择过程必须是公开、透明的。

（二）利用回归模型进行调整分析

利用各类回归模型对潜在混杂因素进行调整，从而估计药物暴露的效应，一般调整的变量可能同时与研究的处理因素和结局指标相关，且在因果路径上位于处理因素之前。回归模型的选择应考虑：模型的假设是否成立，自变量的选择是否恰当，是否需要利用汇总的协变量（如 PS 或疾病风险评分），暴露变量和反应变量（结局事件）的发生率等。

（三）倾向评分

倾向评分定义为在观察到的协变量条件下，观察对象接受某种处理（或暴露）的概率，可以综合概括所有已观测到的协变量的组间均衡性。对基于这些协变量的倾向评分进行调整，可以有效地控制混杂效应，是一种在有较多协变量的情况下对混杂效应的调整方法。通常可采用倾向评分匹配法（Propensity-score Matching），倾向评分分层法（Stratification / Subclassification），逆概率加权法（Inverse Probability of Treatment Weighting，IPTW），以及将倾向评分作为唯一协变量纳入统计模型进行调整分析等方法进行因果效应估计。

利用倾向评分进行因果效应估计时，需要判断倾向评分接近的患者在不同组间的协变量分布是否均衡、不同组间倾向评分分布的重合性如何。对于重合性不好的情况可以考虑补救方案，如限制研究对象范围为各组倾向评分分布的重叠区域，但应注意由此引发的目标人群变化可能导致因果效应估计结果不适用于原始目标人群。需注意的是，倾向评分匹配方法只能对已知的观测到的协变量进行调整，对未知或未观测到的协变量需要借助敏感性分析进行评价。另外，传统回归方法与倾向评分匹配法各有利弊，前者不能保证研究协变量一定均衡，后者可能会导致样本量减少，因此进一步的敏感性分析是非常必要的。

（四）疾病风险评分（Disease Risk Score，DRS）

疾病风险评分与倾向评分作用相似，是一个基于所有协变量的综合指标，定义为假定无暴露和特定协变量条件下，发生结局事件的概率。估计 DRS 的方法一般分为两类：一类是利用研究样本的所有观测值进行拟合，将暴露（设值为无暴露）与协变量作为自变量，研究结局作为因变量得到相应的 DRS 预测值；另一类是仅利用无暴露的样本估计 DRS，然后将所有研究样本的协变量取值回代入 DRS 模型，对所有研究样本计算相应的 DRS 预测值。

对于结局事件常见但处理（暴露）因素罕见、或者可能存在多重暴露的研究，DRS 方法是一种较好的选择，能够平衡不同组间样本的基线疾病风险。对于处理（暴露）因素多水平，且部分水平较罕见的情况，建议选择 DRS 方法而非 PS 方法。

（五）工具变量

上述传统多元回归、倾向评分和疾病风险评分等方法只能控制已测混杂，对未知或无法测量的混杂因素无法调整。工具变量能够控制未观测到的混杂因素，进而估计出处理与结局的因果效应，不涉及具体地对混杂因素 / 协变量的调整。如果某变量与处理因素相关，并且对结局变量的影响只能通过影响处理因素实现，同时与暴露和结局的混杂因素不相关，那么该变量可以称为一个工具变量。

使用工具变量最大的难点在于找到合适的工具变量。首先，工具变量必须与暴露和结局的所有观测到或未观测到的混杂因素不相关。其次，工具变量对结局不能有直接影响，除非通过处理至结局的通路间接作用于结局。最后，工具变量必须与研究的处理因素相关，而且相关性越高越好。可采用二阶段最小二乘估计等方法利用工具变量进行因果效应估计。

三、缺失数据考虑

缺失数据在真实世界研究中通常难以避免，不仅结局变量可能缺失，协变量也有可能缺失。研究者和申办方应考虑优化试验设计，尽可能地将缺失率降到最低。

在进行主要分析前，应先尝试分析数据缺失的原因。通常缺失数据按缺失机制可以分为三种情况：完全随机缺失（Missing Completely At Random，MCAR）、随机缺失（Missing At Random，MAR）和非随机缺失（Missing Not At Random，MNAR）。完全随机缺失指数据缺失的概率与所有已测或未测的协变量及结局变量均无关。随机缺失指在给定的已测协变量取值和结局变量条件下，数据是否缺失是随机的，与潜在结局无关。而非随机缺失指数据的缺失概率与缺失值本身有关，同时也可能与已测协变量及结局变量有关。

对于缺失数据，选择正确的方法进行填补和分析是避免偏倚和信息损失的有效手段，否则会因剔除缺失数据而导致样本量减少、降低研究效率。恰当的填补方法应根据缺失机制和临床问题建立相应的假设来确定。一般来说，对于完全随机缺失，可以只对数据完整的样本进行分析；对于随机缺失，可以构建统计模型进行预测填补，例如多重填补（Multiple Imputation，MI）、传统回归模型方法、马尔科夫链蒙特卡洛（Markov Chain Monte Carlo，MCMC）方法、全条件定义法（Fully Conditional Specification，FCS）等；对于非随机缺失，可利用模式混合模型（Pattern Mixture Models，PMM）方法，分别对缺失数据和非缺失数据构建不同的统计模型进行分析。此外，还有单一值填补方法，其优点是原理简单、易于操作，缺点是即使在随机缺失条件下也不能保证结果正确有效，且没有考虑缺失值的变异性，因此一般不建议用于主要分析。

在可能有协变量缺失的观察性研究中，对不同缺失模式可考虑使用一些常规统计方法，包括完整数据分析法、多重填补法和倾向评分法。

需要明确的是，三种数据缺失机制假设通常均无法直接检测，只能通过对数据收集过程的描述和理解来说明其合理性。现实中，难以确定最佳的或唯一适用的缺失数据处理方法，也没有任何方法可以得到与原始完整数据一样的稳健无偏估计。应对缺失数据的最佳策略，关键在于研究的合理设计和实施。

四、敏感性分析和偏倚的定量分析

上述各种因果推断方法均有各自的适用条件和假设，例如未观测协变量的可交换性、一致性和正相关性，因此需要针对这些假设进行敏感性分析，以期对因果推断结果的稳健性进行评价。例如，两个基线协变量相同的患者，其未观测的协变量可能会导致接受治疗的概率完全不同。敏感性分析可以检测未观测的协变量对疗效估计偏倚的影响，协助确定基于接受治疗概率而估计的疗效的上下限。

关于偏倚的定量分析，应保证分析过程透明、可信，一般采用以下步骤：①结合因果结构模型和观测数据，以鉴别可能的偏倚；②利用含有假设的因果图计算偏倚的大小及其对因果效应解释的影响；③结合研究目的和偏倚模型，利用偏倚参数的分布来评价偏倚的大小和不确定性。

最后需要特别说明的是，对于分析结果的解释，真实世界研究与其他确证性研究一样，应尽可能全面、客观、准确、充分，不能仅仅强调统计学意义（如 P 值和置信区间），更要注重临床实际意义；不仅要看最终的结论，还要看形成该结论的整个证据链的逻辑性和完整性；不仅要看整体结论，也要关注亚组效应；不仅要控制已测或可测的混杂因素，还需控制潜在未测或不可测混杂因素（如采用历史事件率比进行调整）；此外，对各种可能偏倚和混杂的控制和影响需要给予尽可能详尽的阐述。

附 4

真实世界研究有关中英文词汇对照

中文	英文
病例登记	Patient Registry
单臂临床试验	Single-arm/One-arm Trial
电子健康档案	Electronic Health Record，EHR
多重填补	Multiple Imputation，MI
非随机缺失	Missing Not At Random，MNAR
工具变量	Instrumental Variable
观察性研究	Observational Study
国家药品不良反应监测哨点联盟	China ADR Sentinel Surveillance Alliance，CASSA
患者报告结局	Patient Reported Outcome，PRO
回顾性观察性研究	Retrospective Observational Study
疾病风险评分	Disease Risk Score，DRS
历史事件率比	Prior Event Rate Ratio
临床人群	Clinical Population
临床试验	Clinical Trial
马尔科夫链蒙特卡洛	Markov Chain Monte Carlo，MCMC
美国食品药品监督管理局	Food and Drug Administration，FDA
模式混合模型	Pattern Mixture Models，PMM
逆概率加权法	Inverse Probability of Treatment Weighting，IPTW
欧盟药品管理局	European Medicines Agency，EMA
欧盟药品局总部	Heads of Medicines Agencies，HMA
碰撞节点变量	Collider Variable
前瞻性观察性研究	Prospective Observational Study
倾向评分	Propensity Scores，PS
倾向评分匹配法	Propensity-Score Matching
国际人用药品注册技术要求协调会	International Council for Harmonisation of Technical Requirements for Pharmaceuticals for Human Use，ICH
日本药品和医疗器械管理局	Pharmaceutical and Medical Devices Agency，PMDA
时变型混杂因素	Time-varying Confounder
实效比较研究	Comparative Effectiveness Research，CER

中文	英文
实用/实操临床试验	Pragmatic Clinical Trial，PCT
数据标准	Data Standard
数据治理	Data Curation
随机对照试验	Randomized Controlled Trials，RCT
随机缺失	Missing At Random，MAR
外部对照	External Control
完全随机缺失	Missing Completely At Random，MCAR
卫生信息系统	Hospital Information System，HIS
血管内皮生长因子	Vascular Endothelial Growth Factor，VEGF
医保数据	Medical Claims Data
因果推断	Causal Inference
真实世界数据	Real World Data，RWD
真实世界研究	Real World Research/Study，RWR/RWS
真实世界证据	Real World Evidence，RWE
中间变量	Intermediate Variable
自然人群	Natural Population

附录 2 《真实世界研究支持儿童药物研发与审评的技术指导原则（试行）》

一、概述

通常，药物研发需要在目标治疗人群中开展设计科学和良好控制的研究，用以评价药物的有效性和安全性。儿童药物研发遵循同样的原则，也需要通过适当的研究数据支持药物在目标年龄段儿童患者中的合理使用。然而，在实际操作中，按照传统临床试验的设计和研究方法，以儿童为受试者的试验与成人试验相比，面临更多困难与挑战。儿童临床试验常常难以开展或进展缓慢，导致药物在儿童中使用的有效性和安全性评价证据不足，从而影响儿科临床中药品的可及性和使用规范性。因此，如何利用新的研究方法获得药物在儿童中合理使用的证据，是各国药品监管机构、制药工业界和学术界深入交流与探讨的问题。真实世界研究（Real–World Research/Study，RWR/RWS）作为新研究方法中的一种，已逐步用于支持儿童药物的研发与审评，为新药注册、扩展儿童适应症、完善儿童剂量方案等提供支持。

人用药品技术要求国际协调理事会（International Council for Harmonisation of Technical Requirements for Pharmaceuticals for Human Use, ICH）于 2017 年 8 月 18 日发布了 ICHE11 补充文件：用于儿科人群的医学产品的临床研究（Clinical Investigation of Medicinal Products in the Pediatric Population E11（R1）），文中介绍了真实世界研究在儿童药物研发中的应用。国家药品监督管理局于 2020 年 1 月 7 日发布了《真实世界证据支持药物研发与审评的指导原则（试行）》，文中明确指出，利用真实世界证据是儿童药物研发的一种策略。

鉴于上述，考虑到我国儿童药物研发中的实际需要，及时传递药品监管机构对于新研究方法的考虑，配合 ICHE11（R1）指南在我国落地实施，帮助药物研发者和临床研究者更好的理解《真实世界证据支持药物研发与审评的指导原则（试行）》在儿童药物研发中的应用，特制定本指导原则。

本指导原则着重介绍现阶段真实世界研究支持我国儿童药物研发时的常见情形及关注点，有关真实世界研究的基础概念、基本原则、研究设计及统计方法学等内容，请参考《真实世界证据支持药物研发与审评的指导原则（试行）》。本指导原则适用于各类别儿童用药，包括化学药品、中药及生物制品。

本指导原则仅代表药品监管机构当前的观点和认识，供药物研发者和临床研究者参考，不具有强制性的法律约束力，随着科学研究的进展及实践经验的积累，将不断完善本指导原则的内容。应用本指导原则时，请同时参考 ICH E11（R1）指南、《真实世界证据支持药物研发与审评的指导原则（试行）》及其他境内外相关技术指导原则。

二、真实世界研究与传统的随机对照临床试验的区别及合理整合

随机对照临床试验（Randomized Controlled Trial，RCT）是一种采用随机化分组方法并选择合适对照设计的临床试验，在药物临床试验中被普遍采用，作为评价药物有效性的"金标准"。

真实世界研究是通过收集真实世界环境中与患者有关的数据（真实世界数据），通过分析，获得医疗产品的使用价值及潜在获益或风险的临床证据（真实世界证据）。

在儿童中开展真实世界研究或开展传统的随机对照临床试验都具备一定的合理性和可行性，择选哪种或兼而有之，以及各自应用的时机，取决于对具体疾病特征、目标治疗人群特点、药物性质、试验条件等的深入了解与整体把握。应以确保满足药物有效性和安全性的评价要求为原则，尽可能节约儿童研究资源，兼顾数据质量与研究效率。基于目前认识，在儿童药物研发中，真实世界研究与传统的随机对照临床试验的合理整合是较为适宜的策略，二者互为补充和支撑。

例如，虽然严格控制试验条件的随机对照临床试验具有更高的研究效率，但是，在某些治疗领域，儿童参与的随机对照临床试验面临入组困难、退出率高等实际问题，导致研究效率下降或无法提供充分研究信息。采用合理设计的真实世界研究，或者在传统的随机对照临床试验中纳入真实世界研究的设计元素，是提高研究效率或扩充研究证据的可选方式。需要注意的是，在缺乏合理依据的情况下，真实世界研究不能完全替代传统的随机对照临床试验。

三、真实世界研究用于我国儿童药物研发中的常见情形

真实世界研究并非简单的数据采集，而是在真实医疗环境中获得质量可靠的数据，对药物相关的具体问题进行解答。目前，在我国儿童药物研发中，真实世界研究较常应用于以下几种情形：

（一）批准用于我国儿童的新活性成分药品的上市后临床安全有效性研究

获得上市后的临床安全有效性信息是药品全生命周期管理的重要内容，也是新活性成分药品上市后的常规研究任务。对于批准用于我国儿童的新活性成分药品，特别是需要长期使用的慢性病维持治疗药品，开展上市后临床安全有效性研究是重要的监管要求。

上市后临床安全有效性研究的目的主要是观察药物长期疗效和对儿童生长发育的影响，并收集其他罕见或远期不良反应，也包括根据上市前临床研究中关注到的其他与疗效或安全性相关的问题，在上市后研究中予以解答。

根据药品的药理机制特点、治疗人群特征、临床用药方法等选择合适的真实世界研究设计。可以采用实用临床试验（Pragmatic Clinical Trial，PCT），特别是在需要进行疗效相关的证据收集时，或者是用于针对某个年龄段人群或某些特定器官的观察，以及收集某种特殊不良反应的数据时。在设计对照组的实用临床试验中，如不进行随机化分组，需注意组间与预后因素相关的基线特征、疾病进展、给药方案等方面的匹配度。对于罕见或远期不良反应的收集，由于观察时间长，也可考虑采用观察性研究。

（二）境外已批准用于成人和儿童、我国已批准用于成人的药品，采用数据外推策略申报用于我国儿童

主要涉及以下两种情况：进口原研药（或原研地产化产品），在境外已批准成人和儿童应用，在我国已批准用于成人，申请扩展适应症至我国儿童；国内仿制药（或进口仿制药），已批准用于与原研药相同的成人应用，申请增加原研药在境外已批准的儿童应用。

按照《成人用药数据外推至儿科人群的技术指导原则》所建议的方法获得外推结论，对于符合豁免儿童临床试验标准的情况，通常要求在上市后开展真实世界研究，以验证基于外推的我国儿童剂量合理性，收集用药安全性数据，以及为可能涉及的针对我国儿童的剂量优化提供依据，特别是在适应症涵盖低龄儿童或其他需关注的特殊患儿，或者涉及制剂、剂型、给药方式、医疗行为等方面的特殊问题时。可根据外推结论的不确定性程度考虑采用不同的真实世界研究设计。

（三）我国上市的临床常用药品，使用超说明书用药数据支持适应症扩展至儿童应用

目前我国儿童专用药品有限，多数儿科疾病的治疗在使用成人与儿童共用药。然而，药品适应症由成人向儿童的扩展往往是滞后的，导致一些在我国上市多年的临床常用药品，长期处于儿科超说明书使用中。

如果已有大量较为规范的、满足数据质量及统计分析要求的临床实际处方数据，或具备开展前瞻性临床实际处方数据收集条件的药品，可以应用真实世界研究的方法支持适应症扩展至儿童应用。

在确保既往所采集的数据符合真实世界数据的质量与统计分析要求的前提下，可以考虑进行回顾性研究，在研究开始时确定目标人群，基于历史数据（研究开始前生成的数据），分析待评价药品的疗效和安全性，同时，尽可能提供待评价药品与临床标准治疗（若没有临床标准治疗，则选择公认的临床常用治疗方法）在疗效和安全性方面的比较分析。如果已有的临床处方数据无法满足真实世界研究的数据质量及统计分析要求，则需要考虑开展前瞻性的真实世界研究。

（四）罕见病

针对罕见病，或一些缺乏有效治疗手段的儿科危重症、早产儿或新生儿疾病的药物

研发，可能存在着由于科学、伦理或实施等方面的原因而无法开展传统的随机对照临床试验的情况，真实世界数据可以作为单臂研究的历史或外部对照。

（五）其他情形

真实世界研究还可以应用于扩展（如向低龄儿童扩展）或精准化适用人群、优化给药剂量或频次（如根据体重或体表面积细化剂量）、完善或修改给药操作或流程（如与不同类型果汁、果酱等同服）、药品卫生经济学或生活质量研究等。此类情形通常涉及已批准用于我国儿童的药品，从我国儿科临床实际需要出发，在已知的药物安全有效性研究证据基础上，进一步完善药物的治疗学效应和扩充儿童合理用药信息。建议根据研究目的选择适合的真实世界研究设计。

四、真实世界研究用于我国儿童药物研发中的案例

（一）案例 1

布洛芬注射液是非甾体类解热镇痛药物，剂型为注射液，静脉滴注给药，仿制境外上市的原研药开发。该品种首先批准用于中国成人，在上市一段时间之后，申请通过豁免中国儿童临床研究的方式增加原研药已批准的儿童适应症。该品种参考《成人用药数据外推在儿科人群药物临床试验及相关信息使用的技术指导原则》建议，提供了较为完整的资料证据，最终通过实施上市前的临床研究豁免，获得了儿童适应症的批准。

该品种为仿制药，使用原研药完成的儿童临床研究为数据基础，采用儿科外推建模模拟推测出我国儿童剂量。虽然，数据来源清晰、质量可靠、分析科学，提供了支持我国儿童用药方案的证据，但考虑到缺乏我国患儿直接参与研究的资料，仍需在上市后开展我国患儿剂量合理性的验证。通过咨询儿科临床专家获悉，在我国临床实践中，静脉用解热镇痛药的主要应用人群为急症低龄患儿，即病情紧急且无法配合口服的人群，此类人群既是该品种最主要的获益人群，同时也是用药风险最高的人群。因此，该品种的批件中要求上市后开展低龄患儿的真实世界研究，在获益最大且风险最高年龄段人群（低龄患儿）中完成剂量合理性验证。研究结果用于巩固外推结论，以及评价是否需要调整现行说明书信息。

（二）案例 2

丙酸氟替卡松吸入气雾剂是 GlaxoSmithKline 公司开发的吸入用糖皮质激素，已进口我国十余年用于儿童和成人哮喘。该品种利用境外 ≥ 1 岁儿童临床研究证据申请扩展中国适用人群范围，从我国已批准的"≥ 4 岁儿童"扩展至与境外批准一致的"≥ 1 岁儿童"。参考《成人用药数据外推在儿科人群药物临床试验及相关信息使用的技术指导原则》建议，该品种药理机制明确，具备可靠的境外儿童临床研究证据和国内儿科临床应用基础，用于儿科人群的临床疗效明确，经过获益风险评估，实施中国儿童临床研究豁免，批准扩展中国适用人群范围至 ≥ 1 岁儿童。同时，批件要求开展上市后 1~4 岁中

国哮喘患儿用药安全性研究，即在疗效及总体安全性无担忧的前提下，进一步充实中国更低年龄段人群扩展应用的安全性证据。

该品种按照批件要求完成了一项以监测 1~4 岁患儿用药安全性为目的的真实世界研究，在指定医疗单位收集患儿的临床用药数据并纳入分析。严格按照该品种说明书中推荐的 1~4 岁患儿用药剂量及给药方法给药。除了设计一般性安全性观察指标外，还针对该品种说明书中用药风险信息，有针对性的设计了重点安全性观察指标。研究结果用于充实安全性证据，以及评价是否需要调整现行说明书信息。

五、需要注意的问题

作为临床研究的一种形式，真实世界研究同样需要遵循临床研究的一般原则，以及儿童临床研究的特殊考虑，经过良好的设计、高质量的数据和可靠的统计方法支持药品注册与监管决策。

相比成人群体，针对儿童的基础研究与临床研究相对有限，在应用真实世界研究时，需特别关注儿童相关的发育生理学、病理生理学、药理学、治疗学知识与信息的掌握。

真实世界研究在儿童药物研发中的应用面临可行性问题，包括儿科临床信息资源与网络化建设能否满足数据采集与分析的要求，以及研究单位是否具备信息采集的条件等。此类问题可能对证据质量造成影响，应在儿童药物研发计划中予以考虑。

采用真实世界研究支持儿童药物研发正处于逐步建设与完善阶段，鼓励药物研发者与临床研究者就真实世界研究在儿童药物研发中的应用问题与药品监管机构保持良好沟通，以建立更广泛的共识。

六、参考文献

［1］Corrigan-Curay Jacqueline，Sacks Leonard，Woodcock Janet. Real-World Evidence and Real-World Data for Evaluating Drug Safety and Effectiveness.［J］. JAMA，2018，320（9）.

［2］Crisafulli Salvatore，Sultana Janet，Ingrasciotta Ylenia，Addis Antonio，Cananzi Pasquale，Cavagna Lorenzo，Conter Valentino，D'Angelo Gabriella，Ferrajolo Carmen，Mantovani Lorenzo，Pastorello Maurizio，Scondotto Salvatore，Trifirò Gianluca. Role of Healthcare Databases and Registries for Surveillance of Orphan Drugs in the Real-world Setting：the Italian Case Study.［J］. Expert Opinion on Drug Safety，2019，18（6）.

［3］EMA. Draft Scientific Guidance on Post-authorization Efficacy Studies［EB/OL］.（2015-11-30）https://www.ema.europa.eu/en/news/supporting-better-use-medicines.

［4］FDA. Framework For FDA's Real-world Evidence Program［EB/OL］. https://www.fda.gov/downloads/ScienceResearch/SpecialTopics/RealWorldEvidence/UCM627769.pdf.

［5］FDA. Use of Real World Evidence to Support Regulatory Decision Making for Medical Devices.［S］. 2017.

［6］Geva Alon，Abman Steven H，Manzi Shannon F，Ivy Dunbar D，Mullen Mary P，

Griffin John，Lin Chen，Savova Guergana K，Mandl Kenneth D. Adverse drug event rates in pediatric pulmonary hypertension：a comparison of real–world data sources. ［J］. Journal of the American Medical Informatics Association：JAMIA，2020，27（2）.

［7］Lasky Tamar，Carleton Bruce，Horton Daniel B，Kelly Lauren E，Bennett Dimitri，Czaja Angela S，Gifkins Dina，Osokogu Osemeke U，McMahon Ann W. Real–World Evidence to Assess Medication Safety or Effectiveness in Children：Systematic Review. ［J］. Drugs – real world outcomes，2020.

［8］NMPA. 成人用药数据外推至儿科人群的技术指导原则.2017 年 5 月

［9］NMPA. 真实世界证据支持药物研发与审评的指导原则（试行）.2020 年 1 月

［10］贾露露，尉耘翠，刘亦韦，孟瑶，郭志刚，彭晓霞，王晓玲. 探索中国儿童用药临床综合评价体系的建立方法和路径［J］. 国际药学研究杂志，2016，43（4）：585–590.

［11］史源，陈妍如，陈龙. 真实世界研究在新生儿医学中的应用［J］. 中国当代儿科杂志，2018，20（3）：169–173.

附录 3 《真实世界数据用于医疗器械临床评价技术指导原则（试行）》

本指导原则旨在初步规范和合理引导真实世界数据在医疗器械临床评价中的应用，为申请人使用医疗器械真实世界数据申报注册以及监管部门对该类临床数据的技术审评提供技术指导。本指导原则中提及的医疗器械包括体外诊断试剂。

本指导原则是供申请人和审查人员使用的技术指导文件，不作为法规强制执行，应在遵循相关法规的前提下使用本指导原则。真实世界数据和真实世界研究处于快速发展阶段，本指导原则基于现有认知水平制定，需根据科学发展不断完善和修订。

一、概述

（一）真实世界数据与证据

本指导原则所述真实世界数据是指传统临床试验以外的，从多种来源收集的各种与患者健康状况和 / 或常规诊疗及保健有关的数据。

围绕相关科学问题，综合运用流行病学、生物统计学、循证医学等多学科方法技术，利用真实世界数据开展的研究统称为真实世界研究。真实世界研究通过系统性收集真实世界数据，运用合理的设计和分析方法，开展前瞻或回顾性研究。

真实世界证据指的是，通过分析真实世界数据，形成医疗器械使用、风险 / 收益相关的临床证据，可能作为有效的科学证据用于监管决策。由于真实世界数据来源不同，数据质量可能存在较大差异，并非所有的真实世界数据都能产生有效的真实世界证据。

（二）真实世界研究的优势与局限性

相比于传统临床试验，一般来说，真实世界研究在现实环境下开展，对纳入患者限定相对更少，样本量可能较大，更可能获得长期临床结局，研究结果的外推性可能较好。真实世界研究可使用多种数据，如医院病历数据、登记数据、医疗保险数据等。真实世界研究还可用于观察罕见严重不良事件，回答罕见疾病诊疗相关问题，评价临床结局在不同人群、不同医疗环境、不同使用方法之间的差异等。

真实世界研究的局限性包括但不限于，真实世界数据来源众多，数据质量有待评价；真实世界研究通常存在较多的偏倚和混杂（包括选择偏倚、信息偏倚、混杂等），研究结论可能存在挑战。

二、常见真实世界数据来源

常见的真实世界数据包括但不限于登记数据、医院病历数据、区域健康医疗数据、医疗保险数据、健康档案、公共监测数据、患者自报数据、移动设备产生的数据等。此外，真实世界数据还可包括在医疗器械生产、销售、运输、存储、安装、使用、维护、退市、处置等过程中产生的数据（如验收报告、维修报告、使用者反馈、使用环境、校准记录、运行日志、影像原始数据等）。

真实世界数据依其来源及特征，包括但不限于以下情形：

（一）产生于健康医疗服务的提供和付费过程，基于管理目的生成，如医院电子病历数据、医保数据、健康档案等。

（二）基于数据库建立时的研究目的，设立统一的数据标准和数据收集模式，在常规临床实践中形成并建立的数据资源，如器械登记数据等。

三、真实世界数据质量评价

良好的真实世界数据质量是开展真实世界研究的基础，直接影响真实世界研究生成的证据强度。真实世界数据质量评价，在遵循伦理原则，符合法规要求，保障数据安全的基础上，需关注数据的相关性和可靠性。数据的相关性，指的是数据是否可充分回答与研究目的相关的临床问题，包括数据是否涵盖研究人群数据，是否能形成相对统一或标化的干预/暴露，是否可设置可比的对照，是否包含研究所需的结局变量及测量结果，是否可获得混杂因素的相关数据。数据的可靠性，指的是数据采集的准确性，包括采集前确定采集范围、采集变量，制定数据词典、规定采集方法、采集数据的流转方式、储存介质格式等，充分保障数据的真实性和完整性等。评价真实世界数据质量，具体可从以下方面进行考虑：

（一）代表性

数据所包含的人群是否涵盖研究的目标人群。

（二）完整性

数据被收集和获取的程度，即相对于研究目的，数据是否完整，如研究变量的缺失是否影响研究结局的评估，样本量及随访时间是否足以回答研究问题等。

（三）准确性

数据对患者健康状况、诊疗及保健反映的准确程度，如患者年龄、使用器械、手术类型是否准确。准确性评价包括原始数据记录的准确性，数据采集的准确性（如是否建立规范统一的数据采集方法，是否核查不同来源数据的准确性等），以及数据治理的恰当性（如是否建立规范统一的数据治理流程，包括数据安全性处理、数据链接、数据清洗、数据编码、数据结构化、数据传输等，是否核查数据治理算法的正确性）。

（四）真实性

医疗器械可被唯一标识以及唯一标识被记录的程度，以识别和分析该器械的全部使用过程。

（五）一致性

数据采集遵循相同的过程和程序的程度，包括统一的数据定义和稳定的病例报告表或版本受控的其他数据收集表。

（六）可重复性

变量可重复的程度。例如，对同一患者，结局变量测量和分类的一致性。

四、真实世界研究设计常见类型及统计分析方法

真实世界数据用于医疗器械临床评价时，应基于具体研究目的，进行策划和设计，遵循伦理原则，符合法规要求，保障数据安全。

研究策划包括明确研究问题，确定数据来源及收集方式，以及组建研究团队等。研究设计包括确定设计类型，明确研究对象和研究变量，识别混杂及偏倚的来源并制定相应措施进行合理控制，以及事先制订统计分析计划等。

（一）真实世界研究设计常见类型

真实世界研究设计类型主要分为试验性研究和观察性研究。

1. 试验性研究

实用性临床试验是在常规或接近常规的临床实践中开展的临床试验，实效性随机对照试验是实用性临床试验的一种重要类型。

实用性临床试验关注干预措施在常规临床实践中的效果，其研究对象是在常规临床实践中应用干预措施的患者群体，可能存在多种合并症；干预措施由于与常规临床实践保持较好一致，从而受干预者技能和经验的影响。因此，研究设计需基于其特点进行全面考虑。

实用性临床试验通常选用常规治疗、标准治疗或公认有效的治疗措施作为对照，观察指标通常选择对患者或研究结果的使用者具有重要临床意义的指标，根据研究目的不同，可包括安全性、有效性、治疗依从性、卫生经济等方面，因其注重评价远期结局，随访时间较长，随访频率通常与常规临床随访一致。

2. 观察性研究

观察性研究包括队列研究、病例-对照研究、横断面研究、病例系列等设计类型。申请人可根据研究目的，选择恰当的研究设计。由于观察性研究更可能出现偏倚及混杂，需预先进行全面识别，并采取有效的控制措施。

3. 其他

在单组试验中，使用真实世界数据作为外部对照，是形成临床证据的一种特殊设计类型。外部对照需充分考虑试验组和对照组的可比性，如研究人群、临床实践、诊断标准、测量和分类等。

（二）统计学分析方法

在真实世界研究中，研究者需要根据研究目的、数据以及设计类型，选择合理的统计学方法，常见的统计分析方法见附录。

试验性研究的统计分析方法与传统临床试验相似，其统计分析计划包括数据集定义、分析原则与策略、缺失数据处理、分析指标与分析方法、亚组或分层分析、敏感性分析、补充分析和结果报告等。统计分析的基本原则亦为意向性治疗分析原则。观察性研究由于更容易产生偏倚和混杂，数据分析的关键是采用统计分析技术最大限度的控制混杂产生的偏倚，可用的分析技术除传统的分层分析、多变量分析外，还包括倾向性评分等。

五、可考虑将真实世界证据用于医疗器械临床评价的常见情形

基于真实世界数据形成的真实世界证据可支持医疗器械全生命周期临床评价，涵盖上市前临床评价及上市后临床评价。真实世界证据用于医疗器械临床评价的常见情形如下：

（一）在同品种临床评价路径中提供临床证据

同品种临床评价路径主要基于同品种医疗器械的临床数据开展临床评价，需要的临床数据包括同品种产品的临床数据和／或申报产品的临床数据。

对于同品种产品的临床数据，真实世界数据是其重要来源，其有助于确认产品在常规临床实践中的安全有效性；识别产品的潜在风险（如罕见的严重不良事件）；甚至通过获知同类产品在不同人群中的实际疗效，明确最佳使用人群；通过知晓同类产品的行业水平，为申报产品的上市前风险／收益评价提供信息。申报产品合法使用获得的真实世界数据，可用于确认申报产品与同品种器械间的差异，不对申报产品的安全性有效性产生不利影响。

（二）用于支持产品注册，作为已有证据的补充

由于全球法规尚待进一步协调以及产品上市策略等因素影响，部分医疗器械尚未实现全球同步上市。注册申请人可综合考虑产品设计特点及适用范围，已有的临床证据，各监管国家或地区对于临床证据要求的差异等情况，在已上市国家或地区收集真实世界数据并形成真实世界证据，作为已有临床证据的补充，支持在中国的注册申报，可避免在原有临床证据不足时在中国境内开展临床试验。

（三）临床急需进口器械在国内特许使用中产生的真实世界数据，可用于支持产品注册，作为已有证据的补充

根据国家相关规定，在部分区域指定医疗机构内，特许使用的临床急需进口医疗器械，按照相关管理制度和临床技术规范使用产生的真实世界数据，经过严格的数据采集和系统处理、科学的统计分析以及多维度的结果评价，可用于支持产品注册，作为已有证据的补充。特别是通过境外临床试验进行临床评价，有证据表明 / 提示将境外临床试验数据外推至中国人群可能受到境内外差异的影响时，可考虑使用该类数据作为支持。

（四）作为单组试验的外部对照

在单组临床试验设计中，可从质量可控的真实世界数据库中提取与试验组具有可比性的病例及其临床数据，作为外部对照。外部对照通常来源于具有良好质量管理体系的登记数据库，其可接受申办者和监管方等的评估，以确认其数据的相关性和可靠性。建议采用同期外部对照，如使用历史数据进行对照，将因为时间差异引入多种偏倚，降低临床试验的证据强度。

（五）为单组目标值的构建提供临床数据

目标值是专业领域内公认的某类医疗器械有效性 / 安全性评价指标所应达到的最低标准，包括客观性能标准和性能目标，是在既往临床数据的基础上分析得出，用于试验器械主要评价指标的比较和评价。真实世界数据可作为构建或更新目标值的数据来源。

（六）支持适用范围、适应症、禁忌症的修改

医疗器械上市后，基于所在国家或地区的相关法规，在合法使用的前提下，获得的真实世界数据可用于支持适用范围、适应症及禁忌症的修改。可能的情形包括发现额外的疗效、潜在的获益人群、慎用人群、产品远期安全性确认等。

（七）支持在说明书中修改产品的临床价值

医疗器械上市后的真实世界证据，可用于支持修改说明书中修改产品的临床价值。例如，对于测量、计算患者生理参数和功能指标的医疗器械，部分生理参数和功能指标在上市前评价时主要关注测量和计算的准确性，未充分发掘其临床价值。真实世界数据可用于构建生理参数和功能指标，或者基于其做出的临床治疗决定与临床结局之间的因果推断，从而修改说明书中产品的临床价值。

（八）支持附带条件批准产品的上市后研究

对用于治疗罕见病、严重危及生命且尚无有效治疗手段的疾病和应对公共卫生事件等急需的医疗器械，附带条件批准上市后，可利用真实世界数据开展上市后研究，以支持注册证载明事项的完成。

（九）用于高风险植入物等医疗器械的远期安全性和／或有效性评估

高风险植入物等医疗器械，特别是市场上首次出现的高风险植入物，在上市前临床评价中，难以确认产品的远期疗效和风险，识别罕见严重不良事件。可利用真实世界数据进行该类产品的上市后研究，评估产品的远期安全和／或有效性，完成产品的全生命周期临床评价。

（十）用于治疗罕见病的医疗器械全生命周期临床评价，加快其上市进程，满足患者需求

真实世界数据可在多维度支持治疗罕见病的医疗器械快速上市。如拟开展上市前临床试验，真实世界数据可作为单组试验的外部对照，或者用于构建目标值；附带条件批准后，真实世界数据可用于确认产品的有效性，识别产品风险，进行产品风险／收益的再评价。

（十一）上市后监测

产品的上市后监测，涉及不良事件监测、产品安全有效性再评价等方面，是医疗器械全生命周期临床评价的重要组成部分。真实世界数据在上市后监测中应当发挥重要作用，如通过收集、提取风险信号，开展不良事件归因分析，及时发现和控制已上市医疗器械的使用风险，同时促进生产企业对已上市产品的设计改进，推动新产品研发。

附：医疗器械真实世界研究常见统计分析方法

附

医疗器械真实世界研究常见统计分析方法

一、实效性随机对照试验的统计方法

与传统随机对照临床试验相比，实效性随机对照试验（以下简称 pRCT）在现实医疗环境中开展，患者个体差异可能较大，接受干预的标准化程度可能降低，患者依从性可能较差，临床专业人员的医疗技术可能存在不同，研究失访可能增加。pRCT 的统计分析需遵循事先制定的统计分析方案，考虑因素包括但不限于以下情形：

（一）意向性分析是常用的统计分析方法，需重视对患者失访的处理，预先明确失访患者的处理办法并说明原因；

（二）pRCT 的研究人群、临床环境等存在较大异质性，研究结果检验效能可能较低，应谨慎使用非劣效设计。

（三）pRCT 在随机后可能仍会出现混杂，例如患者接受的干预发生变化，不同组别患者的依从性不同等。研究者需根据研究问题与研究假设，采取适当统计方法调整随机后混杂的影响。

（四）pRCT 如果来自于多个中心，需要对中心效应进行控制，当主要结局变量是连续性指标时，可采用协方差分析方法；当主要结局变量是分类指标时，可采用考虑 Cochran–Mantel–Haenszel 方法。当除中心效应外还有其他协变量需要考虑时，可采用随机效应模型。

（五）在 pRCT 统计分析中，建议重视敏感性分析，以评估统计推断的稳健性。

二、观察性研究常用的统计分析方法

在观察性研究中，数据分析的关键是采用统计分析技术最大限度的控制混杂因素造成的偏倚。可用的分析方法包括但不限于以下情形：

（一）分层分析

分层分析是指将数据按可能的混杂因素分为多层，每层的内部数据有较好的同质性，是常用的识别和控制混杂造成的偏倚的方法之一。Mantel– Haenszel 法是常用的分层分析方法，来评估混杂因素对结果的影响。该分析可判断外来因素是混杂还是效应修饰作用，或以哪种作用为主，以及确定混杂的大小和方向或效应修饰的大小。但是分层分析只能控制少数混杂因素，若混杂因素数过多可能导致过度分层，使层内样本量少；对连续性变量只能用等级分层法，常引起不合理的分组。

（二）多变量回归模型

多变量回归模型是最常见的控制混杂因素的统计分析方法，根据结局变量的特点选择 logistic 回归、线性回归、Poisson 回归和 Cox 比例风险回归等。值得注意的是，大多数回归模型用于估计相对效应值。针对存在层次结构的数据可考虑多水平模型，针对存在重复测量的数据可考虑广义线性混合效应模型和广义估计方程。但在应用这些模型的时候，仍需考虑其模型的模型假设以及模型适用性。

（三）倾向性评分分析方法

倾向性评分分析是目前观察性研究中因果推断常用的分析方法，是一种针对较多混杂因素的调整方法，尤其适用于暴露因素常见而结局事件罕见的研究，或者有多个结局变量的研究。常见的倾向性评分应用方法包括倾向性评分匹配法，倾向性评分分层法，逆概率加权法，以及将倾向性评分作为唯一协变量纳入统计模型进行调整分析的方法。其中，倾向性评分的匹配和分层法在医疗器械临床评价的真实世界研究中已有较为成熟的应用。

值得注意的是，若使用倾向性评分方法，应首先在统计分析计划中，预先指明用于建立倾向评分模型的变量，以及对模型拟合优度和预测效果进行判断的标准；在对基线指标建立倾向评分模型时，应保持对结局指标的"盲态"，避免根据结局指标重新调整倾向评分模型，从而获得"理想"或"预期"结果的情况。

应用倾向性评分进行效应估计时，需判断倾向性评分接近的患者在不同处理组间的协变量分布是否均衡，报告使用倾向性评分之前和之后的结果，考虑倾向性评分处理后可能对研究结果造成的影响，例如，用倾向性评分匹配后可能导致的估计精度降低（因样本量下降）；或使用倾向性评分加权时，个别极大权重的样本可能对分析结果造成较大影响等。

倾向性评分方法仅能处理可观测到的混杂因素，不能控制研究中未采集的混杂因素可能带来的潜在影响，建议研究中针对评价结果进行合理的解读和讨论，并开展可能的定量分析。

附录 4 《中医真实世界研究技术规范通则》

前言

本规范按照 GB/T 1.1—2009《标准化工作导则第 1 部分：标准的结构和编写》规定的规则起草。

本规范由中国中医科学院提出。

本规范由中华中医药学会归口。

本规范起草单位：中国中医科学院、中国中医科学院中医临床基础医学研究所、中国中医科学院西苑医院、中国中医科学院广安门医院、中国中医科学院望京医院、广东省中医院、河南中医药大学第一附属医院、安徽中医药大学第一附属医院。

本规范起草组负责人：谢琪、温泽淮、刘保延。

主要执笔人：王斌、周洪伟、曹馨宇、余海滨、郭玉峰、史华新、陆丽明、忻凌、魏戌、刘佳、高铸烨、张妮楠。

参与指导专家：孙塑伦、毛树松、曹毅、王思成、刘健、李素云、仝小林、徐浩、李幼平、商洪才、唐旭东、徐春波、刘建平、谢雁鸣、胡镜清、孟庆刚、何丽云、李晓东、孙鑫。

引言

真实世界研究遵照循证医学的理念，在积累足够数量观察数据的基础上，应用流行病学、卫生统计学、信息科学等方法和技术，探索干预措施在现实状况下的临床终点事件、生活质量、卫生经济学等指标，已成为临床评价领域不可或缺的重要组成。由于真实世界研究可以根据患者的实际病情和意愿选择治疗措施开展长期评价，能够评价综合效应，适应中医整体观念和辨证论治的特点，在中医领域日益广泛开展。

真实世界研究的方法与质量是中医与现代医学共同面临的问题。本规范基于中医真实世界研究的特点和我国的实际情况，参照国际真实世界研究的模式、设计理念与方法，在我国相关法律、法规指导下，融合多学科知识，提出中医诊疗现实环境下开展真实世界研究的技术要求，以期有利于促进中医真实世界研究质量的提高，保证研究结果的真实性和科学性。

中医真实世界研究技术规范通则

1 范围

本规范规定了基于真实世界数据开展中医临床研究的一般原则和方法，适用于开展临床研究的机构，可供从事中医真实世界研究的人员使用。

2 规范性引用文件

下列文件对于本规范的应用是必不可少的。凡是注明日期的引用文件，仅所注明日期的版本适用于本规范。凡是不注明日期的引用文件，其最新版本（包括所有的修改版本）适用于本规范。

GB/T1.1—2009 标准化工作导则 第 1 部分：标准的结构和编写

GB/T15237.1—2000 术语工作词汇 第 1 部分：理论与应用

WS/T445—2014 电子病历基本数据集编制规范

《赫尔辛基宣言》（2013 年，世界医学大会）

3 术语及定义

下列术语和定义适用于本规范。

3.1

真实世界数据 real – world data，RWD

特指来自真实医疗环境的患者健康状态相关数据和（或）不同来源的日常医疗健康保健数据。

3.2

真实世界证据 real – world evidence，RWE

特指真实世界数据分析得到的干预措施的使用和潜在获益或风险相关的临床证据。

3.3

效果 effectiveness

指干预措施在实际医疗保健条件下所能达到的作用大小。

3.4

模板 template

指建立用于采集真实世界研究数据的工具（数据库）时，一个直接、局部可用的数据创建的形式和方法。模板在语义上受一个原型的约束，是整体数据创建的一个组成部分或全部。

3.5

数据元 data element

是构成数据采集模板的基础，信息模型中可以通过定义、标识、表示和允许值等一系列属性进行赋值的最小数据单元。数据元的允许值可从术语字典中选择。

3.6

临床文档 clinical document

指由特定医疗服务活动（卫生事件）产生的服务对象临床诊疗或指导干预的信息集

合，由若干数据组和（或）数据元组成。如：住院 / 门诊病历、会诊记录、门（急）诊处方等。

4 临床研究方案设计

4.1 研究问题

中医真实世界研究的研究对象为真实医疗环境的人群，对中医病证的诊断、治疗、预后等的实际情况进行研究，能够评估某种或某些干预措施在现实条件下的效果，研究结果具有较强的外部真实性。中医真实世界研究能够为各种医学问题提供重要证据，用于但不限于解决的医学问题有：

——评估患者的疾病、证候状态、诊断与治疗过程，如中医病证的流行病学特征、调查特定疾病、证候的治疗模式、了解现有诊疗措施的依从性及其相关因素；

——评估防治结局，如中药、膏方、食疗、药膳、针灸、穴位贴敷、太极、气功等干预措施的实际效果及人群差异、中医临床路径或诊疗方案的应用评价、辨证论治随症用药加减过程和多维评价指标的细致分析、多种干预措施的疗效比较与安全性评价、不同人群（亚组）的疗效差异比较、对中医药干预措施进行远期疗效评价，考察其在临床实际中的临床定位、适宜人群、安全风险及经济效益等；

——评估患者预后与预测，如评估患者预后和相关预后因素、建立患者治疗结局与风险预测模型；

——支持医疗政策制定，如制订临床指南与临床路径、评估医疗质量、评价卫生经济指标等。

中医真实世界研究，应明确研究目标，选择切入点，采用适宜的研究设计方法，在常规医疗条件下，利用日常医疗实践过程中所产生的信息，完整地采集研究所需的临床诊疗数据和个人健康数据进行挖掘分析，开展相关研究。根据研究选题，形成研究问题的主要步骤有：

——描述研究将要产生的研究证据的应用特点及利益相关者；

——用研究需要回答的具体问题或一组关联性问题清晰地表述主要研究目标；

——进行文献总结，描述暴露与干预措施对研究结局的已知影响，综合现有知识并确定哪些证据存在不足；

——提供一个概念化的问题框架，从人群、干预、比较、结局、时间、环境等临床研究设计要素进行分析，权衡研究风险与受益；

——充分地讨论，认识并接受研究的局限性；

——从研究者和研究人群等不同角度，选择有意义的研究结局。

4.2 设计类型

针对医学问题，根据研究目标，选择适应临床实际情况的研究设计。相同的研究问题可以采用不同的设计，选择研究设计首先要分析何种研究设计能最准确地回答拟解决的科学问题。基于观察的研究：可采用横断面研究、病例报告、病例系列、队列研究等；基于对照的研究：可采用同期非随机对照设计、历史对照设计、病例 – 对照研究、队列研究、自身对照设计、交叉试验设计、随机征求许可设计、实用性随机对照设计；

也可根据研究目标的需要，在真实医疗环境条件中引入随机分配干预措施，进行试验性研究设计。

4.3 设计要点

——研究人群和样本量。通常使用接近实际治疗人群特征的纳入和排除标准，使研究人群与试验结果外推人群保持近似性。研究样本量通常较大，能够研究治疗效应在不同人群之间的差异。

——干预措施。评估真实环境下研究人群所接受的所有具体医疗干预和实际操作。应用统计分析方法校正已知的混杂因素，或者通过数据分层、分组对已知的混杂因素进行分析。

——对照。在设有对照组的研究中，可以对比的策略或措施可以是公认有效的药物、诊疗技术、住院与门诊治疗等常规治疗。

——结局指标。是指研究者和研究人群最为关注的医疗结果，如生活质量、日常生活能力、痊愈、再次入院、死亡等，以及取得结果所付出的时间、费用等。远期结局也可以纳入观察。

——环境。研究环境应反映提供给研究人群的基本医疗设施和条件，通常是在实际医疗环境下结合实际的诊疗业务，对研究者和研究单位限制相对较少。

4.4 数据获取与分析

根据研究设计，获取高质量的研究数据，并采取规范化措施进行质量控制。建立相应的规则，对数据进行清理和归纳，通过医学术语的规范化应用保证数据收集的规范性，选择适当的生物统计学与挖掘分析方法进行数据分析。数据获取可通过建设或应用临床研究技术平台，扩展利用各种真实数据的来源。

5 伦理审查

5.1 基本原则

临床研究应遵从世界医学大会《赫尔辛基宣言》《中医药临床研究伦理审查管理规范》，必须充分保障患者的个人权益，并确保临床研究的科学性和真实性。伦理委员会与知情同意书是保障患者权益的主要措施。

5.2 伦理委员会

按照国际医学科学组织理事会发布的《人类健康相关研究的国际伦理指南》，在研究开始前，研究方案应通过研究机构医学伦理委员会审查，并同意实施，具体操作依据国内法规、医疗机构伦理委员会管理办法执行。实施过程中如修改研究方案，需及时将修改后的研究方案提交伦理委员会方可实施。

5.3 知情同意

研究通常需取得患者的有效同意，豁免情况由法律或医疗机构伦理委员会管理办法规定。

研究者应向患者声明研究的性质，告知研究可能给患者带来的风险，可能给患者和其他人的任何合理的预期受益，还需说明对患者隐私信息的保密程度。

知情同意书可以采用广泛知情同意、分类知情同意、特定研究知情同意等多种方式。研究者应依据相关法律、法规和制度，在尊重患者自主性的基础上选择合适的知情同意方式。

5.4 隐私保护

研究者应采取合理措施保证数据安全。研究者需对数据进行去标识处理，不能根据所采集数据直接关联到特定的患者。鼓励研究者对数据进行匿名处理，永久、不可逆的使采集数据与患者分离。

研究者应根据伦理委员会审查通过的研究方案采集研究数据，不得擅自扩大数据采集范围。

6 研究注册

为增加研究的透明度，减少报告与发表偏倚，保证研究质量，提高研究过程的规范性和结果的可信性，提倡研究者在研究开始前选择世界卫生组织的国际临床试验注册平台（International clinical trials registry platform，ICTRP）认证的注册中心等公开可及的注册平台注册研究方案，获得在高质量杂志上发表的条件，研究结束后提交研究报告等。

7 质量管理

7.1 质量管理主要内容

临床研究质量管理是通过制定研究方案、实施标准操作规程、数据生成、记录与分析报告，并依据质量要求对研究过程中相关活动开展查证来进行的。

质量管理的主要内容应包括主要研究者资质审查，研究方案科学性评价，伦理审查资料检查，数据记录及时、准确、可溯源，数据与研究文件按照规定使用与存档，以及研究报告规范性等。临床研究技术平台支撑条件参见附录 A，研究文件归档与保存参见附录 B，临床研究的人员组成与职责参见附录 C。

7.2 质量管理体系

提倡建立包括自查、检查、监查、稽查在内的质量管理体系。主要研究者应针对临床研究在本机构内部的执行质量进行自查。建议开展临床研究的单位科研管理部门，对临床研究进行全面检查，保证严格遵循临床研究方案，数据完整、准确、真实、可靠。主要研究者可委派有资质的监查员对开展临床研究的单位进行监查。主要研究者也可委托不直接涉及临床研究的稽查人员对临床研究相关活动和文件进行系统性检查，以评价临床研究是否按照方案、标准操作规程以及相关法规要求进行。

7.3 质量管理培训制度

研究开始前，需对所有参与研究的人员进行统一培训。培训内容包括临床研究方案、数据采集与数据管理方法、研究报告方法等。培训完成后应进行考核，考核结果与培训过程记录应当存档。

8 医学术语规范化应用

8.1 术语字典

为获取高质量的研究数据，需通过医学术语的规范化应用保证数据的质量。

术语字典基于临床研究方案，由实际诊疗中常用医学术语经术语规范化处理后组成，为模板制作提供规范术语，为数据共享和分析挖掘奠定基础。

术语字典由首选术语及其同义术语构成。

8.2 术语来源

术语来源的权威性依次为国际／国家标准、行业标准、字／词典、教材，包括国际疾病分类（International Classification Disease，ICD）、《ISO 19465：2017 中医临床术语系统分类结构》《GB/T 20348—2006 中医基础理论术语》《GB/T 16751.1—1997 中医临床诊疗术语疾病部分》《GB/T 16751.2—1997 中医临床诊疗术语症候部分》《GB/T 16751.3—1997 中医临床诊疗术语治法部分》《中华人民共和国药典》《中医药学名词》等。

8.3 术语规范化

从术语来源中筛选与临床研究方案相关的术语作为首选术语。对方案所需而不在术语来源中的术语，规范化过程如下：

从临床文档提取术语后，进行补充或拆解，使其具有完整、单一语义。与首选术语同义的术语作为其同义术语，建立同义关系。对于无法找到首选术语的术语，从同义的多个术语中选择一个合适的术语作为首选术语，其他作为其同义术语且选择的首选术语应在临床研究参与者中达成共识。

9 模板设计

9.1 适用范围

对于前瞻性研究，相关的医疗文书中需要多次调用体例与格式相对固定的临床文档、文档段、数据组，均应预先制定模板。模板包括病历模板和量表模板等，通过模板对真实世界数据进行规范，以确保研究数据的完整性和可靠性。

9.2 设计原则

模板设计应以临床研究方案为指导，便于采集、记录数据和统计分析，设计原则包括：遵循方案、内容完整；易于理解，便于操作；简明扼要，避免重复；数据格式规范统一。

9.3 设计要点

分析临床研究方案中所需采集的全部观察项目及其可能的内容，避免漏缺。如在实施过程中研究方案有调整，模板需进行相应修改和补充。

根据临床研究方案所涉及的医疗文书，确定临床文档模板与文档段模板的类型；根据临床研究所需采集的数据，确定数据组模板的结构化程度。数据元的赋值，应从术语字典中选取；关联变量设置应支持逻辑性自检，支持引导性录入。模板还应具备获取外部数据的功能。

9.4 模板制作与审核

9.4.1 模板制作

分析临床文档模板的类型和结构，制作临床文档模板；分析其中的文档段与数据组结构并依次制作，将相应文档段、数据组按照逻辑结构进行组合。界定需要采集的数据元、数据元定义、数据汇集和文档编制的方法以及数据采集的时间窗等。模板数据元的选择应基于术语字典。

9.4.2 模板审核

按照临床研究方案，审核所获数据的完整性、准确性、规范性。基于数据录入角度，审核模板是否方便录入。

9.5 模板管理

模板的设计、制作、修订、批准和版本控制等工作应做好过程管理与记录。

10 数据采集

10.1 数据来源

真实世界研究的数据主要包括来自电子健康记录（electronic health records，EHR）、社会保障或医疗保险数据库、疾病登记数据库、家庭监护设备数据、健康移动设备的监护数据以及健康相关的纸质记录等。EHR 作为真实世界数据的主要来源，包括以电子病历为核心的医疗卫生服务记录、健康体检记录、出生 / 死亡登记项目和疾病调查记录。前瞻性研究应依据临床研究方案采集数据。模板设计应考虑对数据的质量与采集效率的影响。

10.2 数据采集内容

10.2.1 医疗机构内部数据

10.2.1.1 患者基本信息

包括姓名、性别、出生日期、民族、婚姻状况、职业、工作单位、住址、有效身份证件号码、社会保障号码或医疗保险号码、联系电话等。

10.2.1.2 诊疗信息

诊疗信息以电子病历为核心，包括：主诉、现病史、既往史、过敏史、个人史、家族史等一般信息；中医四诊信息；中医诊断；西医诊断；药物与非药物治疗方案；检查 / 检验结果；中医特色量表。

10.2.2 医疗机构外部数据

包括区域医疗健康数据库、个人健康信息采集终端、社会保障或医疗保险数据库、公共卫生调查与公共健康监测、出生 / 死亡登记项目、随访系统等提供的数据。

10.3 采集要点

数据采集的每一条记录都应有唯一标识码，确保主记录与明细记录关联对应。诊疗数据应有生成时间，实验室检查结果应附标准值，中成药记录应附生产厂家及批号。隐私数据应依据伦理要求进行匿名化处理。

10.4 数据描述与评估

10.4.1 数据描述

数据特征描述：数据来源、数据量。

数据库描述：数据表的定义规则、变量定义规则、隐私保护需要、共享要求。

数据文件描述：文件格式、存储方式、备份策略、保存时限、数据库说明文档。

数据用户描述：临床数据采集者、质量控制人员、数据分析人员、系统运行与维护人员。

10.4.2 数据评估

临床研究数据质量应以真实、准确、完整、可靠为基本原则，可遵循《临床试验数据管理工作技术指南》的数据质量要求。

11 数据预处理

11.1 基本要求

对真实世界数据进行清理，包括逻辑检查、字段处理、生成新变量等数据量纲的转化及维护，使之达到统计分析和挖掘算法进行知识获取研究所要求的规范和标准。

11.2 数据质量核查

数据核查范围包括：源数据核查、数据库检查。

数据核查内容包括：违背方案核查、时间窗核查、逻辑核查、阈值范围核查、一致性核查、数据完整性核查、术语规范化核查等。

11.3 缺失值处理

有效性和安全性等主要效应指标原则上不应存在缺失值。对于缺失值应分析数据非随机缺失（Missing not at random，MNAR）的原因，并采用合理方法进行处理。若数据缺失是由完全随机缺失（Missing completely at random，MCAR）、随机缺失（Missing at random，MAR）造成的，可以采用末次观测值结转（Last observation carried forward，LOCF）、基线观测值结转（Baseline observation carried forward，BOCF）、均值填补、回归填补、多重填补等方法。

11.4 数据编码

数据编码是指将编码对象赋予具有一定规律、易于计算机及人识别和处理的符号，并形成对应的代码表，实现数据标准化。常用的数据编码包括国际疾病分类、健康信息交换第七层协议（Health Level 7）、《GB/T 15657—1995 中医病证分类与代码》《GB/T 31774—2015 中药编码规则与编码》等。

11.5 数据标准化

临床诊疗中收集的数据需要与首选术语进行匹配，实现数据标准化。有条件者可以采用国际临床数据交换标准协会（the clinical data interchange standards consortium，CDISC）数据标准进行数据采集、交换、管理、分析和存储。

11.6 数据抽取、转换与加载

从数据源抽取出所需的数据，经过数据清理、转换，按照预先定义好的数据仓库模型，将数据加载到数据仓库中去。

12 数据分析

12.1 数据分析计划

数据分析人员根据临床研究方案的相关内容，制订数据分析计划，其主要内容包括但不限于：设计的类型、比较的类型、主要指标和次要指标的定义与测量、数据集的定义、影响因素分析、疗效及安全性评价、缺失数据处理等。

12.2 数据分析方法

12.2.1 基线特征分析

研究应适当描述研究对象的基线特征。对于非随机对照研究，控制基线混杂因素可采用倾向性评分法和工具变量法等。

12.2.2 有效性及影响因素分析

列明采用的数据分析方法和分析模型等。影响因素或处理效应的估计应给出值的大小、置信区间和假设检验结果。特别是对于验证性试验，只有分析计划中事先规定的分析内容才可以支持验证性试验的结论；没有预先规定的分析内容只能作为探索性结果而仅供结论推断时参考。

12.2.3 安全性分析

分析应按不良事件发生的频数、频次和发生率描述，报告不良反应的特征。分析计划中需说明各种不良事件/反应的分类和汇总方式和所采用的具体不良事件编码词典名称及其版本。

12.2.4 其他针对性的分析方法

对于临床病历及文献数据，可采用网状Meta分析等方法比较不同干预措施的效果，并对不同干预措施的效果进行排序，结合证据质量评价情况，形成证据推荐强度。

利用决策树、关联规则、聚类分析、支持向量机、人工神经网络等方法，探讨研究结局的影响因素，分析干预措施的可能作用，完善从历史数据挖掘获得的规则。

疾病登记和社区纵向研究，可应用倾向性评分法或工具变量法校正混杂因素。研究中存在大量未知混杂因素时推荐采用工具变量法等。

13 研究报告

报告格式须包括：

——题目与摘要。题目应清晰描述研究类型。

——引言。阐释研究的科学背景与合理性；阐述预期的研究目标。

——方法。研究设计、研究场所、研究对象、研究变量、观察指标、资料来源与评估、偏倚及其控制措施、样本量、统计学方法。

——结果。研究对象的基线特征及其他描述性资料、结局指标、主要结果、其他分析。

——讨论。主要结果、局限性、结果阐述、普适性。

——其他信息。伦理、资金来源及作者贡献等。

附录 A
（资料性附录）
临床研究技术平台支撑条件

A.1 建设环境

A.1.1 硬件环境

医院的硬件系统如中心机房配置、综合布线系统、网络建设、数据库及应用服务器、存储系统等的配置应符合国家（或国际）相关建设规范及技术标准，核心设备需满足中医真实世界研究的需求，并保证医院信息平台的安全运行。

A.1.1.1 数据仓库服务器

用于分析用数据的存储和管理。在保证运行性能如 CPU 和内存的基础上，重点需要保证大容量的磁盘存储（最好配置相应的盘阵）。

A.1.1.2 多维分析服务器

用于分析报表的应用服务，需要保证并发处理能力。

A.1.1.3ETL 数据处理和挖掘分析工作站

用于数据导入的 ETL 软件的运行和挖掘分析功能，鉴于 ETL 的大规模数据导入和挖掘分析的高计算量，需要配置高端性能的服务器。

A.1.2 软件环境

软件环境主要包括：临床数据采集系统、数据库管理系统、数据仓库及分析软件等，符合中医真实世界研究的需求。

A.2 项目实施方案

A.2.1 可行性研究与评估

项目实施前应对可行性进行研究与评估，通过对有关工程技术、运行环境等方面的条件和情况进行调查、研究和分析，对各种可能的实施方案进行比较论证，以考察技术上的先进性和通用性，以及建设的可能性和可行性。

A.2.2 制订实施计划

制订项目实施计划过程包括定义、准备、集成和协调所有子计划以形成项目实施计划所必要的所有行动。项目实施计划定义了项目如何执行、监督和控制。实施计划应包含且不限于进度、质量、人员、沟通等管理计划。

A.2.3 项目实施

项目实施应包含且不仅限于搭建平台服务器、建立系统接口、人员操作培训、软件客户端安装等工作。

A.3 数据映射

A.3.1 映射内容

平台应与项目建设单位已有系统包括医院信息系统（HIS）、电子病历系统（EMR）、实验室检验信息系统（LIS）、影像归档与通信系统（PACS）等建立接口，获取医嘱、处方、病历、实验室检查结果、影像检查结果等信息。

A.3.2 接口方式

平台应根据项目建设单位系统环境的实际情况，选择数据库视图、配置文件、系统界面整合、数据同步等接口方式中的一种或多种实现信息的交互。

A.4 质量评估管理

A.4.1 质量评估

项目建设单位应按照项目实施方案中制订的质量管理计划评估项目承建单位的实施工作，评估内容应包含且不限于平台系统功能、项目实施进度、实施工作过程等。

A.4.2 质量管理

质量管理过程应遵循 PDCA 循环，项目承建单位应根据质量评估结果，主动采取措施，提高项目实施质量。

A.5 工程验收要点

A.5.1 软件验收

软件验收应确认平台所有功能均工作正常且符合真实世界研究使用要求。软件验收的对象应包含且不限于平台所有功能模块及数据接口等。

A.5.2 硬件验收

项目涉及的硬件应当满足真实世界研究关于数据采集、处理、分析的要求及国家的相关规定，确保平台稳定可靠高效运行。项目涉及的硬件应在项目文档中有所体现，包含且不限于品牌型号、具体参数、维保约定等。

A.5.3 文档验收

项目文档是针对与项目实施有关的重要活动、主要过程和现状，具有保存价值的各种文件，应收集齐全，整理立卷后归档。

A.6 平台运维管理

A.6.1 软件运维

项目建设单位与项目承建单位可签订软件运维合同（协议），约定运维的内容与方式。运维应以保证平台系统正常运行和真实世界研究顺利开展为目标，内容应包含且不限于系统缺陷修复、功能新增完善等。

A.6.2 硬件运维

项目建设单位应负责平台所涉及各类硬件的日常管理与维修维护工作，包括服务器、网络设备、计算机终端、外围设备等。

附录 B
（资料性附录）
研究文件归档与保存

	应保存的档案	研究者	数据所有权单位
1	临床研究单位及主要研究者基本情况	保存	保存
2	伦理委员会批件	保存	保存
3	临床研究方案，临床研究方案修改版（如有）	保存（原件）	保存
4	知情同意书	保存（原件）	保存（原件）
5	数据使用协议	保存（原件）	保存（原件）
6	研究注册文件（如有）	保存	保存
7	质量控制培训	保存	保存
8	统计分析计划书	保存	保存
9	数据采集表（样表）	保存	保存
10	术语字典	保存	保存
11	结构化模板	保存	保存
12	随机表（如有）	保存	保存
13	数据质量控制报告	保存	保存
14	统计分析报告	保存	保存
15	研究报告	保存	保存
16	数据库及说明文档等	保存	保存

附录 C
（资料性附录）
相关人员组成与职责

C.1 专家指导小组

根据中医临床研究的工作任务内容，建立专家指导小组，负责临床研究相关标准的制定、数据共享协调、运行管理咨询和科研方法指导；搭建中医临床科研信息学术交流平台，定期组织开展中医临床研究的相关学术活动与技术交流，培养高素质中医临床研究人才。

C.2 主要研究者

在非注册新药研发事务中，主要研究者为临床试验质量的最终责任人，主要负责为统计分析计划的制定与执行提供临床医学专业角度的意见和最终审定。

C.3 术语研究人员

配备参与病种研究且熟悉术语标准制定规范的人员，负责梳理归集与本病种相关的名词术语，应用和更新病种相关的术语字典，负责数据编码等预处理工作。

C.4 临床数据采集者

配备临床数据采集等相关事宜的人员，配合其他研究人员进行试验方案设计、病例报告表或数据采集表的制定、关键变量确定、模板制作等工作。

C.5 质量控制人员

配备熟练掌握中医理论、具有临床科研数据的分析、挖掘能力的临床研究人员，建立科研数据质量控制体系，规范和监督研究的数据采集过程。

C.6 数据分析人员

配备数据处理和挖掘分析人员，在示范数据准备、数据内容确定、数据整理和分析报表浏览测试等步骤提供支持和协助。

C.7 系统运行与维护人员

配备熟练掌握 HIS、LIS、PACS 等系统安全运行与维护的人员；掌握软件编程语言、具备数据库开发应用能力，负责数据审核、系统维护、传输数据以及数据导出等工作。

参考文献

［1］Junhua Zhang，Boli Zhang. Clinical research of traditional Chinese medicine in big data era［J］. Fron-tiers of Medicine，2014，8（3）：321-327.

［2］Food and Drug Administration.Use of Real-World Evidence to Support Regulatory Decision-Making for Medical Devices：Guidance for Industry and Food and Drug Administration Staff［EB/ OL］.［2017-8-31］.

［3］Priscilla Velentgas，Nancy A.Dreyer，Parivash Nourjah，et al.Developing a Protocol for Observational Comparative Effectiveness Research-A User's Guide［M］. AHRQ，2013.

［4］刘保延.真实世界的中医临床科研范式.中医杂志［J］.2013，54（6）：451-455.

［5］田峰，谢雁鸣.真实世界研究：中医干预措施效果评价的新理念［J］.中西医结合学报，2010，8（4）：301-306.

［6］李晓彦，温泽淮，唐雪春，等.临床试验中病例报告表设计的原则与流程［J］.中药新药与临床药理，2013，24（2）：206-209.

［7］卜擎燕，熊宁宁，邹建东，等.从临床研究数据管理角度设计病例报告表［J］.中国新药杂志，2007，16（5）：339-343.

［8］孙鑫，谭婧，唐立，等.重新认识真实世界研究［J］.中国循证医学杂志，2017，2（17）：126-130.

［9］吴泰相，李幼平，姚巡，等.实行临床试验注册制度，提高我国临床研究质量［J］.中国循证医学杂志，2006，6（3）：153-156.

［10］国家食品药品监督管理总局.临床试验数据管理工作技术指南

［11］国家食品药品监督管理总局.药物临床试验质量管理规范

［12］国家中医药管理局.中医药临床研究伦理审查管理规范

附录 5 《中医真实世界数据采集操作规范（公开征求意见稿）》

前言

《中医真实世界研究数据采集操作规范》（以下简称"本规范"）按照 GB/T 1.1—2009《标准化工作导则第 1 部分：标准的结构和编写》规定的规则起草。

本规范由中国中医科学院提出。

本规范由中华中医药学会归口。

本规范起草单位：中国中医科学院中医临床基础医学研究所、中国中医科学院、安徽中医药大学第一附属医院。

本规范起草组负责人：谢琪、刘春、刘保延。

主要执笔人：王斌、周洪伟、忻凌、汪涛、曹馨宇、史华新、郭玉峰、张妮楠。

参与指导专家：刘保延、孙塑伦、毛树松、刘建平、温泽淮、刘健、吴大嵘、高蕊、李金学、魏军平、宋军、唐晓颇、边永君、吴圣贤、陶英。

引言

《T/CACM 1051–2017 中医真实世界研究技术规范通则》于 2018 年发布实施，主要内容包括临床研究方案设计、伦理审查、研究注册、质量管理、医学术语规范化应用、模板设计、数据采集、数据预处理、数据分析、研究报告。规范的数据采集是形成可靠临床证据的关键步骤，在真实世界研究的过程中，直接影响临床研究方案的实施效果及数据分析质量。本规范针对中医真实世界研究的特点和我国的实际情况，参照国际真实世界研究的模式、设计理念与方法，在我国相关法律、法规指导下，融合多学科知识，提出中医诊疗实际环境下开展真实世界研究，进行数据采集的操作规程与技术要求，以期有利于促进中医真实世界研究质量的提高，保证研究结果的真实性和科学性。

中医真实世界数据采集操作规范

1. 范围

本规范提出了中医真实世界研究中数据采集的方法、步骤和技术要求，包括：数据采集原则、构建数据库、确定数据源、采集数据、数据汇交、数据描述。可供从事中医真实世界研究的人员使用。

2. 规范性引用文件

下列文件对于本规范的应用是必不可少的。凡是注明日期的引用文件，仅所注明日期的版本适用于本规范。凡是不注明日期的引用文件，其最新版本（包括所有的修改版本）适用于本规范。

GB/T 1.1—2009 标准化工作导则 第 1 部分：标准的结构和编写

WS/T 445—2014 电子病历基本数据集编制规范

《临床试验数据管理工作技术指南》（国家食品药品监督管理总局 2016 年第 112 号通告）

《临床试验的电子数据采集技术指导原则》（国家食品药品监督管理总局 2016 年第 114 号通告）

《T/CACM 1051–2017 中医真实世界研究技术规范通则》

3. 术语及定义

下列术语和定义适用于本规范。

3.1 真实世界数据（Real–world Data，RWD）

指来自真实医疗环境的患者健康状态相关数据和（或）不同来源的日常医疗健康保健数据。

3.2 真实世界证据（Real–world Evidence，RWE）

指真实世界数据分析得到的干预措施的使用和潜在获益或风险相关的临床证据。

3.3 回顾性数据库（Retrospective Database，RD）

指在研究开始前已经存在的、基于医疗和决策管理目的所形成的数据库，并非针对特定研究问题收集数据而形成。

3.4 电子数据采集（Electronic Data Capture，EDC）

指一种基于计算机网络的用于临床试验数据采集的技术，通过软件、硬件、标准操作程序和人员配置的有机结合，以电子化的形式直接采集和传递临床数据。

4. 数据采集原则

4.1. 真实性

数据采集应符合中医真实世界研究的要求，根据实际情况，记录研究对象的所有真实信息，形成真实世界证据。

4.2. 完整性

是指完整地采集研究所需的全部数据，应保证对研究对象所有诊疗信息及其他相关信息的完整记录。

4.3. 规范性

数据采集者应遵循统一的采集方法和采集流程，确保数据以规范的形式和流程获取。

4.4. 可追溯性

是指所采集数据可以追溯到原始数据，与原始数据保持一致。

5. 构建数据库

5.1. 数据库设计原则

临床研究方案设计具有多样性，每个研究项目的数据收集依赖于临床研究方案。临床研究数据库应保证完整性，并尽量依从数据库范式与约束要求。就特定的研究项目来说，数据库的建立应当以该项目的数据采集表为依据，数据集名称、变量名称、变量类型和变量规则等都应反映在注释数据采集表上。

5.2. 数据库设计

数据库设计至少包括 3 个部分，即：引言、外部设计和结构设计。引言包括：编写说明、背景、修订审批记录。外部设计包括：标识符和状态、使用该数据库的程序、数据库中表（Table）的命名约定、数据库表中字段（表的域 Column）命名约定、数据库中存储过程（Store Procedure）命名约定、数据库中触发器（Trigger）命名约定、数据库中创建的视图（View）命名约定、数据库中函数（FUNCTION）命名约定、数据库中数据库链接（DATABASE LINK）的命名约定、输入参数及输出参数命名约定、变量命名约定。结构设计包括：概念结构设计、逻辑结构设计、表目录、表结构、物理结构设计、设计数据的存取路径、设计数据的存放位置、完整性设计、安全保密设计、用户身份的标识、存取控制。

5.3. 数据库实施

运用数据库管理软件提供的数据语言，根据逻辑设计和物理设计的结果建立数据库，编制与调试应用程序，组织数据入库，并进行试运行。

5.4. 数据库测试

测试数据库之前需制定测试计划书，测试系统功能是否与前期设计及说明书一致。测试内容包括：浏览及录入页面设计，各个访视顺序、访视中的录入表格顺序及每个数据点的顺序；不同用户浏览权限的准确性等。

6. 选择数据源

6.1. 选择原则

6.1.1. 关键变量可及

在开始数据采集前，首先要依据研究方案确定的基线变量、关键变量，选择合适的数据源。所选数据源须包含足够详细的变量，以支撑基线的比较和关键变量的分析。当某一部分的关键变量缺失，就需要考虑从其他数据源中补充数据。

6.1.2. 观察周期完整

所选数据源的时间跨度足够长，应能够覆盖病例完整治疗期与随访期。

6.1.3. 样本量充分

针对真实世界数据混杂性特点，需要足够多的样本量支撑降低混杂因素的处理方法（如倾向性评分等）。

6.1.4. 隐私保护恰当

数据源获取方法及数据的检索策略必须通过伦理审查委员会的审核，对于没有足够的匿名化处理方法达到隐私保护要求的数据源，应舍弃。

6.2. 选择范围

除了研究者设计数据库用于收集研究数据之外，真实世界研究的数据还可来源于电子健康记录（electronic health records，EHR）、社会保障或医疗保险数据库、疾病登记数据库、家庭监护设备数据、健康移动设备的监护数据以及健康相关的纸质记录等。中医真实世界研究中的数据主要来源于以电子病历（Electronic Medical Records，EMR）为核心的医疗卫生服务记录，以门诊病历或者住院病历的形式存储于医院信息系统的数据库中，不仅包括一般人口学信息、诊断记录、处方、医嘱、检查检验报告以及健康移动设备的监护数据等；还包括中医的四诊信息，中医证候等。

6.3. 采集质量控制

完整性，诊疗数据应有生成时间，实验室检查结果应附正常参考值，涉及的干预措施应有相应鉴别信息，诸如中成药记录应附生产厂家及批号。可溯源性，记录临床数据的原始值，需附数据源、产生时间及操作者，对数据的任何修改，需附日期和时间、修改原因、操作者。一致性，针对多个数据源的数据采集，要保证数据源、过滤条件、纳排标准、术语编码、暴露的测量方法的一致性。

7. 采集数据

7.1. 回顾性数据库采集

医院、体检机构的电子健康记录（EHR），社会保障或医疗保险数据库、疾病登记数据库等数据源的采集采用回顾性数据库的方法。首先要提交回顾性研究方案，并通过伦理审查；其次是提交数据使用申请；然后才能通过专用的检索、查询模块，根据纳入、排除标准，设置约束条件，利用导出功能，批量导出数据。

7.2. 前瞻性数据采集

前瞻性数据主要包括如临床试验的补充数据，实用性随机对照试验，注册登记研究（Registry），健康调查，公共健康监测等。该类数据在收集之前已有明确的研究目的，制定好了数据采集模板，数据采集一般通过电子数据采集系统来完成，因此数据质量较高。

7.3. 健康监护设备数据采集

数据源包括健康移动监护设备、家庭监护设备等。通常以日志文件或者系统自带的数据库的形式存储相关数据，导出后需要进行加工处理，需要设定唯一标识字段，以便于与其他来源数据关联。

8. 数据汇交

对于不同来源数据库的汇交。首先，建立统一的数据标准，将不同数据库的数据结构进行标准化处理。然后，确定各数据库之间的关联关系，保证采集数据的每一条记录都应有唯一标识码。推荐使用医疗保险手册号或者身份证号作为各数据的唯一标识。

9. 数据描述

对已经采集完成的数据需要进行必要的描述，包括：数据来源、数据量、获取方式等数据特征描述；数据表的定义规则、变量定义规则、隐私保护需要、共享要求等数据库描述；文件格式、存储方式、备份策略、保存时限、数据库说明文档等数据文件描述；数据采集者、质量控制人员、数据分析人员等数据用户描述：

附录 A 研究文件归档与保存

	应保存的档案	研究者	数据所有权单位
1	临床研究单位及主要研究者基本情况	保存	保存
2	数据使用协议	保存（原件）	保存（原件）
3	数据采集表（样表）	保存	保存
4	数据描述报告	保存	保存
5	数据提交报告	保存	保存
6	数据库及说明文档等	保存	保存

参考文献

［1］Junhua Zhang，Boli Zhang.Clinical research of traditional Chinese medicinein big data era［J］.FrontiersofMedicine，2014，8（3）：321-327.

［2］Food and Drug Administration.Use of Real-World Evidence to Support Regulatory Decision-Making for Medical Devices：Guidance for Industry and Food and Drug Administration Staff［EB/OL］.［2017-8-31］.https://www.fda.gov/downloads/medicaldevices/deviceregulationandguidance/guidancedocuments/ucm513027.pdf.

［3］刘保延.真实世界的中医临床科研范式.中医杂志［J］.2013，54（6）：451-455.

［4］卜擎燕，熊宁宁，邹建东等.从临床研究数据管理角度设计病例报告表［J］.中国新药杂志，2007，16（5）：339-343.

［5］孙鑫，谭婧，唐立等.重新认识真实世界研究［J］.中国循证医学杂志，2017，2（17）：126-130.

［6］谢琪，江丽杰，刘保延，等.开展真实世界中医药效果比较研究的关键问题及对策的探讨［J］.世界中医药，2014（1）：28-31.

［7］Sherman，R.E.，et al.，Real-World Evidence-What Is Itand What Can It Tell Us? New England Journal of Medicine，2016.375（23）：2293.

［8］詹思延效果比较研究.

［9］Gavin Powell.数据库设计入门经典［M］.清华大学出版社，2007.

［10］王雯，刘艳梅，谭婧，等.回顾性数据库研究的概念、策划与研究数据库构建［J］.中国循证医学杂志，2018（2）：230-237.